U0291159

国家出版基金项目
NATIONAL PUBLICATION FOUNDATION

生物材料科学与工程丛书

王迎军 总主编

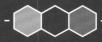

生物活性玻璃

陈晓峰 常 江等著

科学出版社

北 京

内 容 简 介

本书为"生物材料科学与工程丛书"之一。本书是作者在长期从事生物活性玻璃研究的工作基础上完成的。书中对生物活性玻璃的发展历史、最新研究进展以及未来发展趋势进行了较系统的论述。本书内容比较全面、信息量大，有很多内容是作者在生物活性玻璃的研究工作中得到的第一手资料，充分反映了作者最直接的研究结论与观点。本书共 14 章，其中第 1 章为概论，第 2~11 章分别介绍不同类型生物活性玻璃的制备、结构和性能研究；第 12~14 章重点介绍生物活性玻璃在齿科、骨科及皮肤创面修复方面的临床应用研究。

本书较全面地概括了国内外生物活性玻璃研究方面的最新研究成果，适合于从事生物医学材料研究的科研人员、医生、工程技术人员及研究生阅读。

图书在版编目（CIP）数据

生物活性玻璃/陈晓峰等著. —北京：科学出版社，2022.10
（生物材料科学与工程丛书/王迎军总主编）
ISBN 978-7-03-073211-8

Ⅰ．生… Ⅱ．①陈… Ⅲ．①玻璃-生物材料 Ⅳ．①R318.08

中国版本图书馆 CIP 数据核字（2022）第 175265 号

丛书策划：翁靖一
责任编辑：翁靖一 孙静惠 / 责任校对：杜子昂
责任印制：师艳茹 / 封面设计：东方人华

科 学 出 版 社 出版

北京东黄城根北街 16 号
邮政编码：100717
http://www.sciencep.com

北京九天鸿程印刷有限责任公司 印刷

科学出版社发行 各地新华书店经销
*

2022 年 10 月第 一 版 开本：B5（720×1000）
2022 年 10 月第一次印刷 印张：24 1/4
字数：468 000

定价：198.00 元

生物材料科学与工程丛书

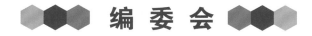

编 委 会

学 术 顾 问：周　廉　张兴栋　Kam W. Leong　付小兵　丁传贤

总　主　编：王迎军

常务副总主编：王　均

丛书副总主编（按姓氏汉语拼音排序）：

　　曹谊林　常　江　陈学思　顾忠伟　刘昌胜　奚廷斐

丛 书 编 委（按姓氏汉语拼音排序）：

陈　红	陈晓峰	崔福斋	丁建东	杜　昶
樊瑜波	高长有	顾　宁	憨　勇	计　剑
刘宣勇	孙　皎	孙　伟	万怡灶	王春仁
王云兵	翁　杰	徐福建	杨　柯	尹光福
张胜民	张先正	郑玉峰	郑裕东	周长忍

总　序

　　生物材料科学与工程是与人类大健康息息相关的学科领域，随着社会发展和人们对健康水平要求的不断提高，作为整个医疗器械行业基础的生物材料，愈来愈受到各国政府、科学界、产业界的高度关注。

　　生物材料及其制品在临床上的应用不仅显著降低了心血管疾病、重大创伤等的死亡率，也大大改善了人类的健康状况和生活质量。因此，以医治疾病、增进健康、提高生命质量、造福人类为宗旨的生物材料也是各国竞争的热点领域之一。我国政府高度重视生物材料发展，制定了一系列生物材料发展战略规划。2017 年科技部印发的《"十三五"医疗器械科技创新专项规划》将生物材料领域列为国家前沿和颠覆性技术重点发展方向之一，并将骨科修复与植入材料及器械、口腔种植修复材料与系统、新型心脑血管植介入器械及神经修复与再生材料列为重大产品研发重点发展方向，要求重点开展生物材料的细胞组织相互作用机制、不同尺度特别是纳米尺度与不同物理因子的生物学效应等基础研究，加快发展生物医用材料表面改性、生物医用材料基因组学、植入材料及组织工程支架的个性化 3D打印等新技术，促进生物材料的临床应用，并从国家政策层面和各种形式的经费投入为生物材料的大力发展保驾护航。

　　生物材料的发展经历了从二十世纪的传统生物材料到基于细胞和分子水平的新型生物材料，以及即将突破的如生物 3D 打印、材料基因组等关键技术的新一代生物材料，其科学内容、研究范围和应用效果都发生了很大的变化。在科技快速迭代的今天，生物材料领域现有的重要专著，已经很难满足我国生物材料科学与工程领域科研工作者、教师、医生、学生和企业家的最新需求。因此，对生物材料科学与工程这一国际重点关注领域的科学基础、研究进展、最新技术、行业发展以及未来展望等进行系统而全面地梳理、总结和思考，形成完整的知识体系，对了解我国生物材料从基础到应用发展的全貌，推动我国生物材料研究与医疗器械行业发展，促进其在生命健康领域的应用，都具有重要的指导意义和社会价值。

为此，我接受科学出版社的邀请，组织活跃在科研第一线的生物材料领域刘昌胜、陈学思、顾宁等院士，教育部"长江学者"特聘教授、国家杰出青年科学基金获得者等近四十位优秀科学家撰写了这套"生物材料科学与工程丛书"。丛书内容涵盖了纳米生物材料、可降解医用高分子材料、自适应性生物材料、生物医用金属材料、生物医用高分子材料、生物材料三维打印技术及应用、生物材料表界面与表面改性、生物医用材料力学、生物医用仿生材料、生物活性玻璃、生物材料的生物相容性、基于生物材料的药物递送系统、海洋生物材料、细菌纤维素生物材料、生物医学材料评价方法与技术、生物材料的生物适配性、生物医用陶瓷、生物医用心血管材料与器械等生物材料科学与工程的主要发展方向。

本套丛书具有原创性强、涵盖面广、实用性突出等特点，希望不仅能全面、新颖地反映出该领域研究的主流和发展趋势，还能为生物科学、材料科学、医学、生物医学工程等多学科交叉领域的广大科技工作者、教育工作者、学生、企业家及政府部门提供权威、宝贵的参考资料，引领对此领域感兴趣的广大读者对生物材料发展前沿进行深入学习和研究，实现科技成果的推广与普及，也为推动学科发展、促进产学研融合发挥桥梁作用。

在本套丛书付梓之际，我衷心感谢参与撰写、编审工作的各位科学家和行业专家。感谢参与丛书组织联系的工作人员，并诚挚感谢科学出版社各级领导和编辑为这套丛书的策划和出版所做出的一切努力。

中国工程院院士

亚太材料科学院院士

华南理工大学教授

◆◆ 前　言 ◆◆

生物活性玻璃（bioactive glasses）是由美国的 Larry L. Hench 教授于 20 世纪 70 年代初研制出的一类新型无机非晶态生物医用材料，可用于骨、齿及皮肤创面修复，在临床治疗中起到重要作用。生物活性玻璃具有良好的生物相容性，并可同人体硬组织和软组织形成很好的生物结合。这些优异性能源于材料所具有的特殊组成和硅氧网络结构。近年来的研究发现，生物活性玻璃在生理环境中一方面可以在较短的时间内通过矿化沉积形成类骨的碳酸羟基磷灰石（hydroxyl-carbonate-apatite，HCA），促进材料同宿主组织形成骨性结合；另一方面，材料所释放出的 Si、Ca、P 等元素组分（以离子或离子基团形式）可以通过基因激活作用介导骨髓间充质干细胞向成骨细胞定向分化，促进骨组织再生修复。近期的研究表明，生物活性玻璃所释放的离子或离子基团还具有一定的免疫调控功能，能够在一定程度上抑制巨噬细胞向破骨细胞分化，以及促进巨噬细胞从 M1 型向 M2 型极化，降低炎性反应，同时具有一定的促血管生成的作用，这些功能均有利于促进病损组织的再生修复。目前硅元素在促进组织再生修复方面的作用机制已经引起国内外越来越多的研究人员的兴趣。

生物活性玻璃的研制成功引起国际生物医学材料学界的高度关注，而生物活性玻璃作为含硅组织再生修复材料的典型代表，带动了"生物活性材料"这一重要研究方向的形成及发展，被誉为"第三代"生物医学材料。所谓生物活性材料是指当材料植入体内后，可在材料表面/界面引起特殊生物或化学反应，促进或影响组织和材料之间的连接、激活细胞活性并促进新组织再生的生物材料。目前国际生物材料界对生物活性材料的研究日趋深入，研究范围也逐步扩大。研究人员通过采用先进的材料设计理念和材料合成制备技术，已经制备出各类具有不同特性的新型生物活性玻璃，并从基因、蛋白、细胞及组织学层面上对这些新型生物活性玻璃材料进行了大量的实验研究，取得了重要进展，这些研究为新型生物活性材料的发展奠定了重要的理论基础。

本书由陈晓峰、常江等著，共分为 14 章，第 1 章概论主要介绍了生物活性玻璃的定义及其发展历史；第 2 章至第 11 章分别介绍了不同类型生物活性玻璃及其复合材料、杂化材料的制备、组成、结构和性能，及其临床应用现状和发展趋势；第 12 章至第 14 章重点介绍了生物活性玻璃在齿科、骨科及皮肤创面修复方面的细胞学、组织学及临床应用研究成果。内容全面、信息量大，有很多内容都是本书作者们在生物活性玻璃研究中所得到的第一手研究资料及最新研究成果，充分反映了作者最直接的研究结论和研究理念，也是作者们在生物活性玻璃研究方面的科研工作和学术观点总结。本书是从事生物活性材料研究和产品开发的科研人员、医生、工程技术人员及研究生阅读的重要学术参考书，也是目前国内外为数不多的专门针对生物活性玻璃研究撰写的重要学术专著。本书由陈晓峰、常江负责整体框架的设计、章节的撰写、全书的修订、校稿和定稿；王德平、吴成铁、雷波、董艳梅、邱东、林才、毛葱、赵夫健撰写了其中部分章节，在此对他们所作的重要贡献表示衷心感谢！此外，莫云飞、史淼、刘聪、代坤、廖天舜、田婷、陈雪颖、欧阳鹿、唐凤玲、曾诗涵等在本书的撰写、校对、修订方面也做了大量工作。在此对他们的辛勤付出表示诚挚的谢意！

随着生物医学材料研究的快速发展，对于生物活性玻璃的研究也在不断深入，本书可能存在诸多不足，敬请各位研究同行及读者批评指正。

陈晓峰　常　江

2022 年 7 月

目　　录

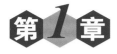

第**1**章

>>

概论

1.1 ▶ 生物活性玻璃的定义、发展历史

20 世纪 60 年代越南战争导致部分美军士兵肢体损伤严重，且由于当时的医疗技术所限，这些创伤无法得到快速有效的治疗，军队急需开发出不会被身体所排斥的生物材料[1]。在这样一种社会背景下，美国佛罗里达大学的 Larry L. Hench 教授于 1971 年研发出一种新型的无机类骨修复材料——生物活性玻璃（bioactive glass，BG）。这种新型医用材料具有良好的生物相容性，在生理环境下可通过其表面的矿化沉积作用生成一种类骨的碳酸羟基磷灰石（hydroxyl-carbonate-apatite，HCA）矿化层，从而实现材料与宿主组织的化学键合[1]。此材料的问世引起国际生物材料界及医学界的极大兴趣，进而催生了"生物活性材料"这一重要的生物医学材料研究方向。

在以后的数年间，各国的生物材料研究人员又开发出不同类型的生物活性玻璃材料，并在临床应用中取得成功。例如，1973 年，德国的 Bromer 等在 Hench 的生物活性玻璃组成的基础上，通过减少 Na_2O 含量，并引入 K_2O 和 MgO 等成分，研制了一种生物活性微晶玻璃，命名为"Ceravital"，并用于颚骨和听骨的修复[2]；之后，德国科学家 Vogel 和 Höland 在 SiO_2-Al_2O_3-MgO-Na_2O-K_2O-F-CaO-P_2O_5 体系的基础上，成功研制出了主晶相为磷灰石（apatite）晶体和氟金云母[（Na/K）$Mg_3AlSi_3O_{10}F_2$]晶体的可切削生物活性微晶玻璃 Bioverit[3]。该材料能够让医生在进行植入手术时，依据具体情况使用常规金属工具对其进行必要的修整加工，非常适用于具有复杂形状的组织部位的替换和修复，且材料可以同宿主骨形成牢固的化学键合。Bioverit 被成功用于中耳、鼻、颚、颈、椎骨和颅骨等修复及颌面部整形。1982 年日本京都大学的 Kokubo 教授成功研制出 A/W 生物活性微晶玻璃，其主晶相为磷灰石和 β-硅灰石（β-wollastonite），还含有部分玻璃相。其中的磷灰石晶相赋予材料生物活性，而硅灰石晶相则起着纤维增强的作用，使材料的力学性能显著提升。同时材料还可以同骨形成化学键合。A/W 生物活性微晶玻璃产品被用于椎骨及其他不同部位的骨缺损修复[4]。1991 年，Hench 教授等在发明熔融法生物活性玻璃 45S5 的基础上，又研发出溶胶-凝胶生物活性玻璃（sol-gel bioactive glass），这种新型生物活性玻璃，由于其巨大的比表面积、纳米级孔隙结构和良好的降解特性等显著提高了材料的生物活性，被称为第二代生物活性玻璃[5]。溶胶-凝胶生物活性玻璃的问世，对于研究人员利用化学合成的方法制备具有高比表面积和高生物活性的生物医学材料是一个重要启发。自 21 世纪以来，华南理工大学陈晓峰教授课题组通过溶胶-凝胶与自组装有机模板技术相结合的方法，开发出具有多种形貌、尺寸和微结构的新型生物活性玻璃：微纳米生物活性玻璃（micro-nano bioactive glass，MNBG），在后续的几年里，经过大量的细胞学和组织学研究，证明这类新型生物活性玻璃具有更好的促成骨、成血管及免疫调控功能，在骨、齿及皮肤创面修复、药物及基因控释、促进干（祖）细胞成骨定向分化等方面展现出重要的学术及应用价值[6-16]，被称为第三代生物活性玻璃。

1.2 生物活性玻璃的分类、临床应用现状及研究前沿

生物活性玻璃按加工工艺可以分为：熔融法生物活性玻璃和溶胶-凝胶生物活性玻璃。按其结晶形态可分为：生物活性玻璃及生物活性微晶玻璃。按玻璃网络中主要的玻璃形成物分为：硅酸盐生物活性玻璃、硼酸盐生物活性玻璃、硅磷酸盐生物活性玻璃。

生物活性玻璃材料具有两个十分重要的性质：①生物活性。生物活性玻璃材料在植入体内生理环境后，材料表面可与生理环境发生快速的离子交换，最终通过矿化沉积作用在材料上形成类骨的碳酸羟基磷灰石层，该矿化层可以与骨组织或皮肤组织发生化学键合作用[17]。②结构和性能的可调节性。由于玻璃材料是具有无规则网络结构的无机非晶态材料，其基本结构是由硅氧四面体、磷氧四面体或硼氧三角体（四面体）等通过顶角上的桥氧相互连接成的三维网络结构。而网络外体离子（Na^+、Ca^{2+}、Mg^{2+}和Sr^{2+}等）则起断网作用。生物活性玻璃的理化和生物学性能在很大程度上受玻璃网络结构的连接形式、开放程度和玻璃中离子种类的影响及调控。玻璃材料的无规则网络的结构特点使其化学组成可以在较大的范围内变动，形成一系列不同组成、不同性能的玻璃材料。而不像晶体材料那样受到化学计量比的严格限制。所以，可采用改变玻璃基础组成或微量离子添加等方法，有效调控材料的性能。对于生物活性微晶玻璃，还可以通过调整材料组成和晶化处理工艺条件，改变其微晶相种类及比例，从而调节其可降解性、矿化能力、生物活性和力学性质，以适应临床需求[18]。

目前生物活性玻璃的临床应用主要集中在骨、齿及皮肤创面修复等方面，如用

于骨缺损修复的固骼生（NovaBone®）[19]，用于填补拔牙后牙陷窝的 ERMI®[20]和填充牙周缺损的倍骼生（PerioGlas®）[21]，用于皮肤创面修复的肌肤生（Dermglas®）[22]、德莫林（Dermlin®）[23]和特肤生（Dermfactor®）[24]。

目前生物活性玻璃临床产品仍然还是以熔融法生物活性玻璃 45S5 系列为主，其高温制备方法在一定程度上限制了材料的性能改善，材料的降解性能和生物活性还不够理想。而溶胶-凝胶生物活性玻璃及通过自组装有机模板法制备的微纳米生物活性玻璃，因其高比表面积，良好的生物降解特性、体内矿化特性及生物相容性，而受到国内外生物医学材料领域的广泛关注。

研究发现，生物活性玻璃之所以具有很好的组织再生修复特性，其原因之一是可以激活多种细胞信号通路，包括促进骨组织形成、牙本质形成、软骨组织形成、炎症响应、干细胞定向分化、血管形成等多种关键基因[25]。生物活性玻璃对多种细胞如骨祖细胞、牙髓干细胞、血管内皮细胞、成纤维细胞、巨噬细胞、角质形成细胞分化行为具有显著的基因调控作用，其作用机制影响因素主要包括材料表面化学组成、微观结构、离子释放特性及所受到的剪切应力等[26]。目前大部分相关研究文献主要集中在报道生物活性玻璃调控不同基因表达的规律，较少涉及基因调控背后的分子生物学信号途径，因此，阐明生物活性玻璃材料调控细胞分化和基因表达的分子生物学机制仍是目前该领域的研究热点和前沿方向[27]。

参 考 文 献

[1] Hench L L. The story of Bioglass®. Journal of Materials Science: Materials in Medicine, 2006, 17 (11): 967-978.

[2] Hench L L, Wilson J, Merwin G. Bioglass™ implants for otology//Grote J J. Biomaterials in Otology. Dordrecht: Springer, 1984: 62-69.

[3] Vogel W, Höland W. Development, structure, properties and application of glass-ceramics for medicine. Journal of Non-Crystalline Solids, 1990, 123 (1-3): 349-353.

[4] Kokubo T, Shigematsu M, Nagashima Y, et al. Apatite- and wollastonite-containg glass-ceramics for prosthetic application. Bulletin of the Institute for Chemical Research Kyoto University, 1982, 60 (3-4): 260-268.

[5] Li R, Clark A E, Hench L L. An investigation of bioactive glass powders by sol-gel processing. Journal of Applied Biomaterials, 1991, 2 (4): 231-239.

[6] Chen X, Guo C, Zhao N. Preparation and characterization of the sol-gel nano-bioactive glasses modified by the coupling agent gamma-aminopropyltriethoxysilane. Applied Surface Science, 2008, 255 (2): 466-468.

[7] Zhao F, Lei B, Li X, et al. Promoting in vivo early angiogenesis with sub-micrometer strontium-contained bioactive microspheres through modulating macrophage phenotypes. Biomaterials, 2018, 178: 36-47.

[8] Lin C, Mao C, Zhang J, et al. Healing effect of bioactive glass ointment on full-thickness skin wounds. Biomedical Materials, 2012, 7 (4): 045017.

[9] Xue Y, Du Y, Yan J, et al. Monodisperse photoluminescent and highly biocompatible bioactive glass nanoparticles for controlled drug delivery and cell imaging. Journal of Materials Chemistry B, 2015, 3 (18): 3831-3839.

[10] Guo Y, Xue Y, Niu W, et al. Monodispersed bioactive glass nanoparticles enhance the osteogenic differentiation

of adipose-derived stem cells through activating TGF-beta/Smad3 signaling pathway. Particle & Particle Systems Characterization，2018，35（7）：1800087.

[11] Zhao F，Xie W，Zhang W，et al. 3D Printing nanoscale bioactive glass scaffolds enhance osteoblast migration and extramembranous osteogenesis through stimulating immunomodulation. Advanced Healthcare Materials，2018，7（16）：1800361.

[12] Zhang W，Zhao F J，Huang D Q，et al. Strontium-substituted submicrometer bioactive glasses modulate macrophage responses for improved bone regeneration. ACS Applied Materials & Interfaces，2016，（45）：30747-30758.

[13] Zhang W，Huang D Q，Zhao F J，et al. Synergistic effect of strontium and silicon in strontium-substituted sub-micron bioactive glass for enhanced osteogenesis. Materials Science & Engineering C，Materials for Biogical Applications，2018，89：245-255.

[14] Xie W，Fu X，Tang F，et al. Dose-dependent modulation effects of bioactive glass particles on macrophages and diabetic wound healing. Journal of Materials Chemistry B，2019，7（6）：940-952.

[15] Liu L，Zhao F，Chen X，et al. Local delivery of FTY720 in mesoporous bioactive glass improve bone regeneration by synergistically immunomodulating osteogenesis and osteoclastogenesis. Journal of Materials Chemistry B，2020，8（28）：6148-6158.

[16] Zhao F，Zhang C，Liu J，et al. Periosteum structure/function-mimicking bioactive scaffolds with piezoelectric/chem/nano signals for critical-sized bone regeneration. Chemical Engineering Journal，2020，402：126203.

[17] Hench L L，Kokubo T. Properties of bioactive glasses and glass-ceramics//Black J，Hastings G. Handbook of Biomaterial Properties. Boston：Springer，1998：355-363.

[18] Jones J R. Review of bioactive glass：from Hench to hybrids. Acta Biomaterialia，2013，9（1）：4457-4486.

[19] Cho Y R，Gosain A K . Biomaterials in craniofacial reconstruction. Clinics in Plastic Surgery，2004，31（3）：377-385.

[20] Stanley H R，Hall M B，Clark A E，et al. Using 45S5 bioglass cones as endosseous ridge maintenance implants to prevent alveolar ridge resorption：a 5-year evaluation. The International Journal of Oral & Maxillofacial Implants，1997，12（1）：95-105.

[21] Vollenweider M，Brunner T J，Knecht S，et al. Remineralization of human dentin using ultrafine bioactive glass particles. Acta Biomaterialia，2007，3（6）：936-943.

[22] 段旭东，赵辉，王晓媛，等. 肌肤生配合三黄生肌纱条治疗压疮疗效观察. 河北中医，2009，31（3）：340-341.

[23] Xia D L，Chen Y P，Wang Y F，et al. Fabrication of waterproof，breathable composite liquid dressing and its application in diabetic skin ulcer repair. Advances in Skin & Wound Care，2016，29（11）：499.

[24] Chen S，Huan Z，Zhang L，et al. The clinical application of a silicate-based wound dressing（DermFactor®）for wound healing after anal surgery：a randomized study. International Journal of Surgery，2018，52：229-232.

[25] Jell G，Stevens M M. Gene activation by bioactive glasses. Journal of Materials Science：Materials in Medicine，2006，17（11）：997-1002.

[26] 李玉莉，陈晓峰，韩雪，等. 微纳米生物玻璃的体外成骨性能研究. 中国材料进展，2012，31（6）：7-11.

[27] Hench L L，Jones J R. Bioactive glasses：frontiers and challenges. Frontiers in Bioengineering and Biotechnology，2015，3：194.

熔融法生物活性玻璃

2.1　熔融法生物活性玻璃的组成与制备

2.1.1　熔融法生物活性玻璃的组成

1971 年美国佛罗里达大学的 Larry L. Hench 教授及其课题组成功研制出最早的生物活性玻璃（BG），其被用于骨缺损修复。这类通过高温熔融法得到的生物活性玻璃组成属于 Na_2O-CaO-SiO_2-P_2O_5 四元系统的硅磷酸盐玻璃。Hench 在设计玻璃成分时，通过适当减少 SiO_2 和增加 Na_2O 及 CaO 组分，从而使得玻璃具有较多的非桥氧（O_{nb}）及网络"断点"数量，从而使该玻璃在水溶液中具有较高的离子溶出特性和矿化性能。另外也考虑到骨组织中的无机矿物主要为低结晶度的钙磷矿物，所以在玻璃成分设计中引入一定比例的 P_2O_5 成分。动物体内植入实验表明，该玻璃材料能够与宿主骨形成牢固的化学键合（骨性结合），具有良好的骨修复效果，且不产生不良反应。Hench 将此种玻璃称为生物活性玻璃，并将其命名为 45S5，商品名为 Bioglass®[1]。对材料的微观结构研究证明，材料具有硅氧四面体通过顶点处的桥氧（O_b）相互连接而成的无规则网络，其中 Na^+ 和 Ca^{2+} 则作为网络外体处于玻璃网络断点处的非桥氧（O_{nb}）周围，以维持玻璃网络结构的电中性（图 2-1）。45S5 玻璃具有生物活性的关键在于其特殊的组成和结构，如相比传统硅酸盐工业玻璃低得多的 SiO_2 含

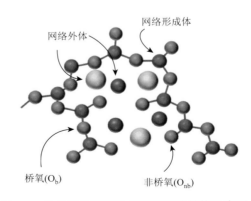

图 2-1　生物活性玻璃的无规则网络结构示意图：红色球为 Si^{4+}，黄色球为 Ca^{2+}，蓝色球为 Na^+

量，以及较高 CaO 和 Na$_2$O 含量及高钙/磷比。Hench 教授后来在 45S5 生物玻璃成分的基础上进一步扩展了玻璃的组成范围，得到了一系列具有生物活性的玻璃组成，如表 2-1 所示[2]。

表 2-1　生物活性玻璃的组成（mol%[①]）

样品	SiO$_2$	Na$_2$O	CaO	CaF$_2$	P$_2$O$_5$	B$_2$O$_3$	Al$_2$O$_3$
45S5.4F	46.1	24.4	16.2	10.8	2.6	0	0
45S5	46.1	24.4	26.9	0	2.6	0	0
[#]1（S63.5P6）	65.7	15.0	15.5	0	2.6	0.4	0.6
[#]9（S53P4）	53.9	22.6	21.8	0	1.7	0	0
[#]10（S45P7）	46.6	24.1	24.4	0	3.0	1.8	0
52S4.6	52.1	21.5	23.8	0	2.6	—	—
55S4.3	55.1	20.1	22.2	0	2.6	—	—
60S3.8	60.1	17.7	19.6	0	2.6	—	—
42SF	42.1	26.3	17.4	11.60	2.6	—	—
46SF	46.1	24.4	16.14	10.76	2.6	—	—
49SF	49.1	23.0	15.18	10.12	2.6	—	—
52SF	52.1	21.5	14.28	9.52	2.6	—	—
55SF	55.1	20.1	13.32	8.88	2.6	—	—
60SF	60.1	17.7	11.76	7.84	2.6	—	—

2.1.2　熔融法生物活性玻璃的制备

临床最具代表性的骨、齿及皮肤创面修复用生物活性玻璃 45S5 的组成属于 Na$_2$O-CaO-SiO$_2$-P$_2$O$_5$ 四元系统[3]，各组分的质量分数（wt%）为 SiO$_2$：45%；CaO：24.5%；Na$_2$O：24.5%；P$_2$O$_5$：6%。生物活性玻璃 45S5 编号中 45 代表 45%（wt%）的 SiO$_2$，S 代表玻璃网络形成体 SiO$_2$，5 代表 Ca 和 P 的物质的量比为 5：1。其中 SiO$_2$ 作为玻璃网络形成体，构成玻璃网络的基本骨架；CaO 和 P$_2$O$_5$ 的引入使玻璃具有类似骨的钙磷成分，对玻璃在生理环境中通过离子交换形成类骨的碳

---

① mol%表示摩尔分数。

酸羟基磷灰石（HCA）矿化层至关重要。Ca^{2+}还具有一定的断网作用，有利于改善玻璃的生物活性；Na_2O 的加入主要为了降低玻璃熔化温度，以及为玻璃网络提供大量的游离氧，增加网络的断点数量，提高材料的离子扩散速度和生物活性。熔融法制备生物活性玻璃的工艺流程包括：按照玻璃成分计算而得到原料配方、各种原料称重、均匀混合、高温熔融、玻璃液均化、冷却、制成成品（粉体或块体）。为了获得更高的配合料均匀度，可将配合料加入丙酮中，置于带有玛瑙球的密封罐内，在球磨机上球磨 2h，所得配合料在空气中干燥，以使丙酮蒸发。将制成的配合料置于铂金坩埚中，在程序电炉中进行玻璃熔融。在熔化前，先将炉内温度升至 500℃，将配合料煅烧 2h，使气态物质（水汽）从配合料中释放出来，然后升至 1350～1400℃进行熔化，确保在熔融温度下保温 1h 以上以促进配合料熔化完全并获得均匀的玻璃熔体[4]。如果需要制备某种特定形状的生物活性玻璃部件，则可将玻璃液倒入预热的石墨模具中，从而赋予其特定的尺寸和外形；如需制备生物活性玻璃粉体原料或细颗粒骨填充体，则可将熔体冷却后进行研磨、过筛制成具有不同颗粒度的粉体或细颗粒产品[5]。

2.2　熔融法生物活性玻璃的结构与性能

2.2.1　熔融法生物活性玻璃的结构

经高温熔制而成的生物活性玻璃是具有无规则网络结构的非晶态硅酸盐固体材料。在生物活性玻璃微观网络中硅氧键有两种连接方式（图 2-1）：桥氧（O_b 或 BO）连接和非桥氧（O_{nb} 或 NBO）连接。桥氧连接是指网络中氧原子两端都与硅原子连接；非桥氧连接是指氧原子一端与硅原子连接，另一端与网络外体（修饰体，如 Na^+ 和 Ca^{2+} 等）以离子键结合，从而在此处形成网络"断点"。网络外体离子主要起断网作用，有利于降低玻璃的熔化温度，提高材料的网络开放程度和矿化活性。生物活性玻璃的生物学行为在很大程度上受玻璃网络结构中桥氧与非桥氧的相对比例影响。一般认为，玻璃结构中非桥氧的数量提高有利于提高玻璃的矿化性能和生物活性。

根据玻璃结构理论可知，由于 BG 中含有较多的网络外体（修饰体）氧化物 Na_2O 和 CaO，导致玻璃网络结构中有较多的非桥氧出现，形成大量的网络"断点"。加之玻璃网络中的磷氧四面体$[PO_4]$具有一个不对称的双键，此双键又会导致网络中"断点"增加。这种较开放的网络结构使玻璃在水溶液中会发生快速的离子交换反应（图 2-2），有利于下一步的磷酸钙矿物矿化沉积。BG 的高化学活性对其骨结合特性起到关键性的作用[3]。

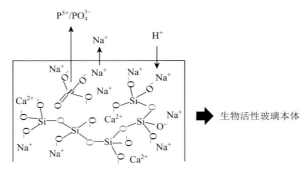

图 2-2　离子迅速交换

　　根据核磁共振测试结果，玻璃中的磷存在于正磷酸盐环境中，以钠和/或钙来平衡电荷，但没有发现 P—O—Si 键形成[6]。因此，一般认为，在玻璃液冷却过程中，磷会从硅酸盐玻璃的网络中分离出来，并从玻璃网络中带走一定数量的钠和/或钙离子，导致玻璃的分相，形成富硅酸盐相和富磷酸盐相，诠释了当生物活性玻璃暴露于水环境中磷酸盐会迅速溶出的原因[7]。另外，分子动力学模型和 X 射线衍射（XRD）数据显示生物活性玻璃中钙元素的分布是不均匀的，且出现了富 Ca—O 区[8, 9]。这些研究揭示，熔融法 BG 由于其动力学、热力学及晶体化学的原因，其化学组成在微观尺度上并不是绝对均匀的，而是存在不同组成相对富集的微小分相区域。

　　与同组成的硅酸盐晶体比较，非晶态的 BG 内能较高，处于介稳状态，其键长较长、键力较弱[8]。特别是当组成中引入一定量的网络外体氧化物（如 Na_2O、CaO）时，玻璃的硅氧网络结构连接度下降，网络的完整性随之降低。从原子尺度来看，具有非晶态结构的玻璃材料内部质点排列较为"松散"，其离子扩散系数、电导率值及化学反应活性均较同组成的晶体有所提高。正是由于玻璃的这种介稳性，当外界条件具备时（如温度、化学环境等），玻璃内部及表面总是存在通过释放能量向稳定的结晶态转变的倾向性[10-12]。

　　Na_2O、CaO 在玻璃网络中的断键作用可用反应式（2-1）示意性表达：

$$(2\text{-}1)$$

BG 的这种结构特性，使其具有特殊的物理、化学及生物学特性。这对于研发具有较高生物活性的植入材料具有一定的参考意义。玻璃中作为网络形成体的 SiO_2 组分含量升高会使玻璃网络中桥氧比例增加，网络连接程度增高，其离子溶出率和溶出数量均会降低，HCA 矿化能力下降，生物活性降低。一般熔融法 BG 中 SiO_2 含量多数控制在 55mol% 以下，而作为玻璃网络外体的 Na_2O 和 CaO 含量则多数在 20mol% 以上[13]，这与一般的工业玻璃的组成范围有显著不同。

已有研究证明，玻璃网络连接程度可被量化，以 N_c（每个硅原子桥接氧键的平均数）计算并用于预测玻璃的生物活性[14, 15]。熔融法生物活性玻璃组分的 N_c 可通过式（2-2）计算。已知磷酸盐以正磷酸盐的形式存在且不属于硅氧网络部分（没有任何 Si—O—P 键出现，上文已作说明），这对于正确推导方程很重要。

$$N_c = \frac{4[SiO_2] - 2[M_2^I O + M^{II}O] + 6[P_2O_5]}{[SiO_2]} \tag{2-2}$$

根据式（2-2）计算出生物活性玻璃 45S5 的 N_c 值为 2.12。研究指出，当 N_c 值大于 2.6 时玻璃的离子溶出率降低会导致生物活性降低[16]。在水相环境中，生物活性玻璃的网络结构中非桥氧键所连接的碱金属或碱土金属容易溶解并释放出一价或二价金属离子，使材料表面具有溶解性[17]。由于玻璃表面的 Na^+、Ca^{2+} 的溶出，SiO_2 含量相对升高，从而在玻璃表面形成结构疏松的含水硅酸凝胶层（$SiO_2 \cdot nH_2O$），该硅酸凝胶层由于含有大量的硅羟基团，具有电负性，从而进一步吸附钙离子，形成双电层，继而导致磷酸根的富集，促进钙磷酸盐矿化析出，最终形成低结晶度的类骨 HCA 矿化层（见 2.3.1 节）。由此可见，BG 表面硅酸凝胶层的形成是 BG 能够在生理环境中形成 HCA 矿化层的重要条件之一。

2.2.2　熔融法生物活性玻璃的性能

对于生物活性玻璃的研究包括组成-结构-性能三者之间的依从关系、工艺因素对材料结构和性能的影响、材料的显微形貌、结构及性能的表征、材料的力学性能、生物矿化特性（生物活性）、材料与细胞间的相互作用、材料对组织和细胞的影响（生物安全性）及材料的骨修复机理研究等诸多方面。

熔融法生物活性玻璃的特性在于它能够在生理环境中发生快速的离子交换，从而与组织之间形成化学键合，具有很好的骨修复能力。其不足在于结构网络中断点较多，从而使其力学性能较差，脆性高，强度和断裂韧性低。表 2-1 中大多数组合物的拉伸弯曲强度在 40~60MPa 的范围内，这使得它们不适合在承力部位应用。生物活性玻璃虽然强度较低，但可与宿主骨形成牢固的化学键合，因此多以颗粒状、块状或复合材料形式用于非承力或承力较低部位的骨缺损的填充和修复。为了满足生物活性玻璃在承力骨缺损部位的应用，国内外相关课题组有将生物活性玻璃作为金属种植体的涂层的报道。目前，生物活性玻璃涂层与金属基体的结合强度仍是制约此类种植体应用的主要因素之一。图 2-3 为用于骨缺损填充的 45S5 生物活性玻璃颗粒外观形貌扫描电子显微镜（SEM）图。

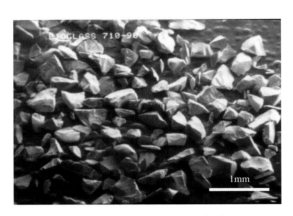

图 2-3　45S5 生物活性玻璃样品颗粒的 SEM 图

生物活性玻璃的结构网络中 Si—O—Si 键和 P—O—P 键的键角均在一定的范围内变动[9]，不像晶态物质那样具有固定的键角和晶格间距。这种键角的变动导致生物活性玻璃具有短程有序、长程无序的特殊结构，从而形成无定形态物质所具有的弥散型 XRD 图谱（图 2-4）。该图谱具有宽广、弥散的衍射峰，显示该样品为非晶态固体材料。

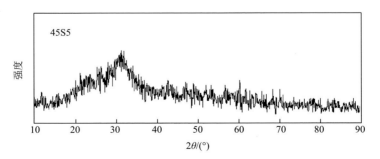

图 2-4　45S5 生物活性玻璃样品粉末 XRD 图谱

2.3　熔融法生物活性玻璃的生物矿化

生物活性玻璃在体液的生理环境中可以通过矿化沉积方式形成类骨的 HCA

层，进而吸附胶原、生长因子和与成骨相关的细胞，介导新骨形成。由此可见，能否在生理环境中形成类骨 HCA 层是衡量生物活性玻璃骨修复能力强弱的关键指标之一[18]。

2.3.1 熔融法生物活性玻璃的体外生物矿化

当生物活性玻璃浸入到生理溶液环境中时，首先发生的是材料中的 Na^+、Ca^{2+} 等离子迅速与体液中的氢离子进行交换，在玻璃表面形成一层结构疏松的、含有大量 Si—OH 基团的含水硅酸凝胶层，在弱碱性的条件下，该凝胶层带负电，吸引 Ca^{2+}、PO_4^{3-} 在该层富集，进而形成无定形态的絮状钙磷沉积物，随着矿化过程的进行，此絮状物开始向结晶态转化，最终形成低结晶度矿化层[19]——HCA 层。HCA 层决定了材料的生物活性以及能否与宿主骨形成化学结合（骨性结合）。通常体外矿化试验对制备物的生物活性进行初期评价，其中采用较多的是在 37℃ 下通过模拟体液（simulated body fluid，SBF）进行浸泡和分析的方法。SBF 在其离子组成上非常接近人体血浆的无机离子成分，通常被用于无机生物活性材料的矿化性能体外评价。

人体血浆和 SBF 的组成如表 2-2 所示。

表 2-2　人体血浆和模拟体液（SBF）[20]的各种无机离子浓度（10^{-3}mol/L）

	Na^+	K^+	Mg^{2+}	Ca^{2+}	Cl^-	HCO_3^-	HPO_4^{2-}	SO_4^{2-}
人体血浆	142.0	5.0	1.5	2.5	103.0	27.0	1.0	0.5
SBF	142.0	5.0	1.5	2.5	147.8	42.0	1.0	0.5

Hench 在对生物活性玻璃的大量实验积累中，总结出生物活性玻璃在模拟体液中发生五步表面反应[3]。

（1）玻璃中的 Na^+ 等与溶液中 H^+ 或 H_3O^+ 迅速交换；此过程导致溶液的 pH 升高，玻璃表面的硅富集，体系中磷离子溶出，见图 2-2。

$$Si—O^-Na^+ + H^+(aq) + OH^- \longrightarrow Si—OH + Na^+(aq) + OH^- \qquad (2-3)$$

（2）局部的 pH 升高使得 Si—O—Si 键断裂，硅氧网络进一步水解，在玻璃表面形成更多的硅羟基（Si—OH），见图 2-5。

$$Si—O—Si + H_2O \longrightarrow Si—OH + OH—Si \qquad (2-4)$$

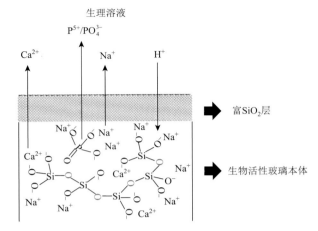

图 2-5　局部的 pH 升高使 Si—O—Si 键断裂形成硅羟基

（3）硅羟基溶出并在玻璃表面富集，形成富硅凝胶层。

（4）Ca^{2+} 和 PO_4^{3-} 来源于玻璃体内或来源于溶液中，在富 SiO_2 胶体层上聚集形成 $CaO\text{-}P_2O_5$ 无定形沉积层，如图 2-6 所示。

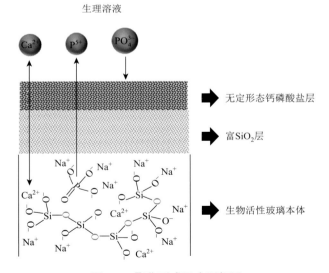

图 2-6　聚集形成无定形相层

（5）在溶液中的氢氧根和碳酸根作用下，$CaO\text{-}P_2O_5$ 无定形钙磷酸盐沉积物逐渐转变成类似骨盐的低结晶度 HCA 层，见图 2-7。

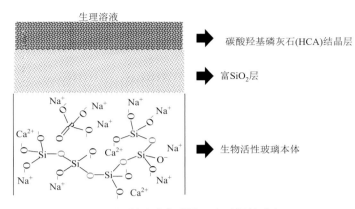

图 2-7　逐渐形成含碳的无定形羟基磷灰石

以上第一步到第五步进行较为迅速，在 24h 之内即可完成。

生物活性玻璃在 SBF 中反应前后的傅里叶变换红外光谱（FTIR）图谱具有较强的特征性改变。当材料与 SBF 接触时，其表面的离子交换随即发生，在经过一系列化学反应后最终生成 HCA 结晶层，这一表面化学变化可以通过 FTIR 分析而快速、准确地表征出来。由于在整个反应过程中，随着结构中各种原子或离子基团的结合或分解，或者某些特征性功能基团受到周围离子或离子基团的影响，它们的红外振动激活能或振动模式会发生相应改变，其红外光谱吸收带的位置也会发生一定的位移。谱峰的变化可以灵敏地反映出材料结构和成分的变化信息。用此法可以对生物活性材料与 SBF 反应不同时间后表面的化学变化及 HCA 的形成时间和形成量进行动态测定，有时可以不破坏试样，是一种十分有效的测试方法[3]。

图 2-8（a）中 SEM 照片显示 45S5 生物活性玻璃具有一定的分相现象，图 2-8（b）中 SEM 照片可见 45S5 生物活性玻璃样品在 SBF 溶液中反应 24h 后表面有大量叶片状 HCA 形成，显示了较高的生物活性。如图 2-9 中的 FTIR 漫反射图谱所示，45S5 生物活性玻璃在 37℃的 SBF 中浸泡 24h 即可在材料表面形成 HCA 结晶层[3]。

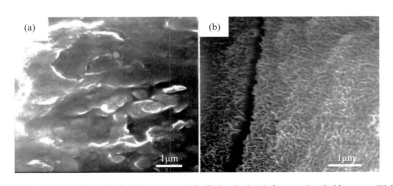

图 2-8　45S5 生物活性玻璃与 SBF 反应前（a）和反应 24h（b）的 SEM 形貌

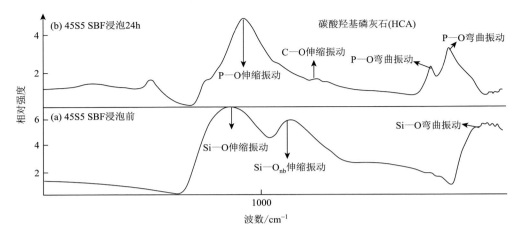

图 2-9　45S5 与 SBF 反应前（a）和反应 24h（b）的 FTIR 漫反射图谱

图 2-10 为熔融法 45S5 生物活性玻璃在 SBF 中反应不同时间的 FTIR 图谱。图谱（a）中位于 1075cm^{-1} 处的反射峰是 Si—O 伸缩振动峰；1033cm^{-1} 处的反射峰是 P—O 伸缩振动峰；883cm^{-1} 处的反射峰是 Si—O$_{nb}$（非桥氧）的伸缩振

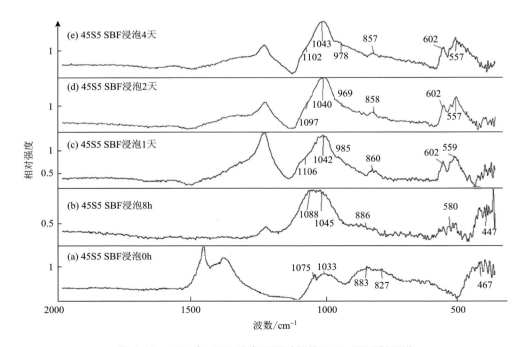

图 2-10　45S5 与 SBF 反应不同时间的 FTIR 漫反射图谱

动峰；827cm^{-1} 处的反射峰是 Si—O—Si（四面体）振动所致；467cm^{-1} 处的反射峰是 Si—O 弯曲振动峰。由图谱（b）可见，样品在 SBF 中反应 8h 表面有无定形磷酸盐形成（580cm^{-1} 处的弥散峰）；图谱（c）显示，样品在 SBF 中反应 1 天后无定形磷酸盐转变为结晶态的 HCA，图谱（c）中 1042cm^{-1}、860cm^{-1}、602cm^{-1} 及 559cm^{-1} 处的反射峰均为 HCA 的特征峰。反应 8 天时，HCA 特征峰强度及尖锐程度显著提高，且位于 447~467cm^{-1} 左右的 Si—O 弯曲振动峰消失，位于 1100cm^{-1} 左右的 Si—O 伸缩振动峰显著减弱，说明 HCA 已覆盖整个材料表面。

2.3.2　熔融法生物活性玻璃的体内生物矿化

Hench 研究了 Na$_2$O-CaO-SiO$_2$-P$_2$O$_5$ 四元系统中一系列玻璃的性能，其中 P$_2$O$_5$ 含量恒定为 6%（质量分数），从而得出图 2-11 所示的玻璃生物活性区域图。该图确定了玻璃的生物活性键合边界。在区域 A 中玻璃具有生物活性并可与骨形成化学结合（骨性结合）。在该区域的中间（指示较小的区域，虚线）也发生软组织结合。区域 B 中的玻璃表现为几乎惰性的材料，并且在植入时被非黏附的纤维组织包封。区域 C 的玻璃在组织中于 10~30 天内被再吸收。在区域 D 中，该组合物在技术上不实用并且尚未植入。区域 A 和 C 之间的边界取决于玻璃的表面积与组织的有效溶液体积的比例，以及玻璃组成。超细玻璃粉体比块体玻璃植入物更容易被吸收[3]。

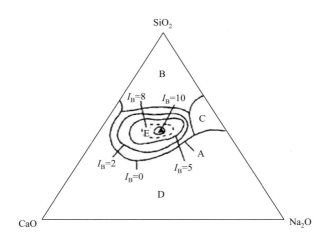

图 2-11　Na$_2$O-CaO-SiO$_2$-P$_2$O$_5$ 系统（P$_2$O$_5$ 含量为 6%）玻璃生物活性图

目前 P$_2$O$_5$ 在生物活性玻璃中的作用尚在研究之中。早期研究人员曾假设 P$_2$O$_5$ 对于玻璃的生物活性是必不可少的，然而后期研究表明，无磷酸盐的玻璃以及含磷酸盐微晶相的微晶玻璃（其基质玻璃中含有很少的 P_2O_5）都具有一定的生物活性。磷酸盐在玻璃中的作用似乎只是为了帮助玻璃在生理环境中发生 HCA 矿化沉积，但不是关键成分，因为玻璃表面会从周围的生理溶液（体液）中吸附钙离子和磷酸根离子[9]。

生物活性玻璃与骨结合特性的基础是其在体液中的化学反应性。表面化学反应导致形成能够与骨结合的 HCA 层。在将生物活性玻璃浸入水性溶液中时，一般发生三种过程——浸出、溶解和沉淀。浸出的特征在于通常通过水溶液中的 H^+ 或 H_3O^+ 交换玻璃中释放的碱金属或碱土金属离子。对于高生物活性组成区域中的玻璃来说（图 2-11 中的区域 A），Na^+、Ca^{2+} 的释放是快速的。这种离子交换过程导致玻璃反应界面处的 pH 增高，可达到 7.4 以上，形成弱碱性微环境。

图 2-11 中的▲表示 45S5 的组成，I_B 为生物活性指数（$I_B = 100/t$，t 指样品试样超过 50%表面与骨结合所需小时数）。当 I_B 为 0，则 $t \to \infty$，玻璃与骨不形成化学结合，玻璃呈惰性；当玻璃 $I_B > 8$ 时，生物玻璃能与软组织结合，具较高活性。相图中心 A 区域组分玻璃能与骨组织结合；B 区域组分玻璃呈惰性，在组织与植入体界面处形成纤维状包膜；C 区域组分玻璃可逐渐吸收，但会导致离子浓度的巨大变化；D 区域的组分难以在一般条件下形成玻璃；E 区域组分玻璃能与胶原组成的软组织形成紧密结合，胶原纤维与 HCA 形成厚度为 $100 \sim 200 \mu m$ 的界面层，该交织结构与其厚度同体内肌腱或韧带与骨的结合类似，因而能作为低弹性模量体的肌腱或韧带同高弹性模量体的骨或牙齿间的过渡层。随着玻璃组分靠近 E 区的边界，界面层厚度减小，E 区组分玻璃与胶原纤维的结合力大于胶原纤维自身的黏合力，这对于要求与软硬组织均有紧密结合[3]的组织修复材料具有重要意义。

通过氢氧根离子（OH^-）的作用破坏—Si—O—Si—O—Si—键，同时发生网络溶解。局部发生网络分解，并以硅酸或偏硅酸形式将二氧化硅释放到溶液中。二氧化硅的溶解速率在很大程度上取决于玻璃组成。由于玻璃结构中桥接氧键的数量较多，因此对于 $SiO_2 \geq 60\%$ 的组合物，溶解速率大大降低。这些反应在玻璃表面形成的水合二氧化硅通过相邻的硅羟基（Si—OH）之间缩聚反应而重新排列，形成硅酸盐凝胶层。

在玻璃表面的矿化反应中，从玻璃中释放的钙离子和磷酸根离子与来自溶液的离子一起在表面上形成富含钙磷酸盐（Ca/P）层。当在体外矿化时（SBF 中），Ca/P 层主要位于硅酸凝胶层的上部，而在体内矿化时，钙磷酸盐则在硅酸凝胶层内形成。积聚在凝胶表面的钙磷酸盐相最初是无定形的，随后通过在无定形相内掺入来自溶液的碳酸根离子，伴随矿化和析晶过程，最终形成低结晶度的 HCA 矿化层。HCA 层在体外和体内的成核和生长机制基本相同，并且由于硅酸凝胶层的存在而加速。

图 2-12 显示了采用俄歇电子能谱（AES）结合 Ar 离子研磨分析技术获得的 45S5 生物活性玻璃在大鼠骨中植入 1h 后，其表面形成的富 Ca/P 层和富二氧化硅层分布情况。反应 1h 后，富二氧化硅层厚度大于 1μm，富 Ca/P 层的厚度大约为 0.8μm。生物分子在双层内结合至 0.1μm 的深度，如表面外层中的 C 和 N 信号所示。混合的有机-无机键合发生在具有 Si 以及存在 Ca 和 P 的区域内[3]。

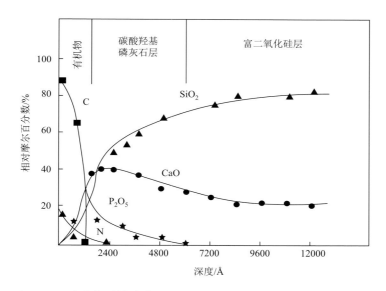

图 2-12　在生物活性玻璃 45S5 植入大鼠骨体内 1h 后形成双层薄膜

生物活性材料是指可以在材料界面诱发特殊的生理响应，从而导致材料与组织之间形成化学结合的材料[21]。

在总结了生物活性玻璃的体外及体内实验的基础上，Hench 将生物活性玻璃与骨结合的过程归纳为如下 12 个步骤[3]。

（1）～（5）对应前面叙述的生物活性玻璃在模拟体液中发生的五步表面反应（见 2.3.1 节）。

（6）各种生理物质吸附于 HCA 层。

（7）巨噬细胞活动（action of macrophages）。

（8）成骨干细胞（osteoblast stem cells）附着。

（9）成骨细胞同步增殖和分化（synchronised proliferation and differentiation）。

（10）基质生成。

（11）基质晶化。

（12）新骨生长。

在体外矿化中提到的在界面材料一侧发生的前五个反应阶段并不依赖于宿主组织的存在，在蒸馏水、三种缓冲溶液或模拟体液中都可以发生，但若与宿主组织形成化学键合还需要一系列的反应。材料表面 HCA 层的形成（第 5 步）促进了后续反应的发生（第 6 步至第 9 步）。骨祖细胞在材料植入骨内 48h 后进入 45S5 生物活性玻璃表面的 HCA 层，并开始分泌各种与骨修复有关的因子，激发成骨细胞有丝分裂和细胞外基质蛋白生成（第 10 步）。完成骨基质晶化（矿化）（第 11 步）；骨细胞在胶原纤维和 HCA 构成的骨基质中成熟化，最终形成新生骨组织（第 12 步），这一步骤完成需要 6～12 天。Hench 等[22]的研究表明，上述第 8 步、第 9 步、第 11 步对于生物活性玻璃与宿主骨界面形成新骨非常关键，生物活性玻璃直接通过基因控制来调节细胞周期的诱导和发展，而骨祖细胞周期基因控制的生理性结果是成骨细胞迅速增殖和分化；其临床治疗结果便是骨缺损部位被新生骨组织完全填充。这一过程实际上也是一个组织工程化人工骨形成和修复骨缺损的过程。

图 2-13（a）中 B 代表骨组织；O 代表骨细胞；Ca、P 代表富钙磷的 HCA 层；S 代表富 SiO_2 凝胶层；BG 代表 45S5 生物活性玻璃。由图 2-13（a）可见，45S5 与骨结合层具有组成连续过渡的双层结构，靠近 45S5 表面首先形成富 SiO_2 凝胶层，然后在其上形成 HCA 层，通过 HCA 层与骨组织形成化学键合。45S5 与骨的结合界面电子探针元素分析显示[图 2-13（b）]，Si 元素浓度由材料侧向骨侧逐渐降低，Ca、P 元素由材料侧向骨侧逐渐增高，在结合界面处元素浓度变化是连续的，说明材料与骨形成化学性结合（骨性结合）。这种结合的牢固性相当高，强度实验表明断裂发生在骨侧，而不是在结合界面处。这说明生物活性玻璃具有很好的骨结合和骨修复功能。

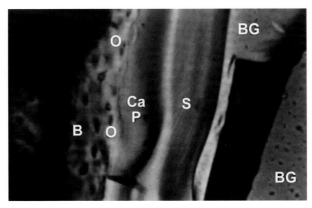

(a)

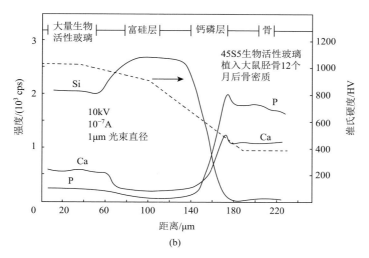

图 2-13　45S5 生物活性玻璃植入鼠胫骨中 12 个月后的光学显微镜照片（a）和界面处的横向电子探针元素分析图谱（b）

2.4　熔融法生物活性玻璃的组织修复性能研究

2.4.1　生物活性玻璃（45S5）骨组织修复性能研究

　　Clark 等[23]就生物活性玻璃植入体表面与骨形成化学键合的原理进行了总结，经实验研究发现成骨条件是：①从植入体表面释放出成骨所需的离子；②成骨所需的界面 pH 随时间变化而变化；③表面微结构的变化能为胶原纤维和黏多糖与无机凝胶、矿化产物结合提供载体；④沉积的碳酸羟基磷灰石晶体在离开植入体表面的同时在植入体-类骨质界面处沉积下来；⑤当在植入体表面施加负荷的时候，无论是剪切还是植入体部分扭曲性骨折，玻璃植入体的分离都发生在远离植入体表面处，骨折线均在植入体表面停止。生物活性玻璃成骨性能的体外研究则主要围绕着其浸提液展开。生物活性玻璃溶出的 Si、Ca 和 P 都是人体必需元素，在成骨过程中发挥了重要作用。Si 是有机体内必需的微量元素，在生命发育阶段起重要作用。人体 Si 元素缺乏会导致结缔组织和骨新陈代谢异常。Si 元素在骨和软骨的形成过程中起重要作用，可能是由于 Si 元素影响胶原和黏多糖的形成和结构，直接改变了矿化的基质成分，从而进一步影响矿化[24]。支持这一论点的证据是在 Si 缺乏的动物中，无论是骨还是软骨，其矿化所需基质的形成量都明显减少。在骨形成过程中，第一步也是最重要的一步，即在基质上需要一个特殊的成核中心以利于钙离子结合上去形成钙磷酸盐晶体，在骨钙化的最初阶段 Si 可能起到结合 Ca 的作用，因为在骨样组织矿化过程中 Si 和 Ca 以相同的含量上升，随着矿化进一步进行，Si 的含量陡然下降，Ca 却形成了骨内的钙磷酸盐[25]。Ca^{2+}是细胞内一个非常重要的信使，在细胞内起到其他信使无法替代的作用，Ca^{2+}在从细菌到高度分化和特异性的神经元细胞中都广泛存在[19]。在这些细胞中，通过细胞质内游离 Ca^{2+}浓度变化来实现信号传递和细胞的各种功能（如发育[26]、分化和受精等）的调节[27]。

Sun 等[28]研究了 45S5 浸提液对人成骨细胞周期的影响，研究显示浸泡过玻璃颗粒的培养基能加快细胞周期的完成，主要是缩短了 S-G2 阶段（S 期是 DNA 合成或复制期，其中 G2 期是细胞合成后期，此时细胞内的染色体与细胞器已具备进行有丝分裂或减数分裂的能力）。Valerio 等[29]研究了从生物活性玻璃中溶出的离子对成骨细胞分化和胶原产生的影响。这种情况一般不利于细胞生长，但他们在实验中观察到成骨细胞活力和增殖反而增加。这与以前的研究结果一致，显示碱化与成骨细胞或软骨母细胞增殖呈正相关[30]。研究还表明，成骨细胞呈现的电位差激活了膜的钙通道，而碱化增加通道的灵敏度，有利于钙进入细胞内，促进细胞的分化。玻璃中溶出的硅酸能连接黏多糖，从而在胶原的分子级别的交联中扮演重要角色，防止胶原的酶促降解，提高其稳定性[31]。

2.4.2　生物活性玻璃（45S5）的软组织再生性能研究

Hench 等[32]在 1973 年发表了生物活性玻璃与软组织也可以发生直接化学键合的研究成果。这引发了众多研究者对生物活性玻璃修复软组织的研究。Day 等[33, 34]将生物活性玻璃与成纤维细胞共培养，发现 VEGF 的基因与蛋白分泌量均增加，同时碱性成纤维细胞生长因子（bFGF）分泌也增加，动物实验结果也显示生物活性玻璃能显著促进成纤维细胞的血管内皮生长因子的分泌并促进细胞增殖。Gillette 等[35]在生物活性玻璃对狗的皮肤创面修复的动物实验中发现生物活性玻璃不仅可明显促进创面修复，还可提高皮下组织的断裂强度，这表明生物活性玻璃对早期需要一定力学强度的创面修复很有临床价值。

这主要是由生物活性玻璃与体液接触后释放大量的活性 Ca 和 Si 无机元素的离子或官能团引起的，其直接影响到材料与组织的相互作用。Ca 不仅是构成骨和牙齿等的主要矿物元素，它同时参与正常肌肉（包括心脏肌肉）的收缩和松弛、血液凝固、调节神经功能及改善机体免疫防御系统[24]。Carlisle[24, 36]的研究显示 Si 缺乏会导致结缔组织新陈代谢异常，Si 元素在骨和软骨的矿化过程中起重要作用，可能是由于 Si 元素影响胶原和黏多糖的形成和结构，直接改变了矿化中的基质成分而进一步影响矿化。Calomme 等[37]研究发现，在小牛皮肤中补充了硅酸后脯氨酸的浓度会增加，Si 能增加成纤维细胞的 I 型和III型胶原 mRNA 的合成。这些研究显示生物活性玻璃在医学领域具有广阔的应用前景。

2.4.3　生物活性玻璃（45S5）的基因激活作用

　　研究者们运用一系列先进的研究方法对生物活性玻璃在成骨相关基因激活作用方面做了深入研究，包括生物活性玻璃 45S5 在骨组织特异性蛋白及转录因子方面的表达等[36]。Xynos 等[38]对 1176 个基因的扫描后发现，生物活性玻璃 45S5 能够使 7 个家族的 60 多个基因上调，5 个基因下调。这 7 个家族分别是：①DNA 合成、修复和重组家族；②细胞凋亡调节家族；③生长因子和细胞因子家族；④细胞表面抗原和受体家族；⑤信号转导分子家族；⑥细胞外基质化合物家族；⑦Ⅱ型骨蛋白前体及核心蛋白聚糖。这些研究都使得我们对生物活性玻璃的基因激活作用有了深入了解。

　　Hench 教授于 2009 年对生物活性玻璃的基因激活作用的机理提出了一个假说：从生物活性玻璃中溶出的离子激活了细胞的基因，使细胞朝着再生和自我修复的方向发展[39]。生物活性玻璃因可溶性水合 Si 及 Ca 离子基团溶出形成局部化学微环境，有利于激发骨祖细胞，使其进入细胞周期的活性阶段（从 G1 期进入 S 期），如图 2-14 所示。在 S 期，通过 DNA 合成，骨祖细胞逐步完成对细胞核内所有染色体的复制，进而进入 G2 期。在此期间，细胞为分裂做准备，并用 DNA 修复酶检查修复的准确性。为使细胞进入有丝分裂期（M 期），各种生长因子的量、

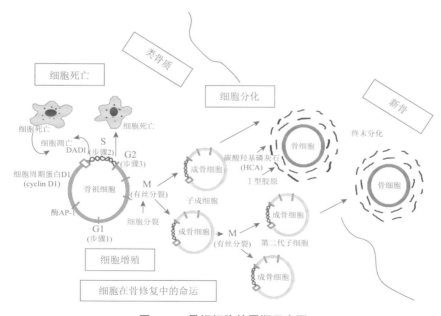

图 2-14　骨祖细胞的周期示意图

合成速度及活性均有所增加。由此可见，若使细胞周期顺利进入 M 期，在 G1 期的局部化学微环境十分关键，如果达不到要求，骨祖细胞则会凋亡。骨祖细胞能否进入 M 期是关系到其能否完成向成骨细胞（osteoblast）的分化、增殖、细胞外基质分泌、生物矿化及自组装形成新骨的关键。前期研究已经表明，在目前人工合成骨修复材料中，只有生物活性玻璃具有这一特殊的细胞、基因的激活作用。

当细胞与生物活性玻璃的溶解物质接触时，在几个小时内便有 7 种与成骨细胞分化和增殖密切相关的基因被激活[22]。生物活性玻璃中释放的 Si 和 Ca 的浓度直接影响到基因调控和激活的效果。比较理想的浓度为 Si 浓度在 17～21ppm①，Ca 浓度在 60～88ppm，浓度过低或过高均不利于细胞周期的整个进程。

Hench[39]提出了另外一种更加全面的机制。细胞不断通过受体检测其周围环境中的细胞因子、趋化因子、机械应力、气体和重要的生理离子等。细胞表面受体（如整合素）与细胞外基质相互作用引起细胞内信号分子级联反应，最终通过级联细胞转录因子（如成骨细胞核心结合因子 Cbfa1）启动或关闭基因的表达。生物活性玻璃激活基因（以前报道的是由生物活性玻璃 45S5 上调或下调基因），DNA 解螺旋，转录成 mRNA 并进一步翻译成蛋白质（图 2-14）。这些蛋白质决定了细胞表型，因此回应了最初的激活作用，也就是增殖、分化、基质形成或细胞死亡的初始刺激的反应。生物活性玻璃主要通过四个机制来调控基因的表达，即表面化学、表面拓扑结构、溶解释放的离子类型和植入界面的剪切应力（力学性能），如图 2-15 所示。

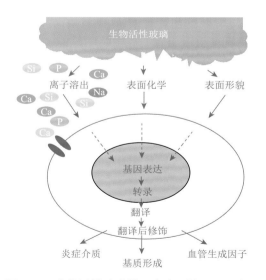

图 2-15　生物活性玻璃基因表达调控机制示意图

___

① ppm 为 10^{-6}。

因此确定生物活性玻璃具有何种表面化学结构、何种拓扑结构以及何种离子释放类型、速率和浓度，对将来设计具有基因激活性能的生物活性玻璃材料具有重要意义[40]。

2.5　熔融法生物活性玻璃的动物实验及临床应用研究

2.5.1　中耳骨修复应用

自 1971 年合成 45S5 生物活性玻璃以及发现生物活性玻璃可以与活组织在界面处形成化学键合的反应机制以来，多年来人们认为生物活性玻璃只能与骨骼形成化学键合，只能用作骨骼相关的植入物。然而 1981 年 Wilson 等发表的一篇具有开创意义的研究论文[41]证明软组织也可以与 45S5 生物活性玻璃发生化学结合。Wilson 后来继续对软组织的界面相互作用进行了更深入的研究，并与 David Nolleti 在论文中揭示了生物活性结合的成分依赖性，实验结果表明，玻璃混合物必须有足够快的表面反应速率才能和软组织结合，快速生成含二氧化硅的表层促使较厚的 HCA 层成核形成，而 HCA 层继续与植入物-活组织界面处的成纤维细胞产生的胶原原纤维发生化学结合。结合层的厚度随着时间增加而增加，几个月后厚度可达几百微米，这与硬组织和软组织之间自然结合的表层的厚度相当，如肌腱、韧带与骨骼间的结合，或者是牙周韧带与牙齿之间的结合。生物活性玻璃与软组织也能发生稳定性强的界面结合，这一开创性的发现为生物活性玻璃应用于耳、鼻、喉科以及牙科奠定了理论基础。

临床上许多患者由于慢性中耳炎感染而引发耳内小骨的溶解。细菌或病毒的感染会扩散到中耳的乳突骨，导致声音的传播途径被破坏，使得听力损失。还有些胆脂瘤患者，在中耳形成了胆固醇晶体，对于小骨和周围的组织施加压力，造成骨骼损伤，也会导致听力受损。这都是常见的严重病症，通常需要手术干预，以恢复听骨链，使声音得以正常传播。Wullstein 首先意识到可以通过异源材料来替换耳内受损的结构，使患者恢复听力。Shea 作为先驱，首次采用聚乙烯作为植入物进行实践。在 1983 年一次国际会议上，诸位学者对早期的研究工作做了总结，得出了结论："所有异源材料植入后短期结果通常都很好，但是当它们与鼓膜接触时，植入物往往会随着时间的推移而慢慢脱出。"[42]

1984 年生物活性玻璃的第一个临床应用产品在美国上市，这个产品可用来治疗听力损伤。患者因感染导致耳聋，中耳三块骨头中有两块发生了骨折退化。由 45S5 生物活性玻璃制成的产品 Bioglass® Ossicular Reconstruction Prosthesis，商品名为 MEP，用来作为新的植入物，取代原本受损的骨骼，使声音能够借此从耳膜传递进入耳蜗。对于这种病症，之前使用的植入材料主要是来自外耳的自体弹性软骨，但是采用自体弹性软骨有一定的局限性，需要二次手术，长的手术周期易增加发病概率。还有的植入材料为金属材料或者塑料，这两者在体内都是惰性的，植入之后它们周围都会被纤维组织所包裹，效果不佳，治疗失败，而 MEP 的优势就在于它是由生物活性玻璃做成的，可以更好地与骨组织以及软组织（骨膜）紧密结合，可以一定程度上替代受损的骨头。一系列临床研究也证明 MEP 的性能优于其他生物陶瓷和金属制成的植入物。MEP 早期是根据每位患者不同的情况而被铸成适应各个患者的形状，经过十年的随访研究，21 例患者中有 4 例因为骨折而失败，但其余患者的植入物均保持了一定的功能，失败的 4 例植入物的形状相同。由于需要根据每个患者定制不同的植入物的过程过于烦琐，其在商业上不可行，因此最初的 MEP 也被不断改善。伦敦的耳鼻喉科教授 Ellis Douek 对产品进行了改良，改造成三种尺寸的锥形植入物，并给予了新的商品名 DOUEK MED®。

2.5.2　牙槽嵴的保护与重建应用

根据统计，1984 年美国有接近 10%的人，即大约 2000 万人全部或者大部分牙齿缺失，他们中有许多人戴着假牙，但其中有约 70%的人对于假牙的安装不太满意[43]。人们对于假牙不太满意的原因主要是支撑假牙的牙槽嵴被持续吸收。牙槽嵴的骨质流失会降低假牙的稳定性，还会导致口腔问题甚至全身的健康问题恶化[44]。这些并发症在老年患者中间尤其严重，特别是那些多年来无牙颌的患者。拔牙后残留牙槽嵴的不断吸收一直是困扰口腔医师与患者的难题，这给义齿修复带来很大的困难。在牙齿拔除后，牙槽嵴吸收迅速进行，这使得假牙在短时间内无法正常佩戴，除非重新植牙，但这费时又花费昂贵，对于许多收入微薄的老年患者来说不切实际。因此迫切需要一种快速、简单、廉价和有效的方法来保持拔牙后牙槽嵴的结构，保持其稳定性。天然牙齿的缺失会迅速地引发残留的牙槽嵴的重塑。牙槽嵴的轮廓会随着所施加的应力程度而持续变化，每个个体骨吸收的总量和再吸收率不同，并且在不同时间下同一个个体的变化程度也不相同。研究人员尝试了许多方法试图保持或重建无牙颌牙槽嵴，但是都未取得真正的成功，因为人体原本固有的自然牙根的丧失才是牙槽嵴脱落的根本原因。Dennisen 及其同事经过探讨建议尝试人工植入物代替天然牙根来解决这个棘手的问题[45]。羟基磷灰石（hydroxyapatite，HA）被作为植入材料的第一选择，但是几年时间里用 HA 锥形植入体作为替换材料临床试验并未成功，因为种种原因失败了。基于 HA 运用经验，Stanley 等[44]提出一套理想牙根替换物的设计标准。

理想牙根置换种植体的要求如下。

（1）植入材料不会发生早期再吸收。

（2）有一定的强度填充牙槽，不会因受到咀嚼力作用而破碎。

（3）植入物在骨界面处能与硬组织强附着。

（4）植入物在牙龈界面处能对软结缔组织强附着。

（5）力量均匀地分布在牙槽骨。

（6）没有不良的宿主反应。

（7）价格相对便宜。

（8）易于放置在牙根插槽中，前期准备工作简单。

（9）有多种尺寸可供选择，以匹配牙根插槽的尺寸。

（10）易于消毒。

（11）必要时易于重新设定轮廓。

20 世纪 80 年代中期的一系列动物实验结果证明了生物活性玻璃的几个特性很大程度上可以满足以上理想牙根替代材料的设计标准。

（1）生物活性玻璃能与皮质骨、松质骨快速结合。

（2）生物活性玻璃能与软结缔组织的胶原原纤维形成黏附结合。

（3）利用生物活性玻璃可以得到厚度为 200～300μm 的无机界面反应区，反应区由弹性柔顺的水合硅胶层和黏合到组织上的 HCA 层组成。无机黏合区能模拟牙周膜的厚度和机械性能。

（4）由于生物活性玻璃可以激活骨祖细胞从而促进骨的增殖，在几周内植入物和再生的骨可以填充植入物与组织间的间隙。

（5）植入物和宿主骨之间化学键合的界面可以传递应力来维持骨骼的健康并且防止再吸收发生。

第二个投放市场的生物活性玻璃临床应用产品是 1988 年生产的 Endosseous Ridge Maintenance Implant（ERMI）[46]，这个产品用于插入拔牙后的部位，起到支撑作用，以修复牙根，并且为假牙提供更稳定的嵴。ERMI 是由 45S5 生物活性玻璃制成的简单的锥形体，试验结果表明，它与骨组织的结合非常稳定，其失效率远远低于其他用来修复的植入材料。一项历时 5 年的研究量化了这种牙根植入物的实质效果。

1986～1994 年 Stanley 等[43]做了一系列的临床研究。1987 年 Stanly 等将 242 个 45S5 生物活性玻璃锥体植入 29 名患者新鲜牙槽窝内（107 个于上颌牙槽窝，135 个于下颌牙槽窝），进行平均 17.9 个月的观察，发现生物活性玻璃锥周围直接生成了新骨，而且大部分患者义齿修复 12 个月后没出现植入体裂开现象。统计结果显示植入体的脱落率为 2.9%，裂开率为 3.7%，牙槽嵴高度得到良好维持，其中下前牙区植入体保存率为最佳。三年半后，对随访的 20 名患者 168 个植入体再行检查，发现植入体脱落率为 14.3%，而 7.7%的植入体需要重新修整外形，此时上前牙区植入体的保存率最高。经过 5 年观察，生物活性玻璃锥的保存率达到了 85.7%，因此认为生物活性玻璃锥植入新鲜牙槽窝用于保持牙槽嵴的方法，值得推荐。

45S5 生物活性玻璃制得的产品 ERMI 可能在任何位置都能植入成功，前提是它们能被放置得足够深以提供界面的稳定性，并且假牙在软组织有足够的愈合时间后再放入。但是产品并没有得到广泛的应用，因为在植入牙根前，医生需要将这些固定尺寸的锥形植入物切割成不同的适应患者具体情况的形状，这就阻碍了它在市场上的流行，妨碍了商业上的成功。

2.5.3　牙周病治疗中的应用

牙周病会影响支撑牙齿的结构，有许多成年人都会受牙周相关疾病的困扰。牙周病主要是源于宿主反应或者是牙龈和牙齿上细菌的积累，这些现象会导致其周围的骨骼逐步退化。细菌沉积物主要存在于斑块膜内，这会使牙齿周围的牙周附着退化，从而导致更深的骨结构暴露，大大增加炎症和感染的风险。一系列治疗手段可以减少或者修复牙周病带来的影响，这些治疗手段包括前期的预防到严重阶段的外科手术。严重的牙周病如何通过治疗使局部的骨缺损重新再生，是面临的难题之一。生物活性玻璃在治疗硬组织损伤或缺失方面表现良好，且对于牙槽嵴的维护有一定的作用，因此研究人员也开始研究用生物活性玻璃治疗牙周疾病。

Wilson 等[47]在 1987 年发表了第一篇关于 45S5 生物活性玻璃在修复牙周缺损中潜用途的文章，1992 年及 1994 年研究人员利用动物模型猴子进行了更详细的研究[48, 49]。美国学者 Fetner 等[49]在猴模型上通过手术形成牙周骨质缺损，分别用同样大小的生物活性玻璃（45S5 Bioglass®）、HA 及磷酸三钙（trical ciumphosphate，TCP）颗粒进行移植修复，并设立一个无移植物的对照组，发现生物活性玻璃组取得最优组织学修复效果，牙周骨新生程度及牙骨质再生均为最佳。Lovelace 等[50]用生物活性玻璃（45S5 倍骼生）和脱矿冻干骨治疗 15 位中度到重度牙周炎患者的牙周骨丧失，比较疗效，发现两组均有显著的牙周软硬组织改善，在统计学上无差别。Zamet 等[51]对 20 例患者 44 个骨缺损区进行治疗，基础治疗完成后，随机分为实验组与对照组，翻瓣，根面平整，除去慢性炎症组织，实验组骨缺损区植入生物活性玻璃（45S5 倍骼生），对照组未植入，追踪观察一年。结果显示在治疗骨下袋缺损中，应用生物活性玻璃对常规的外科治疗有辅助疗效。

2.5.4　根分叉处骨缺损治疗应用

Anderegg 等[52]对 15 例中度或重度牙周炎患者的 30 处下磨牙根分叉病变进行治疗，随机分为实验组、对照组。实验组行根向复位瓣术加生物活性玻璃（45S5

倍骼生）植入，对照组仅用根向复位瓣术，并以探诊出血情况及探诊牙周袋深度作为评价标准。结果显示实验组效果明显优于对照组，故认为生物活性玻璃是治疗Ⅱ型根分叉病变的有效材料。1993 年，以 45S5 生物活性玻璃制成的 PerioGlas® 第一批产品在美国问世，1995 年 PerioGlas® 获得 CE 标志①，开始远销欧洲。PerioGlas® 最开始是用来修复下肢缺损引起的骨质流失，而在 1996 年美国食品药品监督管理局（FDA）批准了其更宽的使用说明，包括用于拔牙部位的牙槽嵴增强。2001 年，Yukna 等[53]将 PerioGlas® 用于治疗下颌骨Ⅱ级分叉。他们利用生物活性玻璃对 27 例中期至晚期的牙周炎患者进行治疗，在治疗周期结束后，有 18 名患者分叉变为了Ⅰ级，继续治疗后分叉完全闭合，实验结果表明运用 PerioGlas® 可以为下颌面分叉病症提供更为简单的手术治疗技术。PerioGlas® 在 20 多年的临床应用中表现了出色的临床效果，几乎没有不良反应。迄今为止，PerioGlas® 在超过 35 个国家和地区销售，制造商估计该产品已用于数百万次手术。

2.5.5　颌骨缺损修复的应用

大型的颌骨缺损通常不能自行愈合，需要手术植骨。自体骨效果虽好，但来源有限。异体冻干骨则可能携带病原微生物。单纯的 HA 或 TCP 异质材料，缺乏骨引导性，仅有颌骨充填作用。山东大学齐鲁医院口腔科用生物活性玻璃治疗大型颌骨缺损，发现与单纯的手术治疗比较，植入生物活性玻璃后虽然局部早期肿胀更明显，持续时间更长，但黏膜组织最终正常愈合。X 射线成像显示骨缺损区密度为高（植入材料）—低（植入材料吸收）—高（新骨修复）。随访 4～7 个月，植入生物活性玻璃的所有骨缺损区都可见明显骨修复。赵慧等[54]亦报道用生物活性玻璃羟基磷灰石陶瓷作为骨的替代物，对 51 例颌骨囊肿术后骨腔充填修复，证实该材料化学性能稳定，组织相容性好，能引导新骨形成，促进骨愈合。术后Ⅰ期愈合率高，无明显并发症，随访 1～5 年效果良好。

从临床应用和商业化角度来说，熔融法制备的 45S5 型生物活性玻璃已经广泛地应用于临床治疗，包括脊柱融合修复、骨缺损修复、牙槽骨修复、牙齿过敏、植入材料涂层等，也是目前使用范围最广的、科学研究最全面的一种生物活性玻璃。

参 考 文 献

[1]　Jones J R. Review of bioactive glass：from Hench to hybrids. Acta Biomaterialia，2013，9：4457-4486.

---

① CE 标志：又称 CE 标记，英文为 CE Marking，是一个 30 个欧洲国家强制性地要求产品必须携带的安全标志，其形如 $C\varepsilon$。字母 CE 是法文 Conformité Européene 的缩写。其意为符合欧洲（标准）。CE 标志（标记）最初所使用的英文术语为 EC Mark，该术语于 1993 年签署的欧盟产品指令第 93/68/EEC 号中正式被术语 CE Marking 所取代。现在，所有的欧盟官方文件中均使用术语 CE Marking。

[2]   Hench L L，Wilson J. An Introduction to Bioceramics. London：World Scientific，1993.

[3]   Vogel W，Höland W. Development，structure，properties and application of glass-ceramics for medicine. Journal of Non-Crystalline Solids，1990，123（1-3）：349-353.

[4]   Vidya K，Lakshmi T. Bioglass: a novel biocompatible innovation. Journal of Advanced Pharmaceutical Technology & Research，2013，4（2）：78-83.

[5]   Bingel L，Groh D，Karpukhina N，et al. Influence of dissolution medium pH on ion release and apatite formation of Bioglass® 45S5. Materials Letters，2015，143：279-282.

[6]   Galliano P G，López J M P，Varetti E L，et al. Analysis by nuclear magnetic resonance and Raman spectroscopies of the structure of bioactive alkaline-earth silicophosphate glasses. Materials Research Bulletin，1994，29（12）：1297-1306.

[7]   Wajda A，Sitarz M. Structural and microstructural studies of zinc-doped glasses from $NaCaPO_4$-SiO_2 system. Journal of Non-Crystalline Solids，2016，441：66-73.

[8]   Tilocca A，Cormack A N，de Leeuw N H. The structure of bioactive silicate glasses：new insight from molecular dynamics simulations. Chemistry of Materials，2007，19（1）：95-103.

[9]   FitzGerald V，Pickup D M，Greenspan D，et al. A neutron and X-ray diffraction study of Bioglass® with reverse Monte Carlo modelling. Advanced Functional Materials，2007，17（18）：3746-3753.

[10]   干福熹. 现代玻璃科学技术（下册）. 上海：上海科学技术出版社，1990.

[11]   浙江大学，等. 硅酸盐物理化学. 北京：中国建筑工业出版社，1980.

[12]   西北轻工业学院. 玻璃工业学. 北京：轻工业出版社，1987：18-21，45-65，117.

[13]   Li A，Wang D，Xiang J，et al. Insights into new calcium phosphosilicate xerogels using an advanced characterization methodology. Journal of Non-Crystalline Solids，2011，357（19-20）：3548-3555.

[14]   Hill R G，Brauer D S. Predicting the bioactivity of glasses using the network connectivity or split network models. Journal of Non-Crystalline Solids，2011，357（24）：3884-3887.

[15]   Hill R. An alternative view of the degradation of bioglass. Journal of Materials Science Letters，1996，15（13）：1122-1125.

[16]   Edén M. The split network analysis for exploring composition–structure correlations in multi-component glasses：Ⅰ. Rationalizing bioactivity-composition trends of bioglasses. Journal of Non-Crystalline Solids，2011，357（6）：1595-1602.

[17]   Rabiee S M，Nazparvar N，Azizian M，et al. Effect of ion substitution on properties of bioactive glasses: a review. Ceramics International，2015，41（6）：7241-7251.

[18]   Jones J R，Sepulveda P，Hench L L. Dose-dependent behavior of bioactive glass dissolution. Journal of Biomedical Materials Research，2001，58（6）：720-726.

[19]   Yan X，Yu C，Zhou X，et al. Highly ordered mesoporous bioactive glasses with superior *in vitro* bone-forming bioactivities. Angewandte Chemie International Edition，2004，43（44）：5980-5984.

[20]   Haimi S，Moimas L，Pirhonen E，et al.，Calcium phosphate surface treatment of bioactive glass causes a delay in early osteogenic differentiation of adipose stem cells. Journal of Biomedical Materials Research Part A，2009，91（2）：540-547.

[21]   张立德，牟季美. 纳米材料和纳米结构. 北京：科学出版社，2001：135-138.

[22]   Hench L L，Polak J M. Third-generation biomedical materials. Science，2002，295（5557）：1014-1017.

[23]   Clark A E，Hench L L，Paschall H A. The influence of surface chemistry on implant interface histology：a theoretical basis for implant materials selection. Journal of Biomedical Materials Research，1976，10（2）：161-174.

[24] Carlisle E M. Silicon: an essential element for the chick. Nutrition Reviews, 1972, 40 (7): 210-213.

[25] Barritt G J. Receptor-activated Ca^{2+} inflow in animal cells: a variety of pathways tailored to meet different intracellular Ca^{2+} signalling requirements.The Biochemical Journal, 1999, 337: 153-169.

[26] Greenspan D C, Zhong J P, LaTorre G P. The evaluation of surface structure of bioactive glasses *in-vitro*. Bioceramics, 1996, 8: 477-482.

[27] Hench L L, Wilson M J R, Balaban C, et al. Sol-gel processing of large silica optics. Tucson: Proceedings of 4th International Conference on Ultrastructure Processing of Ceramics, Glasses and Composites, 1989.

[28] Sun J Y, Yang Y S, Zhong J, et al. The effect of the ionic products of bioglass dissolution on human osteoblasts growth cycle *in vitro*. Journal of Tissue Engineering & Regenerative Medicine, 2007, 1 (4): 281.

[29] Valerio P, Pereira M M, Goes A M, et al. The effect of ionic products from bioactive glass dissolution on osteoblast proliferation and collagen production. Biomaterials, 2004, 25 (15): 2941-2948.

[30] Vrouwen velder W C A, Groot C G, de Groot K. Behaviour of fetal rat osteoblasts cultured *in vitro* on bioactive glass and nonreactive glasses. Biomaterials, 1992, 13 (6): 382-392.

[31] Hott M, de Pollak C, Modrowsk D, et al. Short-term effects of organic silicon on trabecular bone in mature ovariectomized rats. Calcified Tissue International, 1993, 53 (3): 174-179.

[32] Hench L L, Paschall H A. Direct chemical bond of bioactive glass-ceramic materials to bone and muscle. Journal of Biomedical Materials Research, 1973, 7 (3): 25-42.

[33] Day R, Boccaccini A, Shurey A, et al. Assessment of polyglycolic acid mesh and bioactive glass for soft-tissue engineering scaffolds. Biomaterials, 2004, 25 (27): 5857-5866.

[34] Day R, Boccaccini A, Roether J, et al. The effect of Bioglass on epithelial cell and fibroblast proliferation and incorporation into a PGA matrix. Gastroenterology, 2002, 122 (4): 373.

[35] Gillette R L, Swaim S F, Sartin E A, et al. Effects of a bioactive glass on healing of closed skin wounds in dogs. American Journal of Veterinary Research, 2001, 62 (7): 1149.

[36] Carlisle E M. Silicon as a trace nutrient. Science of the Environment, 1988, 73 (1-2): 95-106.

[37] Calomme M, Cos P, D'Haese P, et al. Silicon absorption from stabilized orthosilicic acid and other supplements in healthy subjects//Roussel A M, Anderson R A, Favier A E. Trace Elements in Man and Animals 10. NewYork: Springer US, 2002: 1111-1114.

[38] Xynos I D, Edgar A J, Buttery L D, et al. Gene-expression profiling of human osteoblasts following treatment with the ionic products of Bioglass 45S5 dissolution. Journal of Biomedical Materials Research Part B, Applied Biomaterials, 2001, 55 (2): 151-157.

[39] Hench L L. Genetic design of bioactive glass. Journal of the European Ceramic Society, 2009, 29 (7): 1257-1265.

[40] 胡庆, 陈晓峰, 董艳梅, 等. 微纳米生物活性玻璃的细胞基因激活性能研究. 中国材料进展, 2013 (10): 577-582.

[41] Wilson J, Pigott G H, Schoen F J, et al. Toxicology and biocompatibility of bioglasses. Journal of Biomedical Materials Research, 1981, 15 (6): 805.

[42] Grote J J. Biomaterials in Otology. Dordrecht: Springer Netherlands, 1984.

[43] Stanley H R, Hall M B, Clark A E, et al. Using 45S5 bioglass cones as endosseous ridge maintenance implants to prevent alveolar ridge resorption: a 5-year evaluation. The International Journal of Oral & Maxillofacial, 1997, 12 (1): 95-105.

[44] Stanley H R, Clark A E, Hench L L. Clinical Performance of Skeletal Prostheses. Dordrecht: Springer Netherlands, 1996: 255-269.

[45] Denissen H W, Kalk W, Veldhuis A A, et al. Eleven-year study of hydroxyapatite implants. Journal of Prosthetic Dentistry, 1989, 61 (6): 706-712.

[46] Hench L L, Hench J W, Greenspan D C. Bioglass: a short history and bibliography. Journal of the Australian Ceramic Society, 2004, 40 (1): 1-42.

[47] Wilson J, Low S, Fetner A, et al. Biomaterials and Clinical Applications. New York: Springer, 1987.

[48] Wilson J, Low S B. Bioactive ceramics for periodontal treatment: comparative studies in the Patus monkey. Journal of Applied Biomaterials, 1992, 3 (2): 123-129.

[49] Fetner A E, Hartigan M S, Low S B. Periodontal repair using PerioGlas in nonhuman primates: clinical and histologic observations. Compendium (Newtown, Pa), 1994, 15 (7): 932, 935-939.

[50] Lovelace T B, Mellonig J T, Meffert R M, et al. Clinical evaluation of bioactive glass in the treatment of periodontal osseous defects in humans. Journal of Periodontology, 1998, 69 (9): 1027.

[51] Zamet J S, Darbar U R, Griffiths G S, et al. Particulate bioglass as a grafting material in the treatment of periodontal intrabony defects. Journal of Clinical Periodontology, 1997, 24 (6): 410-418.

[52] Anderegg C R, Alexander D C, Freidman M. A bioactive glass particulate in the treatment of molar furcation invasions. Journal of Periodontology, 2017, 70 (4): 384-387.

[53] Yukna R A, Evans G H, Aichelmann Reidy M B, et al. Clinical comparison of bioactive glass bone replacement graft material and expanded polytetrafluoroethylene barrier membrane in treating human mandibular molar class II furcations. Journal of Periodontology, 2001, 72 (2): 125-133.

[54] 赵慧, 李宇军, 卢伟, 等. 生物玻璃-羟基磷灰石陶瓷人工骨充填颌骨骨腔的应用. 佳木斯医学院报, 1996, 19 (5): 21.

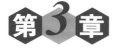

第3章

>>

生物活性微晶玻璃

3.1　微晶玻璃

3.1.1　概述

微晶玻璃（glass-ceramic）又称玻璃陶瓷，是将具有特定组成的基础玻璃在热处理过程中通过控制析晶而制得的一种具有一定残余玻璃相和均匀分布微晶相的多晶复合材料[1]。玻璃是一种非晶态固体，从热力学观点看，它是一种亚稳态，较之晶态具有较高的内能，在一定条件下，可转变为结晶态。从动力学观点看，玻璃熔体在冷却过程中，黏度的快速增加抑制了晶核的形成和长大，使其难以转变为晶态。微晶玻璃就是利用玻璃在热力学上的有利条件而获得的新材料。在热处理过程中，玻璃内部产生晶核和晶体长大，由于析出的晶体非常小，因此称为微晶玻璃。

不同于玻璃和陶瓷的结构及性能，微晶玻璃的性质主要由玻璃相和微晶相的相对含量、微晶相的矿物组成、晶粒尺寸和微观结构、玻璃相的化学组成等因素共同决定。与传统的玻璃相比，其软化温度高，热稳定性和化学稳定性优异，力学强度和硬度高。与陶瓷相比，微晶玻璃的晶粒和显微结构更加均匀致密，几乎没有气孔，而且产品表面光洁。因此微晶玻璃既具有玻璃的基本性能，又具有陶瓷的多晶特性，集中了玻璃和陶瓷二者的优点，是一种组分广泛、性能优异、结构组成可控、品种繁多的新型无机多晶固体材料[2]。

微晶玻璃除了具有较高的力学强度和硬度、耐磨性和良好的化学稳定性外，还具有不同于玻璃和陶瓷的特点[3]。

（1）组成的可设计性。与单组分多晶材料不同，微晶玻璃可通过调整各组分的比例，影响其生物活性、玻璃形成能力和晶化特性等。

（2）可以根据需要控制晶相的种类、尺寸和数量，从而改变材料的性能。例如，在金云母玻璃中添加 CaO 和 P_2O_5，可以在母体玻璃中析出金云母和磷灰石两种晶相，既保持了云母玻璃的可加工性，又具有良好的生物活性。

（3）微晶与玻璃相的复合，改善了材料的韧性和强度。

生物活性微晶玻璃是一类用于人体组织修复的、具有一定生物活性和较好生物相容性的特殊微晶玻璃材料。该材料可同宿主组织形成化学结合，同时较高的力学强度可以满足修复部位的生物学及力学要求。生物活性微晶玻璃多以磷灰石作为材料的主晶相之一，以赋予材料同骨组织的化学键合特性。其组成构成的主要特点是在已研究比较成熟的某种微晶玻璃基础组成基础上引入 CaO 和 P_2O_5，通过热处理使其微晶化，获得既具有磷灰石微晶相又具有其他微晶相的无机复合材料，通过多相复合获得材料的生物学及力学性能。生物活性微晶玻璃较原始玻璃和传统陶瓷具有更优良的性能，是介于生物玻璃和生物陶瓷之间的另一类无机类生物材料。生物活性微晶玻璃的主要优点为：多晶相结构可使基础玻璃在较大范围内调整组成和结构，从而获得新的性能；化学稳定性更高，可长期稳定存在；力学强度高，微晶化处理可将母体玻璃强度提高至数倍至十几倍不等。生物活性微晶玻璃的这些优点使其作为人工骨、骨螺钉、人工椎板等受力部分骨种植体成为可能。表 3-1 列出了各种常见的生物活性玻璃和微晶玻璃的化学成分和相组成，表 3-2 为生物活性玻璃和微晶玻璃的力学性能[4]。

表 3-1　生物活性玻璃和微晶玻璃的化学成分（wt%）和相组成

生物材料	SiO₂	P₂O₅	CaO	CaF	MgO	Na₂O	K₂O	Al₂O₃	相组成
45S5	45.0	6.0	24.5	—	—	24.5	—	—	玻璃相
Ceravital	40～50	10～50	30～35	—	2.5～5.0	5～10	0.5～3	—	磷灰石＋玻璃相
A/W	34.0	16.2	44.7	0.5	4.6				磷灰石＋硅灰石＋玻璃相
Bioverit	19～52	4～24	9～30	5～15	6～28	3～5	3～5	12～33	磷灰石＋玻璃相

表 3-2　生物活性玻璃和微晶玻璃的力学性能

生物材料	密度/(g/cm³)	硬度/HV	抗压强度/MPa	抗弯强度/MPa	杨氏模量/GPa	断裂韧性/(MPa·m^{1/2})
45S5	—	—	—	45	35	—
Ceravital	46.0	—	500	100～150	—	5.0
A/W	3.07	680	1080	215	118	2.0
Bioverit	2.8	500	500	100～160	77～88	0.5～1.0

1. Ceravital 生物活性微晶玻璃

1973 年，德国科学家 Bromer 等在 Hench 的生物活性玻璃配方的基础上，通

过减少 Na_2O 含量，并引入 K_2O 和 MgO 等成分，研制了一种新型生物活性微晶玻璃，命名为 Ceravital。初期设计这种生物活性微晶玻璃是希望在受力承重骨和齿科修复方面得到应用，但后期的实验证实它的力学性能与承重骨要求不符。该材料与 45S5 玻璃相比，生物活性略有降低，但力学性能却有了明显的改善，可以应用于受力不大的骨缺损填充，如颚骨的修补等。目前 Ceravital 在中耳骨替代修复方面应用较多。

Ceravital 产品包括一系列不同组分的硅酸盐玻璃体系（40%～50% SiO_2，10%～50% P_2O_5，30%～35% CaO，2.5%～5.0% MgO，5%～10% Na_2O，0.5%～3% K_2O，质量分数），这种材料中碱金属氧化物含量低，热处理后玻璃中可析出较多的磷灰石晶体，使其具有较好的生物活性，能与骨形成化学结合。研究表明，在骨缺损处的生理环境中，微晶玻璃表面的磷灰石微晶溶出，然后在周围软组织中的巨噬细胞长大，将微晶玻璃表面的残片吸收，之后巨噬细胞消失，一些特殊的蛋白质附着于微晶玻璃表面，使微晶玻璃表面的浸蚀现象停止，最后在蛋白质层上形成软骨细胞、骨细胞，进一步形成骨胶原纤维与羟基磷灰石晶体，实现材料与宿主骨的骨性结合。

2. A/W（磷灰石/硅灰石）生物活性微晶玻璃

1982 年，日本的 Kokubo 教授课题组研制出一类比 Ceravital 强度更高的生物活性微晶玻璃材料，称为 A/W 微晶玻璃，商品名为 Cerabone A/W[5]。A/W 生物活性微晶玻璃属于 CaO-MgO-SiO_2-P_2O_5-F 组成系统，其主晶相为氟磷灰石和硅灰石，以及部分残余玻璃相，三者的比例分别为 38wt%、34wt% 和 28wt%。主晶相晶体尺寸约 50～100nm，呈颗粒状形貌并均匀分布在母体玻璃中。其中，大量磷灰石晶相的存在保证了材料良好的生物活性，而纤维状硅灰石晶相则使材料的力学性能得到显著提高，与皮质骨接近，而且组成中钾、钠等碱金属离子的含量低，使材料长期在人体生理环境中保持较高的力学稳定性和耐蚀性。因为具有优良的力学性能和生物活性，A/W 生物活性微晶玻璃在临床上成功用于承重骨替代的生物活性材料。后来又相继开发了多孔 A/W 生物活性微晶玻璃，其气孔孔径在几十微米范围内，便于成骨细胞迁移、骨组织和血管的长入。

3. Bioverit 生物活性微晶玻璃

1983 年，德国科学家 Vogel 和 Höland 在 SiO_2-Al_2O_3-MgO-Na_2O-K_2O-F-CaO-P_2O_5 体系的基础上，成功研制出了主晶相为磷灰石和氟金云母的新型生物活性微晶玻璃，这种生物活性微晶玻璃因具有良好的可加工性能，被称为可切削生物活性微晶玻璃，商品名为 Bioverit。微晶玻璃中含有氟金云母微晶，而云母晶体因层状结构，使其受到外力时易于沿其（001）晶面解理，而避免了材料的破碎，因而赋予该微晶玻璃很好的可切削加工特性。这种特性可使医生在进行骨科手术时，依据具体情况使用常规金属加工工具对材料进行必要的修整，适用于具有复杂形状的组织部位的替换和修复，从而在临床治疗中得到较多应用。例如，德国耶拿大学耳鼻喉科手术中将 Bioverit 微晶玻璃骨种植体用于中耳、鼻、颚、颈和头等部位的修复。在柏林大学整形科的临床中，Bioverit 成功植入几位肿瘤患者体内以替代病损的胸椎骨。在德国的德累斯顿医学院的整形外科中，Bioverit 微晶玻璃更是得到了大量应用，如经过 Robinson 治疗后的颈脊的植入手术，部分胸椎的替换和脊椎骨的替换；肩关节的整形、较大骨囊肿手术后的填充以及口腔和面部整形等方面的应用等。

3.1.2 生物活性微晶玻璃的性能要求

生物活性微晶玻璃在医学骨科方面的应用为骨修复材料开辟了一个全新领域，因此生物活性微晶玻璃不仅要具有良好的生物性能和力学性能，而且要具有可加工性，材料内部要具有便于切削的晶相组成，下面分别讲述对生物活性微晶玻璃的几项性能要求[6]。

1. 生物相容性和生物活性

生物相容性是指材料与人体组织亲和性好，对人体无毒、无刺激、无致癌、无致畸等有害的副作用。生物活性是指在材料与组织的界面能发生特殊生理反应，并导致移植材料和组织形成结合层的性能。良好的生物相容性和生物活性是生物活性微晶玻璃植入人体替代、修复缺损骨的最重要条件。植入人体的骨替代材料首先要与人体有较好的亲和性，无毒、无刺激，不会在人体内产生有害成分，对人体造成伤害，而且能与人体的组织液发生生理反应，在植入体的界面层上生成碳酸羟基磷灰石层。羟基磷灰石、氟磷灰石、磷酸三钙、钙硅石主晶相的生物活性依次降低，这四种成分被植入人体后，均能与体液发生特殊的生理化学反应后形成化学键合。

2. 力学性能

生物活性微晶玻璃不仅要具有良好的生物性能，还要具有足够的机械性能，如抗疲劳性能优良、抗折强度和断裂韧性高，弹性模量要与人体骨骼、牙齿等硬组织相近，具有一定的硬度，能耐磨损。但目前大多数生物活性微晶玻璃都具有较差的力学性能，如抗弯强度和断裂韧性较低，脆性和弹性模量大等。生物活性微晶玻璃的断裂多为脆性断裂，产品在加工过程中一旦产生微裂纹缺陷，在使用过程中往往会因微裂纹扩展而开裂，从而大大限制了该类材料的临床应用。为了增强其强度和韧性，不少学者向原体系中引入 CaF_2 和 ZrO_2 来增加抗折和抗弯强度，提高断裂韧性等力学性能。

3. 化学稳定性

生物活性微晶玻璃必须具有化学稳定性，材料植入人体后，在新骨组织生成之前必须保持足够的机械强度和形态，不被组织液腐蚀、分解，不产生有毒的降解物。

4. 可切削加工性

外伤害或疾病造成的骨组织缺损的形态各异，具有不规则形状，为满足临床应用中对人工骨材料各种形状的需要，生物材料必须能够较容易被加工成各种与损伤骨部位一致的形状，因而生物医用材料应具有良好的切削加工性能。

3.1.3 常见的生物活性微晶玻璃体系

根据生物活性微晶玻璃组成和晶相的差异，可总结为以下常见的体系[6-8]。

1. $CaO-P_2O_5-SiO_2$ 系微晶玻璃

$CaO-P_2O_5-SiO_2$ 系微晶玻璃包含 45S5 玻璃及掺入其他碱金属的 $Na_2O-CaO-P_2O_5-SiO_2$ 系，这类材料的主晶相为磷灰石，在体内和体外实验中均获得了理想效果，在人体组织液和模拟体液中均能发生化学键合，具有较高的生物活性，利用该系统成功制备了医学上用于替代人骨或牙齿的第一批生物活性微晶玻璃，但此微晶玻璃的组成中含有较多的碱金属离子，破坏了材料的网状晶体结构，故其强度降低，耐久性差，在临床应用中受到极大限制。

2. $MgO-CaO-P_2O_5-SiO_2-F$ 系微晶玻璃

$MgO-CaO-P_2O_5-SiO_2-F$ 系微晶玻璃又称为 A/W 生物活性微晶玻璃，是一种多元微晶玻璃系统，其主晶相为氟磷灰石$[Ca_5(PO_4)_3F]$及硅灰石（$CaSiO_3$）。该系统被用于制造生物材料植入人体以取代缺损骨头。该微晶玻璃系统组分中含有大量的氧化钙和五氧化二磷，使得材料热处理后能够获得大量具有生物活性的主晶相氟磷灰石，并且可以使得材料植入人体后释放足量的 Ca^{2+} 与人体组织液之间进行离子置换，发生化学反应，形成键合。该系统微晶玻璃含有大量随机取向、均匀分布纤维状硅灰石晶相，使得其抗折强度、抗压强度、断裂韧性、可切削性具有明显优势，在模拟体液中也表现出非常好的化学稳定性。A/W 生物活性微晶玻璃的生物性能和力学性能优异，很适于人体医学领域中承重骨头的移植。

3. MgO-Na$_2$O-K$_2$O-CaO-P$_2$O$_5$-SiO$_2$ 系微晶玻璃

该类微晶玻璃的主晶相为磷灰石，即 Ceravital 微晶玻璃。该微晶玻璃的晶体尺寸为 40～50nm，抗弯强度为 150MPa，抗压强度高达 500MPa，生物活性虽不及 A/W 生物活性微晶玻璃，但力学性能较优越，多用于人工骨盆、脊柱外科、牙根移植等骨科方面。

4. MgO-CaO-Al$_2$O$_3$-Na$_2$O-K$_2$O-SiO$_2$-P$_2$O$_5$-F 系微晶玻璃

该类微晶玻璃的商品名为 Bioverit，其主晶相为针状磷灰石及相互连接的片状或块状氟金云母，故这种生物活性微晶玻璃具有良好的生物相容性和可切削性，方便医生对患者进行植入手术，已被大量成功地应用于中耳、鼻子和颚以及头和颈的一般部位。

5. MgO-CaO-SiO$_2$-P$_2$O$_5$-TiO$_2$ 系微晶玻璃

该系统是无生物活性的生物可兼容的微晶玻璃，利用整体核化和析晶方法制造此类微晶玻璃，主晶相为磷灰石及钛酸镁，是一种良好的牙修复材料。

6. CaO-Al$_2$O$_3$-Na$_2$O-K$_2$O-SiO$_2$-P$_2$O$_5$ 系微晶玻璃

该类微晶玻璃的晶相为按最佳取向各向异性生长的氟磷灰石及白榴石，经 XRD 测定分析，体系中主晶相氟磷灰石晶体体积分数为 5%～10%，白榴石晶体的体积分数约占 10%～25%。这类微晶玻璃化学性能稳定，但力学性能一般，尤其是抗弯强度差，因此常被用于牙根、颚骨等不受或少受弯曲应力的部位。

7. CaO-Al$_2$O$_3$-Na$_2$O-SiO$_2$-P$_2$O$_5$-F 系微晶玻璃

该系统微晶玻璃的主晶相为针状磷灰石，晶粒尺寸小于 100μm，此类微晶玻璃临床应用较少。

3.1.4 生物活性微晶玻璃的制备技术

微晶玻璃是一种介于玻璃和陶瓷之间的材料，其制备工艺既可采用传统的玻璃制备工艺，也可采用陶瓷制备工艺。目前制备生物活性微晶玻璃的实验方法主要有熔融法、烧结法、溶胶-凝胶法、水热合成法和反应析晶法。

1. 熔融法

熔融法是制备微晶玻璃最常用的方法。该方法是将组成玻璃的各原料均匀混合，放入坩埚内加热熔融，然后倒入模具中成型并退火，退火后再经一定的热处理制度进行成核和晶化以获得晶粒细小、含量多、结构均匀的微晶玻璃制品。

采用熔融法制备微晶玻璃的工艺流程为：配料→熔化→浇注成型→退火→热处理析晶，析晶方式为整体析晶。微晶玻璃是一种通过受控析晶方法制成的材料，热处理制度是微晶玻璃生产的技术关键，决定着微晶玻璃的结构。热处理制度可归纳为两种：等温温度制度（一步法热处理）和阶梯温度制度（两步法热处理），见图 3-1。一般是在晶核形成温度保温一段时间后再升温到晶体长大温度，使玻璃转变为具有微米甚至纳米尺寸微粒的微晶玻璃[9]。

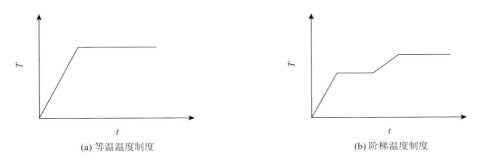

(a) 等温温度制度　　　　　　　　　　　　　(b) 阶梯温度制度

图 3-1　微晶玻璃的热处理制度

熔融法制备微晶玻璃具有以下优点：①任何一种玻璃都可采用熔融法制备；②制品密度高，无气孔；③易于成型，便于制备微晶玻璃纤维和一些形状复杂的制品。但也存在一些问题：①在玻璃配料中加入高熔点的成分，会使玻璃的熔融温度升高，增加了熔融工艺的难度和成本；②熔融法制得的微晶玻璃中晶相比例取决于基础玻璃的整体析晶能力，对于整体析晶能力差的玻璃体系，用熔融法难以得到高性能的微晶玻璃。

2. 烧结法

熔融法制备微晶玻璃的熔融温度高，热处理晶化时间长，生产工艺复杂，成本高，烧结法能有效弥补这些不足。烧结法是借鉴传统陶瓷方法来制备微晶玻璃的一种方法。烧结法也称粉末烧结法，它是将玻璃熔融后，将玻璃熔体倒入水中或把熔体倒在高速旋转的鼓面上快冷后，再磨细得到玻璃粉末，将玻璃粉末用干压等陶瓷成型工艺得到生坯，再将生坯高温烧结，使玻璃粉末产生颗粒黏结，然后经过物质迁移使粉末产生强度并导致致密化和再结晶的过程，烧结推动力是粉状物料的表面能大于多晶烧结体的晶界能。烧结法制备微晶玻璃的工艺流程是：配料→高温熔化→水淬成玻璃→粉磨→模压成型→烧结析晶，析晶方式为表面析晶。玻璃经过水淬后，粒度小，表面积增加，相对于熔融法有利于非均匀成核，因此可以不用加成核剂。

烧结法的优点在于：①可以添加其他高熔点的增强、增韧物质，并且和玻璃的比例可以任意调节；②基础玻璃的熔化温度比熔融法的温度要低，烧结制备的时间短；③晶粒尺寸容易控制；④由于玻璃粉末具有较高的比表面积，因此即使整体析晶能力很差的基础玻璃，利用玻璃的表面析晶现象，同样也可以制得析晶程度很高的微晶玻璃材料；⑤烧结法制备微晶玻璃熔制时间短，温度低，工艺简单。

玻璃粉末在高温烧结下存在析晶和烧结两种趋势，如果玻璃粉末在烧结前发生晶化，在玻璃粉末表面和内部析出的晶体会使玻璃黏度升高，原子迁移速率下降，从而阻碍玻璃的烧结，因此烧结应该在玻璃的析晶温度以下进行。玻璃的烧结温度和析晶温度都随玻璃粉体粒度的减小而降低，玻璃粉体太细可能会使玻璃的析晶温度低于烧结温度；若粉体太粗则会导致材料显微结构的不均匀性。材料颗粒的粗细会影响烧结的致密化进程，利用烧结法制备的材料中或多或少存在气孔，因此材料的致密度要比熔融法差。

3. 溶胶-凝胶法

溶胶-凝胶技术是低温合成材料的一种新工艺，最早是用来制备玻璃材料。其原理是将金属或无机化合物作为前驱体，经过水解形成凝胶，再在较低的温度下烧结得到微晶玻璃。同熔融法和烧结法不同，溶胶-凝胶法在材料制备的初期就进行控制，材料的均匀性可达到纳米甚至分子级水平。利用溶胶-凝胶技术，还可以制备高温难熔的玻璃体系或高温存在分相区的玻璃体系，由于制备温度低，避免了某些组分在高温时的挥发，能够制备出成分严格符合设计要求的微晶玻璃。

溶胶-凝胶法有许多优势：反应温度低，避免了某些组分在高温时的挥发，有效克服了制备高熔点氧化物玻璃陶瓷的困难，大大降低了产品的生产成本，节约能耗；化学均匀性高、相分布更均一，颗粒尺寸和形状可控，可达到纳米甚至分子级水平，制膜和涂层制备都较为方便；溶胶-凝胶法制备生物材料由于溶剂的挥发等原因，还会在生物材料颗粒中生成大量的 $5\sim100nm$ 的微孔，气孔分布均匀，有较大的表面积，能够为羟基磷灰石的形成提供更多的成核位，在材料表面形成致密的羟基磷灰石层，有效提高材料的生物活性。这种方法也存在一些缺陷，如合成时间长，溶胶制备过程中需要不断搅拌，过程烦琐，成本高，烧结过程中样品收缩大，制品容易变形。

4. 水热合成法

水热合成法指的是使具有难溶或不溶性质的物质，在一个密闭的有一定压力的容器内（压力通常在 1MPa~1GPa 范围内）用水溶液作为反应介质，将反应容器加热至 100~1000℃使物质溶解并发生反应。实验受反应温度、反应时间及某些添加剂的影响。水热合成法具有以下优势：反应离子在水溶液介质中混合均匀，化学反应速率快；反应处于分子水平，物质能充分反应，反应效率高；粒度易控制；晶粒按其结晶习性生长，并在结晶过程中将有害离子排出溶液，产物纯度高。

5. 反应析晶法

反应析晶法将预先合成的氟云母玻璃或商品氟云母成品粉末与普通钠钙玻璃粉末混合，模压成型，烧结制备成氟闪石微晶玻璃，该工艺简单，但成品的力学性能还有待于提高。

3.2 ▶ 可切削生物活性微晶玻璃

3.2.1　可切削生物活性微晶玻璃概述

可切削生物活性微晶玻璃（machinable bioactive glass-ceramics，MBGC）也称可机加工生物活性微晶玻璃，作为一种新型微晶玻璃，可切削生物活性微晶玻璃不仅具备传统微晶玻璃共有的优异性能，还具有其独特的可加工性和生物活性，而可加工性和生物活性正是现代医用材料应该具有的特性[10]。首先，可切削生物活性微晶玻璃作为无机材料却与金属材料相似，能不同程度借用加工金属的工具进行机械加工，即可以用一般机床进行车、铣、刨、磨、锯、钻孔或攻丝等传统的加工制成具有精密尺寸、复杂形状的构件，而不会像传统微晶玻璃那样破裂；其次，可切削生物活性微晶玻璃的特殊组成使其在晶化过程中析出大量具有生物活性的磷灰石晶体，这些类骨磷灰石晶体使可切削生物活性微晶玻璃表现出很好的生物相容性和生物活性[11-13]。

可切削生物活性微晶玻璃的成分组成范围（wt%）为：SiO_2（19%～54%），Al_2O_3（8%～15%），MgO（2%～21%），CaO（10%～34%），Na_2O（K_2O）（3%～8%），F（2.5%～7.0%），P_2O_5（2%～10%），主晶相为氟金云母（fluorophlogopite）和氟磷灰石（fluorapatite），前者是层状硅酸盐矿物，当受到因加工而导致的外力时，首先会引起氟金云母的（001）晶面发生解理、滑移或剥脱，使外力从一个晶粒传导到另一个晶粒，导致不同晶粒的（001）晶面连续发生解理、滑移和剥落，最终使该微晶玻璃在加工过程中只出现微小鳞片状的脱落，而不会发生材料的破裂，从而被加工成一定的形状，并可达到较高的加工精度。

可切削生物活性微晶玻璃按其主晶相成分可分为四硅氟云母类微晶玻璃和氟金云母类微晶玻璃[14]。

1. 四硅氟云母类微晶玻璃

四硅氟云母类微晶玻璃是以四硅氟云母（$KMg_{2.5}Si_4O_{10}F_2$）作为主晶相的一类可切削微晶玻璃。牙科陶瓷材料很早就应用在牙科修复中，如用作牙冠、牙根种植体、镶体材料等，但大多数的牙科陶瓷一直存在不可解决的缺陷，如成型精确性差；抛光过程会产生裂纹等。随着微晶玻璃的出现，人们渐渐发现微晶玻璃有许多独特的优点：①优良的铸造能力，很容易通过失蜡法制备；②高强度；③高耐磨性；④优异的尺寸精度；⑤优越的光学性能。

1972 年，德国科学家 D. G. Grossman 成功在四元体系 $K_2O\text{-}MgF_2\text{-}MgO\text{-}SiO_2$ 的基础上研制出了主晶相为四硅氟云母的可切削微晶玻璃，这种材料可以经熔化、浇铸制成牙冠等牙科修复体材料。其商业化产品由 Dentsply 公司和 Corning 玻璃公司联合推出，商品名为 Dicor[15]。Dicor 玻璃陶瓷经浇铸成型，所以又称铸造陶瓷，有以下优点：①优异的可切削加工性，能够进行精密尺寸切割与打磨，不会出现裂纹等缺陷；②优良的生物相容性和化学惰性，满足牙科修复体材料的要求；③优异的耐磨特性（耐磨性是牙科长石瓷的 2 倍）；④良好的美学效果，Dicor 系列牙科修复体具有与牙釉质接近的透明度和相似的外观。但是 Dicor 系列牙科修复体也存在严重的缺陷，即其临床断裂概率较高。据临床应用统计，三年时间内，Dicor 牙科修复体材料临床断裂失效率高达 64%。于是在 20 世纪 90 年代初，Grossman 在 Dicor 的基础上发展了名为 Dicor-MCC 的可切削微晶玻璃，材料中云母晶体呈平板状，相互交错成网状结构，均匀分布在母玻璃基质中。Dicor-MCC 微晶玻璃的力学性能得到很好的改善，硬度及断裂韧性分别达到了 3.7GPa 和 $1.39MPa\cdot m^{1/2}$。随后美国 Corning 玻璃公司又陆续研究了几种改性的 Dicor 系列可切削微晶玻璃产品，分别命名为 MGC-D、MGC-L 和 MGC-F，力学性能均有所改善，MGC-F 可切削微晶玻璃在人体体液中的抗腐蚀能力也优于其他 Dicor 系列产品。但所有 Dicor 系列可切削微晶玻璃都有共同的缺点，即价格昂贵，制备工艺复杂、困难，且耗时较长。表 3-3 列出了 Dicor 系列产品的一些主要性能指标。

表 3-3 Dicor 系列产品性能指标

产品	密度 /(g/cm³)	弹性模量 /GPa	硬度 /(kg/mm²)	抗弯强度 /MPa	断裂韧性 /(MPa·m¹ᐟ²)	主晶相
Dicor MGC-D	2.83	65	339	110	1.62	$KMg_{2.5}Si_4O_{10}F_2$
Dicor MGC-L	2.83	63	324	113	1.65	$KMg_{2.5}Si_4O_{10}F_2$
Dicor MGC-F	2.83	64	242	152	2.09	$KMg_{2.5}Si_4O_{10}F_2$

2. 氟金云母类微晶玻璃

氟金云母可切削微晶玻璃首先在 1970 年由德国科学家 G. H. Beall 发明，其主晶相为含钾、氟金云母（$KMg_3AlSi_3O_{10}F_2$），其最早的商业化产品为 Macor，Macor 微晶玻璃的主要组成成分（wt%）是：$SiO_2$44%，$B_2O_3$8%，$Al_2O_3$16%，MgO16%，K_2O10%，F6%。

Macor 可切削微晶玻璃不仅具有很好的机械加工性能，能够用传统的金属加工工具制造出尺寸精密的零部件，还具有优异的介电强度（40kV/mm）和非常低的氦渗透率，这些优异的特性使得 Macor 可切削微晶玻璃在电子与高真空领域得到了很广泛的应用。Macor 系列可切削微晶玻璃广泛应用于精密电子绝缘子、真空引线柱、微波管部件窗口、场离子显微镜试样夹、地震仪线圈架、γ 射线望远镜框架和航天飞机边缘挡板等诸多领域。20 世纪 80 年代，W. Vogel 和 W. Höland 在氟金云母微晶玻璃组成的基础上，通过减少 SiO_2 的含量，增加 MgO、Al_2O_3 的含量，适当加入 Na_2O，从而改变了云母晶体的化学计量配比，引起云母晶体的晶格畸变，最终制备出一种含卷曲状金云母晶体的微晶玻璃。这种微晶玻璃不同于普通的氟金云母微晶玻璃，它具有很好的机械性能，力学强度高于钾金云母微晶玻璃；可切削性能比普通可切削微晶玻璃高出 4～5 倍，而且这种微晶玻璃还有很好的生物相容性，临床上被应用于头和颈的外科手术中。但这种含有卷曲云母的微晶玻璃造价较高，后来经过进一步的改性研制，制备了一种含铁的云母可切削微晶玻璃，这种微晶玻璃可以使用矿藏储量丰富的天然云母作为原料，从而降低原料成本，实现了经济生产。

研究发现，云母基可切削微晶玻璃的可切削性能的大小主要取决于三个方面的因素：①云母晶体的解理特性；②云母晶体的体积分数；③云母晶体的排列与分布情况。可切削微晶玻璃中云母的体积分数要在 1/3 以上，材料才具有理想的可切削性。微晶玻璃中云母晶体的交错程度和结晶率的增加可提高材料的可切削性能，而云母晶体的交错程度与云母晶体的长径比有关，长径比越大，交错程度越高，可切削性能越好。图 3-2 显示了两种典型云母结构的显微组织形态[16]。

3.2.2 可切削生物活性微晶玻璃的应用

1. 牙科与口腔修复领域

采用更安全、更美观、修复效果更好的修复材料来治疗因疾病或外伤引起的牙体缺损或缺失，一直以来是口腔修复领域研究的热点之一[11]。无机材料被用作牙科替代品已经有两个世纪左右的历史，而生物陶瓷和微晶玻璃被用于牙科修

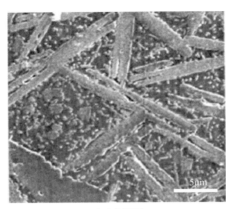 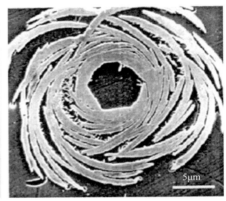

(a) 卡片状组织   (b) 卷心菜状组织

图 3-2   云母微晶玻璃的两种典型微观结构

复也有五十多年的历史。目前，应用于牙科与口腔修复领域的可切削微晶玻璃产品主要有如下几种：Macor-M、Dicor MGC、MGC-F、MGC-L、Bioverit。但这些云母基微晶玻璃因为机械强度不够理想，一般不能作为牙科全瓷冠桥的修复材料，而只能用于前牙贴面、后牙镶体的修复和牙根植入体。

2. 整形外科修复领域

整形外科与修复又被称为整复外科或成形外科，是指对皮肤、肌肉及骨骼等创伤、疾病、先天性或后天性组织或器官的缺陷与畸形进行修复和再造，以改善和修复人体生理功能和外貌的一门学科。可切削生物活性微晶玻璃在这个领域的应用包括：颌骨缺损修复与矫正、髋臼骨端部重建、膝关节韧带修复、面部整形（如鼻成形术）、牙槽嵴萎缩修复。

3. 骨组织缺损修复与替代

因为外伤、骨病或骨肿瘤等原因容易造成骨缺损或永久性的破坏，所以近年来，人工生物活性材料作为骨的移植替代材料受到了广泛的关注，用来修复各种原因引起的骨组织缺损。具有生物活性的可切削微晶玻璃就是其中候选产品之一，现在被广泛应用于临床，如人工锥板、中耳骨替代、人工镫骨、鼓膜修复、额窦前壁的重建、颅骨重建等[18]。

4. 药物载体

生物活性微晶玻璃除了在齿、骨修复与重建和整形修复领域有广泛应用之外，具有多孔结构的可切削生物活性微晶玻璃还可以作为药物载体，特别是载有药物

（如消炎药或生长因子）的多孔骨修复体，比没有载药的修复体更能够促进伤口愈合和骨缺损的修复[18]。

3.3　A/W 生物活性微晶玻璃

3.3.1　A/W 生物活性微晶玻璃概述

在骨科手术中无机生物材料是重要的修复、替代材料之一，其中具有生物活性的 Bioglass®、HA、β-TCP、生物活性微晶玻璃、自固化磷酸钙水泥、生物活性涂层材料已经在临床上得到成功应用。在这些材料中，A/W 生物活性微晶玻璃因具有良好的力学性能而成为唯一可用于承重脊椎骨修复的生物活性陶瓷材料[19]。

A/W 生物活性微晶玻璃最初是由日本京都大学的小久保正等在 20 世纪 80 年代提出的。其由于含有均匀分布在母体玻璃中的磷灰石（apatite）和硅灰石（wollastonite）微晶相而被命名为 A/W 微晶玻璃陶瓷，简称 AW-GC，其组成（wt%）为：MgO 4.6%，CaO 44.7%，P_2O_5 16.2%，SiO_2 34.0%，CaF_2 0.5%，晶体尺寸约为 50～100nm。AW-GC 在保持了良好的生物活性的同时，由于基质中含有纤维状硅灰石晶相，材料的力学性能得到极大的提高，与自然骨接近，而且组成中钾、钠等碱金属离子的含量低，在体液中其力学性能表现出非常好的稳定性[5, 20]。

A/W 生物活性微晶玻璃的最大优势是其良好的力学性能，其抗压强度和弯曲应力等性能均高于其他生物陶瓷材料甚至自然骨，其主要原因是纤维状的硅灰石晶粒通过裂纹偏转和裂纹搭桥等机理大大提高了玻璃的强度，所以微晶玻璃的热处理制度同样也会影响微晶玻璃的力学性能。适当提高配料中硅和钙的含量同时减少磷的含量，可以使生物活性微晶玻璃中硅灰石的含量提高，从而提高材料的力学性能，但研究表明烧结温度过高或保温时间太长，晶粒过度长大反而不利于材料力学性能的提高[19]。

3.3.2　A/W 生物活性微晶玻璃的应用

A/W 生物活性微晶玻璃与其他生物活性玻璃相比，除了具有良好的生物活性外，还具有很高的力学性能，因此其应用更具特色，可以被制备成致密或多孔的块体和粉体材料应用于椎骨、椎间盘、髂骨帽或相应部位的填充料[19, 21]。

临床上由于肿瘤或脊椎受伤等原因需要脊柱修复和替代的病例不少，由于脊椎在受力方面有着一定的特殊要求，因此最初是以金属、陶瓷以及自体和异体骨来替代，但存在生物相容性和材料来源等问题，所以生物活性微晶玻璃被提出后，由于良好的力学性能并且在生理环境下的良好稳定性而成为脊椎修复的首选材料，目前在临床上用 A/W 生物活性微晶玻璃修复脊椎疾病已取得非常良好的疗效[22]。

组织工程材料是指在多孔、具有细胞亲和力的支架材料上，通过体外的细胞植入和培养，在细胞大量增殖后再植入体内，赋予合成材料以生命力。在组织工程中对支架材料的要求非常高，理想的组织工程支架材料不但要有良好的生物相容性，以利于细胞黏附增殖，还要有一定的力学性能，能够维持稳定的网络结构和整体的强度。HAP、Bioglass®等生物陶瓷材料虽然具有良好的生物相容性，但力学性能较差，特别是制备成多孔的支架结构后力学性能更差，因此采用力学性能较好的 A/W 生物活性微晶玻璃是不错的选择[17]。

临床上 A/W 生物活性微晶玻璃在一定受力部位的骨修复上已经取得了良好的疗效，但随着研究的深入和临床应用要求的提高，比较低的断裂强度和过高的弹性模量使其还不能应用于高受力部位的骨修复，如股骨和胫骨的修复。因此，A/W 生物活性微晶玻璃的断裂强度和弹性的改善将是今后的重要研究方向，其中复合 A/W 微晶玻璃材料的研究是有效的解决措施之一。

生物医用复合材料的构想起源于天然组织，人体的骨骼就是由天然有机高分子构成的连续相和弥散于其基质中的 HA 纳米针晶所组成的复合材料。其中，无机盐约占 60%～65%，有机质（主要是胶原）占 35%左右。骨中的 HA 晶体易碎，骨胶原纤维的抗压性和弹性较差，但二者结合在一起则使骨组织有良好的力学性能。目前利用 A/W 生物活性微晶玻璃进行复合的方式主要有与高分子聚合物复合、与结构陶瓷材料复合等。

参 考 文 献

[1] 孟雷，陈奇. 生物微晶玻璃的最新进展. 硅酸盐通报，2004，23（3）：60-63.

[2] Beall G H. Structure，properties and applications of glass-ceramics. Advances in Nucleation and Crystallization in Glasses，1971，12（7）：251-261.

[3] 郑欣. 二硅酸锂微晶玻璃的制备及力学性能研究. 哈尔滨：哈尔滨工业大学，2007.

[4] 曹月明. 低温烧结生物微晶玻璃的研究. 唐山：河北联合大学，2015.

[5] 姚新娟. 多孔 A/W 生物微晶玻璃的制备. 成都：成都理工大学，2009.

[6] 肖艳娜. 复相生物微晶玻璃的研究. 唐山：河北联合大学，2013.

[7] 陈晓峰. 生物活性微晶玻璃结构与性能研究. 山东轻工业学院学报，1991，5（1）：1-9.

[8] 朱光明，黄占杰. 可切削生物活性玻璃陶瓷的研制. 硅酸盐学报，1988，16（5）：416-422.

[9] 潘守芹. 新型玻璃. 上海：同济大学出版社，1992.

[10] 张海希. 可切削生物活性微晶玻璃的晶相控制及性能研究. 广州：华南理工大学，2011.

[11] 陈晓峰，张晓凯. 氟磷灰石-氟金云母微晶玻璃的生物活性研究. 硅酸盐学报，1993，21（3）：247-255.

[12] 陈晓峰，张晓凯. 可切削生物活性微晶玻璃两种主晶相的综合鉴定分析. 山东师范大学学报（自然科学版），1992，7（2）：86-92.

[13]　陈晓峰，张晓凯. 可切削生物活性微晶玻璃在模拟细胞外液中的界面行为. 山东轻工业学院学报，1992，6（2）：1-7.

[14]　苏波. 可切削氟金云母微晶玻璃的制备及性能研究. 西安：西安理工大学，2008.

[15]　Wood D J，Bubb N L，Clifford A，et al. An investigation into the crystallization of Dicor glass-ceramic. Journal of Materials Science Letters，1999，18（13）：1001-1002.

[16]　Henry J，Hill R G. The influence of lithia content on the properties of fluorphlonopite glass-ceramics. Ⅱ. Microstructure hardness and machinability. Journal of Non-Crystalline Solids，2003，319（1-2）：13-30.

[17]　徐更生，光善仪，王海燕. 多孔 A/W 生物微晶玻璃的制备及其性能研究. 安徽大学学报（自然科学版），2006，30（3）：76-79.

[18]　汤继文，王兆礼. 生物活性人工骨的临床应用. 山东医药，1996，36（2）：2.

[19]　徐更生，王德平. A/W 生物微晶玻璃材料的研究进展. 材料导报，2004，18（10）：25-27.

[20]　徐更生，王德平，黄文卫. 溶胶-凝胶法制备 A/W 生物活性玻璃. 同济大学学报（医学版），2005，26（2）：12-16.

[21]　Kokubo T，Shigematsu M，Nagashima Y，et al. Apatite-and wollastonite-containing glass-ceramics for prosthetic application. Bulletin of the Institute for Chemical Research，1982，60：3-4.

[22]　Vogel W，Holand W，Naumann K，et al. Development of machineable bioactive glass ceramics for medical uses. Journal of Non-Crystalline Solids，1986，80（1-3）：34-51.

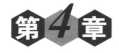

第 **4** 章

>>

溶胶-凝胶生物活性玻璃

4.1.1 溶胶-凝胶技术的发展及现状

随着制备技术与要求的不断提升，传统的高温熔融法制备生物活性玻璃已逐渐扩展到现在的溶胶-凝胶法、水热法和模板法等新方法[1-3]。20世纪80年代初期，溶胶-凝胶法（sol-gel method）发展成为一种先进的纳米材料制备技术，研究人员对此方法在制备高性能无机材料方面进行了深入的理论研究。利用此技术合成的粉体具有大量的微孔结构，并表现出比传统烧结或机械研磨法制备的材料更好的反应活性。此外，制备过程中的操作及可调控性也使得反应可以在较低温度进行，从而得到形貌、成分可控且多样的材料[4]。溶胶-凝胶技术在制备纳米粉体、中空球、纤维及有机/无机复合材料方面显示出其他技术所不具备的优越性[5-8]。

溶胶-凝胶生物活性玻璃是借助溶胶-凝胶技术制备的、具有良好组织修复特性的新一代生物活性玻璃。该材料具有高比表面积、均匀的化学组成、良好的可降解特性，其在生理溶液中的矿化速度明显高于熔融法制备的生物活性玻璃，从20世纪90年代问世以来，引起生物材料学界及临床治疗领域的高度关注[9-12]。目前的研究集中在基于模板剂的引入对生物活性玻璃的微纳米尺寸和形貌结构进行调控[13, 14]。另外，也有研究人员深入探讨其基因激活的相关机制[15, 16]。此外，以往溶胶-凝胶生物活性玻璃多在实验室进行小样品制备，产率低，如何实现大批量的稳定生产是限制此类材料产品转化的关键技术瓶颈，因此规模化生产也是亟待解决的问题。

4.1.2 溶胶-凝胶生物活性玻璃的特点

20世纪90年代，Hench教授研究团队通过溶胶-凝胶法成功制备出溶胶-凝胶生物活性玻璃[17]（sol-gel bioactive glass，SGBG），克服了传统熔融法的一系列缺点，如高温熔制工艺条件苛刻、元素污染、组分不均匀、材料颗粒致密、比表面积小、离子释放和降解速率慢等[18-20]。该研究团队系统研究了溶胶-凝胶生物活性玻璃组成、结构与性能的相互作用关系[21]。研究表明，由于溶胶-凝胶生物活性玻璃的特殊制备工艺，玻璃网络结构不同于传统熔融法制备的 45S5 生物活性玻璃，其网络中断点数远远高于熔融玻璃，且结构相对比较疏松。同时，材料由纳米微球构成，有纳米孔隙结构，具有巨大的比表面积，材料表面存在大量的 Si—OH 基团，结构中含有大量的 OH⁻，从而提供进一步功能化的活性位点[22, 23]，形貌如图 4-1 所示。这些结构特性使得材料中 SiO_2 的含量较高情况下材料依旧保持良好的生物活性。

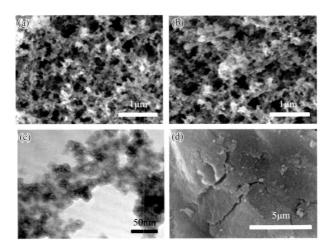

图 4-1　溶胶-凝胶生物活性玻璃（a～c）与熔融法生物活性玻璃（d）的微观形貌

溶胶-凝胶生物活性玻璃是以正硅酸乙酯、四水硝酸钙、磷酸三乙酯分别作为 Si、Ca 和 P 的前驱体，在酸性或碱性条件下水解缩合形成一种含有纳米颗粒的凝胶，经陈化、干燥后在 600～700℃烧结获得。其中最具代表的是 58S 三元系统（60mol% SiO_2-36mol% CaO-4mol% P_2O_5）和 77S 三元系统（80mol% SiO_2- 16mol% CaO-4mol% P_2O_5）[24]。溶胶-凝胶法制得的生物玻璃具有大量的纳米孔隙结构（6～17nm），因此具有更高的比表面积，可达 150～800m²/g，显示出更高的生物矿化能力和生物活性。将该方法得到的粗颗粒通过研磨、过筛后获得形貌不规则、尺寸不均匀的微米级生物玻璃粉体，继而通过调控、改进材料的形态与结构，从而可获得生物活性玻璃纳米颗粒、纤维及具有介孔结构的生物玻璃粉体与支架。未来的研究方向可集中在更精细的形貌控制、更均匀的分散性和更丰富精确的成分设计方面，并继续深入探讨它的基因激活的相关机制。

该方法制备的生物活性玻璃主要具有以下特点。

（1）反应在室温下完成，后续的热处理温度在 600～700℃，这要比熔融法（1350～1400℃）制备生物玻璃低得多，制备条件易于达到，利于节能和降低设备要求。

（2）液相在纳米尺度内实现精细均匀地调控成分的变化，进行分子层级上的调整，其中最具代表的是 58S 三元系统（60mol% SiO_2-36mol% CaO-4mol% P_2O_5）。它可以在更高 SiO_2 含量下保持其生物活性，以控制降解速率，达到生物活性与细胞活性的统一。这同熔融法固相下使用的微米级粉末原料的混合均匀度比，提高了 10^4～10^5 倍，使材料性质稳定可控。

（3）化学纯度高，溶胶-凝胶生物活性玻璃一般采用可溶性金属化合物作为原料，并可通过进一步的优化纯化工艺保证所得材料的纯度。此外，通过溶胶-凝胶工艺制备生物活性玻璃还避免了高温熔融时坩埚材料对玻璃的污染。

（4）通过引入某些有益元素对材料的组成成分调控，通过对反应参数的设计调整对材料形貌尺寸的调控，从而赋予材料特定的理化和生物学特性，满足特定的组织修复需要。

（5）凭借自身大量纳米孔隙的疏松结构、巨大的比表面积、更快的离子溶出速度，从而显示出更高的生物矿化能力和生物活性，基于介孔结构的特性，可对其功能化设计，作为药物与生长因子的载体，通过复合、表面接枝、生物组装与骨修复相关的蛋白和生长因子等，使材料具有更好的组织修复功能。

（6）溶胶-凝胶法适合制备超细粉体、薄膜、涂层、纤维等多种形式的生物活性玻璃材料，利用熔融法则较难实现。

4.2 58S 系列生物活性玻璃的组成设计、制备及研究现状

4.2.1 58S 系列生物活性玻璃的组成设计

溶胶-凝胶生物活性玻璃的化学组成不同于熔融法制备的 45S5 系列生物活性玻璃。熔融法生物活性玻璃采用高温熔融法制备，将混合粉体原料经高温熔融水中淬冷，干燥研磨过筛，其代表产品是 45S5®[25, 26]。其化学组分为 46.1mol% SiO_2-24.4mol% Na_2O-26.9mol% CaO-2.6mol% P_2O_5 四元系统。溶胶-凝胶生物活性玻璃组成中剔除 Na_2O 组分，是 CaO-SiO_2-P_2O_5 三元系统。对于熔融法生物活性玻璃而言，其组成中 SiO_2 含量一旦超过 60mol%，材料则会丧失生物活性[27]。这是由于随着 SiO_2 含量增高，玻璃 Si—O 网络的连接程度越高，结构越牢固，材料与生理溶液发生离子交换以及材料结构中的离子扩散越困难，在生理环境中难以在表面形成碳酸

羟基磷灰石层。而溶胶-凝胶生物活性玻璃组成中的 SiO_2 含量高达 80mol% 时仍可保持一定的生物活性[28]。而进入 21 世纪后 Hench 课题组研制的 CaO-SiO_2 二元系统溶胶-凝胶生物活性玻璃组成中的 SiO_2 含量可达 90mol%，仍可保持一定的生物活性。在熔融法制备的 45S5 系列生物活性玻璃化学组成的基础上，针对溶胶-凝胶制备工艺的特点，进行了组成的调整和改进。鉴于生物活性玻璃在生理环境的生物活性反应中 Na^+ 不是必需的离子，几种溶胶-凝胶生物活性玻璃的化学组成如表 4-1 所示，几种玻璃的生物活性与化学组成的依从关系如图 4-2 所示。

表 4-1 几种溶胶-凝胶生物活性玻璃的化学组成（mol%）

样品	SiO_2	P_2O_5	CaO	Na_2O
45S5	46.1	2.6	26.9	24.4
58S	60	4	36	0
68S	70	4	26	0
77S	80	4	16	0
86S	90	4	6	0

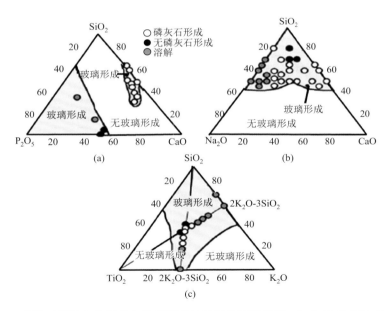

图 4-2 几种玻璃的生物活性与化学组成的依从关系示意图：（a）CaO-SiO_2-P_2O_5；（b）Na_2O-CaO-SiO_2；（c）K_2O-SiO_2-TiO_2；数值为组分含量（mol%）

下面分别从几个因素对组成设计展开介绍。

1. 醇水比

在醇盐-醇-水体系中，水解和缩聚反应同时进行，直到反应基团≡Si—OR 和≡Si—OH 之一耗尽为止。体系中的加水量以水与醇盐（包括硅和磷两种醇盐）的物质的量之比 R_0 表示。它是影响水解和缩聚化学平衡的最重要因素。研究表明[29]将 R_0 值控制在 8～10 之间，醇盐水解较彻底，得到的溶胶-凝胶生物活性玻璃组成较为均匀。

2. 成分影响

组成设计中的第二要素就是成分设计。首先，结合生物活性离子是有益处的，细胞反应对某些离子很敏感；其次，考虑到溶胶-凝胶方法掺杂多种元素的易行性，对于 58S 系列生物活性玻璃，元素的结合是大有可为的。

生物活性玻璃凭借特殊的离子溶出，在软/硬组织修复方面都表现出了医学应用潜力，结合了某种生物活性离子后，都可以刺激多种依赖于离子类型和浓度的细胞响应。例如，Ca 元素是必要的元素，因为其存在是形成 HA 的重要因素，并能刺激细胞的成骨分化[30]，而抗菌活性离子 Ag^+ 和促血管化的 Cu^{2+} 也能引发积极的生物学响应[31, 32]。大量研究表明，掺 Sr 元素的生物活性玻璃对于成骨细胞的信号通路有显著的促进效果[33-36]。此外，除金属元素的替换，B 元素前驱体也可以部分替代硅源前驱体，进行前驱体的水解和聚合[37]。总而言之，通过组分调控，生理化学和生物学性能都有一定程度的改变。

但是掺杂元素后生物活性玻璃的设计成分与实际成分存在一定差距，Boccardi 等[38]对其形成机制展开研究，发现承载金属阳离子的前驱体在 SiO_2 纳米颗粒开始形成后被加入，SiO_2 纳米颗粒也可能继续形成，这表明金属离子是先被吸附在这些纳米颗粒的表面继而稳定附着，再经过煅烧后方能进入玻璃网格。然而如果前期纳米颗粒形成数量较少，它的吸附能力势必是有限的，这表明多余的金属离子残存在溶液里。同时阳离子存在吸附不牢固的可能，在清洗的过程中易被除去，也直接导致了某些元素的流失。

在制备溶胶-凝胶生物活性玻璃的工艺探索中，有研究者提出 P 元素的流失问题也可能是上述原因导致的，指出正硅酸乙酯（TEOS）在强碱下，水解过程在几分钟完成，而磷酸三乙酯（TEP）在碱性条件下水解很慢，如果在 TEP 水解之前形成了 SiO_2 纳米颗粒，P 很可能只能有限度地进入到 Si 网格里。另外，也有研究者指出如果降低体系中 Si 含量，可以使离子更快溶出，促进其生物活性及抗菌性。但与此同时，前期也带来较高的碱性，抑制细胞增殖，所以如何通过改变 BG 的组成成分达到生物活性与细胞活性的平衡，是一个至关重要的挑战。

因此，组分的精准调控是未来的重要研究方向，同时还面临着一个问题：使用了金属盐类前驱体结合金属离子后，都有形成金属纳米颗粒的趋势，这些金属纳米颗粒的存在会导致不同成分间不匹配地溶解，并可能引起细胞毒性，因此对添加重金属元素剂量的控制就显得尤为重要。

3. 催化剂影响

催化剂对溶胶向凝胶转变的反应进程和凝胶结构都有重要影响[39]。简单地调节溶液的 pH 等工艺过程中的参数，就可以达到不同的形貌效果。例如，酸性条件下，极少的硅醇盐胶体颗粒聚集，倾向于形成表面相对光滑的 3D 无规则胶凝状结构；在碱催化条件下，可以避免颗粒团聚，倾向于形成颗粒状、球状、棒状等单分散形状结构。

在酸催化条件下，TEOS 水解速度很慢，缩聚反应发生在粒子表面的 Si—OH 基团上，硅凝胶聚集成团块。随着酸的加入，pH 降低，利于胶状结构生成。在碱性条件下，SiO_2 纳米粒子由于斥力而保持着距离，金属阳离子的加入可能导致纳米颗粒的聚集，阻碍其进一步生长，影响其单分散性和尺寸均匀性，从而呈现无规则的形状尺寸和不规律的聚集密度。基于这个事实，单分散的球形颗粒可以通过碱催化的溶胶-凝胶方法制备，该方法也同样适用于制备 SiC、TiO_2 及其混合的纳米颗粒。此外，催化剂也有助于加速某些金属盐溶液（如硝酸盐、乙酸盐）的水解速度。

4. 模板剂影响

利用超分子模板或自组装有机聚集体如 DNA、蛋白质、细菌等，合成具有等级结构的、高度有序的无机复合材料，这一原理可用于指导人们仿生合成具有从介观到宏观尺度的多功能材料。以仿生学为基础发展起来的模板工艺已经成为材料学与生物学重要研究方向。

目前对模板的认识分两个层次，即狭义模板和广义模板。狭义模板是将具有特定空间结构和基团的物质引入到基材中，随后将模板除去，制备具有模板识别部位的基材的一种手段。广义模板是通过模板与基质物质的相互作用，从而构筑具有模板信息基材的制备手段。而模板根据自身的特点和限域能力的不同又可分为软模板和硬模板两种。硬模板主要是指一些具有相对刚性结构的模板，如阳极氧化铝膜、多孔硅、分子筛、胶态晶体等。软模板则主要是指各种有序聚合物，如液晶、胶团、微乳液、乳液、囊泡、LB 膜、自组装膜等，形成软模板的分子主要是两亲分子，也包括一些高分子物质如嵌段共聚物和生物大分子等。

选用非离子型表面活性剂主要是考虑到它有以下特征：①产量大，仅次于阴离子型表面活性剂的产量；②非离子型表面活性剂不能在水中离解为离子，因此，稳定性高，不受酸、碱、盐影响，耐硬水性强；③与其他表面活性剂及添加剂相溶性好，可与阴、阳、两性离子表面活性剂混合使用；④在溶液中不电离，故在一般固体表面上不易发生强烈的吸附；⑤非离子表面活性剂具有高表面活性，其水溶液的表面张力低，临界胶束浓度（critical micelle concentration，CMC）低，胶团聚集，增溶作用强，具有良好的乳化力和去污力；⑥与离子型表面活性剂相比，非离子型表面活性剂一般来讲起泡能力较差，因此适合配制低泡型洗涤剂和其他低泡型配方，而此反应所需要的就是一种低泡型反应体系；⑦非离子型表面活性剂在溶液中不带电，不会与蛋白质发生结合，因而毒性低，对皮肤刺激性也较小。

溶胶-凝胶生物活性玻璃合成过程中，可以添加有机相作为成形模板剂，在反应溶剂中自组装形成胶体模板，改变材料的形状及其分散性，同时能简化复杂结构的制备，随着模板剂的去除会有利于介孔的形成，但在高温热处理后，也会导致介孔结构的减少。在碱催化的溶胶-凝胶合成过程中，十六烷基三甲基溴化铵（CTAB）是常用的模板剂，可以得到中空或介孔结构[40, 41]。在酸催化的溶胶-凝胶合成过程中，聚环氧乙烷-聚环氧丙烷-聚环氧乙烷三嵌段共聚物能组装出高度有序的结构[42]。而模板剂的浓度与种类就是控制最终形貌、尺寸的关键因素。

4.2.2　58S 系列生物活性玻璃的制备

58S 系列生物活性玻璃的制备采用溶胶-凝胶法，其是一种典型的湿法化学制备方法，也是制备纳米粉体的常用且有效的方法。主要制备过程是，在液相可控条件下，以金属有机醇盐为原料制备无机材料。前驱体组分发生水解及缩聚反应制得溶胶，进一步缩聚得到凝胶，此外可以添加硝酸盐等盐溶液并掺杂某些阳离子调整组分。采取不同的催化剂种类和浓度会影响水解反应和溶胶颗粒的形态。其主要制备原理是：前驱物溶于溶剂中形成均匀的溶液，分散程度可以达到分子水平，溶质与溶剂水解或醇解，反应生成物聚集成溶胶，经蒸发干燥转变为凝胶，经过干燥煅烧后得到需要的粉体。在工艺方面的改进中，依靠一系列反应条件的改变，如醇水比、pH、前驱体的水解顺序、各反应物的加入时间等来优化生物活性玻璃的制备条件。

具体说来，根据其水解特性和易于控制的原则选取前驱体。反应前驱体主要是常见的阳离子前驱体材料，分别是用于引入 SiO_2 的硅前驱体的材料正硅酸乙酯$[(C_2H_5)_4SiO_4$, tetraethyl orthosilicate，TEOS]、引入 P_2O_5 的醇盐磷酸三乙酯$[OP(OC_2H_5)_3$, triethyl phosphate，TEP]、金属阳离子前驱体，金属阳离子前驱体常用四水硝酸钙$[Ca(NO_3)_2 \cdot 4H_2O$, calcium nitrate tetrahydrate，CN][43]。这些前驱体通常加入催化剂水溶液中，不断搅拌，通过对溶胶-凝胶的工艺参数控制，如醇水比、pH、前驱体种类，颗粒的形貌和成分就会被改变。正硅酸乙酯首先进行水解和聚合形成 SiO_2 纳米颗粒，其水解产物包含大量的硅羟团。通过水解与缩聚反应制得溶胶，并进一步聚合得到凝胶，最后进行干燥稳定化。

生物活性玻璃的制备过程可以分为以下几个步骤。

1. 混合（mixing）水解

将硅有机醇盐 $Si(OR)_4$ 与水混合，使其充分水解。$Si(OR)_4$ 中的 R 代表 C_2H_5，即正硅酸乙酯；因为磷酸三乙酯的水解速度高于正硅酸乙酯，为使正硅酸乙酯能够充分水解，首先于室温下将催化剂缓慢加入去离子水中，使其充分水解；经一定的时间间隔再缓慢加入磷酸三乙酯，最后加入四水硝酸钙，持续搅拌一定时间。

聚合：反应产物脱水聚合成硅氧网络。当 Si—O 网络聚合至一定尺寸时，形成早期颗粒。颗粒尺寸在几纳米到几百纳米波动。由于颗粒尺寸的不同，具有较高溶解度的小颗粒常会被不断溶解，而溶解度较低的大颗粒则不断增大。同时体系中颗粒合并，总数减少，尺寸进一步长大，形成胶体溶液，也称溶胶（sol）。溶胶是指尺寸在 1～100nm 的胶体颗粒均匀分布在液体中所形成的物质体系。

金属醇盐的水解和缩聚反应可分别表示为

$$水解：M(OR)_4 + nH_2O \longrightarrow M(OR)_{4-n}(OH)_n + nHOR \tag{4-1}$$

$$缩聚：2M(OR)_{4-n}(OH)_n \longrightarrow [M(OR)_{4-n}(OH)_{n-1}]_2O + H_2O \tag{4-2}$$

总反应式为

$$M(OR)_4 + 2H_2O \longrightarrow MO_2 + 4HOR \tag{4-3}$$

式中，M 为 Si、Ti、Zr、Al、B、Na 等元素，R 为烷基。充足的表面 Si—OH 基团，提供进一步功能化的活性位点。

2. 凝胶化（gelation）

将上述溶液在室温下放置，使水解反应更为充分，反应产物的胶体颗粒相互连接、缩聚而形成三维网络结构，溶液黏度显著增加，从而形成凝胶（gel）。凝胶是指由相互交联的刚性网络形成的物质体系，网络的孔隙尺寸一般在亚微米级。

3. 陈化（aging）

陈化也称为脱水收缩，已固化的凝胶在残余液体存在的情况下，放置一段时间，凝胶结构网络随着局部的溶解、二次沉积的过程而持续发生缩聚，凝胶网络孔隙率下降，强度有所增加，形成块状凝胶。

4. 干燥（drying）

在干燥收缩阶段，凝胶网络结构孔隙中的液体被除去，凝胶的结构发生开裂，网络孔隙率也随之下降，其中，冻干比烘干有更优异的分散性，从而减少团聚。

5. 脱水及化学稳定化（dehydration and chemical stabilization）

通过一定干燥处理后的凝胶，由于其微孔内表面的≡Si—OH 基团被去除，从而形成化学稳定性很好的微孔材料。此时 SiO_2 凝胶含有大量互相连通的孔隙，具有足够的强度，并且是透明的。

6. 致密化（densification）

在高温下对 SiO_2 干凝胶进一步加热烧结导致其结构的密实化。但该阶段会减少其介孔结构。热处理程序如图 4-3 所示。

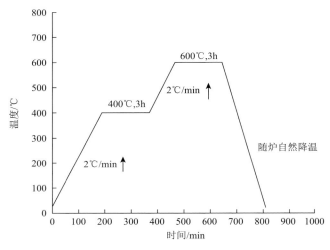

图 4-3　样品的热处理程序

4.2.3　58S 系列生物活性玻璃的研究现状

溶胶-凝胶法制备生物活性玻璃中的问题是成分的控制，在工艺方面，依靠一系列反应条件的改变，如醇水比、pH、前驱体的水解顺序、各反应物的加入时间等，对生物活性玻璃纳米颗粒的组分进行控制，在前驱体引入元素的过程中，存在冲洗时被溶解或者本身有限进入的可能，通过对实验步骤的优化，实现每批次的成分均一，从而获得理论设计成分与实际获得成分一致的测试结果。

另一个必须解决的关键问题是形貌的控制，即团聚问题。随着粉体的不断微细化，干燥过程中氢键、毛细管作用力、颗粒间表面作用力的增强将导致纳米微球团聚体的出现。

多项研究表明,造成纳米粒子重新聚集成较大粒子的原因可归纳为以下几点:①分子间力、氢键、静电作用引起的颗粒团聚；②颗粒间的量子隧道效应、电荷转移和界面原子的相互耦合，使粒子发生相互作用与固相反应而团聚；③由于纳米粒子的巨大比表面积，其与空气或各种介质接触，极易吸附气体、介质并与之发生作用，从而失去原来的表面性质，最终导致粘连。

其中溶胶-凝胶法制备纳米粉体的过程中形成硬团聚的主要原因是凝胶粒子间液态水分子的存在，水蒸发过程中，凝胶中产生毛细管作用力并将颗粒压缩在一起；当凝胶颗粒表面上的自由水分子与自由羟基（即非架桥羟基）形成氢键，颗粒紧密接近时，这种水分子与相邻颗粒表面上羟基也形成氢键，当进一步脱水时就形成化学键，从而形成难以分散的硬团聚体。因此，控制胶粒的聚集，形成充分分散的、少含保藏水和牢固吸附水的湿凝胶是制备少团聚体的纳米粉体的关键。

此外，除水解过程，后续陈化工艺也是影响最终产物的关键环节。相比而言，冻干比烘干处理后颗粒的分散性会更好。酸催化剂条件下，团聚现象不可避免，但可以通过工艺方法的升级，制备出粒度分布更为均匀的超细粉体。

4.3　58S 系列生物活性玻璃的结构与性能

溶胶-凝胶生物活性玻璃粉体颗粒间自由堆砌，通过氮气吸附-脱附分析其介孔结构，发现其具有纳米级的孔隙结构和高比表面积。选取 58S 和 77S 的系列生物活性玻璃作为研究典型，采用扫描电子显微镜观察发现，58S 和 77S 溶胶-凝胶生物活性玻璃样品结构中均含有大量纳米级的团粒，团粒与团粒相互连接形成一种多孔的微细结构（图 4-4）。这种显微结构是溶胶-凝胶生物活性玻璃具有高比表面积的根本原因。这种团粒是由于 Si 及 P 的有机醇盐水解，同时有硝酸钙参与反应所形成的胶粒状水解产物，而材料的纳米孔隙结构则是由于凝胶老化过程中水解产物进一步聚合、脱水和结构重排所致。当干燥和热处理时，存在于微孔中的溶剂和水分挥发而留下大量均匀分布的开放性纳米级微孔[44]。

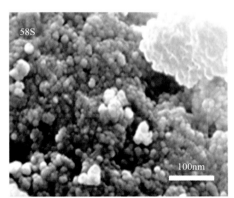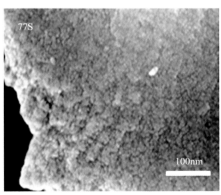

图 4-4　生物活性玻璃的 SEM 照片

58S 及 77S 两种溶胶-凝胶生物活性玻璃的比表面积测试数据分别约为 $193.3m^2/g$ 和 $202.5m^2/g$（远高于熔融法制备的 45S5 生物玻璃的 $0.027m^2/g$），平均孔径范围在 3～7nm。这种高比表面积和纳米级微孔是由溶胶-凝胶制备工艺所形成的特有的材料结构，有利于提高材料的生物活性，加速材料表面的生物矿化速度、蛋白的黏附和细胞附着，促进新骨组织的生长。

溶胶-凝胶生物活性玻璃粉体颗粒的晶相结构呈较强弥散性，为典型的无定形材料。对不同组分的溶胶-凝胶生物活性玻璃进行晶相结构的分析，XRD 图谱如图 4-5 所示，两种样品的 XRD 图谱均显示出较宽阔、弥散的衍射峰，呈较强的弥散性（15°～30°），说明 58S 及 77S 中的水解反应形成的纳米团粒是非晶态（non-crystalline state）或无定形（amorphous state）固体物质。其网络结构中的 Si—O—Si、Si—O—P 和 P—O—P 键的键角均在一定的范围内变动，不像结晶态物质那样具有固定的键角和晶格间距。这种键角的变动导致无定形物质具有短程有序、长程无序的特殊结构，从而形成弥散的 XRD 图谱。图谱中最高衍射峰是由材料网络结构中的近程有序结构以及富磷酸盐相的近似有序的区域所致。从制备条件来看，溶胶-凝胶生物活性玻璃的最高热处理温度仅有 600～700℃，通过溶胶-凝胶技术在较低温度下即可合成出熔融法在高温下（1000℃以上）才能制备的无定形（非晶态）材料。

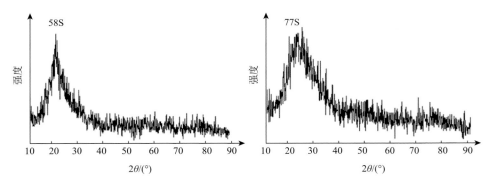

图 4-5　两种具有代表性的溶胶-凝胶生物活性玻璃 58S 和 77S 的 XRD 图谱

4.4　58S 系列生物活性玻璃的生物矿化

体外矿化实验是考察骨修复材料与骨组织结合能力的重要一环。在生物材料的体外矿化研究中，材料浸泡于模拟体液的羟基磷灰石形成情况可以间接反映材料的矿化性能与生物活性。选取离子浓度与人体血浆相近的模拟体液（SBF）作为模拟体液[45-47]（表 4-2 所示为两者的离子浓度）。生物活性玻璃凭借其非晶态结构，与模拟体液接触时，离子快速溶出，表面形成含硅羟团的高表面积硅胶，该表面可作为结晶化的反应位点，进一步诱导表面类骨层碳酸羟基磷灰石（HCA）的形成，即完成了生物矿化的过程（HCA 是人体骨组织的主要无机矿物）。羟基磷灰石层能吸附体液中的蛋白分子，促进成骨相关细胞的黏附、增殖和分化，最终促进骨修复。因此在体液中沉积 HCA 的能力就是其矿化性能的检测标准。与此同时，材料的生物活性是通过测定材料表面 HCA 生成速度和生成量来进行综合评价的[48]。

表 4-2　人体血浆与 SBF 的离子浓度（mmol/L）

	Na^+	K^+	Mg^{2+}	Ca^{2+}	Cl^-	HCO_3^-	HPO_4^{2-}	SO_4^{2-}
血浆	142.0	5.0	1.5	2.5	1478	4.2	1.0	0.5
SBF	142.0	5.0	1.5	2.5	103.0	27	1.0	0.5

将 58S 及 77S 溶胶-凝胶生物活性玻璃置于 SBF 中，在恒温气浴摇床中于 37℃ 下浸泡，同时以 175r/min 的速度摇动，以加快反应。分别在不同反应时间取出材料样品，通过 XRD、FTIR 及 SEM 分析技术，对反应不同时间样品的表面形貌、成分变化、表面生成物、生成时间进行测试，以研究材料的生物活性。采用电感耦合等离子体（ICP）光谱发生仪测定不同反应时间的 SBF 中 Ca、P 及 Si 的离子浓度和 pH 变化，间接分析材料的降解特性。

4.4.1　58S 系列生物活性玻璃的矿化形成条件

1. 化学条件

若要在生物材料表面形成 HCA，首先需要使 SBF 中的 Ca^{2+}、PO_4^{3-}、CO_3^{2-} 及 OH^- 浓度达到一定水平，即满足必要的化学条件。材料在 SBF 中可通过快速的离子交换、水化、脱水和聚合等反应而形成大量的表面硅羟团，进而诱导 HCA 的析出。在 SBF 中，溶胶-凝胶生物活性玻璃表面形成 HCA 的离子迁移过程见图 4-6。

2. 几何条件

溶胶-凝胶 58S 系列生物活性玻璃具有高比表面积、丰富的纳米级微孔以及微孔内负的表面曲率，对于促进 HCA 晶核以非均匀成核方式快速析出是一项重要的几何条件，在 SBF 中，HCA 借助于溶胶-凝胶生物活性玻璃的纳米级微孔中带负电的表面，核化形成双电层，进而生长成类似自然骨组织的低结晶度的 HCA 层[49]。在 SBF 中，溶胶-凝胶生物活性玻璃表面 HCA 晶核形成与晶体生长过程见图 4-7。

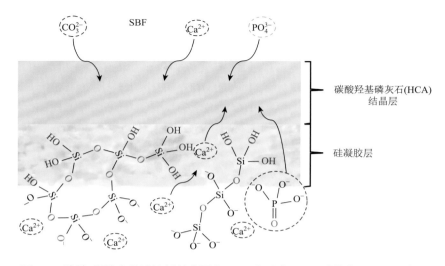

图 4-6 溶胶-凝胶生物活性材料表面在 SBF 中形成 HCA 时的离子迁移示意图

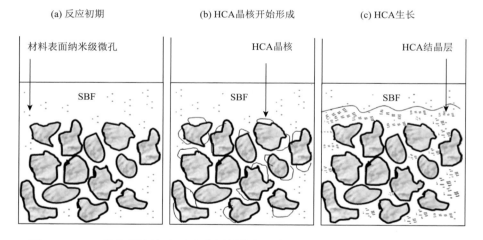

图 4-7 HCA 借助于溶胶-凝胶生物材料的多孔表面非均匀成核及晶化过程示意图

4.4.2 58S 系列生物活性玻璃的生物矿化步骤

Hench 等在对 58S 系列生物活性玻璃的研究中发现，该材料在 SBF 中其表面会首先形成一定数量的硅羟团（$\equiv$Si—OH，silanol group）。硅羟团的形成对于进一步诱导表面生成 HCA 具有重要作用，HCA 能吸附体液中的蛋白分子，进而促进成骨相关细胞的黏附、增殖和分化，最终促进骨修复。对于 58S 系列生物活性玻璃，将其材料表面 HCA 层的形成过程归纳为以下五步。

（1）生物活性玻璃网络中的 Na^+、Ca^{2+} 与体液中的 H^+ 发生离子交换，形成大量的表面硅羟团，即 Si—OH 基团。

$$Si—O^- \cdot Na^+ + H^+(aq) + OH^- \longrightarrow Si—OH + Na^+(aq) + OH^- \qquad (4\text{-}4)$$

（2）溶液局部 pH 升高导致硅网络结构受到破坏，Si—O—Si 键断裂，硅离子溶出。弱碱性环境使玻璃表面形成更多的 Si—OH 基团，水分子不断进入材料网络，从而形成带负电的硅酸凝胶 $Si(OH)_4$ 层。

$$Si—O—Si + H_2O \longrightarrow Si—OH + OH—Si \qquad (4\text{-}5)$$

（3）硅酸凝胶层发生脱水及聚合形成结构疏松的富 SiO_2 层。

$$
\begin{array}{c}
\underset{\overset{|}{\underset{OH}{}}}{\overset{OH}{|}} \\
HO—Si—OH
\end{array}
+
\begin{array}{c}
\overset{OH}{|} \\
HO—Si—OH \\
\overset{|}{OH}
\end{array}
\longrightarrow
\begin{array}{c}
\overset{OH}{|} \qquad \overset{OH}{|} \\
HO—Si—O—Si—OH + H_2O \\
\overset{|}{OH} \qquad \overset{|}{OH}
\end{array}
$$

$$(4\text{-}6)$$

（4）溶液中 Ca^{2+} 和 PO_4^{3-} 从材料内部不断通过结构疏松的富 SiO_2 层向材料表面迁移，在 SiO_2 层表面形成了无定形结构的 $CaO\text{-}P_2O_5$ 磷酸盐层。

（5）溶液中 OH^- 和 CO_3^{2-} 等离子进入钙磷酸盐层，通过晶核形成和晶体生长过程而矿化为低结晶度的 HCA 层，如果晶化过程中有碳酸根进入晶格则形成碳酸羟基磷灰石。

以上五步反应在时间上有一定重叠，其中任何一步受到抑制则会影响到最终材料能否形成表面的 HCA 微晶或 HCA 形成速度的快慢，因而也就决定了材料生物活性及其生物矿化功能的高低。但要指出的是，此五步反应仅仅是 HCA 在溶胶-凝胶生物活性材料表面形成的大体步骤，实际反应中包含很多中间步骤、中间产物以及相互间的化学、动力学和热力学的平衡关系，在此不详细展开。

4.4.3　58S 系列生物活性玻璃的矿化性能及降解性能

对于 $SiO_2\text{-}CaO\text{-}P_2O_5$ 系统溶胶-凝胶生物活性材料而言，反映其生物活性和生物矿化功能的重要指标是材料表面在 SBF 中 HCA 的生成速度和生成量[50]。在 SBF 中反应 8h 后，由于材料表面 Ca^{2+} 与 SBF 中的 H_3O^+ 发生离子交换，以及 H_2O 对于材料 Si—O 网络的断键作用，材料表面迅速形成结构疏松的含水硅酸凝胶层 $[Si(OH)_4]$，继而在此硅酸凝胶层开始有反应产物通过外延生长方式沉析出大量的生物矿物（即低结晶度 HCA）。当反应达 16h 后，58S 表面的低结晶度 HCA 进一步矿化成结晶度较高的 HCA 球形晶簇，直径约为 $0.5\sim0.8\mu m$，如图 4-8 所示，当反应达 24h 后，球形晶簇直径达 3μm 左右，并完全覆盖材料表面。随着反应时间增加，此球形晶簇矿化成为由微小 HCA 晶粒构成的结晶层。

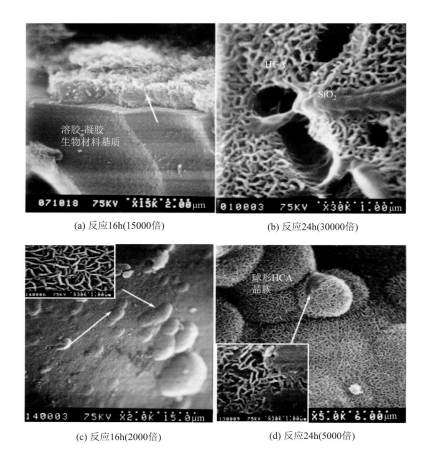

(a) 反应16h(15000倍)   (b) 反应24h(30000倍)

(c) 反应16h(2000倍)   (d) 反应24h(5000倍)

图 4-8　在 SBF 中反应不同时间后 58S 溶胶-凝胶生物活性玻璃的 SEM 照片

随反应时间进一步延长，HCA 数量进一步增多，且团粒致密性提高。这是由于材料表面较为疏松粗糙，该结构形成大的比表面积和大量纳米级微孔，加速了材料表面与 SBF 的化学反应，利于硅酸凝胶层和 HCA 晶核的快速生成，有利于生物矿化过程进行，提高了材料的反应活性。溶胶-凝胶生物活性玻璃具有良好的生物活性，在 SBF 中具有很强的诱导 HCA 形成的能力。

通过 FTIR 图谱检测其矿化效果，对比生物活性玻璃浸泡前后的红外图谱，58S 样品在 SBF 中反应不同时间的 FTIR 图谱（图 4-9）显示样品浸泡前无特征峰；而浸泡过后，在四个波长段，都出现特征峰，此时表面钙磷酸盐由无定形转变为结晶态的 HCA，证明样品具有较高的生物活性和矿化功能。当反应时间为 2h，材料表面即开始有无定形钙磷化合物形成（576cm^{-1} 处的弥散峰）；反应 8h，此无定形钙磷化合物转变为低结晶度 HCA。

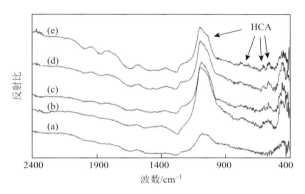

图 4-9　58S 样品在 SBF 中反应不同时间的 FTIR 图谱：（a）0h；（b）2h；（c）8h；（d）16h；（e）48h

图谱中位于 1040cm^{-1}、800cm^{-1}、560cm^{-1} 和 601cm^{-1} 处的反射峰为 HCA 晶体形成标志。HCA 为天然骨组织中的无机矿物，材料表面在 SBF 中于较短的时间即形成了类骨的低结晶度 HCA 微晶，说明材料在生理环境中具有良好矿化性能，这对于该材料植入骨内较快地与宿主骨形成化学结合（骨性结合）具有重要意义。

58S 和 77S 溶胶-凝胶生物活性玻璃在 SBF 中的 Ca、Si 及 P 元素的浓度变化曲线如图 4-10 所示。溶胶-凝胶生物活性玻璃在 SBF 中的离子溶出行为也反映出材料在生理环境中具有良好的降解性能，这将使材料能在促进新骨形成的同时本身也随之代谢。这种性能对于制备骨组织工程支架是十分必要的。研究表明，溶胶-凝胶生物活性玻璃是一类很有价值的新型骨修复及骨组织工程支架材料。

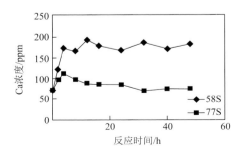
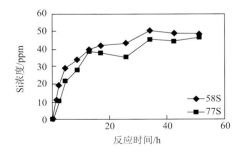

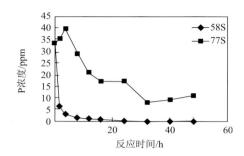

图 4-10　58S 和 77S 的 SBF 中 Ca、Si、P 浓度随浸泡时间的变化曲线

58S 和 77S 的 Ca^{2+} 浓度在 4h 均达到较高数值，接着略有下降。反应初期的 Ca^{2+} 浓度升高是材料表面的 Ca^{2+} 与 SBF 中的 H_3O^+ 发生离子交换所致。伴随这一过程，溶液的 pH 也随 OH^- 的相对浓度增高而迅速升高。溶液中 Ca^{2+} 浓度在浸泡 4h 后有所下降是由于玻璃表面开始有无定形的钙磷化合物形成从而消耗了部分 Ca^{2+}。

58S 和 77S 的浸泡液中 Si 浓度变化情况相似，在 0～4h 内，Si 浓度迅速增加；在 4～24h 内，Si 浓度增加速度开始减慢；32h 以后，Si 浓度开始维持恒定。溶液中 Si 浓度的增高是由于材料表面的 SiO_2 组分与水反应后形成含水硅酸凝胶层 $Si(OH)_4$ 或 $SiO_2 \cdot 2H_2O$，并部分溶解进入溶液。此含水硅酸凝胶层含有大量的硅羟团（$\equiv Si—OH$），其 OH^- 对溶液中的 Ca^{2+} 有强烈的吸引作用，而 Ca^{2+} 又可进一步束缚 PO_4^{3-}，从而构成大量的十分有利于 HCA 晶核形成的成核位点。由此可见，材料表面含水硅酸凝胶层及硅羟团 $\equiv Si—OH$ 的形成对于 HCA 的晶核形成以及生成数量具有重要影响。

由于材料结构受到水分子的攻击后发生网络断裂，组成中的 P 以 $H_2PO_4^-$、HPO_4^{2-} 和 PO_4^{3-} 三种形式进入溶液，与 58S 相比，77S 浸泡液中 P 浓度始终处于较高水平，在 4h 达最高水平后，继而开始下降，32h 后开始维持恒定。而 58S 浸泡液中 P 浓度则在反应一开始就迅速下降，反应 12h 后 P 浓度已非常低，以后则维持在接近零的水平。这说明 58S 表面无定形钙磷酸盐的形成速度较 77S 快，从而使浸泡液的 P 浓度迅速下降。由于 P 的消耗太快，后期 HCA 的晶体生长和矿化因 P 浓度不足而受到抑制。

4.5　58S 系列生物活性玻璃的细胞学性能研究

上述的体外矿化实验表明，本研究制备的 $CaO-P_2O_5-SiO_2$ 系统 58S 系列溶胶-凝胶生物活性玻璃在模拟体液中具有良好的生理响应能力，可以在 24h 内形成类骨的无机矿物——碳酸羟基磷灰石，说明该材料具有与骨组织形成化学结合（骨性结合）的潜能。本节则通过材料的细胞学性能研究进行生物相容性的研究，通过建立细胞与材料间的直接接触关系，将成纤维细胞和小鼠骨髓间充质干细胞作为细胞模型，观察和表征细胞在材料表面的活死数量与增殖情况作为细胞学性能的初步研究，主要围绕以下两个方面展开。

（1）58S 系列生物活性玻璃与成纤维细胞的相互作用。

（2）58S 系列生物活性玻璃与小鼠骨髓间充质干细胞的相互作用。

4.5.1　58S 系列生物活性玻璃与成纤维细胞的相互作用

实验中选用的细胞为通过酶解法从人包皮中成功提取的成纤维细胞，并通过免疫蛋白组化鉴定其为成纤维细胞，符合成纤维细胞的特点。以 58S 系列生物活性玻璃粉末灭菌后获得生物玻璃浸提液，再以成纤维细胞培养基配制成不同浓度的对照组。观察生物活性玻璃浸提液对人成纤维细胞生长的影响，将上述培养的成纤维细胞分别按不同浓度生物活性玻璃浸提液的成纤维细胞生长培养基制成细胞悬液，96 孔细胞培养板以 1×10^4 个/mL 密度接种培养，用四唑盐（MTT）比色法，通过酶标仪检测溶液的吸光度值（OD 值），用来评价材料的细胞增殖活性。结果发现，如图 4-11 所示，无论在何种浓度何种生物玻璃浸提液中，成纤维细胞都会随着时间的推移而增殖。在第 1 天时，58S 系列生物活性玻璃最利于成纤维细胞的增殖。通过 7 天的培养，58S 系列生物活性玻璃浸提液从开始就有利于促进成纤维细胞的增殖。综上所述，58S 系列生物活性玻璃浸提液无明显细胞毒性，且在合适的浓度下有利于成纤维细胞的增殖，验证了溶胶-凝胶生物活性玻璃良好的生物学活性，为进一步研制皮肤创面修复材料特别是慢性难愈创面修复材料提供实验依据。

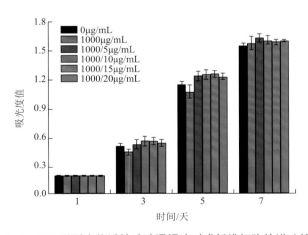

图 4-11　58S 系列生物活性玻璃浸提液对成纤维细胞的增殖结果

4.5.2 58S 系列生物活性玻璃与小鼠骨髓间充质干细胞的相互作用

将 58S 系列生物活性玻璃与小鼠骨髓间充质干细胞（mouse bone marrow mesenchymal stem cells，mBMSCs）共培养考察材料的生物相容性。首先，mBMSCs 以 1×10^4 个/孔的密度种于 48 孔板并培养 1 天，对生物活性玻璃粉体进行高温高压灭菌后，以 20μg/mL、50μg/mL、100μg/mL 的浓度加入到孔板中，观察细胞状态。对其进行活死染色后通过倒置荧光显微镜观察并获取荧光染色照片。将 58S 系列生物活性玻璃与 mBMSCs 共培养 1 天和 3 天，通过活死细胞染色观察细胞状态，如图 4-12 所示。1 天时，各组情况相似，3 天时，细胞数目明显增多，同时 100μg/mL 实验组的细胞数低于对照组和其他两组，有部分死细胞出现，部分细胞状态不佳，与细胞增殖情况相符，推测可能是某些区域材料富集，浓度偏高影响细胞形态，而其余各组表现出较好的生物相容性，20μg/mL 和 50μg/mL 实验组的细胞密集分布和活力状态良好，表明利于细胞生长。

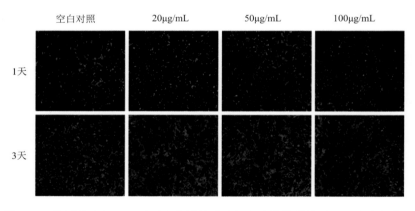

图 4-12 不同浓度下 58S 系列生物活性玻璃与细胞共培养的活死细胞染色情况

对细胞增殖情况进行研究，选用 CCK-8 细胞增殖/毒性检测试剂盒检测细胞增殖情况以考察生物活性玻璃的生物相容性。增殖效果如图 4-13 所示，分析发现初期材料并未明显促进细胞的增殖，其主要原因可能是生物活性玻璃释放出的离子积聚较快，造成培养基溶液的 pH 快速上升，形成弱碱性环境，短期甚至对细胞起到抑制作用。随着共培养时间的延长，溶液环境（主要是 pH）趋于稳定，这时就表现出对细胞增殖的促进作用。58S 系列生物活性玻璃有望作为组织工程应用方面一种潜力巨大的材料。

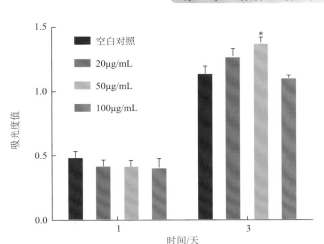

图 4-13　不同浓度下 58S 系列生物活性玻璃与细胞共培养的增殖情况；*代表实验组与空白对照组有显著性差异，$p<0.05$

4.6　58S 系列生物活性玻璃的动物实验及临床应用研究

　　生物材料的动物实验及临床应用研究是指当材料被植入生物体内后，在材料与组织界面处诱发特殊的生理响应而使组织与材料形成生物键合的特性。其必须满足对人体无毒性、无致敏性、无刺激性、无遗传毒性和无致癌性，对人体组织、血液、免疫等系统不产生不良反应等一系列条件。由于生物材料的体内实验的结果评估是一项耗时较长的工作，研究中更长期的动物体内植入实验观察及骨修复机理分析仍在进行之中。

　　本节主要对皮肤创面修复材料和骨科植入材料分别展开研究。

4.6.1　58S 系列生物活性玻璃在软组织修复中的应用

　　生物活性玻璃也可以与软组织发生良好的键合，如皮肤的修复再生。最近的研究表明其具有促进血管生成的能力。本部分准备了三种不同的生物活性玻璃：熔融法获得的生物活性玻璃 45S5、传统的和新型溶胶-凝胶技术制备的生物活性玻璃 SGBG-58S 及 NBG-58S，取颗粒粒径≤53μm 的生物活性玻璃粉末，分别将其与凡士林混合均匀制成复合膏剂，外用涂抹于创面。本工作旨在研究生物活性玻璃应用于糖尿病大鼠创面后产生的生物学反应、血管化情况及评估愈合效果。研究发现，生物活性玻璃对糖尿病大鼠创面修复有促进作用，与凡士林按照一定比例制成的复合生物活性玻璃膏剂既可保持创面局部处于湿性环境、防止创面过度炎症反应，减少创面渗、出血，又能促进难愈创面的修复[51]。

基于糖尿病大鼠创面愈合时间和愈合速率，评价其对糖尿病大鼠全层缺损的愈合作用。三种类型的生物活性玻璃均可加速正常大鼠和糖尿病大鼠的创面愈合。三者中，SGBG-58S 组的创面愈合效果最好。创面愈合过程代表性图片如图 4-14 所示。与第 0 天相比，各组第 2 天创面面积无显著性差异。第 4 天，在生物活性玻璃各组中，观察到创面面积缩小，创面表面附有一层黄色薄膜。创面显得粗糙，充满肉芽组织，可见到透明表皮向创面中心区域生长。对照组的创面平浅，肉芽组织和透明表皮尚不可见。第 8 天，各生物活性玻璃组的创面面积显著缩小。肉芽组织的厚度接近正常皮肤，创面颜色由鲜红转向粉红。对照组的创面面积也缩小，肉芽组织厚度增加，但是没有完全填满创面。第 10～12 天，对照组创面颜色开始变粉红，但是创面愈合速度依然较低。第 14～16 天，各生物活性玻璃组的创面几乎完全愈合，但对照的大多数动物中，开放性创面依旧可见。

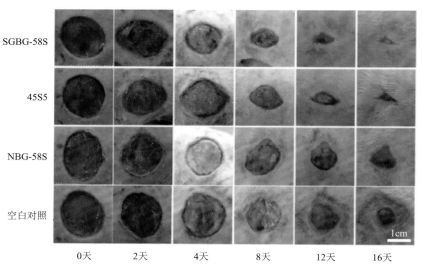

图 4-14　不同天数时糖尿病大鼠创面愈合过程的典型图片

通过苏木精-伊红（H&E）染色的组织学分析来评估不同生物活性玻璃治疗组中组织再生情况，结果如图 4-15 和图 4-16 所示。在创面愈合过程早期（第 2～4 天），在各生物活性玻璃组（正常大鼠和糖尿病大鼠）的创面表面发现有粗糙的黄色薄膜层，H&E 染色显示其含有大量炎性细胞、生物活性玻璃颗粒和大量分泌物。第 7 天在糖尿病组中，所有组都发现了粒细胞的浸润物。这一阶段，也观察到了巨噬细胞，且非常清晰辨认出有生物活性玻璃微粒"嵌植"入创面组织。各生物活性玻璃组中均观察到大量血管。而对照组组织中存在大量炎性细胞，且只有少量血管。

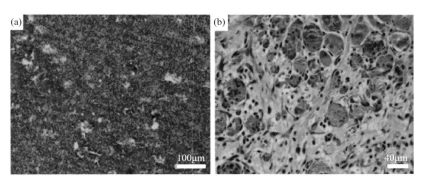

图 4-15　术后第 2 天和第 7 天时创面切片的 H&E 染色典型图片：（a）术后第 2 天生物活性玻璃组黄色透明膜样物质，箭头指示生物活性玻璃颗粒；（b）术后第 7 天生物活性玻璃组典型的创面切片，箭头指示巨噬细胞

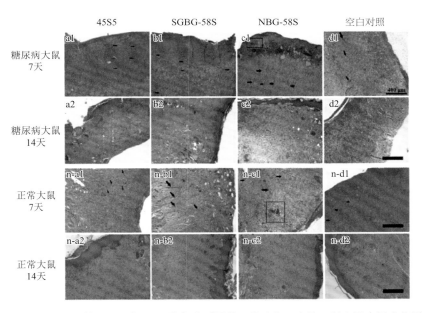

图 4-16　术后第 7 天和第 14 天时 H&E 染色典型图片，箭头指示血管，长方形表示生物活性玻璃

4.6.2　58S 系列生物活性玻璃颗粒的骨内植入实验

对于骨科植入材料来说，生物活性关系到该材料能否具有良好的骨性结合能

力和骨修复能力。本研究选取粒度为 90～710μm 的溶胶-凝胶 58S 系列生物活性玻璃用于动物体内实验。

取新西兰种兔，用微型电动裂钻截取带骨膜的桡骨段 15mm，以制备骨和骨膜的阶段性完全性骨缺损实验模型。在实验动物的右侧桡骨内植入 58S 系列生物活性玻璃颗粒，左侧桡骨的骨缺损内不做任何处理，作为空白对照组。手术过程及术后外观见图 4-17。

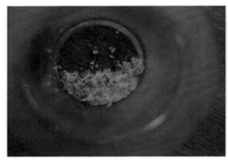

(a) 待手术填充的58S生物活性玻璃颗粒
(b) 骨缺损模型

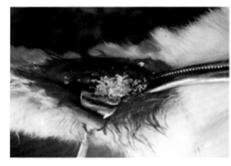
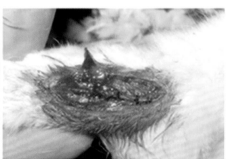

(c) 植入过程
(d) 术后缝合情况

图 4-17　58S 系列生物活性玻璃颗粒修复兔桡骨缺损的手术植入过程

继而对骨缺损部位体内埋植实验进行 X 线片观察，骨缺损部位的修复情况如图 4-18 和图 4-19 所示。从图中可以看到相比于空白对照组，植入组 12 周后，轻微的点状高密度影逐渐密集，在点状高密度影基础上，可见块状高密度影，与股骨密度一致，颜色已类似于承重骨。空白对照组骨缺损在术后 4 周截骨断端清晰可见；术后第 6 周，少量新骨形成，截骨端与新骨界限不清；术后 8 周、12 周，有少量的骨修复，截骨端硬化，髓腔封闭，形成假关节骨不连，尺骨弯曲或折断。故可以认为大于骨干直径 3～5 倍的骨缺损靠自身修复是不可能的。

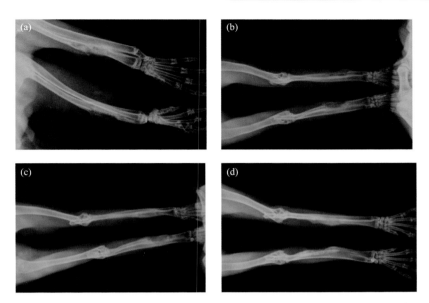

图 4-18　58S 系列生物活性玻璃颗粒修复植入兔桡骨后不同时间的 X 线片：（a）术后 4 周；
（b）术后 6 周；（c）术后 8 周；（d）术后 12 周

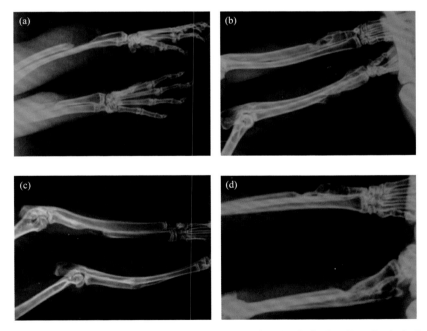

图 4-19　空白对照组（无填充）术后不同时间的 X 线片：（a）术后 4 周；（b）术后 6 周；
（c）术后 8 周；（d）术后 12 周

对植入材料组进行观察后发现，术后 4 周截骨断端可见明显骨痂生长，移植材料纹理模糊，四周有少量新骨形成；术后第 6 周移植材料密度降低，新骨形成明显增加，截骨端与新骨界限不清；术后 8 周，有大量新骨形成，移植材料基本见不到，近截骨端新生骨形成明显增多，部分髓腔再通；术后 12 周，见不到移植材料，已基本降解吸收，新生骨结构清晰，与宿主骨连接自然，骨缺损已完全修复，髓腔已基本再通，可见 58S 系列生物活性玻璃颗粒材料具有良好的骨修复性能。

分别将术后植入组和空白对照组的骨标本制成组织切片，进行 H&E 染色的组织形态学观察。对植入组进行观察后发现，材料有了一定的降解，同时骨样组织已开始向实验材料中生长，形成大量纤维骨样组织，原有编织骨已改建为骨胶纤维规律排列的板层骨，在骨基质中可见骨胶纤维有规律地成层排列。部分骨小梁正在形成网状结构。

如图 4-20 所示，具体分析发现，58S 系列生物活性玻璃颗粒植入术后 4 周，镜下可见增生的成纤维细胞及纤维结缔组织几乎完全包绕植入的生物活性玻璃，

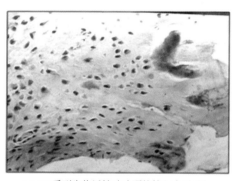

(a) 58S系列生物活性玻璃颗粒植入术后4周

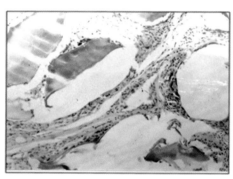

(b) 58S系列生物活性玻璃颗粒植入术后12周

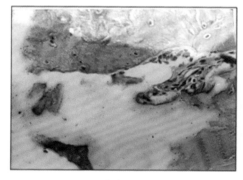

(c) 空白组4周

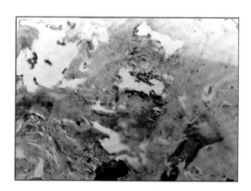

(d) 空白组12周

图 4-20　骨缺损中植入 58S 系列生物活性玻璃和空白对照组术后 4 周和 12 周的 H&E 染色图

形成大小不等的网格状，可见纤维性骨样组织形成。术后第 12 周，增生的纤维结缔组织完全包绕植入的生物活性玻璃，基本形成实型。在较深色的区域，软骨化骨的骨小梁分布均匀。而对于空白对照组，术后第 4 周，随着肉芽组织的充填及间充质细胞分化，成骨细胞增多，因未植入充填物，故原始骨痂的形成及骨小梁的爬行替代的速度较慢。直至术后第 12 周，缺损中央部位可见骨样组织，且骨缺损仍存在。

结果发现，58S 系列生物活性玻璃颗粒材料可促进新生骨的生长，具有骨修复功能。术后 12 周新生皮质骨结构清晰，与宿主皮质骨自然连接，新生骨显示出正常骨干结构，髓腔再通。此时修复骨缺损标本的抗压力已接近正常骨的 85% 左右，与自体松质骨所修复的骨缺损标本基本相同。

参 考 文 献

[1] Jones J R. Review of bioactive glass: from Hench to hybrids. Acta Biomaterialia, 2013, 9 (1): 4457-4486.

[2] Xia W, Chang J. Well-ordered mesoporous bioactive glasses (MBG): a promising bioactive drug delivery system. Journal of Controlled Release, 2006, 110 (3): 522-530.

[3] Valliant E M, Jones J R. Softening bioactive glass for bone regeneration: sol-gel hybrid materials. Soft Matter, 2011, 7 (11): 5083-5095.

[4] Poologasundarampillai G, Lee P D, Lam C, et al. Compressive strength of bioactive sol-gel glass foam scaffolds. International Journal of Applied Glass Science, 2016, 7 (2): 229-237.

[5] Li Z, Barnes J C, Bosoy A, et al. ChemInform abstract: mesoporous silica nanoparticles in biomedical applications. Chemical Society Reviews, 2012, 41 (7): 2590-2605.

[6] Li D, Xia Y. Direct fabrication of composite and ceramic hollow nanofibers by electrospinning. Nano Letters, 2004, 4 (5): 933-938.

[7] Li D, Xia Y. Fabrication of titania nanofibers by electrospinning. Proceedings of SPIE-The International Society for Optical Engineering, 2003, 3 (4): 555-560.

[8] Le Bideau J, Viau L, Vioux A. Ionogels, ionic liquid based hybrid materials. Chemical Society Reviews, 2011, 40 (2): 907-925.

[9] Kokubo T, Kim H M, Kawashita M. Novel bioactive materials with different mechanical properties. Biomaterials, 2003, 24 (13): 2161-2175.

[10] Jones J R, Ehrenfried L M, Hench L L. Optimising bioactive glass scaffolds for bone tissue engineering. Biomaterials, 2006, 27 (7): 964-973.

[11] Yan X, Huang X, Yu C, et al. The in-vitro bioactivity of mesoporous bioactive glasses. Biomaterials, 2006, 27 (18): 3396-3403.

[12] Vallet-Regí M, Ragel C V, Salinas A J. Glasses with medical applications. European Journal of Inorganic Chemistry, 2003 (6): 1029-1042.

[13] Hu Q, Jiang W, Li Y, et al. The effects of morphology on physicochemical properties, bioactivity and biocompatibility of micro-/nano-bioactive glasses. Advanced Powder Technology, 2018, 29 (8): 1812-1819.

[14] Liu Y, Xue K, Yao S. Structure, degradation and hydroxyapatite conversion of B-doped 58S bioglass and glass-ceramics. Journal of Ceramic Society of Japan, 2019, 127 (4): 232-241.

[15] Hoppe A，Güldal N S，Boccaccini A R. A review of the biological response to ionic dissolution products from bioactive glasses and glass-ceramics . Biomaterials，2011，32（11）：2757-2774.

[16] Sepulveda P，Jones J R，Hench L L. Bioactive sol-gel foams for tissue repair. Journal of Biomedical Materials Research，2002，59（2）：340-348.

[17] Braun S，Rappoport S，Zusman R，et al. Biochemically active sol-gel glasses: the trapping of enzymes. Materials Letters，2007，61（14-15）：2843-2846.

[18] Lutz-Christian G，Boccaccini A R. Bioactive glass and glass-ceramic scaffolds for bone tissue engineering. Materials，2010，3（7）：3867-3910.

[19] Zhong J，Greenspan D C . Processing and properties of sol-gel bioactive glasses. Journal of Biomedials Research，2015，53（6）：694-701.

[20] Cerruti M，Greenspan D，Powers K. Effect of pH and ionic strength on the reactivity of Bioglass$^{\circledR}$ 45S5. Biomaterials，2005，26（14）：1665-1674.

[21] Sepulveda P，Jones J R，Hench L L . *In vitro* dissolution of melt-derived 45S5 and sol-gel derived 58S bioactive glasses. Journal of Biomedical Materials Research Part B，Applied Biomaterials，2010，61（2）：301-311.

[22] Hamadouche M，Meunier A，Greenspan D C，et al. Long-term *in vivo* bioactivity and degradability of bulk sol-gel bioactive glasses. 2001，54（4）：560-566.

[23] Ma J，Chen C Z，Wang D G，et al. *In vitro* degradability and bioactivity of mesoporous CaO-MgO-P$_2$O$_5$-SiO$_2$ glasses synthesized by sol-gel method. Journal of Sol-Gel Science&Technology，2010，54（1）：69-76.

[24] Hench L L. 激活基因的玻璃. 无机材料学报，2002，17（5）：897-909.

[25] Chen Q Z，Thompson I D，Boccaccini A R. 45S5 Bioglass$^{\circledR}$-derived glass-ceramic scaffolds for bone tissue engineering. Biomaterials，2006，27（11）：2414-2425.

[26] Meng D，Boccaccini I A R . Bioglass$^{\circledR}$-based scaffolds with carbon nanotube coating for bone tissue engineering. Journal of Materials Science：Materials in Medicine，2009，20（10）：2139-2144.

[27] Aguilar-Reyes E A，León-Patiño C A，Jacinto-Diaz B，et al. Structural characterization and mechanical evaluation of bioactive glass 45S5 foams obtained by a powder technology approach. Journal of the American Ceramic Society，2012，95（12）：3776-3780.

[28] Vallet-Regí M，Ragel C V，Salinas A. Glasses with medical applications. European Journal of Inorganic Chemistry，2003，2003（6）：1029-1042.

[29] 陈晓峰. 溶胶-凝胶生物活性材料的研制及其生物矿化性能研究. 广州：华南理工大学，2003.

[30] Peltda T，Jokinen M，Rahiaca H，et al. Calcium phosphate formation on porous sol-gel-derived SiO$_2$ and CaO-P$_2$O$_5$-SiO$_2$ substrates *in vitro*. Journal of Biomedical Materials Research Part A，2015，44（1）：12-21.

[31] Bellantone M，Coleman N J，Hench L L . Bacteriostatic action of a novel four-component bioactive glass. Journal of Biomedical Materials Research Part B，Applied Biomaterials，2015，51（3）：484-490.

[32] Bari A，Bloise N，Fiorilli S，et al. Copper-containing mesoporous bioactive glass nanoparticles as multifunctional agent for bone regeneration. Acta Biomaterialia，2017，55：493-504.

[33] Zhang W，Zhao F J，Huang D Q，et al. Strontium-substituted submicrometer bioactive glasses modulate macrophage responses for improved bone regeneration. ACS Applied Materials & Interfaces，2016，8：30747-30758.

[34] Ren J，Blackwood K A，Doustgani A，et al. Melt-electrospun polycaprolactone strontium-substituted bioactive glass scaffolds for bone regeneration. Journal of Biomedical Materials Research Part A，2014，102（9）：3140-3153.

[35] Frasnelli M，Cristofaro F，Sglavo V M，et al. Synthesis and characterization of strontium-substituted

hydroxyapatite nanoparticles for bone regeneration. Materials Science & Engineering C，Materials for Biological Applications，2017，71：653.

[36] Lin K L，Xia L G，Li H Y，et al. Enhanced osteoporotic bone regeneration by strontium-substituted calcium silicate bioactive ceramics. Biomaterials，2013，34（38）：10028-10042.

[37] Wu C，Miron R，Sculean A，et al. Proliferation，differentiation and gene expression of osteoblasts in boron-containing associated with dexamethasone deliver from mesoporous bioactive glass scaffolds. Biomaterials，2011，32（29）：7068-7078.

[38] Boccardi E，Melli V，Catignoli G，et al. Study of the mechanical stability and bioactivity of Bioglass® based glass-ceramic scaffolds produced via powder metallurgy-inspired technology. Biomedical Materials，2016，11（1）：015005.

[39] Rhee S H，Choi J Y，Kim H M. Preparation of a bioactive and degradable poly（ε-caprolactone）/silica hybrid through a sol-gel method. Biomaterials，2002，23（24）：4915-4921.

[40] Hu Q，Li Y，Zhao N，et al. Facile synthesis of hollow mesoporous bioactive glass sub-micron spheres with a tunable cavity size. Materials Letters，2014，134：130-133.

[41] Hu Q，Li Y，Miao G，et al. Size control and biological properties of monodispersed mesoporous bioactive glass sub-micron spheres. RSC Advances，2014，4（43）：22678-22687.

[42] Zhu Y，Wu C，Ramaswamy Y，et al. Preparation, characterization and in vitro bioactivity of mesoporous bioactive glasses（MBGs）scaffolds for bone tissue engineering. Microporous & Mesoporous Materials，2008，112（1-3）：494-503.

[43] Li Y L，Liang Q M，Lin C，et al. Facile synthesis and characterization of novel rapid-setting spherical sub-micron bioactive glasses cements and their biocompatibility in vitro. Materials Science & Engineering：C，2017，75：646-652.

[44] Arcos D，Greenspan D C，Vallet-Regí M. A new quantitative method to evaluate the in vitro bioactivity of melt and sol-gel-derived silicate glasses. Journal of Biomedical Materials Research Part A，2003，65A（3）：344-351.

[45] Zhou J，Xu C，Wu G，et al. In vitro generation of osteochondral differentiation of human marrow mesenchymal stem cells in novel collagen-hydroxyapatite layered scaffolds. Acta Biomater，2011，7（11）：3999-4006.

[46] Oki A，Parveen B，Hossain S，et al. Preparation and in vitro bioactivity of zinc containing sol-gel-derived bioglass materials. Journal of Biomedical Materials Research，2004，69A（2）：216-221.

[47] Román J，Padilla S，Vallet-Regí M. SolGel glasses as precursors of bioactive glass ceramics. Chemistry of Materials，2003，15（3）：798-806.

[48] Hench L L，Roki N，Fenn M B. Bioactive glasses：importance of structure and properties in bone regeneration. Journal of Molecular Structure，2014，1073：24-30.

[49] Ting H K，Page S J，Poologasundarampillai G，et al. Phosphate content affects structure and bioactivity of sol-gel silicate bioactive glasses. International Journal of Applied Glass Science，2017，8（4）：372-382.

[50] 华楠. 生物降解材料的体内降解机理. 国外医学·生物医学工程分册，2004，（3）：181-184.

[51] 林才. 溶胶-凝胶生物活性玻璃对糖尿病难愈创面修复机理研究. 广州：华南理工大学，2014.

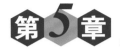

第5章 >>

硼酸盐系统生物活性玻璃

硼酸盐玻璃概述

玻璃材料没有特有的固定组成，通常都是根据玻璃含有的主要成分将其分为氧化物玻璃和非氧化物玻璃两大类。非氧化物玻璃的品种和数量均很少，而氧化物玻璃则是品种最多、用途最广的一类玻璃。其中以氧化硼（B_2O_3）为网络形成体的硼酸盐玻璃是最重要的氧化物玻璃之一，已被广泛应用于光学、仪器、医学等领域。

硼酸盐玻璃成分与性能的关系比较复杂。根据核磁共振和红外光谱的研究结果，在纯 B_2O_3 玻璃中添加碱金属或碱土金属氧化物，将会产生硼氧四面体[BO_4]和硼氧三角体[BO_3]两种配位体，两种配位体的比例与碱金属或碱土金属氧化物提供"游离氧"的能力有关。图 5-1 所示为四配位硼的含量随碱金属氧化物含量改变的情况[1]。

由图 5-1 可以看出，在一定范围内，碱金属氧化物提供的氧，不像在熔融石英玻璃中作为非桥氧出现在结构中，而是使硼氧三角体[BO_3]转变为完全由桥氧组成的硼氧四面体[BO_4]，导致 B_2O_3 玻璃从原来二维空间的层状结构部分转变为三维空间的架状结构，从而加强了网络，使硼酸盐玻璃的各种物理性质与在相同条件下的硅酸盐玻璃相比，相应地向着相反的方向变化，这就是"硼氧反常性"。图 5-1 表明 Na_2O 的反常成分点在 30%左右，同时也说明硼酸盐玻璃的微观结构决定了该体系的玻璃具有很特殊的理化性能[1]。

根据 X 射线衍射和核磁共振的研究，硼酸盐玻璃中的[BO_3]配位体为三角体，其中的 B^{3+} 居于[BO_3]配位体的中央。但三角体的连接方式和对称性尚未完全弄清楚，一般而言，在低温时 B_2O_3 玻璃结构是由桥氧连接的硼氧三角体和桥氧三元环形成的层状结构，而在较高温度时则形成由两个三角体的顶角相连的链状结构。此外，[BO_3]中硼原子以 sp^2 三角杂化轨道存在，其中的 π 键的存在会导致硼原子轨道的不对称性，影响三角体结构的对称性。由于硼氧键键能很大，[BO_3]的重排需要较大活化能，所以硼玻璃的结构可以较为稳定。但从另一角度考虑，这些三角体结构呈现二维空间分布，而玻璃中的四面体[SiO_4]的键价分布呈现三维空间，两者在强度上的差异，导致在高温范围内，熔化温度低的 B_2O_3 可以削弱玻璃的结构，从而使得硼酸盐玻璃具有易熔的特征。

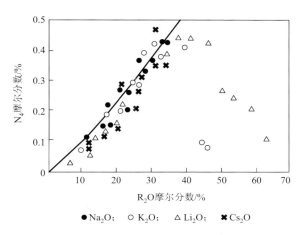

图 5-1　四配位硼的含量与碱金属氧化物含量之间的关系

以 Na_2O、B_2O_3、SiO_2 为基本成分的玻璃，称为硼硅酸盐玻璃，著名的"派来克斯"类玻璃是硼硅酸盐玻璃的典型代表。其特点是热膨胀系数小，具有良好的热稳定性、化学稳定性和电学性能。在硼硅酸盐玻璃中，由于四面体$[BO_4]$带负电，不利于直接互相连接，因此其生成数量有一定的极限值。在实际的硼硅酸盐玻璃中都需要有一定数量的四面体$[SiO_4]$进行隔离和结构重建。通常当 $SiO_2<40\%$ 时，四面体$[BO_4]$的数量取决于玻璃中 SiO_2 的含量。

此外，单纯含有 B_2O_3 和 SiO_2 成分的熔体，由于它们的结构不同（前者为层状结构，后者为架状结构），难以形成均匀一致的熔体，是不可混溶的。在高温冷却过程中，它们会各自集合成一个体系，形成互不溶解的分相玻璃。但分相玻璃在加入 Na_2O 后，通过 Na_2O 提供的游离氧，可将硼氧三角体$[BO_3]$转变为硼氧四面体$[BO_4]$，使得硼的结构从层状结构向架状结构转变，从而为 B_2O_3 和 SiO_2 形成均匀一致的玻璃创造条件。在钠硅酸盐玻璃中加入氧化硼时，往往在性质变化曲线中产生极大值和极小值，此现象称为"硼反常"，是硼酸盐玻璃重要特点之一。硼反常现象是由于硼加入量超过一定限度时，硼酸盐玻璃中的结构不再只是以硼氧四面体为主，而是再次出现了硼氧三角体的结构，从而导致结构和性质的关系发生逆转现象。研究表明[2]在 Na_2O-B_2O_3-SiO_2 系统玻璃中，当以 B_2O_3 取代 SiO_2 时，折射率、密度、硬度和化学稳定性出现极大值，热膨胀系数出现极小值，而电导率、介电损耗、表面张力则不出现硼反常现象。极大值与极小值出现的地方随 Na_2O 含量而定，如图 5-2 所示折射率极大值经常出现在 $n(Na_2O)：n(B_2O_3)=1：1$

的位置。除了硼反常之外，在钠硼铝硅玻璃中还会出现"硼-铝反常"现象。当硅酸盐玻璃中不存在 B_2O_3 时，Al_2O_3 代替 SiO_2 能使折射率、密度等线性增加。但当玻璃中存在 B_2O_3 时，同样地将 Al_2O_3 代替 SiO_2 却不能得到相同的结果，而是随着 B_2O_3 含量的不同出现具有不同极值形状的曲线[1]。

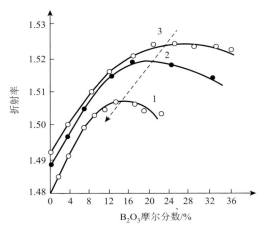

图 5-2　Na_2O-B_2O_3-SiO_2 系统玻璃折射率的变化（硼反常现象）

1. Na_2O，13%；2. Na_2O, 16%；3. Na_2O，20%

5.2　硼酸盐生物活性玻璃的设计与制备

5.2.1　硼酸盐生物活性玻璃的设计原理

硼酸盐生物活性玻璃作为新研发成功的一类具有良好生物相容性、生物可降解性、良好的骨传导和骨诱导性的生物玻璃材料，在促进骨组织再生、血管再生、组织工程支架和药物载体等领域有着广阔的应用前景。同时，进一步充分利用硼酸盐生物玻璃材料独特的特性，赋予其更多的生物学性能、治疗作用等的研究也逐渐引起人们的广泛重视。硼酸盐玻璃材料的设计对其物理和化学性能的获得以及应用领域的拓展具有重要的指导意义。

任何一类玻璃材料的应用最重要的就是配方设计，这是因为玻璃作为一种非晶态材料，成分的变化对材料或产品的性质、功能和制备工艺等均会产生很大的影响。不同的组成对应着不同的应用，通过调整硼酸盐玻璃的化学组成和制备工艺就可以显著改变该组分玻璃的物理和化学性能，使其满足某些特殊用途的要求。

一般而言，硼酸盐生物玻璃材料的成分设计除要考虑常规必须遵循的玻璃形成区、物理化学性质、工艺性能、原料质量及供应链等基础问题之外，更重要的是，还要考虑生物玻璃材料的一些特殊要求，如能够满足良好的生物相容性，即对人体无毒性、无致敏性、无致癌性、无不良免疫反应，且能够产生所期望的宿主反应。确保研制的材料能够和生物体有机结合，并通过良好的生物降解、吸收和矿化等行为激活细胞特异基因表达和参与到机体新陈代谢过程中的细胞、分子水平的生命活动之中。又如，还应该能够满足生物材料的特殊加工要求，包括形成良好的材料-细胞界面及表面活性，使得生物玻璃的表面有利于细胞黏附、增殖和分化，也有利于提高细胞分泌细胞外基质的能力和充当信号分子如生长因子的载体功能等。此外，对于设计用于 3D 打印的组织工程支架的硼酸盐生物玻璃，还要兼顾材料的可塑性和良好的机械强度，以获得具有高孔隙率的三维立体多孔结构，满足目标细胞的生长、黏附、细胞外基质沉积、血管和神经的长入。良好的机械性能可以确保材料在降解过程中通过自身的力学性能在一定的时间段内为新生组织提供支撑，为细胞的生长提供适宜的微应力环境。

总而言之，材料设计人员在构思和具体设计硼酸盐生物玻璃组分时除要考虑满足应用领域所需要的各项性能要求、制备工艺要求之外，要将材料的安全性、功能性和实用性等作为成分设计的目标和出发点，这也是硼酸盐玻璃材料设计的基本原理和重要的主导思想。

5.2.2　硼酸盐生物活性玻璃的设计方法

如前所述，硼酸盐生物活性玻璃设计的基本原理也是基于材料应用领域的性能要求而提出的。就现状而言，在实际工作过程中，玻璃成分的设计还主要是在前人或设计者拥有的现成成分的基础上，遵循知识产权保护原则，进行局部的调整、优化。即在分析现有玻璃材料的性能特点、制备工艺技术等的基础上，运用掌握的材料科学理论和实践经验，综合设计出满足特定要求的玻璃成分。因此，硼酸盐生物活性玻璃的设计也可以分为四种类型[3]。

1. 探索型设计

探索型设计是指根据反复的试验和摸索尝试来确定制造玻璃材料的方法。古埃及的玻璃工匠就是试探性地反复摸索制造出玻璃产品的。因此，这些玻璃产品的成分不稳定、质量不可控，缺乏可以遵循的一般生产规律。玻璃产品的不可重复性导致玻璃工艺技术存在着较大的偶然性。

2. 经验型设计

经验型设计是指根据技术积累和已知配方，由设计人或使用者凭借经验直接确定玻璃的成分或各种氧化物、矿物原料用量及工艺流程的方法。例如，传统手工作坊中的玻璃制作大师多数是口传身教的，很少会通过文字记录将材料整理成技术档案。经验型设计按照已有的经验或配方，可重复制得玻璃产品，相对于探索型设计而言，有了长足的进步。

3. 实验型设计

实验型设计的基础是试验，根据得到的实验结果，结合工作经验进行数据分析，建立实验档案和运用计算机模拟、多变量分析、有限元分析等计算技术来最终确定玻璃成分的设计。国际上相关技术最早在 20 世纪 70 年代就开始进行了，目前国内外的玻璃制造商大多采用实验型的设计方法来设计玻璃成分。但对于新型玻璃成分的研究、开发工作而言，将实验型设计和经验型设计相结合是常态。

4. 理论型设计

理论型设计是指运用理论公式进行的成分设计。由于玻璃的成分对玻璃材料或制品的性能、功能均起到关键的作用，因此，理论型设计有助于人们更加全面、科学地设计出符合技术指标和应用需求的玻璃材料。然而实用玻璃大多为多元成分系统，包括硼酸盐生物活性玻璃，不但组成复杂，而且最终的非晶态结构还受制备工艺等的影响。因此，根据材料的性能和功能要求用理论公式进行玻璃成分的设计，或建立玻璃成分-结构-性质模型还存在着较多困难。该方法目前还只是处于理论探索阶段，只在关于元素半导体玻璃、化合物半导体玻璃成分的设计上有过尝试，但也不是十分成功有效。

其实，玻璃成分的设计方法也是随着社会科学技术的发展而不断进步的。现有的对玻璃组分的设计与测试分析都有其适应性和局限性，特别是硼酸盐生物玻璃材料的成分设计受到溶出离子对生物体的安全性等问题的考量，需要根据具体情况进行具体分析。以实验数据为基础，通过建立数学模型来进行玻璃成分的设计，采用计算机正交、数据库、专家系统等辅助手段，优化玻璃设计的成分是未来的发展方向。

5.2.3 硼酸盐生物活性玻璃的制备方法

硼酸盐生物活性玻璃的常见制备方法主要有熔融冷却法和溶胶-凝胶法两种。熔融冷却法是指具有设定配比的原料经高温熔融、冷却等过程制备玻璃材料的传统工艺。采用熔融冷却法制备生物活性玻璃的优点是工艺操作简单，玻璃的化学组成控制较好，结构较为致密。但熔融冷却法制备的生物活性玻璃通常为块体或大颗粒状，需要通过破碎、球磨等机械方法制成粉体后才能够被进一步使用，而这些方法制得的生物活性玻璃粉末粒度多为微米尺度，比表面积有限，反应活性不高。由于在骨组织工程及药物载体或骨水泥的应用过程中，玻璃的表面性质对于材料的生物活性有着至关重要的影响，因此，减小颗粒尺寸、增加比表面积是提升生物活性玻璃应用领域的重要途径。

溶胶-凝胶法是指用含高化学活性组分的化合物作前驱体，在液相下将这些原料均匀混合，并通过水解、缩聚反应形成无规则网络结构的凝胶。将制得的凝胶热处理除去残留的有机物后，即可得到生物活性玻璃。因此，溶胶-凝胶法制备生物活性玻璃的最显著的特点是合成条件温和，通常在室温下就可制得玻璃，而无需像熔融冷却法那样添加一些辅助原料来调节高温熔制条件。溶胶-凝胶法制备玻璃的另一优势是，只要通过改变反应历程中的 pH 就可以控制产物的微纳结构。例如，在酸性条件下，水解后的硼硅纳米颗粒通过交联聚合形成三维网络结构，大量的水、乙醇以及其他的有机试剂分散在溶胶中。经过陈化、干燥、热处理过程后，由于溶剂的蒸发，就可以形成内部相互连通的开孔生物活性玻璃颗粒。而在碱性条件下，水解的颗粒表面通常会带有一定的负电荷，在静电排斥力的作用下，倾向于形成不连续的亚微米或者纳米玻璃颗粒。溶胶-凝胶法获得的玻璃材料，其比表面积通常比熔融冷却法制得的高出两个数量级，因而生物降解性能也更好，在很大程度上提升了玻璃的生物活性。溶胶-凝胶法制备生物活性玻璃的不足之处是产率较低、生物活性玻璃的组分相对简单，且由于制备工艺的影响，最终产物的组分与设计组分会有一定的误差。图 5-3 为硼硅酸盐生物活性玻璃的溶胶-凝胶法制备过程的示意图。

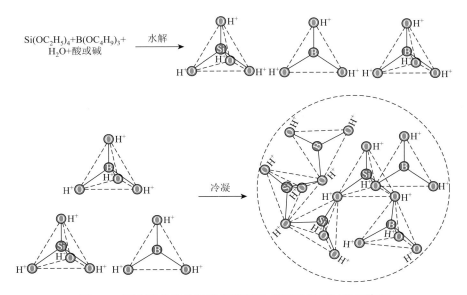

图 5-3　硼硅酸盐生物活性玻璃溶胶-凝胶法制备过程示意图

模板法可以看作溶胶-凝胶法的一种延伸，其基本原理是利用表面活性剂的亲水基团和疏水基团的结构特点，使得在溶胶过程中加入的表面活性剂可以在溶液中通过自组装形成特定形状的胶束，并作为生物活性玻璃各组分对应前驱体的反应容器。利用这个方法制得的生物活性玻璃具有与胶束形状相仿的结构，因此称这个方法为模板法。对反应制得的产物进行热处理，玻璃表面的模板剂除去后，能够形成有序的介孔结构。目前利用模板法制备生物活性玻璃介孔微球的研究主要集中于 58S、80S 等硅酸盐生物活性玻璃，而对于硼酸盐生物活性玻璃或硼硅酸盐生物活性玻璃的研究较少，而硼硅酸盐生物活性玻璃具有可控的降解速率和更高的生物活性，在促进新骨形成方面具有特色。因此，探索利用模板法制备硼硅酸盐生物活性玻璃的制备工艺，具有非常重要的研究价值。

5.3 硼酸盐生物活性玻璃的组成、结构特征与性能

5.3.1 硼酸盐生物活性玻璃组成的设计由来

如前所述，生物活性玻璃是一类能对机体组织进行修复、替代，并能促进组织再生与键合的医用材料。Hench 教授在 1971 年研制成功的组成为 24.5wt% Na$_2$O-24.5wt% CaO-6wt% P$_2$O$_5$-wt%45SiO$_2$（45S5）的玻璃是最典型的生物活性玻璃。此类生物活性玻璃的特点是不仅对人体无害，与骨组织亲和性好，还能与周围的骨骼组织牢固地结合在一起。它的一些产品如牙科所用的 ERMI 和 PerioGlas 粉，中耳骨、骨骼损伤修补用材料等已经进入市场或者在临床中应用了。但是 45S5 玻璃的机械力学性能却不尽如人意，因此，尚不能直接应用于人体承受荷载的部位，现主要用于骨填充和生物涂层。

Bromer 等[4]通过减少碱金属氧化物和微晶技术开发了 Ceravital 微晶玻璃，其生物活性比 45S5 低，但机械性能更高，可以用于非明显受力部位的骨缺损修复。1982 年，Kokubo 等[5]以磷灰石（apatite）增强 β-硅灰石（wollastonite，CaO-SiO$_2$）的方法成功开发了 A/W 生物微晶玻璃，其弯曲强度约为 200MPa，相当于皮质骨的弯曲强度。该类玻璃具有优异的生物活性和力学性能，并于 1991 年实现商品化，商品名为 Cerabone A/W。

美国陶瓷学会 Day 教授等[6]在 45S5 玻璃组分的基础上，通过增加 SiO$_2$ 含量和引入 K$_2$O 和 MgO 的方法，成功设计了 13-93 硅酸盐生物玻璃组成。这样的组分设计能够使得 13-93 玻璃的降解速率比 45S5 玻璃慢，但是它们的玻璃软化点和析晶点之间的温度差范围却能够更大，从而有利于在采用热处理工艺制备玻璃态多孔支架时，不产生析晶，具有更好的可加工性能。

Brink[7]通过 B$_2$O$_3$ 全部或部分替代硅酸盐生物玻璃中的 SiO$_2$ 成分的方法，有

效改进了玻璃的生物活性，并形成了硼酸盐生物玻璃体系。

　　表 5-1 汇总了常见的生物玻璃及质量组成。根据生物玻璃网络构架，生物玻璃可以分为硅酸盐玻璃、磷酸盐玻璃和硼酸盐玻璃[8]。45S5 和 13-93 玻璃是比较常见的硅酸盐生物活性玻璃。而硼硅酸盐生物活性玻璃则是更为新颖的一类生物活性玻璃，特别是它的降解速率，并且能够完全转化为类骨质 HA 材料。例如，Day 等[9]采用 13-93 和 13-93B3 玻璃纤维热堆积技术制备了多孔支架，并植入大鼠头盖骨缺损处，发现术后 12 周，植入 13-93B3 支架的缺损处新骨再生率显著高于 13-93 支架植入的骨缺损处。不足之处是 13-93B3 玻璃网络形成体中的 B—O 键较弱，玻璃本身强度较低，同时其快速的降解转化导致很难保持支架结构足够的强度。而 13-93 由于玻璃网络形成体 Si—O 键较强，强度较高，并且由于降解缓慢，在修复过程中支架还可保持一定的强度。因此，研究开发高强度、高活性的硼酸盐生物活性玻璃材料已经成为当前生物活性玻璃领域中的重要研究方向之一。除用 3D 打印技术替代传统的有机泡沫法制备硼酸盐生物活性玻璃支架可以有效提高强度之外，通过改变硼酸盐生物活性玻璃的组成，达到调整其降解速率和控制玻璃中硼含量的释放也是一种有效的方法。例如，13-93B3 硼酸盐玻璃中 1/3 的 B_2O_3 用 SiO_2 取代形成的硼硅酸盐生物活性玻璃（13-93B2）的降解转化速率就介于硅酸盐生物活性玻璃（13-93）和硼酸盐生物活性玻璃（13-93B3）之间，通过减少硼含量有效提高了支架材料的强度。此外，诸如铜、锌、锶等元素都可以在玻璃熔融制备过程中方便地添加进入玻璃网络中去。因此，从玻璃组成的角度考虑，调控这些玻璃网络改良体的配伍，在玻璃降解时，就能有效调整硼元素的析出，起到改善硼酸盐生物活性玻璃强度的作用。例如，用 SrO 取代硼硅酸盐 13-93B2 玻璃中的 6mol% MgO 形成的 13-93B2Sr6 玻璃，就具有比 13-93B2 更低的降解速率以及更好的生物相容性[10, 11]。

表 5-1　几种常见的生物玻璃及质量组成[4]（wt%）

样品	SiO$_2$	Na$_2$O	K$_2$O	MgO	CaO	Al$_2$O$_3$	P$_2$O$_5$	CaF$_2$	B$_2$O$_3$
45S5	45.0	24.5	—	—	24.5	—	6.0	—	—
A/W	34.0	—	—	4.6	44.7	—	16.2	0.5	—
Bioverit	50.0	5.5	9.5	6.0	15.0	2.0	8.0	—	—
Ceravital	46.2	4.8	0.4	2.9	34.0	—	11.7	—	—
6P53B	52.7	10.3	2.8	10.2	18.0	—	6.0	—	—
13-93	53.0	6.0	12.0	5.0	20.0	—	3.8	—	—
13-93B1	34.4	5.8	11.7	4.9	19.5	—	3.8	—	19.9
13-93B2	16.7	5.7	11.4	4.7	18.9	—	3.8	—	38.8
13-93B3	—	5.5	11.1	4.6	18.5	—	3.7	—	56.6

5.3.2 硼酸盐生物活性玻璃的结构特征与性能

硼酸盐玻璃结构中存在着硼氧三角体[BO$_3$]和硼氧四面体[BO$_4$]两种结构基团。硼氧三角体[BO$_3$]为层状结构，层与层之间主要是通过范德瓦耳斯力相结合。这样的结构特点能够赋予硼酸盐生物玻璃较高的化学反应活性，进而作为一类重要的生物材料能够表现出良好的降解性能。

在硅酸盐生物活性玻璃中，玻璃网络结构是由[SiO$_4$]四面体构成的，其与硼酸盐玻璃相比较，具有更加稳定的结构和化学稳定性。因此，若将不同比例的B$_2$O$_3$添加到45S5生物玻璃中后，玻璃的降解速率就能随硼含量的增加而有效地加快，降解能力明显得到提高。实验已经表明[12, 13]，硼硅酸盐玻璃的降解速率比45S5硅酸盐玻璃快10倍左右，是实现材料降解速率与组织生长速度最佳匹配的重要手段之一。硼酸盐玻璃降解矿化为羟基磷灰石的机理与45S5硅酸盐玻璃有较大的相似性。不同之处是由于硼在水溶液中的溶解度较大，它们不会像硅酸盐生物玻璃那样，降解后在玻璃表面形成富硅层，而是以离子状态完全降解转化。降解后析出的Ca^{2+}能够与生理溶液中的PO$_4^{3-}$、OH$^-$相结合，在pH为碱性的条件下于玻璃的表面形成稳定的HA。需要指出的是，在硼酸盐生物玻璃降解的初始阶段，其浸泡溶液的pH会有明显的增大。这是因为硼酸盐玻璃降解后释放出的硼酸根离子与溶液中的H$^+$结合，容易形成磷酸和留下更多OH$^-$。此外，硼酸盐生物活性玻璃组分中若有碱性离子（Na$^+$和K$^+$）存在，则它们溶出后还容易与OH$^-$结合，形成有助于pH升高的强碱性物质。硼酸盐生物活性玻璃的降解过程如图5-4所示。

硼酸盐生物活性玻璃具有诸多良好的加工性能。例如，利用其良好的热加工性能，可以烧结制备成骨组织工程用的三维多孔玻璃支架[14, 15]。这些三维生物玻璃支架材料具有良好的表面生物活性，既能够为细胞增殖、分化提供合适的物理空间，也能够为组织的长入和渗透提供力学支撑，对促新骨组织形成和修复起到积极的推动意义。又如，利用硼酸盐生物活性玻璃良好的热加工性还可以制得尺寸可控、形状各异的中空玻璃微球、玻璃纤维和玻璃骨水泥材料等[16-18]，作为药物载体、医用敷料和可注射型骨组织修复材料，特色鲜明，具有良好的应用前景。

潘浩波等[11]的研究表明，硼酸盐生物活性玻璃由于其优异的化学反应活性，将其浸泡于含磷溶液或生理模拟体液后可以完全降解并原位转化为羟基磷灰石矿物。且由于硼酸盐玻璃的层状结构和间歇性局部浓度梯度的缘故，降解后较易形成层状羟基磷灰石堆垛结构（图5-5），类似于骨板的层状微观结构[19]。硼酸盐生物玻璃植入体内后，能够降解形成层状羟基磷灰石堆垛结构，有利于组织在长入层状羟基磷灰石的层间隙后，形成类骨层状的有机/无机复合结构，而这样的有机/无机复合的层状结构非常重要，有可能成为骨板结构的雏形。

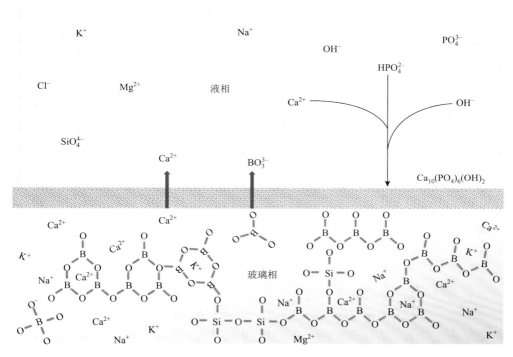

图 5-4　硼酸盐生物活性玻璃降解反应机理图

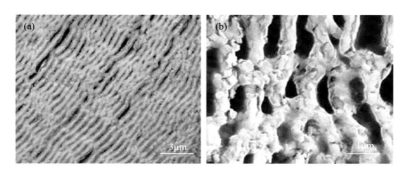

图 5-5　硼酸盐生物玻璃在 DMEM 细胞培养液中浸泡 30 天后的层状结构[11]

硼酸盐生物活性玻璃在降解过程中会引发周围微环境的 pH 增高，同时，硼酸盐玻璃较快的降解速率还容易造成硼的早期突释。硼作为一种微量元素，可以帮助生物体维持骨骼健康[20]，但产生的过量硼元素却是有毒有害的。在早期的体外细胞实验中可以发现，某些组分的硼酸盐玻璃在降解过程中会形成对细胞造成有害影响的硼毒性问题[15, 21]。研究还发现将硼酸盐生物活性玻璃在稀磷酸溶液中部分转化为羟基磷灰石后可有效降低其毒性；或者微晶化后的硼酸盐生物玻璃的毒性也可以被大大降低或改善；采用硼酸盐生物活性玻璃的浸提液，经稀释后，同样可以有效降低毒性。此外，采用动态环境，持续不断更换培养液亦可降低其毒性[21]。需要说明的是，将上述用于体外实验的相同组分硼酸盐生物活性玻璃植入兔胫骨缺损处后，测定的血硼含量始终是在安全范围内的[22]，这是由动物实验的新陈代谢机制与体外实验时的环境差异所致。

此外，在硼酸盐生物活性玻璃中添加一些有益于骨骼代谢的微量元素，如 Zn、Cu、F、Mn、Sr 等，除可以调节玻璃网络结构和生物降解性能之外，还可以改善骨组织工程支架的生物学性能。即通过这些功能微量元素在玻璃降解过程中的可控释放，有效改善骨缺损部位的抗菌性能、促成血管和成骨性能等，并获得更好的骨修复效果。近来人们通过细胞和动物实验对生物活性玻璃这些特性的进一步研究表明，生物活性玻璃所具备的这些优越的自降解性能和产生的这些效应，与离子产物可以增强成骨细胞的增殖分化和激活成骨基因表达等因素有关。其中有些生物活性玻璃的组分已经通过了美国 FDA 认证，可以用作多种临床手术后的骨修复材料。

目前研究人员正在对生物活性玻璃的成骨机理开展一系列更加深入、基础的研究工作。从一些已经获得的初步研究成果来看，硼酸盐生物活性玻璃在体内生理环境中可以发生不同程度的降解，并在表面形成层状的类骨质羟基磷灰石。它们不但能够促进骨细胞分化、增殖，而且还能够与宿主组织形成牢固的结合，是一类重要的骨组织修复材料。

5.4　硼酸盐生物活性玻璃的生物活性和组织学研究

5.4.1　硼酸盐生物活性玻璃的生物活性

众所周知，SBF 具有与人体血清中同样的无机离子浓度和 pH[23]，被广泛用于生物材料活性能力的表征。即若材料能够在 SBF 中浸泡一定时间后表面生长出羟基磷灰石（HA）晶体的，就可以视其在生物体内具有生物活性，进而可以理解为这类材料在体内具有与骨组织相结合的能力。长期以来，SBF 浸泡实验是被用来考察材料在体内的活性潜能的常规方法。但是，随着生物研究的深入，对于生物材料活性的狭义定义以及用 SBF 来表征材料在体内的生物活性的标准也产生了一些争议[24]。主要的异议是 SBF 中不含有生物大分子物质如蛋白质等，而这些大分子物质实际上对 HA 的成核吸附位点的形成具有重要的作用[25, 26]。当材料被植入生物体内后，蛋白质会快速吸附到植入体的表面，因而在最初就会影响植入体表面的细胞反应，影响细胞的吸附、分化和细胞外基质的形成，并最终影响植入体在体内的降解和 HA 的形成[27, 28]。赵寅生等[29]以硼酸盐生物活性玻璃（13-93B3）为研究对象，考察分析了它们在常规 SBF 和在基础细胞培养基 DMEM、完全培养基（complete medium，CM）中的降解及其生物学行为。CM 是在 DMEM 的基础上，加入了生物大分子，包括生长因子和蛋白质等。

图 5-6 为 13-93B3 玻璃在 SBF、DMEM 和 CM 中浸泡 2 周和 6 周后的表面 SEM 照片。在 SBF 中浸泡后，可见在玻璃表面有球状颗粒组成的多孔结构，颗粒直径约为 80nm[图 5-6（a）和（d）]。在 DMEM 中浸泡后，可以观察到类似的表面形貌，但是球形颗粒的尺寸略大。在 2 周时颗粒直径尺寸约为 125nm，而在 6 周后约为 110nm[图 5-6（b）和（e）]。而在 CM 中浸泡 2 周后，玻璃表面上出现了由约 115nm 大小的颗粒组成的多孔结构，随着浸泡时间的延长，颗粒逐渐变大，6 周后，表面多孔结构变得更加致密，球状颗粒直径约为 200nm[图 5-6（c）和（f）]。

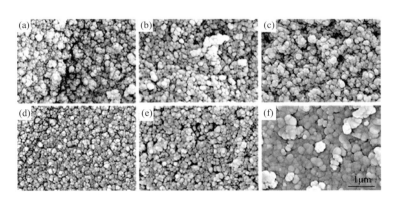

图 5-6　13-93B3 玻璃在 SBF（a，d）、DMEM（b，e）和 CM（c，f）中浸泡 2 周（第一行）和 6 周后（第二行）的表面 SEM 照片

图 5-7 为 13-93B3 生物活性玻璃浸泡在三种不同模拟溶液中一定时间后的薄膜 XRD 图谱。浸泡前的玻璃 XRD 图谱显示出典型的宽化衍射峰的特征。在 SBF 中浸泡 2 周，就检测到了玻璃表面存在的衍射峰，与 JCPDS No. 09-0432 卡片对应的 HA 的最强峰位较为吻合，主要对应于 HA 晶体中的（002）和（211）晶面，衍射峰随着浸泡时间延长，强度增强。在 6 周时，对应于 HA 晶体中的（213）和（004）晶面也出现了。相比之下，在 DMEM 中浸泡 2 周和 4 周时，（002）和（211）晶面的衍射峰强度还比较弱。而在浸泡 6 周时，对应于 HA 晶体的衍射峰强度得到明显提高。玻璃样品在 CM 中浸泡 6 周后，也没有检测到 HA 的峰位。这些结

果表明硼酸盐生物玻璃转化为 HA 的能力在 SBF 中最强，在 DMEM 中其次，而在 CM 中却没有发现 HA 晶体的存在，但可能存在着无定形的磷酸钙物质（CaP）。

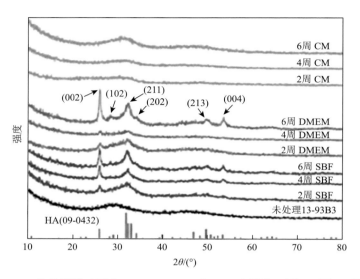

图 5-7　13-93B3 生物活性玻璃在 SBF、DMEM 和 CM 中浸泡 2 周、4 周、6 周后的薄膜 XRD 谱线

　　图 5-8 为 13-93B3 玻璃在 SBF、DMEM 和 CM 中 Ca、P、B 和 K 元素的析出曲线。在 SBF 中，Ca 浓度在浸泡的前 3 周内，都是快速增加的，但随后趋缓。浸泡 6 周时，约有 35mmol/L Ca 溶解在 SBF 中。对比发现，在 DMEM 中，Ca 浓度在浸泡 1 周之内，增加到 1mmol/L，随后则逐渐减少，在浸泡 6 周时，从 DMEM 中消耗了约 5mmol/L 的 Ca。而 CM 中的 Ca 浓度则随浸泡时间呈线性增加，但即便如此，其浓度在浸泡 6 周后还是远远低于在 SBF 中的浓度，约为 5mmol/L。SBF 和 DMEM 中的 P 浓度均随浸泡时间延长而减少，在浸泡时间为 6 周时，最终浓度分别为 -12mmol/L 和 -6.5mmol/L。而 CM 中的 P 浓度基本保持不变（6 周时为 0.58mmol/L），呈现与浸泡时间无关的倾向，即该系统的浸泡反应始终未从 CM 中消耗 P。

　　B 和 K 在相同浸泡溶液中浓度曲线相似，但具体数值有差异。在 SBF 中 B 和 K 浓度在浸泡前 3 周内也是呈快速增加的，但随后趋缓。在 6 周时，约有 614mmol/L 的 B 和 114mmol/L K 溶解。在 DMEM 中，B 和 K 缓慢增加，最终浓度分别为 159mmol/L 和 35mmol/L。CM 中的 B 和 K 浓度曲线与 DMEM 中的相似，最终浓度分别为 137mmol/L 和 25mmol/L。表 5-2 汇总了浸泡 6 周时，13-93 和 13-93B3 玻璃在 SBF、DMEM 和 CM 三种溶液中的 Ca、P、K、Si 和 B 的浓度。

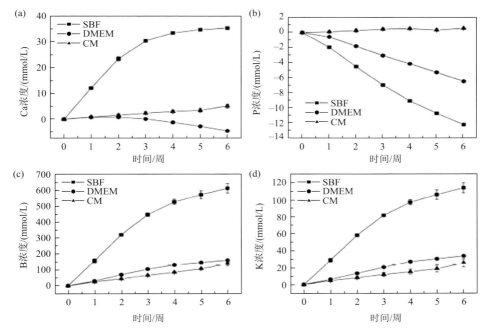

图 5-8　13-93B3 玻璃在 SBF、DMEM 和 CM 中 Ca（a）、P（b）、B（c）和 K（d）元素随浸泡时间的累积缓释曲线

表 5-2　13-93 和 13-93B3 玻璃在 SBF、DMEM 和 CM 中浸泡 6 周的元素缓释的累积浓度（mmol/L）

	13-93			13-93B3		
	SBF	DMEM	CM	SBF	DMEM	CM
Ca*	1±2	−6±0.1	11±1	35±0.3	−5±0.04	5±0.7
P*	−4±0.1	−7±0.04	0.8±0.1	−12±0.2	−6.5±0.01	0.58±0.07
K	9±2	8±0.3	13±1	114±6	35±1	25±5
Si	11±0.2	11±0.2	23±0.3			
B				614±30	159±2	137±9

*正值表示玻璃中析出元素的累积浓度；负值表示除了玻璃中析出元素被消耗之外，自浸提液中消耗的相应元素累积浓度。

注：表中给出的浓度是所测浓度减去溶液中的初始浓度。

赵寅生等的这些研究结果表明，13-93B3 生物玻璃在上述的三种模拟浸泡溶液中都会发生降解，并伴随有表面形貌的变化（图 5-6）及玻璃中的 K、Ca、P 或 B 的缓释（图 5-8）。由于 K 并不会像 Ca 或 Mg 那样，在上述三种溶液中形成不溶性磷酸盐类物质，因此 K 的缓释可以视为衡量玻璃降解程度的指标，也可以据此考察 13-93B3 玻璃的降解历程。根据图 5-9 的结果可知，13-93B3 玻璃在 SBF、DMEM 和 CM 这三种溶液中的不同时间点时，K 浓度与 B 浓度呈现良好的线性关系，并且它们的比例（直线斜率）是相近的，分别为 0.18、0.21 和 0.18，与初始玻璃中的理论[K]/[B]的比例（0.17）接近，因此，可以认为在这三类模拟溶液中硼酸盐生物玻璃是全部被降解的[30]。而且 SBF 中较高的 Ca 浓度应该是硼酸盐生物玻璃的较快降解和 SBF 中 P 的耗尽而引起的。13-93B3 玻璃在 SBF 中的降解速率要远远快于在 DMEM 和 CM 中的，而在 DMEM 中的降解速率又要略快于在 CM。所以，不同性质的浸泡溶液会影响 13-93B3 玻璃降解行为。与在 SBF 中的结果相比较，13-93B3 硼酸盐生物玻璃在 DMEM 中的降解速率尽管有所变缓，但还是观察到了 Ca 和 P 在溶液中的消耗，因此，硼酸盐生物玻璃在 DMEM 溶液中也是易于形成 HA 晶体的。而 13-93B3 玻璃在 CM 中的降解速率不但被大大降低，而且没有检测到 HA 的存在，这说明此时的降解过程出现了相反的现象。根据表 5-2 显示的浸泡 6 周时 13-93B3 玻璃在三种溶液中的 K 浓度可以发现，在 SBF 中溶解的 K 浓度约为 DMEM 中的 3.3 倍、CM 中的 4.6 倍。产生这一差异的根本原因是硼酸盐玻璃具有较高的化学活性。然而与 SBF 相比较，在 DMEM 或 CM 中，玻璃表面都会快速吸附溶液中的有机物，这些被吸附的有机物或多或少都将对玻璃进一步的降解起到阻断作用，防止玻璃与溶液的进一步反应[31, 32]，而 CM 中添加的大分子有机物，如胰岛素、转铁蛋白、生长因子等则进一步加重了这一影响，导致了 13-93B3 的硼酸盐生物玻璃在 CM 溶液中的降解变得困难。

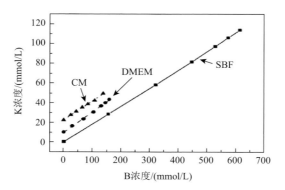

图 5-9　13-93B3 生物玻璃在 SBF、DMEM 和 CM 中的不同时间点时 K 浓度与 B 浓度呈线性关系，并且斜率相近[29]

　　13-93B3 生物玻璃在 SBF 和 DMEM 中浸泡后，表面都会有 HA 形成。薄膜

XRD 分析表明在 SBF 中浸泡 2 周，玻璃的表面就会有 HA 晶相存在，而在 DMEM 中浸泡 2 周和 4 周后，表面 HA 的衍射峰还比较弱。HA 在 DMEM 中生成需要的时间更长，这与硅酸盐生物玻璃的研究结果是一致的[33]。根据文献[34]报道，在理论计算过程中若仅考虑 SBF 和 DMEM 中的无机离子，那么 HA 沉淀物在这两种溶液中的发生都是可能的，而且在 SBF 中的动力要略大于 DMEM 中的。研究还发现[35-37]，硅酸盐生物玻璃在 α-MEM 中培养，溶液中的有机分子，尤其是氨基酸会非常快速地吸附到玻璃的表面，并有可能降低表面的初始转化反应速率。表面有机物质的吸附尽管在一定程度上妨碍了玻璃与液相的继续反应，但却增多了表面 HA 的成核位点，导致在浸泡 6 周后 XRD 衍射图谱中的 HA 衍射峰强度增加。

　　浸泡在 CM 中 6 周的 13-93B3 玻璃表面始终没有检测到 HA 结晶体。与 DMEM 相比，CM 中加入了更多的生物大分子，如促进骨修复的生长因子等。这些添加物可以与新生的矿物晶核相结合，从而限制它们的进一步长大[38]，这可能是在 CM 中 HA 被抑制形成的原因之一。此外，培养液中的生物大分子还容易与 Ca^{2+} 或者 PO_4^{3-} 形成螯合[39]，从而也有可能降低它们在玻璃表面形成磷酸钙物质的能力。例如，牛血清白蛋白（BSA）被广泛用作体外蛋白质模型，研究已经表明蛋白质对磷酸钙物质的沉淀性能的影响是显著的，它们在液相中强烈地影响着磷酸钙的成核和长大[40, 41]。

　　由此可见，浸泡溶液的性质对硼酸盐生物玻璃的降解及转化成 HA 的影响是比较复杂的。目前一些抑制或促进生物玻璃降解及转化生成 HA 的根本原因还尚不清楚，有待进一步的研究分析。但是生物分子的分子量、浓度、生物分子与生物玻璃表面的相互作用，以及生物大分子与无机离子的螯合作用等会影响生物玻璃的降解与转化是确实存在的。显然，体内的环境更加复杂，植入材料的降解和矿化过程除受上述因素的影响之外，还与细胞控制等有关，因而生物玻璃在体内缓释的离子刺激周围细胞的功能化问题应该是生物玻璃体内矿化及促进组织再生的重要研究方向。

5.4.2　硼酸盐生物活性玻璃的细胞生物学研究

　　采用熔融冷却法制备的硼酸盐生物玻璃最大优势就是它们在生物体液的微环境下，可以逐渐降解并被矿化成类骨羟基磷灰石，与宿主骨组织或软骨组织形成牢固的化学键合。同时还可以在较宽广的范围内通过改变玻璃的组成来调整玻璃的结构，实现降解速率、HA 的转化能力和各类性能等的可控调节。一些被添加的微量元素，如 Cu、Zn、Co、Sr、Fe 等除了可以改善生物玻璃的加工性能之外，还可以随着降解的进行，将各种无机离子缓缓释放到植入部位的微环境中，起到促进成骨细胞的黏附、增殖和分化以及促进血管生成和抗菌、抗炎等对细胞的代谢或生物学效应。相关研究已经成为生物活性玻璃领域的重要课题或亟需解决的关键科学问题之一，赋予硼酸盐生物活性玻璃更多的生物学性能和治疗作用，有利于避免全身或局部使用药物所带来的毒副作用和不良反应，造福人类社会。

生物体中骨骼是一个动态且高度血管化的结缔组织[42]。它的形成和吸收始终都是通过各种生长因子、激素、无机离子等多因素的协同作用而实现的[43, 44]。因此，在机理上，一些无机离子，如 Ca、P、Si、Sr、Cu、Zn、B、Mg 等的离子就可以作为多种酶的激活剂，高效提高生物体内的酶反应速率，或通过影响信号通路和刺激组织细胞等的方法增强一些基因的表达能力，促进成骨细胞的吸附和破骨细胞的参与，在新骨的形成和血管化等方面起到积极有效的生物学作用[45]。图 5-10 简单总结了生物玻璃在生理环境中析出的各种元素（离子）的生物学作用。

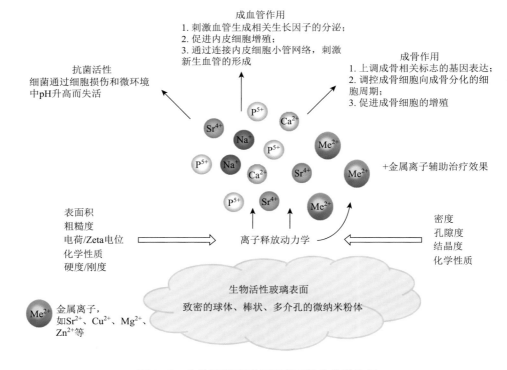

图 5-10　生物活性玻璃析出离子的生物学作用

Ca、P 是骨组织中无机相羟基磷灰石的主要组成元素，它们在骨形成和骨吸收的过程中发挥着重要的作用，尤其是细胞外 Ca^{2+} 浓度通常被视为骨代谢的重要调节剂。Maeno[46]发现，较低的 Ca 浓度（2～4mmol/L）适合成骨细胞的增殖、分化和细胞外基质的矿化。然而，较高的 Ca 浓度（>10mmol/L）会引起细胞毒性。P 可以刺激基质 γ-羧基谷氨酸蛋白（matrix Gla protein，MGP）的表达，是骨形成的关键调节剂[47, 48]。

Si 参与骨组织的形成和类骨质钙化相关的代谢[49]。在人骨形成期，可以检测到高含量的 Si 出现在类骨质的钙化过程中，并且发挥着诱导沉淀羟基磷灰石的作用。

Sr 和 Ca 为同一主族，原子半径相近，潘浩波等[11]的研究表明，若 Sr 取代 Ca 后，可以形成锶羟基磷灰石，并且锶对骨细胞增殖和骨的形成有明显促进作用。锶同时也已被证明在治疗骨质疏松症方面具有显著疗效[50]。

Zn 除了具有抗菌作用外[51]，在骨代谢过程中还扮演着重要的角色，如它可以通过激活成骨细胞中蛋白质的合成，增加 ATP 酶活，进一步刺激骨的形成[52]。在小鼠骨髓培养物中，Zn 可以抑制破骨细胞生长，降低骨的吸收[53]。最近的研究发现，Zn 是一些成骨分化相关基因（如 ColI、RUNX2、ALP、OCN 和 OPN 等基因）转录过程中重要的调控元件，可以上调这些基因的表达[54]。

根据文献报道，Cu 能够大量存在于人体的内皮细胞中，并刺激人体内皮细胞的增殖和促进成骨分化[55]。同时，Cu 在血管生成过程中扮演重要角色[56]，它与碱性成纤维细胞生长因子（bFGF）之间密切的协同效应，促进上调血管内皮生长因子（VEGF）的表达，对血管生成和加速皮肤创面的收缩与闭合具有积极的作用[57]。

众所周知，Ag 具有显著的抗菌性能[58]。已有较多的文献资料报道了利用溶胶-凝胶方法、离子交换或熔融法，制备掺 Ag 生物活性硅酸盐玻璃支架的研究[59]。银离子浓度在 0.05～0.20mg/mL 时，可以有效抑制大肠杆菌、绿脓杆菌、金黄色葡萄球菌的生长[60]，对于伤口感染的预防具有重要的应用价值。

为了明确硼酸盐生物活性玻璃在骨修复中的价值及其生物学效应，王会及赵世昌等[61]报道了含铜硼酸盐生物活性玻璃支架对体外人骨髓间充质干细胞（human bone marrow stem cells，hBMSCs）的生物相容性以及成骨、成血管相关基因的影响，并采用 SD 大鼠颅骨缺损模型，研究了含铜硼酸盐生物活性玻璃支架在生物体内的成骨性能和成血管性能。

图 5-11 是 hBMSCs 在含铜硼酸盐生物活性玻璃支架表面上黏附生长形貌的场发射扫描电镜（FESEM）照片。硼酸盐生物玻璃的基础组成为 $6Na_2O \cdot 8K_2O \cdot 8MgO \cdot 22CaO \cdot 36B_2O_3 \cdot 18SiO_2 \cdot 2P_2O_5$（mol%），其中含有 0wt%、0.5wt%、1wt%和 3wt% CuO 的样品分别记为 BG、BG-0.5Cu、BG-1Cu 和 BG-3Cu。如图所示，在培养 48h 后，细胞在 BG 和 BG-Cu 玻璃支架的表面能够良好地黏附和伸展，形成较多的丝状伪足，各组间细胞黏附情况和细胞数量未见明显差异。

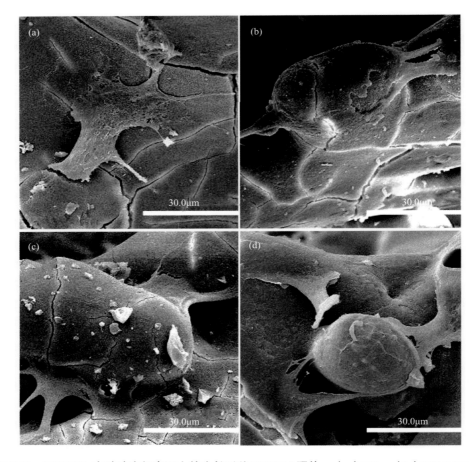

图 5-11　hBMSCs 在玻璃支架表面上的生长形貌 FESEM 照片：（a）BG；（b）BG-0.5Cu；（c）BG-1Cu；（d）BG-3Cu

图 5-12（a）为 BG、BG-0.5Cu、BG-1Cu 和 BG-3Cu 玻璃支架对 hBMSCs 的乳酸脱氢酶（lactate dehydrogenase，LDH）活性的影响。结果表明四组玻璃支架样品对细胞的 LDH 活性的影响相差不大。这表明，与 BG 组对比，含铜的几组玻璃支架无显著细胞毒性。图 5-12（b）为 hBMSCs 在 BG 和 BG-Cu 生物活性玻璃支架上的细胞增殖情况。对比实验结果表明，组间不同含铜量的样品在相同的时间内，对细胞增殖的影响无显著差异，但是随时间延长（1 天、3 天、7 天），细胞增殖明显。图 5-12（c）显示了不同组别样品的 hBMSCs 的 ALP 活性。与对照组 BG 相比较，在共培养 7 天和 14 天时，BG-Cu 样品组均能够促进 hBMSCs 的碱性磷酸酶（ALP）活性。这表明，BG-Cu 玻璃支架能够显著增强 hBMSCs 活性和成骨分化的能力。其中，BG-3Cu 性能最佳。

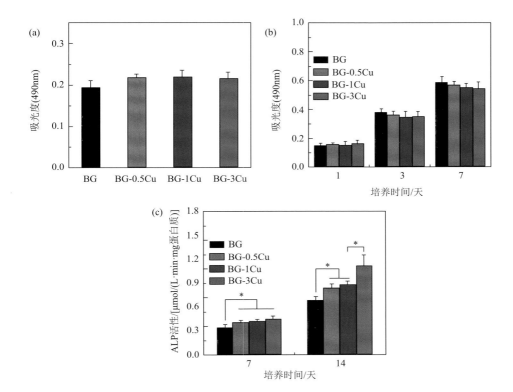

图 5-12 定量分析 hBMSCs 在 BG 和 BG-Cu 生物活性玻璃支架上生长的 LDH 活性（a）、细胞增殖情况（b）和 ALP 活性（c）（$n=3$，$*p<0.05$）

在王会和赵世昌等[61]的实验工作中，细胞在 BG 和 BG-3Cu 玻璃支架表面均能够良好地黏附铺展，而且其增殖现象明显。这与 Cu^{2+} 刺激 hBMSCs 的增殖和成骨分化有关。除此之外，Cu^{2+} 还能够刺激产生多种血管生成因子，如 VEGF、血管生成素、白细胞介素和内皮型一氧化氮合酶等[62-64]。在该研究中，BG-0.5Cu、BG-1Cu 和 BG-3Cu 玻璃支架在 SBF 的释放最大量分别为 4.8ppm、10.4ppm 和 36.2ppm。对比铜离子的释放量，可以看出，实验制备的 BG-Cu 玻璃支架释放的 Cu^{2+} 均在导致细胞毒性含量的临界点以下。尽管目前铜离子促进 hBMSCs 成骨分化的机制尚不明确，但实验结果还是证实了 BG-3Cu 样品能够显著作用于 BMSCs，进而促进其生物活性和成骨分化性。此外，硼酸盐生物玻璃支架在 SBF（或者体液）的作用下，其表面能够产生生物活性的 HA 层，该 HA 层可以进一步促进 hBMSCs 的成骨分化。Wu 等[65]制备含铜介孔生物活性玻璃（Cu-MBG）支架，发现 Cu-MBG 可以促进 BMSCs 分泌 VEGF。

为了进一步评价 hBMSCs 在 BG、BG-0.5Cu、BG-1Cu 和 BG-3Cu 玻璃支架上

的分化情况，相关的研究还测定了 hBMSCs 在不同支架材料上作用后的成血管相关基因产物，如 VEGF 和 bFGF，以及成骨相关基因产物，如核心结合蛋白因子-2（runt-related transcription factor-2，RUNX2）、骨形态发生蛋白-2（bone morphogenetic protein-2，BMP-2）和骨桥蛋白（osteopontin，OPN）的表达情况。图 5-13 显示，在 7 天和 14 天，BG-Cu 玻璃支架相比于 BG 支架可以显著上调 hBMSCs 的成血管和成骨相关基因的表达（$p<0.05$），其中以 BG-3Cu 支架组对应的基因上调表达效果最明显。

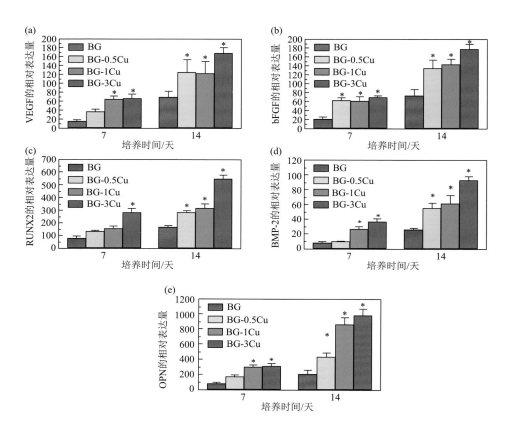

图 5-13　qRT-PCR 检测 BMSCs 在 BG、BG-0.5Cu、BG-1Cu 和 BG-3Cu 支架上培养 7 天和 14 天的成血管相关基因产物 VEGF（a）和 bFGF（b）以及成骨相关基因产物 RUNX2（c）、BMP-2（d）和 OPN（e）的表达情况（$n=3$，$*p<0.05$）

为了进一步研究 BG-Cu 支架对骨修复能力影响，实验选取了 SD 大鼠的临界骨缺损模型来研究 BG-Cu 玻璃支架的体内相容性。颅骨因为缺少肌肉等软组织、血液供应及骨再生能力较差，导致该模型在无治疗措施的情况下无法自行愈合，所以适用于研究移植材料的骨修复能力[33]。如前所述，实验样品在术后 8 周取出，并采用 Micro-CT 扫描、硬组织切片表征植入材料组的新骨生长情况。此外，通过 Microfil 灌注、Micro-CT 扫描、CD31 的免疫组织化学和染色结果研究了植入材料对骨缺损区域的血管再生性能影响。

图 5-14 为 BG-Cu 和 BG 生物活性玻璃支架种植 8 周后 Micro-CT 评价颅骨缺损修复的照片。通过三维重建图像，可见空白组的骨缺损区域几乎没有任何骨组织形成。植入 BG 的组织周边与宿主骨仍有明显的缝隙，骨组织生长不完全。而植入 BG-3Cu 支架的照片中，明显可见在缺陷处生成了更多的新骨。侧视图同样也能看出，植入 BG-3Cu 处新骨生长面积更大。图 5-15(a)和(b)分别为 Micro-CT 定量分析 BG-Cu 和 BG 样品组新生骨的局部骨密度（BMD）和成骨百分比（BV/TV）统计直方图。BMD 和 BV/TV 数据结果显示，缺损区植入 BG-3Cu 支架的 BMD 为（553±74）mg/cm^3，显著高于植入 BG 组[（353±34）mg/cm^3]和空白组 [（59±12）mg/cm^3]。此外，BV/TV 与 BMD 存在着类似的趋势。缺损区植入 BG-3Cu 支架的 BV/TV 为（33±2）%，显著高于植入 BG 组[（16±2）%]和空白组[（4±1）%]。

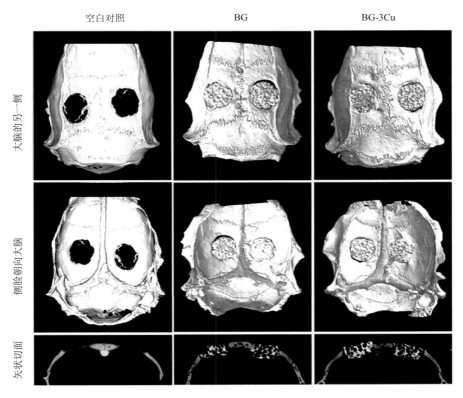

图 5-14 各组骨缺损区域骨组织的 Micro-CT 图像

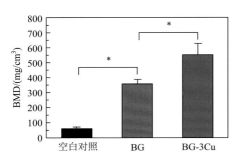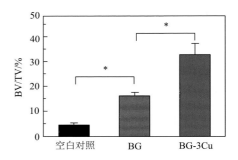

图 5-15 各组骨缺损区域的新生骨组织 Micro-CT 定量分析（*p<0.05）

材料在动物体内种植 8 周后，将动物的颅骨取出，并进行硬组织切片和 Van Gieson（VG）染色（图 5-16）。VG 染色图中，红色代表新骨的生成，黑色表示剩余的材料。由标本染色可见在 BG-3Cu 支架植入的骨缺损区域有大量的新生骨组织存在；在 BG 支架植入的骨缺损区域也可见一些散乱的新生骨组织存在；空白对照组的骨缺损区域几乎没有新生骨组织。定量分析结果（图 5-17）发现，BG-3Cu 支架组、BG 支架组和空白对照组的新骨生成百分比分别为（45±3）%、（22±4）% 和（5±1）%，且具有显著性差异（p<0.05）。

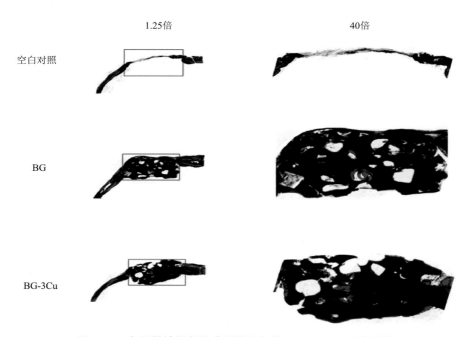

图 5-16 各组骨缺损部位典型的组织学 Van Gieson 染色图片

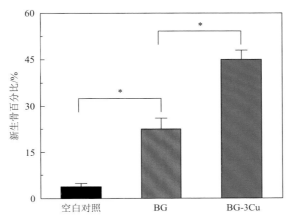

图 5-17　各组间骨缺损区域的新生骨百分比的定量分析（*$p<0.05$，组间相比较）

实验利用 Micro-CT 扫描检测骨缺损区域，观察血管再生情况（图 5-18）。通过重建的三维图像可见，在空白对照组的骨缺损区域几乎没有新生的血管组织，在 BG 支架植入的骨缺损区域可见少量新生的血管组织，而在 BG-3Cu 支架植入的骨缺损区域有大量新生的血管组织，且显著高于其他两组。定量分析结果（图 5-19）进一步发现，BG-3Cu 支架组、BG 支架组和空白对照组的新生血管面积百分比分别为（26.7±4.7）%、（18.0±4.0）%和（4.3±1.5）%；新生血管数量分别为（85±7）%、（40±6）%和（7±3）%，各组间存在显著性差异（$p<0.05$）。

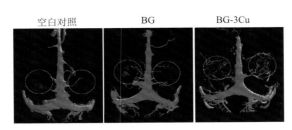

图 5-18　各组骨缺损区域新生血管的 Micro-CT 三维重建图像

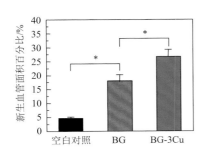
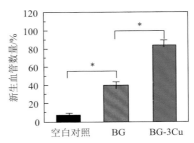

图 5-19　各组骨缺损区域新生血管面积百分比和数量的 Micro-CT 定量分析（*$p<0.05$）

CD31 又称血小板内皮细胞黏附分子-1（platelet endothelial cell adhesion molecule-1，PECAM-1/CD31），其结构属于免疫球蛋白超家族成员[66]。CD31 存在于血小板、中性粒细胞、单核细胞和某些类型的 T 细胞表面，以及内皮细胞间紧密连接处。可以通过 CD31 的检测，来评价组织中血管的生成能力。图 5-20 为植入 BG 和 BG-3Cu 支架的大鼠颅骨缺损 8 周后用 CD31 免疫组织化学染色结果。CD31 的免疫组织化学显示大量的 CD31 阳性细胞围成的圆形或椭圆形结构存在于 BG-3Cu 支架植入的骨缺损区域，在 BG 支架植入的骨缺损区域可见少量的圆形或椭圆形结构存在。该结果与 Micro-CT 血管重建的结果一致。BG-3Cu 组比 BG 组具有更好的促进血管性能。

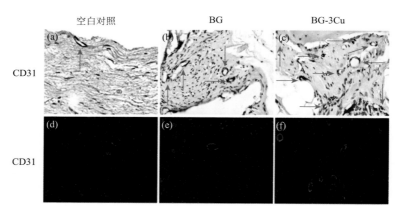

图 5-20　各组骨缺损区域 CD31 的免疫组织化学（a～c）和免疫组织荧光（d～f）检测

以上动物实验结果显示，制备的 BG-3Cu 支架可以有效促进 SD 大鼠颅骨缺损区域的新骨再生和血管再生。图 5-21 对此实验结果产生的要因做了简要的说明，首先，Cu^{2+}能够促进 hBMSCs 分泌 VEGF。VEGF 可以促进内皮细胞的分裂、增殖和迁移，促进血管内皮细胞参与血管的形成[67]。另有研究表明，铜离子在体内的出现，可以造成低氧环境，进而能够使机体产生低氧诱导因子-1（hypoxia- inducible factor-1，HIF-1）。*HIF-1α* 基因在 BMSCs 内过表达能促进细胞向成骨方向分化，从而增强细胞的成骨能力。同时，*HIF-1α* 还是 VEGF 的上游基因，其在细胞内的过表达能促进细胞分泌 VEGF 明显增加[68, 69]。HIF-1α 还能上调 SDF-1、bFGF、ANGPT2、PLGF、SCF 等生长因子在间充质干细胞（MSCs）中的表达[70-72]。这些成血管相关的因子也参与血管形成的过程，而且许多研究认为这些因子的协调作用能更好地促进血管形成[73-75]。最后 VEGF 受体的激活可以诱导 *RUNX2*、*BMP-2* 和 *OPN* 等成骨基因的表达。高效表达的成骨基因 *RUNX2*、*BMP-2* 和 *OPN*，又存在一个正反馈机制，反过来刺激 VEGF 的上调表达，进一步刺激血管生成[76, 77]。成血管和成骨相关生长因子的共同高表达还可以发挥协同作用在骨缺损处生成更多的 hBMSCs[78, 79]。因此，在硼酸盐生物活性玻璃中加入铜，可以赋予材料更好的成骨能力和成血管能力，从而更好地促进骨组织再生和修复。

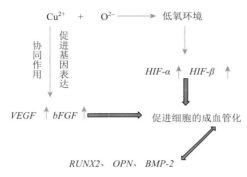

图 5-21　铜离子促进成血管基因机理图

综上所述，以硼酸盐生物活性玻璃为基体，添加 0wt%～3wt%范围的 CuO 制备的支架具有良好的细胞相容性和促成血管功能的硼酸盐生物活性。在 SBF 中浸泡，含铜硼酸盐生物玻璃支架能够通过降解，有效释放 Cu^{2+}，从而有效促进 hBMSCs 的 ALP 活性，促进细胞的成骨分化，同时还能显著促进成骨相关基因（*RUNX2*、*OPN*、*BMP-2*）和成血管基因（*VEGF* 和 *bFGF*）表达上调。Micro-CT 扫描、VG 染色，Micro-fil 和免疫组织化学分析等的评价还表明 BG-Cu 支架在体内具有良好的生物学特性，可以有效地促进颅骨缺损区的血管和骨组织的再生与修复。需要说明的是，Cu^{2+}的引入将减少硼硅酸盐生物玻璃网络结构中的非桥氧数，增加桥氧数，从而促进$[BO_3]$配位体向$[BO_4]$配位体的转变，稳定硼酸盐生物活性玻璃的网络结构。这在一定程度上会影响玻璃的降解性能和离子的溶出，减缓玻璃支架形成 HA 的速度。

5.5　硼酸盐生物活性玻璃的应用研究

5.5.1　作为骨组织工程支架的应用研究

因外伤、肿瘤、先天性畸形等原因导致的骨缺损，一直是临床上的一大难题，严重影响患者的外形和功能。骨组织工程的发展为骨缺损的修复提供了新的途径，其包含 3 个基本要素：理想的支架材料、适宜的种子细胞和合适的生物活性分子。

近年来，通过国内外学者的共同努力，骨组织工程已经取得了很大突破，但寻找理想的支架材料仍是学者们研究的难点之一。根据文献报道，Zn 在骨代谢过程中起着多种酶的激活剂作用[80-84]，能够有效增强内皮细胞、成骨细胞和神经元细胞的增殖等[85-87]。王德平课题组[88]结合临床应用背景和工作积累，通过在硼酸盐生物玻璃网络结构中引入氧化锌的方法，制备了具有促成骨功能的骨组织工程支架，研究了含锌硼酸盐生物玻璃支架的生物活性和对人骨髓间充质干细胞（hBMSCs）的体外生物相容性。选择 SD 大鼠颅骨作为缺损模型，评价了含锌硼酸盐生物活性玻璃支架的成骨性能和生物相容性。

图 5-22 是 hBMSCs 在硼酸盐生物活性玻璃及在其中添加了 1.5wt%、5wt%、10wt%氧化锌（分别记为 BG、BG-1.5Zn，BG-5Zn 和 BG-10Zn）的四组玻璃支架上黏附生长的 FESEM 照片。如图所示，在培养 48h 后，除了 BG-10Zn 样品中的细胞黏附较少，并且黏附状态不好之外，细胞在其余的玻璃支架表面都有良好的黏附和伸展，可见较多的丝状伪足。

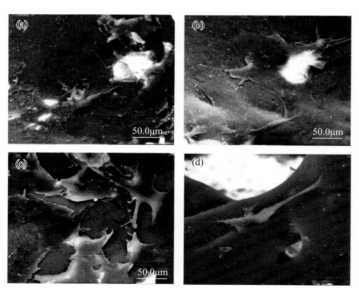

图 5-22　hBMSCs 在玻璃支架表面生长的 FESEM 照片：(ａ)BG；(ｂ)BG-1.5Zn；(ｃ)BG-5Zn；(ｄ) BG-10Zn

用 CCK-8 的方法测定了 hBMSCs 在 BG、BG-1.5Zn、BG-5Zn 和 BG-10Zn 玻璃支架上的增殖状况。如图 5-23 (a) 所示，除 BG-10Zn 组之外，其他几组样品的吸光度随时间增大而增大。通过与 BG 组对比发现，BG-5Zn 样品的吸光度在培养第 3 和第 7 天，显著增大（$p < 0.05$）。然而，BG-10Zn 组在培养第 7 天

时，显示出明显降低（$p<0.05$）。BG-1.5Zn 样品与 BG 组相比较，在共培养的 1 天、3 天、7 天均无明显差异（$p>0.05$）。图 5-23（b）显示了 hBMSCs 在四组玻璃支架上的 ALP 活性。BG-5Zn 组在培养 7 天和 14 天时，与 BG 组相比较，ALP 活性显著增大（$p<0.05$）。而 BG-10Zn 样品组则显示出明显降低的 ALP 数值（$p<0.05$）。BG-1.5Zn 样品与 BG 组相比较，在培养 7 天、14 天均无明显差异。这些结果表明，当所使用的 ZnO 浓度为 1.5wt%～5wt%时，含锌硼酸盐玻璃具有良好的生物活性，特别是 BG-5Zn 玻璃支架能够显著促进 hBMSCs 的增殖分化，而 BG-10Zn 则存在着显著的细胞毒性。根据文献报道[89]，锌的细胞毒性与其产生的自由基有关，一般锌浓度在 10～250μmol/L（即 0.65～16.25ppm）范围内，能够有效抑制破骨细胞生长[90]。BG-5Zn 支架第 1 天 Zn 的最大释放量为 13.8ppm，而 BG-10Zn 的最大释放量为 29.8ppm。因此，制备的 BG-1.5Zn 和 BG-5Zn 支架都能够显示出良好的生物活性。而 BG-10Zn 玻璃支架则显示出显著的细胞毒性。

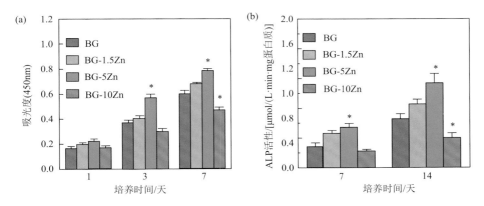

图 5-23　定量分析 hBMSCs 在 BG 和 BG-Zn 生物活性玻璃支架上生长的细胞增殖情况（a）和 ALP 活性（b）（$n=6$，$*p<0.05$）

图 5-24（a）为 BG 和 BG-5Zn 两种生物活性玻璃支架种植 8 周后的 Micro-CT 评价颅骨缺损修复图片。通过三维重建图像，可以看出植入的 BG 组周边与宿主骨仍有较为明显的缝隙，然而植入 BG-5Zn 支架组在缺陷处生成更多的新骨。从侧视图同样也能看出，植入 BG-5Zn 处新骨生长更快。图 5-24（b）和（c）为 BG 组和 BG-5Zn 组新生骨的局部骨密度（BMD）和成骨百分比（BV/TV）统计直方图。BG-5Zn 组的 BMD 为（522 ± 67）mg/cm^3，显著高于植入 BG 支架组[（261 ± 54）mg/cm^3]。此外，BV/TV 与 BMD 存在着类似的趋势。BG-5Zn 支架组的 BV/TV 为（29 ± 2）%，显著高于 BG 组[（16.4 ± 4）%]。

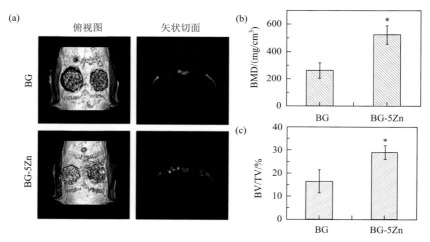

图 5-24　（a）各组骨缺损区域骨组织的显微 Micro-CT 图像；（b，c）各组骨缺损区域的新生骨组织 Micro-CT 定量分析（$n=3$，*$p<0.05$）

在材料种植到动物体内的第 2 周、第 4 周和第 6 周时，将四环素、茜素红和钙黄绿素注射至动物腹腔。四环素、茜素红和钙黄绿素能沉积于新生的骨组织内，因此，可以用于表示不同时间点各处新骨形成和矿化的情况。图 5-25 显示 2 周后，在 BG 样品组中可以看到四环素（黄色）沉积在邻近植入物的附近。然而，在 BG-5Zn 组中，显示出最多的和更广泛分布的黄色荧光区域。在第 4 周时，可以发现茜素红的红色荧光在 BG 和 BG-5Zn 样品的周围均有延伸，并且 BG-5Zn 组显示出更大的荧光骨形成面积。同样，第 6 周样品中，钙黄绿素（绿色荧光）的 BG 和 BG-5Zn 支架的表层，显示出类似的情况，并且 BG-5Zn 组荧光面积显著多于 BG 组，这表明 BG-5Zn 玻璃支架具有更好的新骨形成能力。

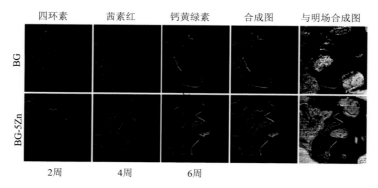

图 5-25　序列荧光标记分析大鼠颅骨缺损处新骨的生成和矿化

　　根据在不同时间点收集的合成图像，可以看到新形成的骨遍布在整个区域，从骨植入物表面到外部延伸，分别呈现出黄红绿有规律的三种颜色，这表明新骨的形成方式为膜内成骨。

　　BG 和 BG-5Zn 玻璃支架材料在动物体内种植 8 周后，将动物颅骨取出，并进行硬组织切片 VG 染色[图 5-26（a）]。VG 染色图中红色代表新骨的生成，黑色表示剩余的材料。由标本染色可见，在 BG-5Zn 支架植入的骨缺损区域有大量的新生骨组织存在；在 BG 支架植入的骨缺损区域也可见一些散乱的新生骨组织存在。定量分析[图 5-26（b）]发现，BG-5Zn 支架组和 BG 支架组新骨生成百分比分别为（33±3）%和（19±4）%，存在显著差异。结果表明，BG-5Zn 组能够显著促新骨形成（$p < 0.05$）。

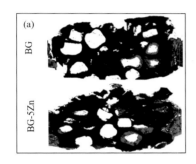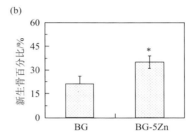

图 5-26　（a）各组骨缺损部位的典型的组织学 VG 染色图片；（b）各组间骨缺损区域的新生骨面积的定量分析（$n = 3$，*$p < 0.05$，组间相比较）

　　众所周知，锌在骨代谢过程中，具有非常重要的作用[27-29, 91-93]，在体内参与许多细胞酶反应和基因调控过程，同时也是几个转录因子的调制必需元素[94, 95]。另外在成人的骨骼中，缺锌会导致骨质疏松症的发生[96]。根据文献报道[97, 98]，在 MC3T3-E1 细胞中，锌和锌螯合化合物还能够刺激细胞增殖，提高 ALP 活性和促进诸如骨桥蛋白（OPN）和骨钙蛋白（OCN）等的成骨基因的表达。在分子生物学中，体内的 ZIP1 是成骨分化中锌传输支路的一个功能信号因子，且随着 Zn 含量的增加而增加[37, 99-101]。据报道，ZIP1 在 MSC 中的过量表达，可以引起 OPN 和骨膜素上调 5～24 倍[102]，从而影响成骨细胞的性能[103, 104]。一些研究还表明，ZIP1 在干细胞中的过量表达可诱导 *RUNX2* 基因表达上调，进一步促进成骨细胞分化[105]。因此，可以理解为这些高度表达的成骨细胞因子的协同作用既增加了骨细胞的存活率又促进了细胞的成骨分化，从而有效促进了 hBMSCs 在骨缺损处的增殖和活性。现代生物医学工程已经证明了缺锌将会导致骨骼发育迟缓、骨质疏松等症状的发生，锌在成骨分化过程中具有重要的作用。但是，就目前而言，更翔实的有关硼酸盐生物玻璃支架中锌离子刺激 hBMSCs 的机制尚不清楚，需要作进一步的研究。

赵寅生等[29]采用熔融法分别制备了 B2Sr 和 13-93 硼酸盐生物活性玻璃，并将它们调制成水基浆料装入三维打印机中进行打印成型。打印成型后的支架在室温过夜干燥，随后在氧气气氛中以较慢的速度（0.5~1℃/min）升温到 600℃，最后在 700℃进行烧结。图 5-27 为三维打印成型的支架样品[29]。支架的孔结构主要有两种，分别是 *XY* 轴方向的正方形连通孔，宽度约为 200μm，以及 *Z* 轴方向上的长方形孔结构，宽度为 200μm，高度为 60μm。

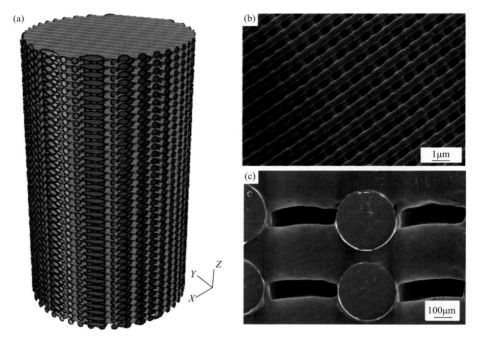

图 5-27　实验所用的生物活性玻璃支架：（a）高 10mm、直径 6mm 圆柱状玻璃支架示意图；（b）支架 *XY* 轴方向的 SEM 照片；（c）支架 *Z* 轴方向的 SEM 照片

图 5-28 显示了 B2Sr 和 13-93 两种玻璃支架的抗压强度和弹性模量。由图可见，13-93 玻璃支架的抗压强度达到了（88±7）MPa，接近于人体皮质骨的抗压强度（100~150MPa），B2Sr 玻璃支架的抗压强度略微低一些，但也达到了（71±10）MPa。两种玻璃支架的弹性模量分别为（8±1）GPa 和（10±1）GPa（$p=0.046$），都在人体皮质骨弹性模量范围内（5~15GPa）。B2Sr 玻璃支架的力学性能显著低于 13-93 玻璃支架的主要原因是 B2Sr 玻璃中 B—O 的键能小于 Si—O 的键能。

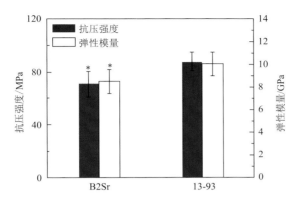

图 5-28 **B2Sr 和 13-93 支架的抗压强度和弹性模量，*表示与 13-93 支架相比具有显著差异，**

$p<0.05$

B2Sr 和 13-93 玻璃支架在 0.02mol/L K$_2$HPO$_4$ 溶液中的失重率[图 5-29（a）]随浸泡时间增加。浸泡 28 天后，B2Sr 和 13-93 玻璃支架的失重率分别为 2.1%和 1%左右，前者约是后者的 2 倍。且与玻璃颗粒的失重实验结果的趋势一致[106]，但由于比表面积的差异，失重率显著降低。图 5-29（b）显示了浸泡溶液的 pH 也随着支架浸泡时间的增加而升高，浸泡 28 天后，B2Sr 和 13-93 玻璃支架的溶液 pH 从最初的 7.0 分别提高到了 8.2 和 7.7。

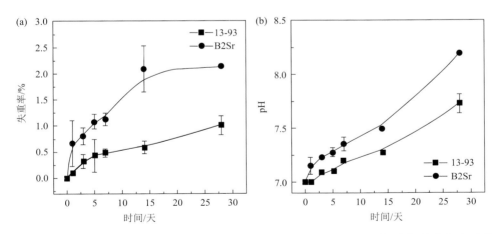

图 5-29 **13-93 和 B2Sr 支架在 37℃ 0.02mol/L K$_2$HPO$_4$ 溶液中随浸泡时间支架失重率（a）和**
溶液 pH（b）的变化

图 5-30 是 B2Sr 和 13-93 玻璃支架在 K$_2$HPO$_4$ 溶液中浸泡 28 天后的表面形貌。浸泡 28 天后，两种支架表面均由烧结后的光滑面变成多孔的粗糙面[图 5-30（a）

和（c）]。由大倍数下的观察可以发现，B2Sr 表面[图 5-30（b）]主要由圆形颗粒组成，而 13-93 表面[图 5-30（d）]则由蠕虫状产物组成。但两者都是典型的 HA 沉淀的形貌[107]。

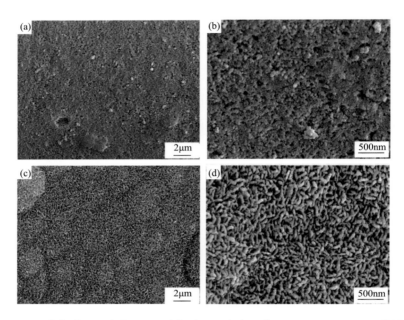

图 5-30　B2Sr 支架（a，b）和 13-93 支架（c，d）在 37℃ 0.02mol/L K₂HPO₄ 溶液中浸泡28 天的表面形貌

表 5-3 是 B2Sr 和 13-93 玻璃支架按 100mg/mL 浸泡在不含血清的 α-MEM 中24h 后浸提液中的离子浓度。与空白对照组比较可以发现，13-93 浸提液中的硅含量较高，而 B2Sr 中含有较多的硼和锶。由于 HA 沉淀在支架表面，因此，两组浸提液中的钙和磷浓度均有所减少。

表 5-3　B2Sr 和 13-93 支架按 100mg/mL 浸泡在
α-MEM 中 24h 后浸提液中的离子浓度（mmol/L）

	钙离子	磷离子	硅离子	钾离子	硼离子	锶离子
B2Sr	1.63±0.01	0.42±0.002	0.83±0.01	5.40±0.07	13.33±0.01	0.31±0.01
13-93	1.73±0.12	0.63±0.05	1.01±0.03	5.61±0.07	0	0
空白对照	1.80	1.01	0	5.33	0	0

为了研究 B2Sr 和 13-93 玻璃支架溶解产物对 MLO-A5 细胞增殖的影响，将细胞分别在不同浓度的浸提液中培养 2 天、4 天、6 天。MTT 结果[图 5-31（a）]表明，与空白对照组相比，13-93 玻璃支架不同浓度（100mg/mL、50mg/mL 和 12.5mg/mL）的浸提液在任一时间点，对细胞的增殖没有显著影响，B2Sr 玻璃支架的浸提液浓度为 50mg/mL 和 12.5mg/mL 时，也不会对细胞产生显著的影响。但是在高浓度（100mg/mL）时，在 2 天、4 天、6 天中均对细胞增殖有抑制作用。

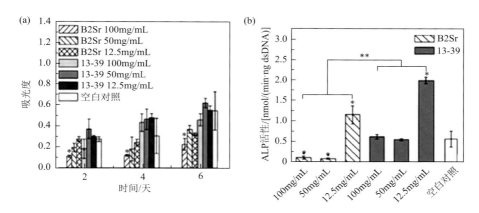

图 5-31　不同浓度的 B2Sr 和 13-93 支架浸提液对 MLO-A5 细胞培养 2 天、4 天、6 天时增殖（a）和培养 4 天时 ALP 活性（b）的影响，*表示与对照组相比有显著差异，**表示 B2Sr 和 13-93 组在相同浓度时有显著差异，$p < 0.05$

图 5-31（b）是 MLO-A5 细胞在 B2Sr 和 13-93 玻璃支架浸提液中培养 4 天后的 ALP 活性结果。结果表明，13-93 玻璃支架的浸提液在较高浓度（100mg/mL 和 50mg/mL）时，细胞的 ALP 活性与空白对照组没有显著差异，B2Sr 在这两个浓度下，对细胞的 ALP 活性有显著的抑制作用。而当浓度为 12.5mg/mL 时，两种玻璃支架浸提液均显著提高了 MLO-A5 细胞的 ALP 活性。

图 5-32 是 B2Sr 和 13-93 支架植入大白兔股骨节段性骨缺损处 12 周时的 H&E 染色切片照片。截面对应支架中心沿轴方向。结果显示两组支架在植入 12 周后均无明显的排斥、组织坏死等现象，具有良好的生物相容性。而且在两种支架中均有新骨再生现象，新骨主要发生在支架外部，在钛合金接骨板固定一侧[图 5-32（a）和（c），以*表示]有较好的骨桥接现象；新骨也沿着玻璃支架长入内部，与支架紧密结合[图 5-32（b）和（d）]，支架内部也有血管形成，如图中的箭头所示。计算发现，术后 12 周，B2Sr 支架内的新骨率[（28±3）%]显著高于 13-93 支架内的新骨率[（17±3）%]（$p = 0.001$）（图 5-33）。但是骨缺损内总的新骨

率，即支架内和支架外的新骨总和，两组样品并没有显著差异，分别为（33±6）%和（24±10）%（$p>0.05$）。

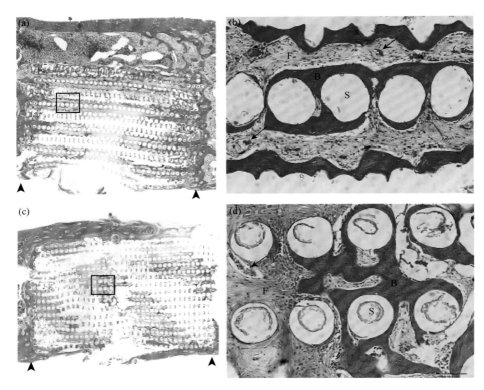

图 5-32　B2Sr（a，b）和 13-93（c，d）植入 12 周后，骨缺损处的 H&E 染色切片照片：（b）和（d）分别为（a）和（c）中方框位置的放大图；标尺在（a）和（c）中为 **2mm**，在（b）和（d）中为 **200μm**；*表示钛合金接骨板固定边；▲表示骨缺损边缘；↑表示血管；**F** 表示纤维组织；**B** 表示新生骨；**S** 表示支架

　　图 5-33 是 B2Sr 和 13-93 玻璃支架植入大白兔股骨节段性缺损处 12 周时的 von Kossa 染色切片照片。von Kossa 染色区域表示该部位有磷酸盐物质存在[108]，因而染色部位可以认为是缺损处的钙化区域，包括新生骨和生物玻璃转化形成的 HA，而未被反应的玻璃以及纤维组织则没有被染色而呈现白色。B2Sr 和 13-93 组骨缺损处总的 von Kossa 面积分别为（67±7）%和（49±7）%（图 5-34），即 B2Sr 组总的 von Kossa 染色区域显著大于 13-93 组。将 von Kossa 染色的黑色区域减去 H&E 切片中的新骨面积，就可以大致估算出生物玻璃支架的转化率。植入大白兔股骨节段性骨缺损 12 周后，B2Sr 和 13-93 玻璃支架转化为 HA 的面积分别约为（34±4）%和（25±8）%，B2Sr 转化率略高于 13-93，但是两者并无显著差异。

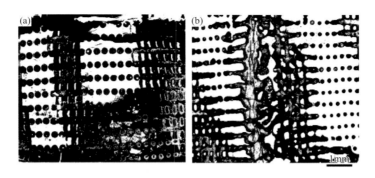

图 5-33　B2Sr（a）和 13-93（b）植入大尺寸大白兔股骨节段性骨缺损处 12 周后骨缺损处的 von Kossa 染色切片照片

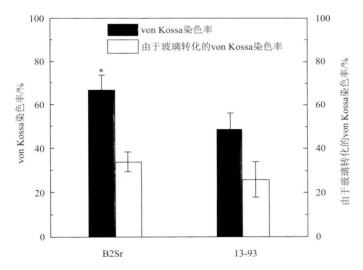

图 5-34　B2Sr 和 13-93 植入大尺寸大白兔股骨节段性骨缺损处 12 周后的 von Kossa 染色率，分别为整个 von Kossa 染色面积（新骨 + 支架转化）与骨缺损面积的比值，以及由于玻璃转化导致的 von Kossa 染色面积与骨缺损面积的比值；*与 13-93 相比具有显著差异（$p < 0.05$）

5.5.2　作为骨疾病治疗用药物载体的应用研究

　　骨髓炎是骨科中的常见疾病，局部抗生素缓释系统是有效的治疗方法之一，它在感染区域释放的抗生素浓度要远高于全身系统的用药，避免了全身系统用药的毒副作用，并能够辅助填充死腔。但大部分用于治疗骨髓炎的局部抗生素缓释系统中，药物载体材料在体内的降解性、生物相容性都不是很理想，抗生素的缓释效果不是很理想，容易导致耐药细菌的产生，增加治疗难度。此外，大部分载体材料都缺乏成骨活性。寻找理想的作为骨疾病治疗用的药物载体具有重要的应用背景。

谢宗平等[109]基于硼酸盐玻璃良好的生物相容性和生物活性,在体内可以完全降解,且降解速率可以通过调节其组分比例来控制、容易加工等的特点,在无菌条件下将 1g 万古霉素溶解于 2mL 磷酸盐缓冲液(PBS)中,并加入硼酸盐生物玻璃粉末拌匀成糊状体后,置于聚乙烯模具成型、固化 20min 后取出,再继续干燥 24h,无菌包装备用。同法制备了不含万古霉素的硼酸盐生物玻璃和载万古霉素的硫酸钙,供比较实验。实验中,谢宗平等将 54 只骨髓炎大白兔模型根据处理方法的不同,随机分成 A 组($n=11$)、B 组($n=11$)、C 组($n=16$)和 D 组($n=16$)。其中 A 组的大白兔在完成骨髓炎模型后,不做任何处理,B 组、C 组、D 组分别将硼酸盐生物玻璃、载万古霉素的硫酸钙及载万古霉素的硼酸盐生物玻璃植入髓腔及骨缺损处,直至填满。最后使用可吸收线缝合骨膜、深筋膜及浅筋膜,丝线缝合皮肤。术后切口每天消毒至愈合,防止合并感染。图 5-35 为术前、术后即刻及术后 8 周摄右胫骨正侧位 X 线片。由图可见,术前各组 X 线排尿观察情况相似,实验模型动物胫骨上端均有明显骨损坏,其中 26 只出现全长骨破坏,与术中观察一致:可见骨膜反应、死骨形成以及周围软组织肿胀等改变。在术后即刻的 X 线片中可见,A 组开窗处骨皮质及清创处的骨缺损,B 组、C 组、D 组骨缺损均与A 组相似,但体内填充了相应材料。术后 8 周,A 组除 2 只实验动物可见清创处明显骨修复,感染控制良好外,其余实验动物见骨破坏加重、死骨形成、周围软组织肿胀、严重骨膜反应等;B 组骨破坏明显加重,死骨形成,植入材料随窦道排出,有严重骨膜反应及软组织肿胀和肢体变形等,总体情况较 A 组严重;C 组除 4 只实验动物见骨破坏、周围软组织肿胀、骨膜反应外,其余实验动物骨缺损处明显修复,材料完全吸收,无明显骨膜反应及周围软组织肿胀等;D 组情况与C 组相似,但有部分材料尚未吸收,骨缺损修复明显优于 C 组。

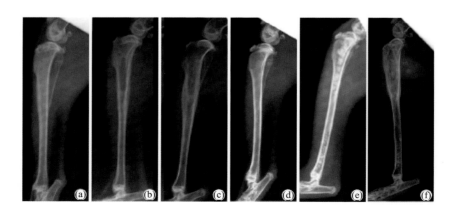

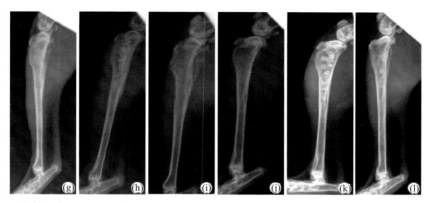

图 5-35 术前、术后即刻及术后 8 周摄右胫骨正侧位 X 线片：（a）A 组术前；（b）A 组术后即刻；（c）A 组术后 8 周；（d）B 组术前；（e）B 组术后即刻；（f）B 组术后 8 周；（g）C 组术后；（h）C 组术后即刻；（i）C 组术后 8 周；（j）D 组术前；（k）D 组术后即刻；（l）D 组术后 8 周

图 5-36 为各组术后 8 周 H&E 染色观察照片。由图可见，术后 8 周，A 组和 B 组镜下都可见大量中性粒细胞浸润、纤维变性伴大量淋巴细胞增生及浆细胞浸润、脂肪坏死（脂肪细胞核溶解、消失），中央为脓细胞的坏死灶，见死骨形成、骨破坏及骨膜下新骨形成，呈现典型的急、慢性化脓性骨髓炎改变。C 组及 D 组均见材料降解、吸收及周围材料表面和内部的新骨形成，松质骨和皮质骨周围有少量纤维变性，呈轻度慢性炎症改变。C 组大部分硫酸钙已降解吸收，仅有少量残留，材料周围有少量新骨形成，新骨与材料间有较大空隙，材料附近可见大量吞噬了材料的泡沫细胞。D 组硼酸盐生物玻璃降解吸收硫酸钙较慢，但降解材料表面及内部可见大量密实的板层样新骨形成，与材料结合紧密，新骨表面被覆大量成骨细胞，材料周围未见异物吞噬细胞。

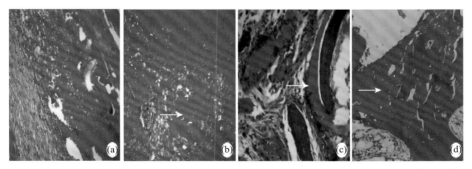

图 5-36 各组术后 8 周 H&E 染色观察照片：（a）A 组（100 倍）；（b）B 组（100 倍），箭头表示硼酸盐生物玻璃；（c）C 组（200 倍），箭头表示载万古霉素的硫酸钙；（d）D 组（100 倍），箭头表示载万古霉素的硼酸盐生物玻璃

所以，由术后 X 线片及组织学结果分析可知，C 组、D 组均优于 A 组、B 组，表明两种载万古霉素缓释系统均能较好控制耐甲氧西林金黄色葡萄球菌（MRSA）导致的骨髓炎症。而 B 组植入了未载药的硼酸盐生物玻璃，其疗效较 A 组单纯清创更差，即单纯的异物植入会加重感染，而载入万古霉素后则起到了控制感染的效果。此外，实验结果还表明载万古霉素的硼酸盐生物玻璃在体内的缓释效果要优于载同样药物的硫酸钙，但差异无统计学意义。谢宗平认为，这也可能与实验样本量有关，可以深入开展更为翔实的动物实验和机理探索。但硼酸盐生物玻璃作为抗生素载体具有可控的降解性及生物活性、骨诱导活性等特点是明确的。虽然硫酸钙也可在体内降解，但降解速率过快且不可调控。硼酸盐生物玻璃的降解速率低于硫酸钙，且在材料周围未见异物吞噬细胞，却在材料表面及内部有大量板层样新生骨形成，新生骨与材料之间结合紧密，表面覆盖着一层成骨细胞，呈现出良好的生物相容性、生物活性和成骨性能。这些都是硫酸钙植入材料所不具备的优势。

张欣等[110]研发了载替考拉宁治疗骨髓炎症的硼酸盐生物活性玻璃药物载体。实验选用了成年健康的新西兰大白兔[雄性，体重（2.68±0.17）kg]，在自胫骨近端处的骨髓腔中注入骨髓炎致病菌耐甲氧西林金黄色葡萄球菌，感染病菌 4 周后，选出确诊为骨髓炎的样本，进行进一步的实验，其中 14 只大白兔进行麻醉和剃毛消毒处理后，自胫骨上端切开皮肤，沿肌间隙分离肌肉达骨面，开创，清洗创口，植入药物载体。由于病变程度以及骨创伤大小的差异，每只兔子植入的药物总量约为 70～90mg，然后将创口缝合，此为材料植入组（GROUP1）。未植入药物载体、仅对患病部位进行清创的 10 只兔子作为空白对照组（GROUP2）。

表 5-4 为术后三个月兔子胫骨腔内组织微生物的评价。由表可知，植入药物载体的 GROUP1 样品组的骨髓炎症完全治愈，而清创治疗的 GROUP2 组的炎症存在复发，未能治愈骨髓炎。实验结果表明除了治疗手术不当外，硼酸盐玻璃基药物载体对骨髓炎的治愈率为 100%。手术后胫骨的横截面图片如图 5-37（a）所示。宏观观察表明，材料与骨组织的相容性较好，诱导骨腔内组织新生，且也被新生类骨羟基磷灰石及骨组织填满（已由 XRD 及 SEM 表征结果证实）。而清创组[图 5-37（b）]即使炎症得到了一定程度的控制，也很难有新生组织生长，骨腔仍为空腔。

表 5-4 骨髓炎治疗效果分析

组别	治疗方式	大白兔死亡率	细菌培养	
			阴性	阳性
GROUP1	植入药物载体	2/14	12	2
GROUP2	清理伤口	4/10	0	10

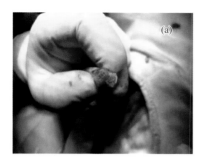
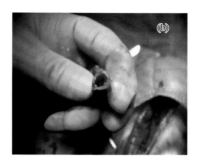

图 5-37　胫骨横截面对比：(a) 载药治疗；(b) 清创治疗

姚爱华等[111]采用高温熔融法制备了锂钙硼酸盐（LCB）玻璃，并将其破碎过筛到 97～154μm 的玻璃颗粒，并采用火焰漂浮法对玻璃颗粒进行反复球化后，制得 LCB 玻璃微球。然后将玻璃微球浸泡于 0.25mol/L、pH = 9.0 的 K_2HPO_4 溶液中，静置于 37℃恒温箱中浸泡若干天后取出，移去浸泡液，用去离子水漂洗数次后，置于 90℃烘箱中干燥 24 天，最后将干燥后的微球于 600℃煅烧 2h 后制得表面多孔且中空的 HA 微球。

图 5-38 为 LCB 玻璃微球浸泡于 0.25mol/L、pH = 9.0 的 K_2HPO_4 溶液中反应 5 天后产物微球的 SEM 形貌。由图可见，反应后微球仍然保持良好的完整度，与原始玻璃微球相比，外形尺寸没有明显的变化，平均尺寸约为 100μm[图 5-38(a)]，图 5-38（b）为微球表面的放大图像，可以明显观察到原本光滑的玻璃表面已被多孔的颗粒沉积物替代。为了判断反应后微球是否为中空结构，将经过 600℃煅烧的微球切开。从图 5-38（c）可以观察到微球经过热处理后可以获得具有一定强度的中空微球，且微球球壁的平均厚度为 10～20μm，通过计算还可以知道微球的中空部分所占体积为 80%～90%。

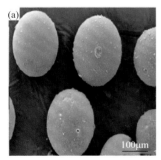
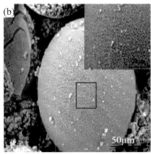
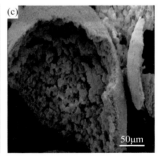

图 5-38　LCB 玻璃微球在 K_2HPO_4 溶液中反应 5 天后产物微球的 SEM 照片

为了研究载体中 rhBMP-2 的体外缓释行为，姚爱华等在实验中将 0.1g 中空羟基磷灰石微球浸泡于 10mL1.0mg/mL 的 rhBMP-2 溶液中进行了药物缓释，并绘制了如图 5-39 所示的药物累积释放曲线。由图可知，在释放的初期（48h 内），由于吸附在微球外表面药物的脱附，释放速率较快，48h 内的累积释放速率达到了 31.8%。而此后随着释放时间的延长，微球内壁及球壁微孔中的药物开始通过扩散作用持续向外释放。由于球壁较厚，且微孔孔径较小，因此，释放速率缓慢，最终的累积释放率约为 86%。释放周期接近 1000h（40 天左右），具有明显的缓释效应。

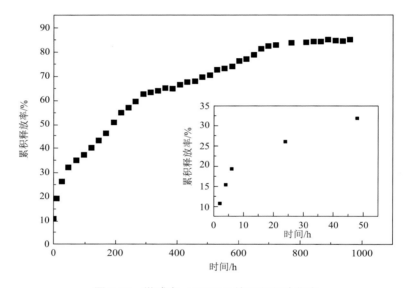

图 5-39　微球中 rhBMP-2 的累积释放曲线

实验结果提示了由锂硼酸盐生物玻璃微球物相转化形成的中空 HA 微球，在解决无机药物载体的载药量有限和突释等问题方面是有特色的。这种特殊的结构不仅可以提高载药量，而且可以通过调整玻璃组成来实现中空微球壁厚尺寸的控制，实现药物的持续、可控释放，并确保生长因子类药物的有效活性，是一类较为理想的无机药物载体。

姚爱华等还采用体外将载有蛋白模型的微球和大鼠骨髓间充质干细胞（MSCs）共培的方法，测定了模型药物对细胞的碱性磷酸酶（ALP）活性影响。图 5-40 显示了不同样品对 MSCs 的 ALP 活性的影响。由图可见，载有 rhBMP-2 的微球及单纯 rhBMP-2 均能明显促进 MSCs 的增殖和分化，且随着时间的延长影响更加显著。这表明 rhBMP-2 确实在提高 MSCs 的生物活性、促进细胞的增殖分化和组织再生方面起着重要的作用。另外，载有 rhBMP-2 的微球及单纯 rhBMP-2 两组样品在 4 天内对细胞的影响无显著差异（$p > 0.05$）。但在培养 4 天后，载有 rhBMP-2 的微球对细胞增殖分化的促进作用明显优于单纯 rhBMP-2 组。表面微球中的 rhBMP-2 具有良好的活性，且 rhBMP-2 没有因装载及之后的释放过程等问题而导致其丧失活性。同时，7 天时 rhBMP-2 的活性仍然保持良好状态，这表明实验所制备的中空 HA 微球对生长因子的释放具有良好的控释作用。

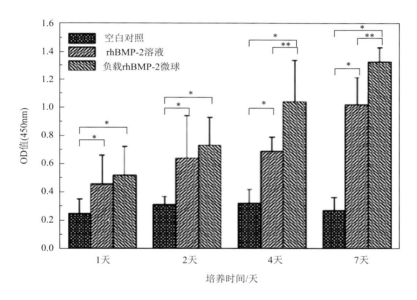

图 5-40　不同样品对 MSCs 的 ALP 活性的影响；*与对照组相比具有显著差异，$p < 0.05$；**与 rhBMP-2 溶液相比具有显著差异，$p < 0.05$

5.5.3　含铜硼酸盐玻璃纤维/PLGA 复合敷料的应用研究

聚乳酸-羟基乙酸共聚物[poly（lactic-co-glycolic acid），PLGA]由两种单体（乳酸和羟基乙酸）随机聚合而成，是一种可降解的功能高分子有机化合物，具有良好的生物相容性、无毒、良好的成囊和成膜的性能，被广泛应用于制药、医用工程材料和现代化工业领域。Hu 等[112]尝试将含铜硼酸盐生物活性玻璃纤维（BG-3Cu）与 PLGA 复合，制备了一种具有良好生物相容性、生物活性和生物可降解性的有机/无机复合医用敷料。该复合医用敷料的特点之一是无需更换使用，可有效减少患者换药的痛苦，同时可以刺激伤口周围的血管再生，促进伤口快速愈合。实验过程中，根据需要可在溶解 PLGA 时，加入适量的脂溶性药物，如维生素 E 等，在构建成一类具有良好生物相容性、生物活性和生物可降解的，兼用药物缓释的功能型医用复合敷料方面进行了有益的探索。

5.5.4 样品体外生物相容性和血管生成评估

图 5-41 显示了四组敷料样品在培养 1 天、3 天和 7 天后，通过 CCK-8 方法测得的离子溶解产物的细胞增殖和活力。在第 1 天，各组离子溶出产物中培养的细胞没有明显差异，但在第 3 天和第 7 天，3VE-Cu 与其他组在人脐静脉内皮细胞（HUVEC）和成纤维细胞的增殖上表现出了显著的统计学差异。

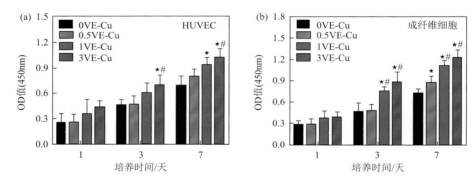

图 5-41 在含有四组 VE-Cu BG/PLGA 敷料的离子溶解产物的培养基中培养 1 天、3 天和 7 天后 HUVEC（a）和成纤维细胞的增殖（b）; ★与 0VE-Cu 相比，$p < 0.05$; #与 0.5VE-Cu 相比，$p < 0.05$

图 5-42（a）显示为了评估 HUVEC 在不同离子溶解产物中的迁移能力而进行的 Transwell 实验结果图。结果表明 1VE-Cu 和 3VE-Cu 组 HUVEC 迁移速度显著加快。此外，3VE-Cu 组为 HUVEC 迁移提供了最佳条件。成血管测试结果[图 5-42（b）]也显示出类似的结果，即 3VE-Cu 组在体外实验中促进 HUVEC 形成血管的效果最好，而其他组中的细胞也都形成了不完整的管状网络，表现出了一定的成血管能力。

图 5-43 显示了 HUVEC 形态和 VEGF 分泌情况。为了直接观察各组 HUVEC 中 VEGF 的表达和形态学，采用免疫荧光法标记 VEGF 蛋白、F-actin 和细胞核。由 3VE-Cu 组的 HUVEC 发现，在第 3 天和第 7 天的每个时期，3VE-Cu 组表达的 VEGF 数量最多，这意味着这种离子溶解产物可以增强 HUVEC 的 VEGF 分泌。

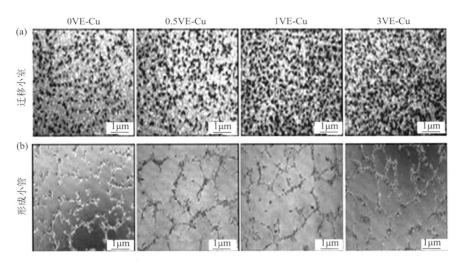

图 5-42 （a）四组 VE-Cu BG/PLGA 敷料的离子溶解产物在温育 24h 后离子迁移能力评估；
（b）通过 Matrigel™ 基质孵育 12h 后四组离子溶解产物的血管形成情况

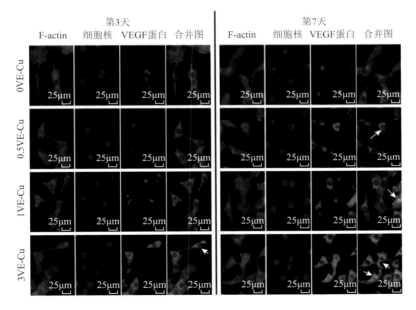

图 5-43 培育 3 天和 7 天后 HUVEC 的 VEGF 分泌的免疫荧光图；红色表示 F-actin；蓝色表示细胞核；绿色表示 VEGF 蛋白；箭头显示 VEGF 蛋白的高表达水平

  图 5-44 显示了成纤维细胞的血管生成相关基因表达。qRT-PCR 试验检测成纤维细胞中血管生成相关基因 *VEGF*、*PDGF* 和 *bFGF* 的表达。如图 5-44 所示，在

第 3 天和第 7 天，所有这三种基因的 3VE-Cu 组中的表达与 0VE-Cu 组相比显著增加。此外，第 7 天 1VE-Cu 组的 VEGF 和 bFGF 表达也显著高于 0VE-Cu 组，这表明 1VE-Cu 离子溶解产物也能有效促进 *VEGF* 和 *bFGF* 基因表达。

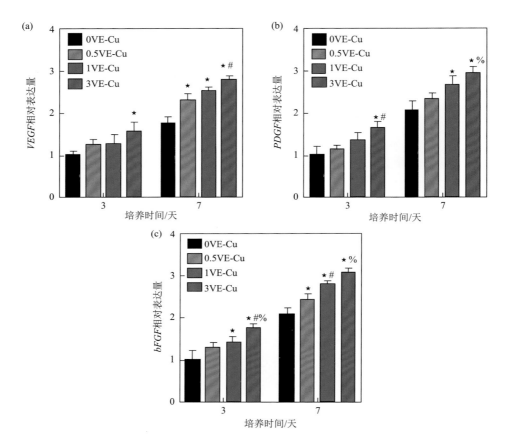

图 5-44　*VEGF*（a）、*PDGF*（b）、*bFGF*（c）在各组中孵育 3 天和 7 天后成纤维细胞的血管生成相关基因表达；★与 0VE-Cu 相比 $p < 0.05$；#与 0.5VE-Cu 相比 $p < 0.05$；%与 1VE-Cu 相比 $p < 0.05$

图 5-45 显示了伤口闭合测量结果，即在 0 天、7 天和 14 天时用 0VE-Cu 和 3VE-Cu BG/PLGA 敷料处理和未处理的伤口的光学图像，用于直接评估伤口愈合的 BG/PLGA 敷料。尽管每个时期的伤口都缩小，但用 3VE-Cu 和 0VE-Cu 治疗的伤口在第 14 天几乎闭合，而未处理的伤口则没有。伤口面积表明用 3VE-Cu BG/PLGA 敷料治疗的伤口在第 7 天和第 14 天的每个时间段比未处理的伤口明显更快地闭合。0VE-Cu 的伤口愈合速度在 3VE-Cu 与对照组之间。

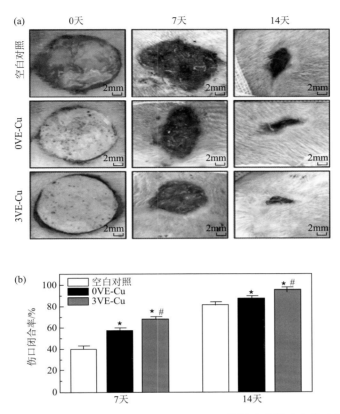

图 5-45 （a）未处理（对照）或用 0VE-Cu 或 3VE-Cu 敷料治疗的啮齿类动物的全层皮肤缺陷在 0 天、7 天和 14 天的图像；（b）伤口闭合率，★与对照相比 $p < 0.05$，#与 0VE-Cu 相比 $p < 0.05$

图 5-46（a）显示了灌注造影再经 Micro-CT 扫描后的血管三维重建结果。结果表明 3VE-Cu 中新生血管的数量和密度最高，而直接观察结果显示其新生血管数量最多。为了进一步定量，还计算了血管面积[图 5-46（b）]和血管数量[图 5-46（c）]，结果显示植入 3VE-Cu BG/PLGA 敷料后缺陷处的血管面积和数目显著提高。

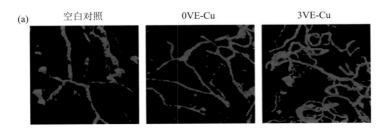

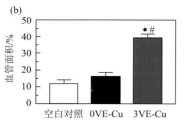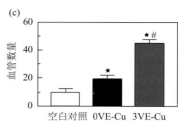

图 5-46 （a）新血管的 3D 重建图像；（b，c）新生血管面积和血管数量的形态学分析；★与对照相比 *p*＜0.05；#与 0VE-Cu 相比 *p*＜0.05

　　图 5-47 显示了伤口的 H&E 染色结果。新生的内皮细胞已经在全厚度切片的下方用箭头标记出来，从图上也可以观察到一些尚未成熟的内皮细胞。在第 7 天和第 14 天，用 3VE-Cu BG/PLGA 敷料处理的新生内皮显著多于用 0VE-Cu BG/PLGA 敷料或未处理组。

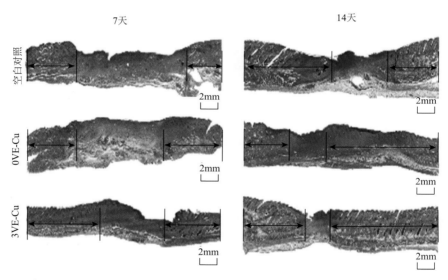

图 5-47 未经处理的缺陷（对照）的 H&E 染色图像以及在 7 天和 14 天用 0VE-Cu 或 3VE-Cu 敷料处理的缺陷的图像；图像的总宽度表示初始缺陷大小；黑色箭头表示新生上皮

　　图 5-48 显示了缺损处的免疫荧光结果。受损的皮肤失去了保护宿主免受病原体侵害的功能。因此，胶原蛋白的沉积和排列以及真皮再上皮化是缺陷再生的关键过程，Masson 三色染色显示了胶原蛋白在伤口附近的形态，可以观察到 3VE-Cu BG/PLGA 敷料可以刺激胶原沉积和产生更厚的波状胶原纤维以用于伤口修复。此外，3VE 的敷料显示出更类似于正常皮肤的有序排列的胶原纤维，

这表明该浓度的维生素 E 更有利于伤口的修复。3VE-Cu 组胶原沉积和排列的改善可能与维生素 E 的特性有关，维生素 E 在氧化应激和炎症性疾病中具有抗氧化和抗炎作用，并促进胶原蛋白的产生和成纤维细胞的增殖。此外，维生素 E 已被证明可加速烧伤愈合，上调内皮细胞中增殖细胞核抗原（PCNA）和 Ki67 的表达。

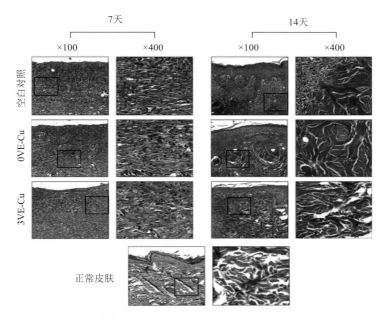

图 5-48　未处理的缺陷（对照）及 7 天和 14 天用 0VE-Cu 或 3VE-Cu 敷料处理的缺陷经 Masson 三色染色后胶原沉积和排列情况

图 5-49 显示了缺损处的免疫组织化学结果。在体内，观察新生血管是评估血管生成活性的直接方式。在急性创伤后，由于皮肤组织损失，伤口倾向于处于缺氧和营养缺乏状态。因此，血管生成对于伤口修复是必需的，这一过程涉及原始血管的萌芽和随后的壁细胞重建。CD31 和 α-平滑肌肌动蛋白（SMA）的免疫荧光染色、CD34 的免疫组织化学染色如图 5-49（a）所示，结果表明 3VE-Cu 组在 7 天和 14 天时，缺损区域上的新生血管和成熟血管的数目相较于其他组都有所增加。为了进行定量评估，将 CD31 和 α-SMA 标记的成熟血管密度[图 5-49（b）]和新生血管密度[图 5-49（c）]定义为每平方毫米阳性 CD34 染色细胞的数目来计算。对于新生血管密度，用 3VE-Cu BG/PLGA 敷料处理的伤口在第 7 天和第 14 天与其他两组相比更高，并且成熟血管的密度在第 14 天也显示出增加的趋势。

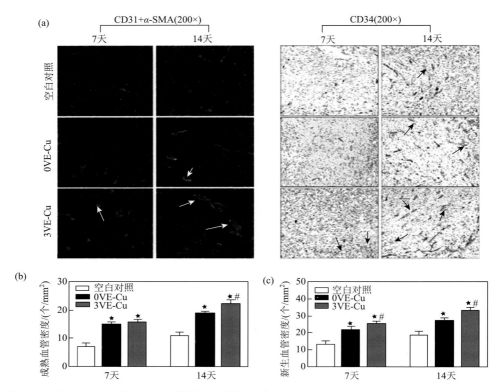

图 5-49　用 **0VE-Cu** 或 **3VE-Cu** 敷料处理缺损处在 **7** 天和 **14** 天时（**a**）**CD31** 和 **α-SMA** 的免疫荧光染色（左）及 **CD34** 的免疫组织化学（右），通过阳性 **CD31** 和 **α-SMA** 染色（由白色箭头标记；红色：**CD31**；绿色：**α-SMA**；蓝色：核）定义成熟血管，新生血管由 **CD34** 阳性（黑色箭头）定义；在未处理的缺陷（对照）中成熟血管（**b**）和新生血管（**c**）的密度（★与对照相比 $p < 0.05$；#与 **0VE-Cu** 相比 $p < 0.05$）

　　汤悦等通过在体内外的细胞和动物实验，提供了有关 VE-Cu BG/PLGA 敷料的细胞生物活性和全层创伤修复效果。结果显示 VE-Cu BG/PLGA 敷料在刺激 HUVEC 的血管生成和啮齿动物全层缺损再生方面有治疗效果。实验中，VE-Cu BG/PLGA 敷料在 SBF 中浸泡数天后，就可见 PLGA 膜逐渐降解，并且一些内部 BG 微纤维暴露并与外界环境反应，在硼酸盐玻璃纤维基体中的 Cu^{2+} 或其他功能性离子和敷料中的维生素 E 等药物就可能连续地被释放，形成有效的药物缓释系统。同时，BG/PLGA 敷料还能有效解决由 Cu^{2+} 和硼的突释可能造成超出临界浓度从而引发不良反应的问题。因此，VE-Cu BG/PLGA 敷料相比单一组分有更高的安全性。

　　血管生成在缺损重建过程中具有重要的意义，主要取决于内皮细胞的增殖、迁移、血管形成和 VEGF 表达能力。在 VE-Cu BG/PLGA 敷料，特别是 3VE-Cu 组的离子溶解产物中，HUVEC 和成纤维细胞的体外生物相容性测试都显示其具有提高细胞增殖、迁移的作用和促血管形成及增强 HUVEC 的 VEGF 蛋白表达能力。qRT-PCR 的结果，包含三个血管生成相关基因，所有基因在 3VE-Cu 组中的表达都比其他组有所增强。因此，3VE-Cu BG/PLGA 敷料对于 HUVEC 和成纤维细胞在体外血管的生成有极好的促进作用。

新生血管的 CT 评估证实了 3VE-Cu BG/PLGA 敷料对血管发芽和重塑的效果更好，在三维重建和血管计算中观察到的新血管数量最多。CD31 和 α-SMA 的免疫荧光结果及 CD34 的免疫组化结果也证实 3VE-Cu 在第 7 天和第 14 天具有显著更高的血管密度，成熟血管的密度在第 14 天也显示增加，这表明新生的血管已经成长为成熟的血管。

H&E 染色显示在观察时间点用 3VE-Cu 或 0VE-Cu 处理的缺陷之间的伤口闭合显著改善。在第 14 天，3VE-Cu 的表皮再生基本完成，未处理的样品的表皮再生仍未完成。通过 H&E 染色，较高的上皮细胞百分比和较长的新上皮细胞宽度证实了 3VE-Cu BG/PLGA 敷料的上皮化作用。Masson 三色染色也为胶原沉积和排列提供了证据。染色显示 3VE-Cu 和 0VE-Cu 在第 14 天加速了胶原蛋白的沉积和排列，而与正常皮肤相比，3VE-Cu 敷料的胶原倾向于变动并且更成熟的肉芽化。这些实验结果都表明了 VE-Cu BG/PLGA 敷料在重建全层皮肤损伤上具有良好的应用前景。

5.5.5 硼酸盐生物活性玻璃基骨水泥及其应用研究

骨水泥具有可微创注射、能够填充不规则形状和尺寸的骨缺损等优点。作为一类重要的骨修复材料，其社会需求正呈现出上升的发展趋势。崔旭等[113]选用具有良好骨传导和骨诱导性能的硼酸盐玻璃为固相，改性的壳聚糖为液相，开发了能够自固化的硼酸盐生物活性玻璃骨水泥。通过改性，可以赋予酸性壳聚糖溶液pH 敏感特性，从而实现中性环境下溶胶-凝胶转化。同时生物活性玻璃具有较高的反应活性，且在降解过程中能够形成碱性环境，调控骨再生。开发的硼酸盐生物活性玻璃骨水泥能够通过医用注射器顺利注射，且不发生压滤效应导致的固液分离。同时通过调控骨水泥的固液比，可以实现骨水泥的可注射性、凝固时间和抗压强度等理化性能的调控（图 5-50）。由于壳聚糖的化学络合效应和黏结作用，硼酸盐生物活性玻璃骨水泥具有较好的抗溃散性（图 5-51）。浸泡于 PBS 中并置于一定速率恒温摇床晃动后，骨水泥基体未见颗粒扩散，宏观形态也未见明显变化，PBS 未见明显浑浊。同时硼酸盐生物活性玻璃骨水泥固化过程中的热释放温度也较低（图 5-52），不会对周边组织造成热损伤。浸泡于含磷溶液后，骨水泥基体的生物活性玻璃能够降解并转化为羟基磷灰石，显示出优异的生物活性和降解性（图 5-53）。

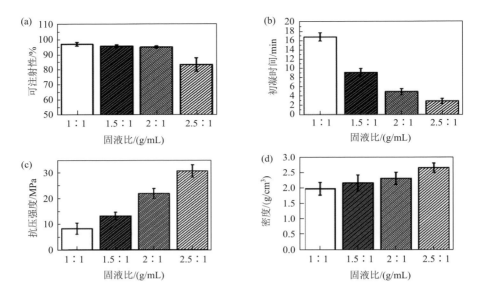

图 5-50 硼酸盐生物活性玻璃骨水泥的可注射性（a）、初凝时间（b）、抗压强度（c）和密度（d）随固液比的变化

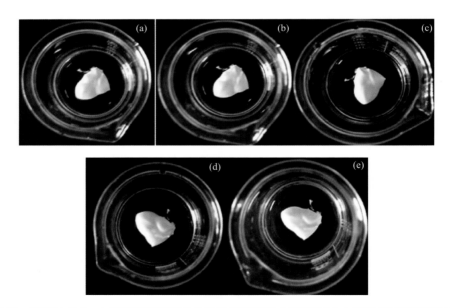

图 5-51 固液比为 2∶1 的可注射硼酸盐生物活性玻璃骨水泥在 PBS 中浸泡并摇晃不同时间后的形态：（a）振荡前；（b）5min；（c）20min；（d）40min；（e）60min

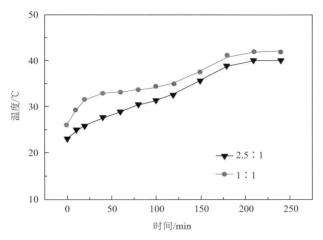

图 5-52　固液比为 1∶1 和 2.5∶1 的生物活性玻璃骨水泥的固化过程的绝热温度随时间变化曲线

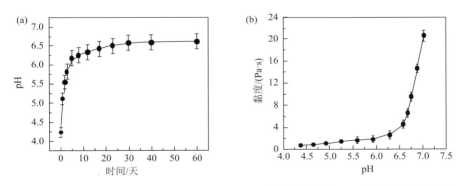

图 5-53　硼酸盐生物活性玻璃浸泡在壳聚糖液相后，壳聚糖液相的 pH 随浸泡时间的变化曲线（a）和壳聚糖液相在 37℃时的黏度随着 pH 的变化曲线（b）

　　系统性地研究了理化性能和降解性能后，崔旭等[113, 114]也对生物活性玻璃骨水泥的固化机制进行了研究。他们扩增了生物活性玻璃和改性壳聚糖液相的化学反应，即将少量的生物活性玻璃和充足的壳聚糖液相混合，检测改性壳聚糖液相的 pH 随着反应时间的变化，同时利用 SEM、XRD 和红外表征含硼生物活性玻璃的化学变化。研究发现改性壳聚糖液相会随着体系 pH 的增加而逐渐黏稠。同时 pH 中性条件下，改性壳聚糖液相能在体温下实现溶胶-凝胶转化。而生物活性玻璃/改性壳聚糖的稳定悬浮液 pH 会随着反应时间延长而增加，同时黏度也会逐渐变大。因此，生物活性玻璃反应后，析出离子形成的碱性微环境引发了改性壳聚糖溶胶向凝胶转化（图 5-53）。反应产物的 XRD[图 5-54（a）]、红外[图 5-54（b）]

和 SEM（图 5-55）结果也表明，反应初期，生物活性玻璃只有表面少部分转化为羟基磷灰石（图 5-54）。而反应 1 天后，产物已经显示出明显的羟基磷灰石的特征。因此，总结上述结果，可以初步得出，硼酸盐生物活性玻璃骨水泥的固化机理主要包括以下三个方面（图 5-56）：生物活性玻璃矿化形成的细小羟基磷灰石颗粒间的相互咬合；壳聚糖液相的溶胶-凝胶化转变；生物活性玻璃颗粒（或 HA 颗粒）表面的钙与壳聚糖间的化学络合。上述三种进程，相互协同，共同促进了骨水泥的固化。

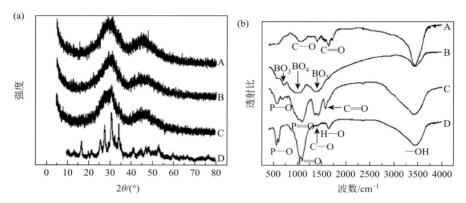

图 5-54 （a）硼酸盐生物活性玻璃和壳聚糖溶胶液相反应 1 天（A）、30 天（B）和 60 天（C）后的 XRD 图，（D）为 HA 的 XRD 图；（b）硼酸盐生物活性玻璃和壳聚糖溶胶液相反应 1 天（A）、30 天（B）和 60 天（C）后产物的红外图，（D）为 HA 的红外图

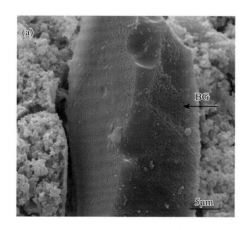
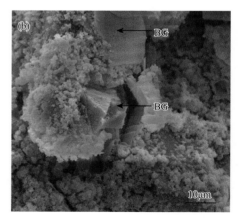

图 5-55 硼酸盐生物活性玻璃和壳聚糖溶胶液相反应 1h（a）和 1 天（b）后产物的 SEM 图

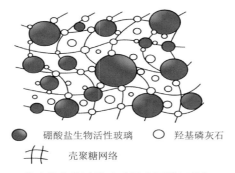

● 硼酸盐生物活性玻璃 ○ 羟基磷灰石

▦ 壳聚糖网络

图 5-56 硼酸盐生物活性玻璃骨水泥的固化机理示意图

硼酸盐生物活性玻璃骨水泥具有优异的生物相容性，能够支撑成骨细胞和骨髓干细胞在其表面的黏附和增殖（图 5-57 和图 5-58）。植入兔子股骨髁缺损后，硼酸盐生物活性玻璃骨水泥逐渐降解，并与宿主骨形成良性界面结合（图 5-59）。随着降

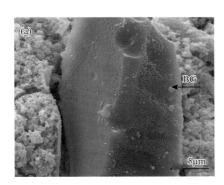
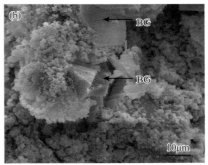

图 5-57 MC3T3-E1 细胞在硼酸盐生物活性玻璃骨水泥表面共培养 3 天后的黏附形态：（a）固液比为 1∶1 的硼酸盐生物活性玻璃骨水泥；（b）固液比为 2∶1 的硼酸盐生物活性玻璃骨水泥

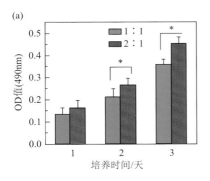
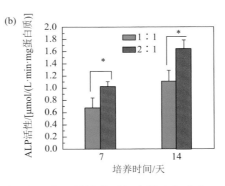

图 5-58 MC3T3-E1 细胞与硼酸盐生物活性玻璃骨水泥表面共培养后细胞增殖（a）和 ALP 的活性（b）；*表示有显著差异，$p < 0.05$

解，新骨也逐渐长入骨水泥基体（图 5-60 和图 5-61）。与 Wright 公司的硫酸钙骨水泥相比，硼酸盐生物活性玻璃骨水泥具有更好的后期成骨效果（图 5-62）[115, 116]。

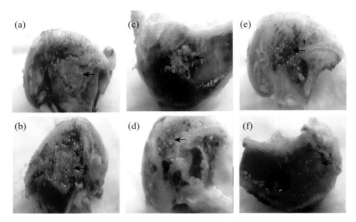

图 5-59　兔子股骨髁缺损植入骨水泥后截面的光学照片：可注射硼酸盐生物活性玻璃骨水泥植入 4 周（a）、8 周（c）、14 周（e）后的截面光学照片；硫酸钙水泥植入 4 周（b）、8 周（d）、14 周（f）后的截面光学照片

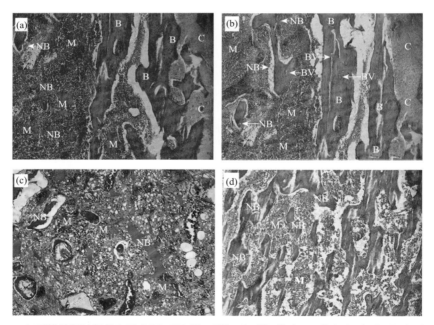

图 5-60　兔子股骨髁缺损植入骨水泥不同时间后的组织学切片（200 倍）：（a）、（b）、（d）硼硅酸盐生物活性玻璃骨水泥植入兔子股骨髁缺损 12 周后的病理学切片；（c）硫酸钙骨水泥植入兔子股骨髁缺损 12 周后的病理学切片；M：植入的材料；C：皮质骨；B：骨；NB：新生骨；BV：血管

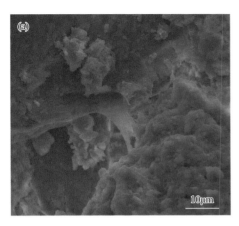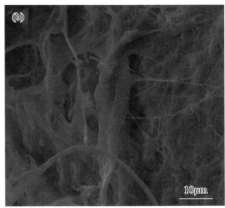

图 5-61　植入硼酸盐玻璃基骨水泥（a）和硫酸钙水泥（b）后 12 周兔股骨髁缺损纵切面的扫描电镜图

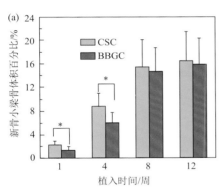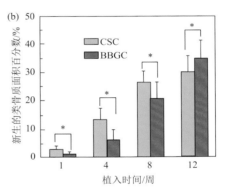

图 5-62　硼酸盐生物活性玻璃骨水泥（BBGC）和硫酸钙骨水泥（CSC）植入不同时间后，骨缺陷植入处新骨小梁骨相对于缺损的体积百分比（a）和新生的类骨质相对于缺损的面积百分数（b）

　　同时硼酸盐生物活性玻璃骨水泥也能够负载骨髓炎治疗药物[117, 118]。在 PBS 中浸泡后，基体中的含硼生物活性玻璃会逐渐降解转化为羟基磷灰石，并缓慢释放骨髓炎治疗药物（图 5-63）。体外的抗菌性能研究也表明，基体中的生物玻璃并未湮灭骨髓炎治疗药物的抗菌性能，其在体外能够有效杀菌和抑菌（图 5-64）。硼酸盐生物活性玻璃骨水泥药物载体同样也能够支撑细胞的黏附、增殖和分化。在其植入兔子胫骨骨髓炎缺损处后，局部释放出高浓度的骨髓炎治疗药物，从而有效控制感染并治愈炎症（图 5-65）。同时硼酸盐生物活性玻璃骨水泥逐渐降解，诱导血管和新骨长入，促进骨缺损修复（图 5-66）。

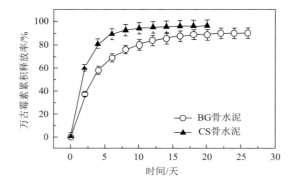

图 5-63 载药硼酸盐生物活性玻璃骨水泥和硫酸钙骨水泥在 PBS 中浸泡后万古霉素的累积释放率曲线

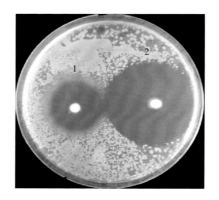

图 5-64 在琼脂培养基培养 24h 后，负载万古霉素的硼酸盐生物活性玻璃骨水泥对大肠杆菌的抑菌圈（区域 1 和区域 2 分别为未负载和负载万古霉素的可注射骨再生水泥）

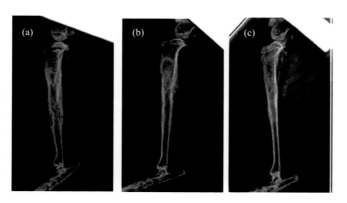

图 5-65 兔子胫骨感染金黄色葡萄球菌后（a）以及清创并分别植入载万古霉素的硼酸盐生物活性玻璃骨水泥（b）和硫酸钙骨水泥（c）8 周后的 X 线片

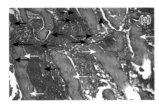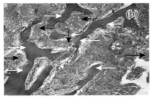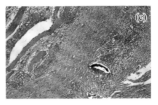

图 5-66　兔子胫骨清创并分别植入载万古霉素的硼酸盐生物活性玻璃骨水泥（a）、硫酸钙骨水泥（b）以及每天静脉注射万古霉素（c）8 周后的 H&E 染色切片（放大 20 倍）（黑色箭头为新骨，白色箭头为植入的骨水泥材料）

众所周知，锶可以在促进成骨再生的同时抑制破骨吸收。因此也将锶引入了生物活性玻璃，制备了不同锶添加量的硼酸盐生物活性玻璃骨水泥，并植入了兔子股骨骨髁缺损模型，研究锶对骨髓干细胞和骨水泥成骨活性的调控[119]。与骨髓干细胞共培养后，硼酸盐生物活性玻璃骨水泥能够很好地支撑骨髓干细胞爬行和黏附（图 5-67）。

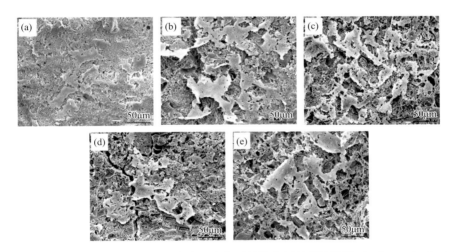

图 5-67　共培养 7 天后，骨髓干细胞在含锶生物活性骨水泥鼓面的黏附：（a）BG；（b）BG3Sr；（c）BG6Sr；（d）BG9Sr；（e）BG12Sr

CCK-8、ALP 活性和总 DNA 的结果表明，骨水泥基体释放的锶离子能够促进骨髓干细胞的增殖和分化（图 5-68）。而茜素红染色和钙结节的统计结果也表明，锶的添加能够促进骨髓干细胞的体外矿化（图 5-69）。同时含锶硼酸盐生物活性玻璃骨水泥能够促进骨髓干细胞成骨相关基因 *RUNX2*、*BSP* 和 *OCN* 的表达（图 5-70）。上述细胞学研究表明骨水泥基体释放的锶离子能够调控骨髓干细胞增殖、分化和成骨相关基因的表达。

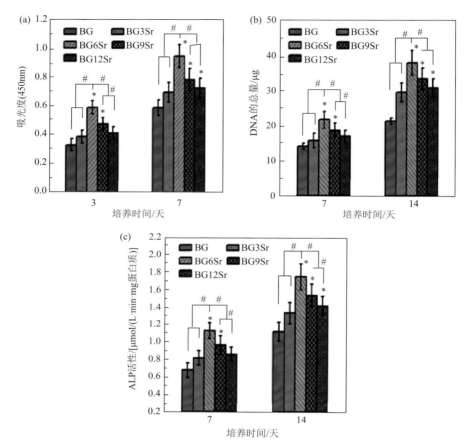

图 5-68 （a）与含锶生物活性骨水泥共培养 3 天和 7 天后，骨髓干细胞的增殖；（b）与含锶生物活性骨水泥共培养 7 天和 14 天后，骨髓干细胞总 DNA 的表达和（c）ALP 活性；
*表示 $p \leqslant 0.05$，#表示 $p \leqslant 0.01$

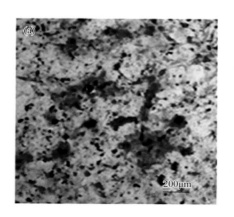
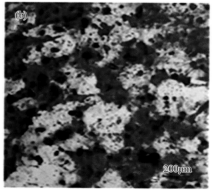

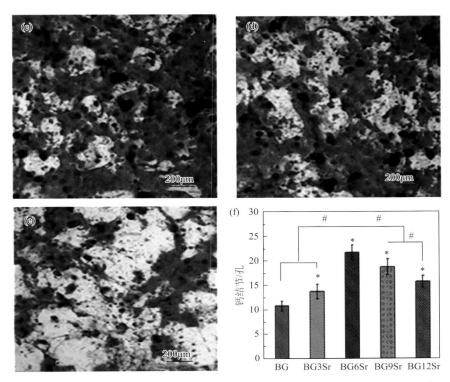

图 5-69　与含锶生物活性骨水泥共培养 21 天后骨髓干细胞的茜素红染色〔(a)BG；(b)BG3Sr；(c) BG6Sr；(d) BG9Sr；(e) BG12Sr〕和钙结节统计（ f ）；∗表示 $p \leqslant 0.05$，#表示 $p \leqslant 0.01$

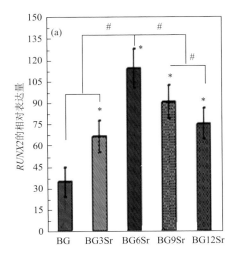

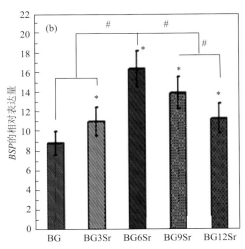

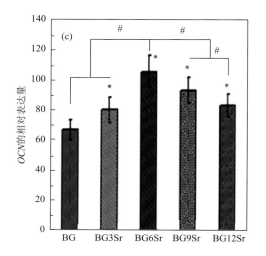

图 5-70　与含锶生物活性骨水泥共培养，骨髓干细胞的成骨相关基因的表达：（a）共培养 7 天后，*RUNX2* 的表达；（b）共培养 14 天后 *BSP* 的表达；（c）共培养 21 天后 *OCN* 的表达

　　而 2B6Sr 组骨水泥具有最佳的骨髓干细胞相关功能表达的促进作用。植入兔子股骨髁缺损 4 周和 8 周后 Micro-CT（图 5-71）和组织学分析（图 5-72）表明，含锶生物活性骨水泥具有更好的 BMD、BV/TV 和骨-植入材料接触面积指数，显示出更好的成骨活性。而 2B6Sr 组骨水泥具有最佳的骨再生促进作用。

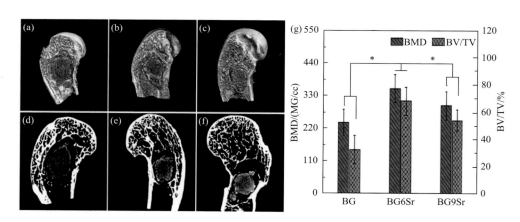

图 5-71　含锶骨水泥植入兔子股骨髁缺损 8 周后，植入物周围区域的三维重构图（a～f）以及 BMD 和 BV/TV（g）：（a，d）BG；（b，e）BG6Sr；（c，f）BG9Sr；*表示 *p*≤0.05

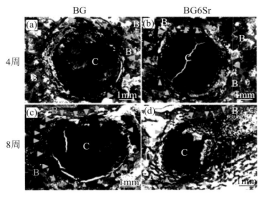 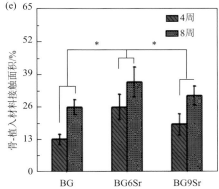

图 5-72 骨水泥植入兔子股骨髁缺损 4 周和 8 周后的 VG 染色（a～d）以及骨-植入材料接触面积分析（e）：（a，c）不含锶骨水泥植入兔子股骨髁缺损 4 周和 8 周；（b，d）含锶骨水泥植入兔子股骨髁缺损 4 周和 8 周；C 是骨水泥；B 是骨；黄色箭头指示骨水泥与骨接触的区域；*表示 $p \leqslant 0.05$

参 考 文 献

[1] 赵彦钊，殷海荣.玻璃工艺学. 北京：化学工业出版社，2006.

[2] 戴金辉.无机非金属材料概论. 哈尔滨：哈尔滨工业大学出版社，2004.

[3] 王承遇，姜妍彦，庞世红，等. 玻璃成分设计的进展·硅酸盐学报，2007，35（8）：143-148.

[4] Bromer H，Deutscher K，Blencke B，et al. Properties of the bioactive implant material ceravital. Science Ceramics，1977，9：219-225.

[5] Kokubo T，Shigematsu M，Nagashima Y，et al. Apatite-and wollastonite-containg glass-ceramics for prosthetic application. Bulletin of the Institute for Chemical Research Kyoto University，1982，60（3-4）：260-268.

[6] Qiang F，Rahaman M N，Bal B S，et al. Mechanical and *in vitro* performance of 13-93 bioactive glass scaffolds prepared by a polymer foam replication technique. Acta Biomaterialia，2008，4：1854-1864.

[7] Brink M. The influence of alkali and alkaline earths on the working range for bioactive glasses. Journal of Biomedical Materials Research，1997；36：109-117.

[8] 王会，王德平，黄文旵，等.具有抗菌及骨修复的硼酸盐玻璃支架的性能研究.稀有金属材料与工程，2014，（S1）：54-58.

[9] Bi L，Jung S，Day D，et al. Evaluation of bone regeneration，angiogenesis，and hydroxyapatite conversion in critical-sized rat calvarial defects implanted with bioactive glass scaffolds. Journal of Biomedical Materials Research Part A，2012，100：3267-3275.

[10] Zhan Y，Zhang X，Xiang W，et al. Research of borosilicate glass with strotium on bioactivity and biodegeradability *in vitro*. Journal of Functional Materials，2010，41：439-442.

[11] Pan H B，Zhao X L，Zhang X，et al. Strontium borate glass：potential biomaterial for bone regeneration. Journal of the Royal Society Interface，2010，7：1025-1031.

[12] Huang W，Rahaman M N，Day D E，et al. Mechanisms for converting bioactive silicate，borate，and borosilicate glasses to hydroxyapatite in dilute phosphate solution. Physics and Chemistry of Glasses-European Journal of

Glass Science and Technology Part B，2006，47（6）：647-658.

[13] Jia N，Yao A，Wang D，et al. Synthesis and *in vitro* bioactivity of a borate-based bioglass. Materials Letters，2007，61（30）：5223-5226.

[14] Liang W，Rahaman M N，Day D E，et al. Bioactive borate glass scaffold for bone tissue engineering. Journal of Non-Crystalline Solids，2008，354：1690-1696.

[15] Qiang F，Rahaman M N，Fu H，et al. Silicate，borosilicate，and borate bioactive glass scaffolds with controllable degradation rate for bone tissue engineering applications.I. Preparation and *in vitro* degradation. Journal of Biomedical Materials Research Part A，2010，95A：164-171.

[16] Wang Q，Huang W，Wang D. Preparation of bollow porous HAP microspheres as drug delivery vehicles. Journal of Wuhan University of Technology（Materials Sciencf），2007，22：174-177.

[17] Cui X，Zhao C，Gu Y，et al. A novel injectable borate bioactive glass cement for local delivery of vancomycin to cure osteomyelitis and regenerate bone. Journal of Materials Science Materials in Medicine，2014，25（3）：733.

[18] Tang Y，Pang L B，Wang D P. Preparation and characterization of borate bioactive glass cross-linked PVA hydrogel. Journal of Non-Crystalline Solids，2017，476：25-29.

[19] Groeber F，Holeiter M，Hampel M，et al. Skin tissue engineering-*in vivo* and *in vitro* applications. Clinics in Plastic Surgery，2011，63：352-366.

[20] Uysal T，Ustdal A，Sonmez M F，et al. Stimulation of bone formation by dietary boron in an orthopedically expanded suture in rabbits. Angle Orthodontist，2009，79：984-990.

[21] Fu H，Fu Q，Zhou N，et al. *In vitro* evaluation of borate-based bioactive glass scaffolds prepared by a polymer foam replication method. Materials Science & Engineering C，2009，29：2275-2281.

[22] Jia W T，Zhang X，Luo S H，et al. Novel borate glass/chitosan composite as a delivery vehicle for teicoplanin in the treatment of chronic osteomyelitis. Acta Biomaterialia，2010，6（3）：812-819.

[23] Kokubo T，Kushitani H，Sakka S，et al. Solutions able to reproduce *in vivo* surface-structure changes in bioactive glass-ceramic A-W. Journal of Biomedical Materials Research，1990，24：721-734.

[24] Bohner M，Lemaitre J. Can bioactivity be tested *in vitro* with SBF solution？. Biomaterials，2009，30：2175-2179.

[25] Juhasz J A，Best S M，Auffret A D，et al. Biological control of apatite growth in simulated body fluid and human blood serum. Journal of Materials Science：Materials in Medicine，2007，19：1823-1829.

[26] Garnett J，Dieppe P. The effects of serum and human albumin on calcium hydroxyapatite crystal growth. Biochemical Journal，1990，266：863-868.

[27] Schwartz Z，Boyan B D. Underlying mechanisms at the bone-biomaterial interface. Journal of Cellular Biochemistry，1994，56：340-347.

[28] Mavropoulos E，Costa A M，Costa L T，et al. Adsorption and bioactivity studies of albumin onto hydroxyapatite surface. Colloids and Surfaces B：Biointerfaces，2011，83：1-9.

[29] 赵寅生，张欣，向卫东，等.含锶硼硅酸盐生物玻璃的降解性能及体外生物活性.功能材料，2010，(3)：439-442.

[30] Han X，Day D. Reaction of sodium calcium borate glasses to form hydroxyapatite. Journal of Materials Science：Materials in Medicine，2007，18：1837-1847.

[31] Shchukarev A，MLadenovic Z，Ransjö M. Surface characterization of bone graft substitute materials conditioned in cell culture medium. 2. Protein adsorption. Surface and Interface Analysis，2012，44：919-923.

[32] Kaufmann E，Ducheyne P，Radin S，et al. Initial events at the bioactive glass surface in contact with protein-containing solutions. Journal of Biomedical Materials Research，2000，52：825-830.

[33] Clupper D C，Gough J E，Hall M M，et al. *In vitro* bioactivity of S520 glass fibers and initial assessment of

osteoblast attachment. Journal of Biomedical Materials Research Part A，2003，67A：285-294.

[34] Lee J T Y，Leng Y，Chow K L，et al. Cell culture medium as an alternative to conventional simulated body fluid. Acta Biomaterialia，2011，7：2615-2622.

[35] MLadenovic Z，Sahlin-Platt A，Bengtsson Å，et al. Surface characterization of bone graft substitute materials conditioned in cell culture medium. Surface and Interface Analysis，2010，42：452-456.

[36] Combes C，Rey C. Adsorption of proteins and calcium phosphate materials bioactivity.Biomaterials，2002，23：2817-2823.

[37] Wang K，Leng Y，Lu X，et al. Theoretical analysis of protein effects on calcium phosphate precipitation in simulated body fluid. CrystEngComm，2012，14：5870-5878.

[38] Jahromi M T，Yao G，Gerruti M. The importance of amino acid interactions in the crystallization of hydroxyapatite. Journal of the Royal Society Interface，2013，10：1-17.

[39] George A，Veis A. Phosphorylated proteins and control over apatite nucleation，crystal growth，and inhibition. Chemical Reviews，2008，108：4670-4693.

[40] Combes C，Rey C，Freche M. *In vitro* crystallization of octacalcium phosphate on type I collagen：infuence of serum albumin. Journal of Materials Science：Materials in Medicine，1999，10：153-160.

[41] Rohanizadeh R，Padrines M，Bouler J M，et al. Apatite precipitation after incubation of biphasic calcium-phosphate ceramic in various solutions：influence of seed species and proteins. Journal of Biomedical Materials Research Part A，1998，42：530-539.

[42] Samavedi S，Whittington A R，Goldstein A S. Calcium phosphate ceramics in bone tissue engineering：a review of properties and their influence on cell behavior. Acta Biomaterialia，2013，9：8037-8045.

[43] Carter P，Bhattarai N. Bioscaffolds：fabrication and performance//Engineered Biomimicry. Amsterdam：Elsevier，2013：161-188.

[44] Qu D，Lu H H. Bone-ligament interface //Mooradian D L.Regenerative Engineering of Musculoskeletal Tissues and Interfaces. Duxford：Woodhead Publishing，2015：363-375.

[45] 赵世昌.含铜硼酸盐生物玻璃支架与纤维对骨缺损与皮肤缺损修复作用的研究.上海：上海交通大学，2015.

[46] Maeno S，Niki Y，Matsumoto H，et al. The effect of calcium ion concentration on osteoblast viability，proliferation & differentiation in monolayer & 3D culture. Biomaterials，2005，26：4847-4855.

[47] Khoshniat S，Bourgine A，Julien M，et al. Phosphate-dependent stimulation of MGP and OPN expression in osteoblasts via the ERK1/2 pathway is modulated by calcium. Bone，2010，48：894-902.

[48] Julien M，Khoshniat S A. Phosphate-dependent regulation of MGP in osteoblasts：role of ERK1/2 and Fra-1. Journal of Bone & Mineral Research the Official Journal of the American Society for Bone & Mineral Research，2009，24：1856-1868.

[49] Carlisle E M. Silicon：a possible factor in bone calcification. Science，1970，167：279-280.

[50] Dimai H P. Strontium ranelate：a novel concept for the treatment of osteoporosis. Wiener Klinische Wochenschrift，2005，117：728-738.

[51] Liu Y，He L，Mustapha A，et al. Antibacterial activities of zinc oxide nanoparticles against *Escherichia coli* O157：H7. Journal of Applied Microbiology，2009，107：1193-1201.

[52] Yamaguchi M，Oishi H，Suketa Y. Stimulatory effect of zinc on bone formation in tissue culture. Biochemical Pharmacology，1987，36：4007-4012.

[53] Hughes J M，Unilever Colworth Lab. Use of zinc ions for the treatment of periodontitis. EP0508524. 1996-06-19.

[54] Saito M，Murakami S，Yoneda T，et al. Cell preparation for bone tissue regeneration. US20110142810. 2011-06-16.

[55] Rodríguez J P, Ríos S, González M. Modulation of the proliferation and differentiation of human mesenchymal stem cells by copper. Journal of Cellular Biochemistry, 2002, 85: 92-100.

[56] Hu G F. Copper stimulates proliferation of human endothelial cells under culture. Journal of Cellular Biochemistry, 1998, 69: 326-335.

[57] Gérard C, Bordeleau L J, Barralet J, et al. The stimulation of angiogenesis and collagen deposition by copper. Biomaterials, 2010, 31: 824-831.

[58] Nezafati N, Moztarzadeh F, Hesaraki S. Surface reactivity and *in vitro* biological evaluation of sol gel derived silver/calcium silicophosphate bioactive glass. Biotechnology & Bioprocess Engineering, 2012, 17: 746-754.

[59] Chatzistavrou X, Rao R R, Caldwell D J, et al. Collagen/fibrin microbeads as a delivery system for Ag-doped bioactive glass and DPSCs for potential applications in dentistry. Journal of Non-Crystalline Solids, 2016, 432: 143-149.

[60] Feng Q L, Wu J, Chen G Q, et al. A mechanistic study of the antibacterial effect of silver ions on *Escherichia coli* and *Staphylococcus aureus*. Journal of Biomedical Materials Research, 2000, 52: 662-668.

[61] Wang H, Zhao S C, Zhou J, et al. Evaluation of borate bioactive glass scaffolds as a controlled delivery system for copper ions in stimulating osteogenesis and angiogenesis in bone healing. Journal of Materials Chemistry B, 2014, 2 (48): 8547-8557.

[62] Harley B A C, Yannas I V. *In vivo* synthesis of tissues and organs//Vacanti R L L. Principles of Tissue Engineering 4 th ed. Boston: Academic Press: 2014: 325-355.

[63] Baker S, Iorio A R. Application of Apligraf skin graft substitute along with autologous platelet derived growth factors in the treatment of diabetic foot ulcer. The Foot, 2008, 18 (4): 181-182.

[64] Eaglstein W H, Falanga V. Tissue engineering and the development of Apligraf®, a human skin equivalent. Clinical Therapeutics, 1997, 19 (5): 894-905.

[65] Wu C T, Zhou Y H, Xu M C, et al. Copper-containing mesoporous bioactive glass scaffolds with multifunctional properties of angiogenesis capacity, osteostimulation and antibacterial activity. Biomaterials, 2013, 34 (2): 422-433.

[66] Huang W, Day D E, Kittiratanapiboon K, et al. Kinetics and mechanisms of the conversion of silicate (45S5), borate, and borosilicate glasses to hydroxyapatite in dilute phosphate solutions. Journal of Materials Science: Materials in Medicine, 2006, 17: 583-596.

[67] Ferrara N. Molecular and biological properties of vascular endothelial growth factor. Journal of Molecular Medicine, 1999, 77: 527-543.

[68] Ema M, Taya S, Yokotani N, et al. A novel bHLH-PAS factor with close sequence similarity to hypoxia-inducible factor 1α regulates the VEGF expression and is potentially involved in lung and vascular development. Proceedings of the National Academy of Sciences, 1997, 94: 4273-4278.

[69] Ozaki H, Yu A, Della N, et al. Hypoxia inducible factor-1α is increased in ischemic retina: temporal and spatial correlation with VEGF expression. Investigative Ophthalmology and Visual Science, 1999, 40: 182-189.

[70] Kelly B D, Hackett S F, Hirota K, et al. Cell type-specific regulation of angiogenic growth factor gene expression and induction of angiogenesis in nonischemic tissue by a constitutively active form of hypoxia-inducible factor 1. Circulation Research, 2003, 93: 1074-1081.

[71] Ceradini D J, Kulkarni A R, Callaghan M J, et al. Progenitor cell trafficking is regulated by hypoxic gradients through HIF-1 induction of SDF-1. Nature Medicine, 2004, 10: 858-864.

[72] Forsythe J A, Jiang B H, Iyer N V, et al. Activation of vascular endothelial growth factor gene transcription by

hypoxia-inducible factor 1. Molecular and Cellular Biology，1996，16：4604-4613.

[73] Ziche M，Maglione D，Ribatti D，et al. Placenta growth factor-1 is chemotactic，mitogenic，and angiogenic. Laboratory Investigation，1997，76：517-531.

[74] Qu D，Li J，Li Y，et al. Angiogenesis and osteogenesis enhanced by bFGF *ex vivo* gene therapy for bone tissue engineering in reconstruction of calvarial defects. Journal of Biomedical Materials Research Part A，2011，96：543-551.

[75] Fukuhara S，Sako K，Noda K，et al. Angiopoietin-1/Tie$_2$ receptor signaling in vascular quiescence and angiogenesis. Histol Histopathol，2010，25：387-396.

[76] Deckers M M，van Bezooijen R L，van der Horst G，et al. Bone morphogenetic proteins stimulate angiogenesis through osteoblast-derived vascular endothelial growth factor A. Endocrinology，2002，143：1545-1553.

[77] Chakraborty G，Jain S，Kundu G C. Osteopontin promotes vascular endothelial growth factor-dependent breast tumor growth and angiogenesis via autocrine and paracrine mechanisms. Cancer Research，2008，68：152-161.

[78] Keramaris N，Calori G，Nikolaou V，et al. Fracture vascularity and bone healing：a systematic review of the role of VEGF. Injury，2008，39：S45-S57.

[79] Nakayama M，Nakayama A，van Lessen M，et al. Spatial regulation of VEGF receptor endocytosis in angiogenesis. Nature Cell Biology，2013，15：249-260.

[80] Ramaswamy Y，Wu C，Zhou H，et al. Biological response of human bone cells to zinc-modified Ca-Si-based ceramics. Acta Biomaterialia，2008，4：1487-1497.

[81] Hoppe A，Güldal N S，Boccaccini A R. A review of the biological response to ionic dissolution products from bioactive glasses and glass-ceramics. Biomaterials，2011，32：2757-2774.

[82] Qiao Y，Zhang W，Tian P，et al. Stimulation of bone growth following zinc incorporation into biomaterials. Biomaterials，2014，35：6882-6897.

[83] Yamaguchi M，Yamaguchi R. Action of zinc on bone metabolismin rats：increases in alkaline phosphatase activity and DNA content. Biochemical Pharmacology，1986，35：773-777.

[84] Ikeuchi M，Ito A，Dohi Y，et al. Osteogenic differentiation of cultured rat and human bone marrow cells on the surface of zinc-releasing calcium phosphate ceramics. Journal of Biomedical Materials Research Part A，2003，67A：1115-1122.

[85] Haimi S，Gorianc G，Moimas L，et al. Characterization of zinc-releasing three-dimensional bioactive glass scaffolds and their effect on human adipose stem cell proliferation and osteogenic differentiation. Acta Biomaterialia，2009，5：3122-3131.

[86] Aina V，Perardi A，Bergandi L，et al. Cytotoxicity of zinc-containing bioactive glasses in contact with human osteoblasts. Chemico-Biological Interactions，2007，167：207-218.

[87] Rezwan K，Chen Q Z，Blaker J J，et al. Biodegradable and bioactive porous polymer/inorganic composite scaffolds for bone tissue engineering. Biomaterials，2006，27：3413-3431.

[88] Wang H，Zhao S C，Xiao W，et al. Three-dimensional zinc incorporated borosilicatebioactive glass scaffolds for rodent critical-sized calvarial defects repairand regeneration.Colloids and Surfaces B：Biointerfaces，2015，130：149-156.

[89] Hashizume M，Yamaguchi M. Effect of *β*-alanyl-L-histidinato zinc on differentiation of osteoblastic MC3T3-E1 cells：increases in alkaline phosphatase activity and protein concentration. Molecular & Cellular Biochemistry，1994，131：19-24.

[90] Holloway W R，Collier F M，Herbst R E，et al. Osteoblast-mediated effects of zinc on isolated rat osteoclasts：

inhibition of bone resorption and enhancement of osteoclast number. Bone，1996，19：137-142.

[91] Ito A，Kawamura H，Otsuka M，et al. Zinc-releasing calcium phosphate for stimulating bone formation. Materials Science & Engineering，C，2002，22：21-25.

[92] Yamaguchi M. Role of zinc in bone formation and bone resorption. Journal of Trace Elements in Experimental Medicine，1998，11：119-135.

[93] Mouriño V，Cattalini J P，Boccaccini A R. Metallic ions as therapeutic agents in tissue engineering scaffolds：an overview of their biological applications and strategies for new developments. Journal of the Royal Society Interface，2012，9：401-419.

[94] Eberle J，Schmidmayer S，Erben R G，et al. Skeletal effects of zinc deficiency in growing rats. Journal of Trace Elements in Medicine & Biology Organ of the Society for Minerals & Trace Elements，1999，13：21-26.

[95] Salgueiro M J，Zubillaga M，Lysionek A，et al. Zinc as an essential micronutrient：a review. Nutrition Research，2000，20：737-755.

[96] Karageorgiou V，Kaplan D. Porosity of 3D biomaterial scaffolds and osteogenesis. Biomaterials，2005，26：5474-5491.

[97] Fudi W，Jodi D B，Byung-Eun K，et al. Zinc-stimulated endocytosis controls activity of the mouse ZIP1 and ZIP3 zinc uptake transporters. Journal of Biological Chemistry，2004，279：24631-24639.

[98] Wu X，Itoh N，Taniguchi T，et al. Zinc-induced sodium-dependent vitamin C transporter 2 expression：potent roles in osteoblast differentiation. Archives of Biochemistry & Biophysics，2003，420：114-120.

[99] Fina L，Luc M，Aubin J E. Global amplification polymerase chain reaction reveals novel transitional stages during osteoprogenitor differentiation. Journal of Cell Science，2003，116：1787-1796.

[100] Khadeer M A，Sahu S N，Bai G，et al. Expression of the zinc transporter ZIP1 in osteoclasts. Bone，2005，37：296-304.

[101] Ishimaru Y，Masuda H，Suzuki M，et al. Overexpression of the OsZIP4 zinc transporter confers disarrangement of zinc distribution in rice plants. Journal of Experimental Botany，2007，58：2909-2915.

[102] Lutz W，Burritt M F，Nixon D E，et al. Zinc increases the activity of vitamin D-dependent promoters in osteoblasts. Biochemical & Biophysical Research Communications，2000，271：1-7.

[103] Oshima A，Tanabe H，Yan T，et al. A novel mechanism for the regulation of osteoblast differentiation：transcription of periostin，a member of the fasciclin I family，is regulated by the bHLH transcription factor，twist. Journal of Cellular Biochemistry，2002，86：792-804.

[104] Tang Z，Sahu S N，Khadeer M A，et al. Overexpression of the ZIP1 zinc transporter induces an osteogenic phenotype in mesenchymal stem cells. Bone，2006，38：181-198.

[105] Beyersmann D，Haase H. Functions of zinc in signaling，proliferation and differentiation of mammalian cells. Biometals：An International Journal on the Role of Metal Ions in Biology Biochemistry & Medicine，2001，14：331-341.

[106] Yao A，Wang D，Huang W，et al. *In vitro* bioactive characteristics of borate-based glasses with controllable degradation behavior. Journal of the American Ceramic Society，2007，90：303-306.

[107] Eanes E D，Termine J D，Nylen M U. An electron microscopic study of the formation of amorphous calcium phosphate and its transformation to crystalline apatite. Calcified Tissue Research，1973，12：143-158.

[108] Bonewald L F，Harris S E，Rosser J，et al. Von Kossa staining alone is not sufficient to confirm that mineralization *in vitro* represents bone formation.Calcified Tissue International，2003，72：537-547.

[109] 谢宗平，刘欣，贾伟涛，等.载抗生素的硼酸盐生物玻璃治疗慢性骨髓炎的实验研究.中国修复重建外科杂志，

2011，25（7）：830-836.

[110] 张欣,贾伟涛,顾刘非,等.载替考拉宁治疗骨髓炎症的硼酸盐生物玻璃药物载体的研究.无机材料学报,2010，25（3）：293-298.

[111] 姚爱华，徐为，艾凡荣，等.中空羟基磷灰石微球作为 rhBMP-2 缓释载体的研究.无机材料学报，2011，26（9）：974-978.

[112] Hu H R，Tang Y，Pang C B，et al.Angiogenesis and full-thickness wound healing efficiency of a copper-doped borate bioactive glass/poly（lactic-*co*-glycolic acid）dressing loaded with bitamin E *in vivo* and *in vitro*. ACS Applied Materials & Interfaces，2018，10：22939-22950.

[113] Cui X，Zhang Y D，Zhao S C，et al. An injectable borate bioactive glass cement for bone repair：preparation，bioactivity and setting mechanism. Journal of Non-Crystalline Solids，2016，432：150-157.

[114] Cui X，Gu Y F，Huang W H，et al. A novel injectable borate bioactive glass cement for local delivery of vancomycin to cure osteomyelitis and regenerate bone. Journal of Materials Science：Materials in Medicine，2014，25（3）：733-745.

[115] Cui X，Huang W H，Zhang Y D，et al. Evaluation of an injectable bioactive borate glass cement to heal bone defects in a rabbit femoral condyle model. Materials Science and Engineering：C，2017，73：585-595.

[116] Ding H，Zhao C J，Cui X，et al. A novel injectable borate bioactive glass cement as an antibiotic delivery vehicle for treating osteomyelitis. PLoS One，2014，9（10）：1-9.

[117] Zhang X，Jia W T，Gu Y F，et al. Teicoplanin-loaded borate bioactive glass implants for treating chronic bone infection in a rabbit tibia osteomyelitis model. Biomaterials，2010，31：5865-5874.

[118] Xie Z P，Cui X，Zhao C J，et al. Gentamicin-loaded borate bioactive glass eradicates osteomyelitis due to *Escherichia coli* in a rabbit model. Antimicrob Agents Chemother，2013，57（7）：3293-3298.

[119] Zhang Y D，Cui X，Zhao S C，et al. Evaluation of novel injectable strontium-containing borate bioactive glass cement with desirable workability and enhanced osseointegration properties in a critical-size rabbit femoral condyle defect model. ACS Applied Materials & Interfaces，2015，7（4）：2393-2403.

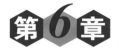

第6章

钙硅酸盐系统生物活性玻璃

经过几十年的发展，钙硅酸盐系统生物活性玻璃在材料制备方面已取得了许多进展。本节将从钙硅酸盐生物活性玻璃组成设计及微量元素掺杂、介孔钙硅酸盐生物活性玻璃和钙硅酸盐生物活性玻璃三维打印三个方面对钙硅酸盐系统生物活性玻璃进行简单回顾。

6.1.1 钙硅酸盐生物活性玻璃组成设计及微量元素掺杂

自 1971 年 Hench 等发现了 45S5 生物活性玻璃，钙硅基生物活性材料由于其优良的生物活性吸引了大量的关注。其中钙硅基生物活性玻璃由于组成可调并且可以根据需要对成分进行设计，是一种非常有潜力的可用于组织工程中的材料。45S5 生物活性玻璃（SiO_2-CaO-Na_2O-P_2O_5）的组成为 45wt% SiO_2、24.5wt% Na_2O、24.5wt% CaO 以及 6wt% P_2O_5，研究发现含有 60mol%以上二氧化硅的熔融玻璃是生物惰性的[1]。并且增加熔融玻璃中二氧化硅含量会降低生物玻璃的溶解速度从而使其生物活性下降，这一观点已被广泛接受[2]。1991 年，Kokubo 等[3]第一次证明了不含有磷的纯 CaO-SiO_2 陶瓷也具有生物活性。之后的研究发现生物活性玻璃中的钙离子与硅离子才是生物玻璃具有生物活性的关键性离子。而在 CaO-SiO_2 二元体系中，70S30C（70mol% SiO_2，30mol% CaO）组分的生物活性玻璃被认为具有较好的生物活性[2]，且 70S30C 对成骨细胞增殖与相关基因表达也具有一定的促进作用。Jones 等[4]采用泡沫法制备了三维的 70S30C 生物玻璃支架，证明材料的生物活性良好并可满足组织工程支架的要求。1992 年 Li 等[5]采用溶胶-凝胶法制备了高二氧化硅含量的 58S 生物活性玻璃（CaO-P_2O_5-SiO_2，组成为 60mol% SiO_2、36mol% CaO、4mol% P_2O_5），并证明了溶胶-凝胶法制备的 58S 玻璃的生物活性要高于传统熔融法制备的同比例组成的生物玻璃。特别注意的是，采用溶胶-凝胶法可以制备高达 90mol% SiO_2 含量的生物活性玻璃并且其仍具有生物活性。13-93 钙硅酸盐生物活性玻璃（53wt% SiO_2，20wt% CaO，12wt% K_2O，6wt% Na_2O，5wt% MgO，4wt% P_2O_5）是基于 45S5 生物活性玻璃设计的，但是相比于 45S5 生物玻璃，它具有较高的二氧化硅含量以及额外的网络改性剂，如 K_2O、MgO 等。且在体外细胞培养过程中，二者对成骨细胞（MC3T3-E1）或小鼠骨样细胞系（MLO-A5）的细胞增殖与分化功能没有显著差异，相比于 45S5 生物活性玻璃，13-93 钙硅酸盐生物活性玻璃降解得更为缓慢。在欧洲，目前 13-93 钙硅酸盐生物活性玻璃已经获准体内使用[6]。

生物活性玻璃因其优秀的性能在生物医学领域得到了重要的应用。近年来通过在生物活性玻璃中掺杂不同的元素（如银、锌、镁、锶等），引起了人们对生物活性玻璃制备研究的热潮。微量元素的加入不但可以提高生物玻璃的治疗效果，还会引起生物玻璃的结构变化[7]，进而改变生物活性玻璃的性能，如羟基磷灰石层的形成速率、降解性能及生物学效应等。本节主要选取几个代表性的生物活性离子（银、锌、镁、锶）进行说明。

银离子具有优异的抗菌性能，目前大多对银的关注与开发集中在材料的抗菌性能上[8]。研究人员已经制备并研究了多种含银的抗菌生物活性玻璃的性能。其中，银掺杂生物活性玻璃已经成功用于手术缝合线的表面改性涂层。例如，Blaker 等[9]采用浸渍技术将银掺杂生物活性玻璃（AgBG）包覆在手术缝合线上面，从而赋予手术缝合线生物活性、抗菌性能。银离子的加入不会改变玻璃的生物活性，但在生物活性玻璃结构中电负性较大的银离子可能会取代钙离子进而降低生物活性玻璃的溶解性[10, 11]。此外，Bellantone 等[12]通过以大肠杆菌、铜绿假单胞菌以及金黄色葡萄球菌为实验微生物研究了掺杂不同浓度的银离子（氧化银 Ag_2O）的生物活性玻璃（AgBG）的抗菌性能，发现 AgBG 浓度在 0.05～0.2mg/mL 范围均能抑制细菌的生长。AgBG 浓度在 10mg/mL 的时候还具有快速杀菌能力。Luo 等[13]通过采用含银的培养基培养成骨细胞及成纤维细胞，并在体外评估了含银生物玻璃的细胞毒性，发现生物活性玻璃中银离子的含量在 0.75wt%～1wt% 之间的时候对细胞没有毒性作用，也就是属于安全浓度范围，但含量在 2wt% 以上时，表现出对细胞的毒害作用。

锌离子是一种人体必需的微量元素，在体内外都已经被证明对于新骨形成具有重要的促进作用[14]，是影响骨细胞生长和发育的关键营养元素。而且锌是许多酶的辅助因子，它刺激蛋白质合成，对 DNA 复制至关重要。近年来，将锌引入生物活性玻璃已引起特别关注。例如，Balamurugan 等[15]通过溶胶-凝胶技术获得了高生物活性及生物相容性的 CaO-P_2O_5-SiO_2-ZnO 体系生物活性玻璃。研究发现，添加锌离子有利于细胞附着、维持模拟体液的 pH，且将适量的锌引入生物活性玻璃可以促进细胞增殖及分化，显示出更高的碱性磷酸酶活性。此外，氧化锌（ZnO）

可以作为玻璃网络改性剂及其结构中的中间氧化物，随着 ZnO 含量增加，其会更偏向于作为玻璃结构的中间氧化物[16]。Shahrabi 等[17]的研究表明掺杂 5mol%的 ZnO 会减少非桥氧原子的数量，从而降低玻璃的生物活性。也有人指出，由于用氧化锌代替氧化钙，锌掺杂生物活性玻璃中的玻璃化转变显著减少，这可能也是锌掺杂生物活性玻璃生物活性降低的原因。

镁离子对人体的新陈代谢至关重要，并且天然存在于人体内，是骨基质中最重要的矿物元素之一。牙釉质、牙本质以及骨骼中分别含有 0.44wt%、1.23wt%、0.72wt%的镁[18]。另外，镁是许多酶的辅助因子，可以稳定 DNA 和 RNA 的结构。由于其功能性作用以及在骨组织中的存在，镁实际上可能对骨骼的发育和维持具有促进作用[19]。Watts 等[20]研究了氧化镁对生物活性玻璃结构氧化钙的取代情况。通过提高氧化镁含量，玻璃化转变温度和膨胀软化点均降低，而热膨胀系数升高。这是因为与 Si—O 相比，Mg—O 的黏合强度比较差，从而削弱了整个玻璃网络强度。另外，一些体外结果表明氧化镁对磷灰石形成具有不利影响。随着氧化镁的增加，玻璃的降解速率逐渐降低，玻璃表面磷灰石层的形成被延迟。当氧化镁含量高于 7mol%时，磷灰石层形成速率减慢。而另一项研究提出镁对磷灰石形成没有影响[21]，镁离子在 SiO_2-CaO-Na_2O-P_2O_5 体系中形成羟基磷灰石层的作用是不显著的。因此，似乎关于氧化镁在生物活性玻璃的生物活性中的作用存在矛盾的解释。但是镁掺杂生物活性玻璃对于骨组织细胞的促进作用显著，可以促进成骨细胞的增殖和分化，并且是许多与骨骼健康相关酶的辅助因子，因此掺镁的生物活性玻璃被广泛研究。

锶是一种对人体有益的生物元素，在人体组织中含量丰富，如锶在人体骨架中的含量为钙含量的 0.335%。此外，其生物学特性与钙相似，高浓度的锶可以在骨骼中积聚并在硬组织代谢过程中取代钙[22, 23]。锶可以通过刺激新骨的形成和预防破骨细胞介导的再吸收来治疗和预防骨质疏松症，其中雷尼酸锶已经是一种被广泛用于治疗骨质疏松的药物[24]。Gentleman 等[25]的研究表明，锶取代的生物活性玻璃释放的锶离子可促进成骨细胞的代谢活动。此外，它们通过降低抗酒石酸酸性磷酸酶活性和抑制磷酸钙膜的再吸收来限制破骨细胞活性。并且锶掺杂的生物活性玻璃能够促进成骨细胞的增殖和碱性磷酸酶活性的增加。在质量基础上用锶代替钙对应于玻璃中较少的锶原子，如果组合物以 mol%表示，则玻璃中其他组分（如硅）的含量将增加。随着二氧化硅含量在硅酸盐玻璃中增加，网络变得更加聚合，这导致溶解度降低，因此生物活性降低[26]。然而，如果在质量基础上用锶代替钙，羟基磷灰石层可以形成得更快[27]。如果锶以物质的量为基础代替钙，则玻璃的网络结构将不会显著改变，并且将保留其生物活性[26]。锶对骨形成细胞的生物学作用以及锶的原子半径略大于钙，使得生物活性玻璃的网络结构稍微膨胀，增加了离子溶解速率，并且在体内外对骨相关细胞具有显著的影响。

6.1.2　介孔钙硅酸盐生物活性玻璃

2004 年，Yu 等将溶胶-凝胶法和表面活性剂的超分子化学相结合，首次制备了介孔生物活性玻璃（MBG），为纳米技术应用于再生医学开辟了多功能生物活性材料的新方向[28-30]。介孔生物活性玻璃是基于 CaO-SiO_2-P_2O_5 的组合物，具有高度有序的介孔通道结构，孔径大小为 5～20nm。其介孔结构的形成是通过使用离子或非离子嵌段共聚物表面活性剂作为结构导向剂，通过蒸发诱导的自组装过程制备了具有不同组成的有序介孔生物活性玻璃[30]。三元 SiO_2-CaO-P_2O_5 介孔生物活性玻璃的体外生物活性研究表明与传统的溶胶-凝胶法衍生的生物活性玻璃（BG）相比，介孔生物活性玻璃显示出结构与材料生物活性的相关性。通过控制介孔生物活性玻璃的材料参数，如微观结构（孔径、孔体积），介孔生物活性玻璃的体外生物活性取决于网络结构中的 Si/Ca 比。与传统生物活性玻璃相比，具有相对较低钙含量的 MBG-80S15C 表现出最佳的体外生物活性（不同组成的介孔生物活性玻璃的生物活性序列为 80S15C＞70S25C＞60S35C＞95S5C＞100S），而传统的溶胶-凝胶生物活性玻璃（60S35C）显示出较好的生物活性。此外，煅烧温度也是影响介孔生物活性玻璃体外生物活性的一个重要因素，结果表明介孔生物活性玻璃煅烧到 973K 可具有最佳的体外生物活性。介孔生物活性玻璃由于其特殊的介孔结构和较大的比表面积，在体液微环境中具有优异的生物活性和药物输送能力以及有效的离子释放能力。介孔生物活性玻璃中释放的治疗离子、药物或生长因子为其提供了多功能特性，如改善的成骨、血管生成、抗细菌以及癌症治疗的活性[31]。

1. 离子掺杂的介孔生物活性玻璃

Bari 等[32]采用一锅合成法制备了含铜的介孔生物活性玻璃（Cu-MBG）纳米粒子，纳米粒子及其离子提取物对大肠杆菌、金黄色葡萄球菌和表皮葡萄球菌等菌种显示出非常有效的抗菌能力。Cu-MBG 作为预防与感染相关的疾病和刺激骨再生的多功能治疗剂显示出巨大的潜力。Wu 等[33]制备含铜的介孔生物活性玻璃（Cu-MBG）支架，其具有互连的大孔（几百微米）和良好有序的中孔通道（约 5nm）。Cu-MBG 支架及其离子提取物均可刺激人骨髓基质细胞中的缺氧诱导因子（HIF-1α）和血管内皮生长因子（VEGF）的表达。此外，Cu-MBG 支架及其离子提取物均通过改善骨相关基因表达，显著促进人骨髓基质细胞的成骨分化。此外，Cu-MBG 支架具有显著抑制细菌的活力。这种具有血管生成能力、骨刺激以及抗菌活性的多功能特性的 Cu-BMG 可用于缺损骨组织的再生修复。Wu 等[33]采用非离子嵌段聚合物 P123（EO20-PO70-EO20）和聚氨酯海绵的共模板制备了含有铁的介孔生物活性玻璃（Fe-MBG）支架，其具有分层的大孔结构（300～500nm）和指纹状中孔（4.5nm）。利用支架的生化性能、磁性以及药物递送等特点，将热疗、局部给药与骨传导相结合，治疗由恶性肿瘤引起的大块骨缺损。Zhang 等[34]通过在介孔生物玻璃中引入锶离子，制备一种生物活性玻璃（Sr-MBG）支架，其具有良好有序的中孔通道，内部孔径为 4.5～5nm。Sr-MBG 支架以浓度依赖性方式显著刺激骨髓间充质干细胞的增殖，并显著刺激了骨质疏松性骨缺损中的新骨形成，是一种用于治疗骨质疏松相关的骨折等疾病的非常有前途的生物材料。

2. 装载药物的介孔生物活性玻璃用于成骨、成血管及癌症治疗

具有不同功能（如成骨、血管生成和抗菌活性）的小分子药物可以有效地加载到介孔生物活性玻璃的中孔通道中，通过持续释放药物，从而可以诱导细胞分化及发挥抗菌等功能。Wu 等[35]通过在介孔生物活性玻璃支架中装载二甲乙二基烯丙基甘氨酸（DMOG）来开发缺氧模拟支架，并研究二甲基烯丙基甘氨酸的递送对诱导人骨髓基质细胞的缺氧微环境及血管再生、骨再生的作用。结果表明介孔生物活性玻璃支架中的 DMOG 递送对人骨髓基质细胞（hBMSC）的存活率没有细胞毒性。DMOG 递送显著诱导介孔生物活性玻璃支架中 hBMSC 的 HIF-1α 稳定化、VEGF 分泌和骨相关基因表达。其中 DMOG 在正常氧条件下抵消 HIF-PH 的作用并稳定 HIF-1α 的表达。因此介孔生物活性玻璃纳米球是有希望的治疗骨癌的药物载体。Wu 等[36]采用简便的水热法成功制备了球形、高比表面积以及中孔体积的介孔生物活性玻璃纳米球。制备的纳米球显示出优异的磷灰石矿化能力、抗癌药物的高负载效率（90%）以及明显的降解性能。并且可通过改变 pH 微环境和初始药物负载浓度有效地控制抗癌药物多柔比星（DOX）的持续释放动力学，显著抑制了癌细胞的活力。除了小分子药物外，还可以将生长因子加载到介孔生物活性玻璃中用于可控释放以增强骨生成和血管生成。研究发现[37]将内皮生长因子加载到介孔生物活性玻璃中，与非介孔生物活性玻璃支架相比，介孔生物活性玻璃支架具有明显更高的负载效率和更多的血管内皮生长因子释放。此外，从中孔生物活性玻璃支架递送血管内皮生长因子可以改善内皮细胞的活力。研究表明，介孔生物活性玻璃支架中的介孔结构在提高负载效率、减少暴发性释放、维持血管内皮生长因子的生物活性方面起着重要作用。介孔生物活性玻璃也可以与其他材料相复合，得到性能优越的生物材料。El-Fiqi 等[38]将胶原水凝胶与表面氨化介孔纳米活性玻璃结合（MBGn-胶原水凝胶），改善了介孔生物活性玻璃的物理化学稳定性以及机械性能，并能减少胶原的水解和酶降解。Wu 等[39]通过溶剂浇铸法将介孔生物活性玻璃掺入聚乳酸-羟基乙酸共聚物中成功地制备了 MBG/PLGA 膜，显著提高了复合膜的拉伸强度和模量、表面亲水性与生物活性。在体外，与

BG 相比，MBG 的机械强度、降解性能以及早期阶段的药物释放能力得到增强，且可以通过改变 MBG 的含量来控制地塞米松的释放量。与 BG/PLGA 相比，MBG/PLGA 薄膜支持人类成骨细胞（HOB）附着和增殖，并增强了 HOB 的碱性磷酸酶活性。MBG/PLGA 薄膜具有优异的物理化学、生物和药物释放特性，根据其适当的组成设计 3D 支架，在骨组织工程中具有很大的应用潜能。

6.1.3　钙硅酸盐生物活性玻璃三维打印

支架材料由于多孔的特性，具有较大的比表面积，能够为细胞提供附着及相互作用的场所。此外，相比于无孔的生物材料，多孔支架材料促进骨愈合的效果更加明显。其中支架不同的孔隙率及孔径大小对生物细胞有着很大的影响[40]。聚氨酯泡沫模板、微孔技术、冷冻干燥技术及静电纺丝等都是广泛使用的制备多孔支架的方法，并且在制备组织工程支架方面取得许多进展。然而，这些制备方法均不能准确控制支架内部微孔的分布、空间走向等结构特征，且很难制造出与骨骼相匹配的外形轮廓。孔结构之间的连接是不可控的，力学性能无法达到最优[41]。制备的支架的孔径和形态难以控制，直接影响支架的互连、机械强度和体内成骨能力，从而进一步限制了其临床应用。为了更好地控制支架材料的孔隙形态、孔径和孔隙度，进一步提高支架材料的理化性能，近年来开发了一种理想的制备生物活性玻璃多孔支架的方法——三维打印（3D 打印）技术。3D 打印技术通过软件设计可以精准控制支架的尺寸及形状、孔道的大小及形状以及连通性；可以实现复杂结构的设计和制备，从而满足个性化需求。支架的 3D 空间结构连续互通的孔道，可以为细胞黏附、增殖、分化提供一个合适的生长环境，从而有利于氧气、营养物质的运输[42-45]。三维打印技术，既可以自由设计和制造复杂的 3D 结构，也可以为患者制造特异性需要的结构形式。大多数固体自由形式制造方法是在逐层过程中构建 3D 生物医用材料。一般的固体自由形式制造过程涉及：①创建 3D 计算机模型（如 CT 扫描或 X 射线的医学成像数据生成）；②利用软件将 3D 计算机模型切割成 2D 图像的构建文件；③通过计算机控制的逐层过程构建材料；④后处理，如纳米架构的表面改性等[45]。近年来，常用的 3D 打印技术有 3D 打印、熔融沉积成型、选择性激光烧结、立体平版印刷以及 3D 绘图/直写/生物打印等。下面选取几种简单介绍。

Doiphode 等[46]采用冷冻挤出制造（FEF）创建具有预先设计的孔隙率和孔结构的 3D 生物活性玻璃（13-93）支架。在冷冻干燥器中将冰升华之后，按照受控的时间加热构造物以烧尽聚合物添加剂（低于 500℃），并在较高温度下（700℃，1h）使玻璃相致密化。烧结支架具有网状微观结构的相互连通的孔隙，孔隙率约为 50%，孔隙宽度约为 300μm，以及致密的玻璃长丝（支柱），直径约为 300μm。

支架平均抗压强度为（140±70）MPa，弹性模量为5~6GPa，与人皮质骨的值相当。Kolan等[47]采用选择性激光烧结（SLS）制造13-93生物活性玻璃支架。通过球磨将13-93生物活性玻璃与硬脂酸（作为聚合物黏合剂）混合用作SLS机器的粉末原料。将制造的3D支架黏合剂烧尽以除去混合的硬脂酸黏合剂，然后在675~695℃的温度下烧结。烧结支架的孔径范围为300~800μm，表观孔隙率为50%，平均抗压强度为20.4MPa，适用于非承重部位的应用。Wu等[48]使用聚乙烯醇（PVA）作为黏结剂，采用3D打印技术制备介孔生物活性玻璃（MBG）支架，得到的MBG支架的强度是传统聚氨酯高机械强度泡沫模板MBG支架的200倍。使用PVA作为黏合剂降低了它们的脆性并显著提高它们的韧性。此外，MBG支架具有高度可控的分层孔结构、优异的磷灰石矿化能力和持续的药物递送性能，是骨再生的优秀候选者（图6-1）[48]。Luo等[49]将介孔生物活性玻璃与海藻酸盐浆料复合，通过3D打印技术制备了具有有序纳米通道、微孔和常规大孔的分级MBG/藻酸盐复合支架。MBG颗粒的掺入显著改善了海藻酸盐支架的机械性质和磷灰石的矿化能力，并且增强了培养在支架上的人骨髓间充质干细胞的附着和碱性磷酸酶活性。Ke等[50]将生物活性玻璃与镁黄长石相复合（BG/AKT），采用3D打印技术制备多孔支架，发现在镁黄长石中加入15%或30%的BG（即AKT/BG15或AKT/BG30）可以将生物陶瓷支架的抗压强度提高2~5倍，远高于纯镁黄长石支架。此外，组织学和生物力学分析显示AKT/BG15和AKT/BG30支架容易刺激新的骨组织生长并使脊柱生物力学恢复。

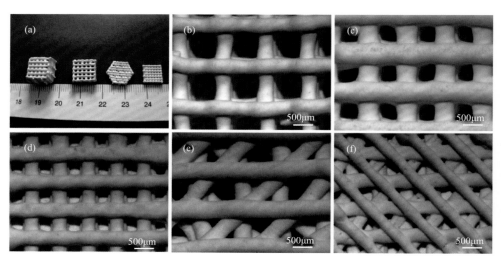

图6-1　3D打印介孔生物活性玻璃（MBG）支架的孔隙形态：（a）不同尺寸、形状和形态的3D打印生产的MBG支架；（b~d）不同孔径尺寸的MBG支架[（b）（1307±40）μm；（c）（1001±48）μm；（d）（624±40）μm]；（e，f）不同孔形态的MBG支架

6.2　钙硅酸盐系统生物活性玻璃在硬组织修复中的应用

早期研究的钙-硅基生物活性玻璃或玻璃陶瓷材料一般包含 P_2O_5，近年来人们研究发现，采用溶胶-凝胶法制备的 $CaO\text{-}SiO_2$ 二元玻璃不仅在体外模拟体液中能诱导羟基磷灰石沉积，具有成骨诱导性，还证明了 P_2O_5 不是使材料具有生物活性的关键成分。从元素组成进行分析，硅是生物体中必要的微量元素，缺少硅可导致生长迟缓、骨骼异常以及牙釉质发育不良等问题。钙也是人体骨中重要元素之一，钙元素与硅元素在硬组织中都具有举足轻重的地位。因此钙-硅基生物活性材料是硬组织修复材料的研究热点。本节主要介绍钙-硅基生物活性玻璃材料在硬组织（牙齿与骨骼）修复中的应用。

6.2.1　钙硅酸盐系统生物活性玻璃在牙组织修复中的应用

牙齿是人体硬度最大的组织，如图 6-2 所示是它的剖面结构[51]。牙齿和骨骼组织相似，其中主要的成分都是无机磷灰石，受损（如脱矿、牙本质过敏、龋齿等）将严重影响生活，更甚者危及生命。所以，在临床上，牙组织生物活性修复材料一直是研究的热点。

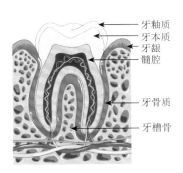

图 6-2　牙齿的剖面结构

生物活性玻璃作为口腔材料的应用早有报道，且其具有良好的矿化诱导作用，形成的磷灰石层与牙体组织结合紧密，并具有良好的抗菌作用，在牙齿硬组织修复方面具有独特的优势。Stoor 等[52]在 1998 年发现生物活性玻璃在水环境下能够释放 Ca^{2+}、Na^+、PO_4^{3-}、Si^{4+} 等离子，且可以抑制口腔微生物的生存，对牙龈菌斑的微生物具有广泛的抑制作用。Vollenweider 等[53]使用 20～50nm 尺寸的生物活性玻璃对受损的牙本质进行再矿化修复，结果显示这种新型纳米颗粒生物活性玻璃可促进离子从玻璃中溶解，从而加速牙本质的再矿化。钙硅基生物活性玻璃不同的化学组成也会影响牙釉质的再矿化。Dong 等[54]研究了钙硅基生物活性玻璃不同组成在模拟人口腔环境中的牙釉质表面诱导矿化能力。三种不同生物玻璃粉体的成分如表 6-1 所示。

表 6-1　三种生物玻璃粉体成分组成（wt%）

	SiO_2 含量	CaO 含量	Na_2O 含量	P_2O_3 含量
45S	44.8	26.5	23.4	5.3
58S	62.8	27.6	0	9.6
77S	73.7	16.5	0	9.8

结果表明，三种不同组分的钙硅基生物活性玻璃 45S、58S、77S 在牙釉质表面具有不同的诱导矿化能力，随着硅含量的增加，矿化的能力减弱。45S 中引入 Na 元素后，离子释放速率均衡，使得表面矿化层更加致密，表现出优秀的力学性能。所以，如图 6-3 所示，适当调控钙硅基生物活性玻璃组成能提高诱导牙釉质再矿化能力。通常氟化物治疗可以有效地保护牙釉质免于脱矿并可增强再矿化；向口腔护理产品中添加钙盐或含钙材料，可以进一步提高氟化物这一功效，增强氟化物向口腔中的输送和保留[54]。

此外，钙盐等材料也可以作为钙的额外来源，进而促进牙釉质再矿化或减少脱矿质过程[55]。Burwell 等[56]研究了生物活性玻璃在体外修复牙釉质白斑病变中的作用。结果显示生物玻璃与 5000ppm 的氟离子组合在 10 天后比单独的 5000ppm 氟离子处理产生的矿化显著增加。

一般用于牙齿组织工程和牙周再生的理想材料需要维持和促进细胞的增殖及分化，并且应该具有类似于牙组织的机械性质以及抗菌、抑菌特性[57]。钙硅基生物活性玻璃具有优秀的生物活性，能够释放钙、硅离子刺激细胞的增殖和分化，并且可以通过加入抗生素或掺杂具有抑菌性能的离子（如银、铜、锌、镁、铁等）来达到要求。Wu 等[58]采用非离子嵌段聚合物 P123（EO20-PO70-EO20）与聚氨酯海绵的共模板制备了含锶的介孔生物活性玻璃（Sr-MBG，MBG 成分含量 Ca∶P∶Si = 15∶5∶80，摩尔比）支架，实验结果表明高含量的锶离子减少了有序的中孔及其比表面积，且可以调控锶离子从 Sr-MBG 支架中释放。Sr-MBG 支架具有优异的磷灰石矿化能力，并且可以显著刺激牙周膜细胞的增殖、碱性磷酸酶活性以及成骨-牙骨质相关基因的表达。Wang 等[59]在细胞外基质中制备了银掺杂的生物活性玻璃水凝胶（Ag-BG/ECM），结果表明 Ag-BG/ECM 能够显

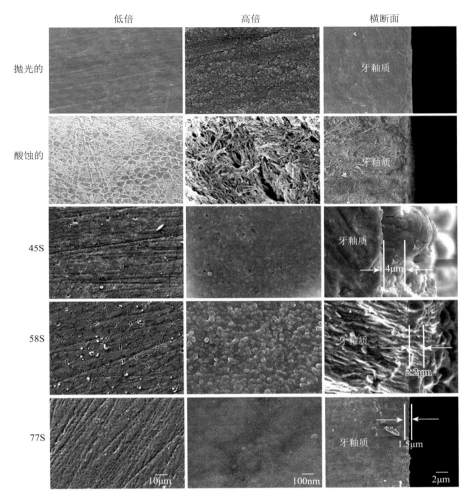

图 6-3　经不同生物活性玻璃处理的牙釉质表面形貌图：纵向第一列和第二列分别是低倍和高倍下的表面形貌；第三列是样品横断面的表面形貌；横向是经过不同方式处理的牙釉质样品表面形貌图，分别是抛光的、酸蚀的和三种不同生物活性玻璃处理的浸泡 7 天后的形貌图

著增强牙髓干细胞（DPSC）的增殖，增强体外细胞的分化能力。此外，Ag-BG/ECM 还可以有效抑制突变株和干酪乳杆菌的生长，具有优秀的抗菌性能。Srinivasan 等[60]将纳米生物活性玻璃与海藻酸盐相复合制备支架，并评价其溶胀能力、体外降解、生物矿化和细胞相容性。结果表明，与纯藻酸盐支架相比，人牙周韧带成纤维细胞在海藻酸盐/生物玻璃复合支架上黏附和增殖得更好。纳米生物活性玻璃的存在增强了在复合支架上培养的人牙周韧带成纤维细胞的碱性磷酸酶活性。因此，生物活性玻璃不仅可以用于脱矿牙釉质和牙本质的再矿化，还能促进牙周组织再生，是一种理想的口腔组织修复材料。

6.2.2 钙硅酸盐系统生物活性玻璃在骨修复中的应用

生物活性玻璃由于自身优秀的生物相容性以及诱导再矿化的能力，在骨组织修复医疗实践中得到越来越多的应用。此外，生物活性玻璃的一个重要特性是可以在远离植入物-骨界面的玻璃上形成新骨，被 Wilson 称为"osteoproduction"，即促骨生长作用。体内研究表明，生物活性玻璃与骨骼的结合速度比其他生物陶瓷更快，其成骨特性是由于其溶出产物在基因水平上能够刺激成骨细胞[61]。硅酸钙生物活性玻璃在模拟体液（SBF）中可以诱导羟基磷灰石的快速形成，植入生物体后，化学结合到活骨组织的结构中[55]。

生物活性玻璃与骨骼结合并刺激新的骨骼生长的机理可以大致分为两个阶段，羟基磷灰石层形成与离子溶解产物成骨[61]。骨结合归因于羟基磷灰石层的形成，羟基磷灰石层与受损骨的胶原纤维相互作用形成键合作用。骨结合到羟基磷灰石层被认为涉及蛋白质吸附、胶原纤维的结合、骨祖细胞的附着、细胞分化和骨细胞外基质的沉积，然后是矿化。一旦羟基磷灰石层形成，下阶段就不是很明朗了，不过显而易见的是，蛋白质吸附在羟基磷灰石层上，然后细胞附着，进而分化并产生骨基质。所以可以总体归结如下：材料的生物活性和生物活性玻璃在细胞水平刺激骨再生的能力取决于其离子的溶解速率和羟基磷灰石层的形成，其可以通过玻璃的组成和原子结构来控制。例如，在生物活性玻璃上培养人的成骨细胞，能够产生胶原细胞外基质（ECM），进而矿化形成骨结节，不需要在培养物中增加常见的激素。钙硅基生物活性玻璃中钙离子和可溶性二氧化硅的溶解即可刺激成骨细胞分裂、生长因子的分泌和细胞外基质蛋白的产生[62, 63]。

生物活性玻璃本质上是脆性材料，对于骨组织修复还是有些欠缺，因此大量研究致力于增强其机械性能并保持其高生物活性以期待更广泛的应用。在硅酸盐生物玻璃粉末中加入羟基磷灰石可以获得更高的维氏硬度、弹性模量，并且不会对其生物相容性产生负面影响。钡离子和硅离子可以增强材料的机械性能和生物学性能。Zhang 等[34]制备了掺杂锶离子的介孔生物活性玻璃（Sr-MBG）支架，与单独的介孔生物活性玻璃支架相比，锶掺入介孔生物活性玻璃支架显著刺激了骨质疏松性骨缺损中的新骨形成。此外，实验中大鼠血液中的锶离子释放维持在非常低的水平，常随尿液排出。Xing 等[64]研究了硅离子、锶离子对干细胞不同的细胞行为，硅离子和锶离子可以协同刺激细胞增殖而不会使干细胞失去干性。此外，在较高浓度下，硅离子和锶离子可刺激成骨分化。他们设计的 Si-Sr 复合水凝胶不仅刺激体外的骨髓间充质干细胞成骨分化，而且通过体内实验证明了其释放的 Si-Sr 离子在体内有助于促进成血管和成骨。这些元素、化合物提供更强的成骨作用和更高的早期骨传导阶段的弯曲强度、杨氏模量、抗压强度和较好的生物相容性。生物活性玻璃可以与其他材料相结合以期待获得更为理想的骨组织修复材料（具有较好的机械性能、生物活性、刺激细胞增殖分化、促进成骨成血管基因表达等）。将生物活性玻璃与聚合物（PLGA、PVA-壳聚糖/胶原和 PDLLA）混合主要增强复合材料的弹性模量和压缩强度等机械性能，并通过生物活性玻璃的加入来增强细胞附着和增殖来改善生物相容性[65]。Wu 等[66]将丝素蛋白添加到生物活性玻璃中制备可用于骨组织工程修复的高孔隙率及大孔径的多孔丝素蛋白修饰 MBG 复合支架。丝素蛋白修饰的 MBG 支架的机械强度、机械稳定性和离子释放的控制以及药物装载能力得到显著改善。此外，丝素蛋白修饰为 MBG 支架上的骨髓间充质干细胞的附着、扩散、增殖和成骨分化提供了更好的环境。Zeng 等[67]将生物玻璃与海藻酸盐复合制备水凝胶珠（BG/ALG）作为细胞载体。结果表示 BG/ALG 在模拟体液中浸泡后可以在其表面上诱导磷灰石沉积，BG/ALG 提取物可以模拟间充质干细胞的增殖和成骨分化以及内皮细胞的血管生成。装载有骨形成细胞的 BG/ALG 复合水凝胶珠可以用于骨再生和组织工程应用。

生物活性玻璃因其优异的生物、理化性能在组织修复中已经取得许多进展，这既是一种机遇也是一种挑战。首先，随着我国老龄化人口的增加，会出现越来越多的骨科疾病以及其他慢性疾病。能够装载药物以及离子的生物活性玻璃在不同病理状况下的骨修复问题需要进一步探究。其次，生物活性玻璃释放的离子能够促进骨再生已经被证实。但是其促进骨再生的具体生物化学机制仍不太明确，需要进一步证实。而且这种释放促进修复的行为是否会在长期内增加患者患癌症的风险也需要临床试验进行验证。最后，由于生物玻璃的断裂韧性有限，所以生物活性玻璃在承重骨修复方面的应用问题还未找到完美的解决方案，虽然 3D 打印技术等已大大增加了生物玻璃产品的强度，但是仍有许多问题限制其临床应用，例如，生物活性支架仍然不能应用于力学要求大、需要承受周期长的部位，如股骨等，这些需要进一步研究来解决。

6.3　钙硅酸盐系统生物活性玻璃在软组织修复中的应用

生物玻璃具有良好的生物活性和生物相容性，可以通过改变各组分的含量以调节其生物活性、降解性以及机械性能，从而满足不同的临床要求。研究发现，45S5 生物活性玻璃不仅能与骨组织形成化学键合，还能与软组织结合[68]。正是基于这一特性，研究人员开发出能够应用于临床皮肤软组织损伤创面的生物活性玻璃敷料，如 DermGlas™ 等，结果显示这类产品具有很高的有效性和安全性。生物活性玻璃在硬组织如骨组织中起到的作用已被广泛研究并清楚阐明，但在软组织修复中其作用机制是怎样的呢？目前可能的推测是：具有生物活性的生物活性玻璃在与软组织创面接触瞬间发生一系列化学和生物学反应，形成一个具有多孔网络结构的羟基磷灰石（hydroxyapatite，HAP）层，该HAP层既具有物理的吸附能力也具有生物诱导性能，可吸附和聚集大量与组织再生有关的各种蛋白质以及各种促愈合因子；另外，由于离子溶出作用，生物活性玻璃可在创面局部形成一定的碱性微环境，使得一些致病细菌早期难以在创面生存，起到一定的抗菌作用，有利于创面愈合；此外，生物活性玻璃在降解过程中释放的多种活性离子成分，在诱导软组织修复相关细胞增殖、迁移和分化过程中也起到了重要的作用[69]。除了传统的生物活性玻璃45S5，新型的生物活性玻璃，如溶胶凝胶玻璃、纳米生物活性玻璃等，由于具有多孔结构、巨大的比表面积以及较高的化学活性和吸附特性等，具有更好的对软组织修复的生物活性效应，已越来越引起生物材料学界的广泛关注。本节将系统阐述生物活性玻璃在多种软组织修复中的应用，如皮肤组织、软骨组织、神经组织及在其他软组织方面的修复，并重点探讨生物活性玻璃的离子溶出产物对软组织修复相关细胞的作用机制。

6.3.1　钙硅酸盐系统生物活性玻璃在皮肤组织修复中的应用

皮肤的最外层，即表皮，是由上皮细胞组成并覆盖整个身体（图6-4），在防止各种危及生命的物质包括病原体、毒素和细菌等的入侵方面发挥了重要的保护作用；表皮层还能够保持皮肤水分及各种营养成分；更重要的是，表皮能帮助愈合因创伤造成的复杂伤口；但是当伤口达到一定程度时，就需要及时和有效地治疗。目前全世界每年皮肤创伤患者高达4000万。在我国，每年因烧烫伤、交通事故、糖尿病等造成的皮肤创伤患者在1000万以上，而由皮肤创伤造成的医疗费用超过600亿元，其中用于皮肤创伤修复材料的消耗费用在100亿元以上。而目前国内外尚无能够满足临床需求的理想的皮肤创伤修复产品，特别是由于褥疮、静脉曲张、血管炎、糖尿病等引起的溃疡，在多因素的作用下（如低蛋白症、高血糖症、缺血缺氧、感染灶坏死、老龄化等），创面迁延不愈，或反复溃烂，难以正常修复，形成难愈创面，严重影响了生活质量，甚至可能危及患者生命。目前已知造成难愈创面痉愈慢或难痉愈的原因可能有局部生长因子缺乏、细胞外基质改变、成纤维细胞功能降低、白细胞的抗菌活性降低和患处体循环、微循环紊乱等。其中创面局部生长因子[如成纤维细胞生长因子（FGF）、表皮生长因子（EGF）、血小板源性生长因子（PDGF）、血管内皮生长因子（VEGF）等]及受体活性下降和数量的绝对或相对缺乏是主要原因。现阶段临床上通过基因疗法或重组生长因子的方法进行治疗，但这些方法在临床应用上存在一些弊端，如生长因子活性难以长期保持、治疗费用昂贵以及长期的毒副作用尚不明确等。

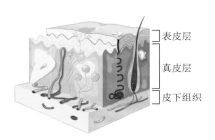

表皮层

真皮层

皮下组织

图 6-4　皮肤组织截面图

生物活性玻璃 45S5 在促进新生血管生成方面已有确切的理论依据，可以对多种细胞产生刺激。45S5 可在体内和体外诱导刺激促进成纤维细胞分泌血管内皮生长因子和成纤维细胞生长因子等成血管生长因子，从而促进新生血管的生长[70, 71]，并能促进内皮细胞的增殖和成环[72]。也有文献报道生物活性玻璃在植入的初始阶段不仅能够促进血管内皮生长因子的传输，还可上调生成血管的基因的表达[73]。许多基于生物活性玻璃的伤口敷料和软膏被开发出来。目前常见的用于创伤修复的钙硅基生物活性玻璃的组成如表 6-2 所示。

表 6-2　常见的医用生物活性玻璃的组成（wt%）

名称	制备过程	SiO$_2$	P$_2$O$_5$	Na$_2$O	K$_2$O	CaO	MgO
45S5 Bioglass®	熔融法	45	6	24.5	—	24.5	—
S53P4	熔融法	53	4	23	—	20	—
Biosilicate	熔融法	48.5	4	23.75	—	23.75	—
13-93	熔融法	53	4	6	12	20	5
58S	溶胶-凝胶法	58.2	9.2	—	—	32.6	—

糖尿病相关并发症已经成为一个严重的公共卫生问题，特别是糖尿病患者发生的皮肤受损和创面难愈问题。其原因可能是，炎症细胞的持久存在、细胞外基质的合成紊乱以及再上皮化困难等[74]。局部应用生长因子是一种改善难愈创面的治疗方法，但常因其在创面的高扩散性和很短的半衰期而影响疗效[75]。华南理工大学陈晓峰教授研究组通过一次性大剂量注射链脲佐菌素成功诱导大鼠 I 型糖尿病的发生，并通过在大鼠背部制造全层皮肤缺损创面从而建立起糖尿病大鼠难愈创面模型，并比较了熔融法生物活性玻璃 45S5 和溶胶-凝胶生物活性玻璃（SGBG）对大鼠难愈创面的修复作用。研究表明生物活性玻璃对正常大鼠和糖尿病大鼠创面修复均有促进作用，较之 45S5，SGBG 因其特殊结构特性，具有更快和更有效的促进创面修复作用。生物活性玻璃可以更好地吸附创面局部坏死组织、分泌物，加快坏死组织的吞噬和清除，特别是对巨噬细胞等活性细胞的趋化、迁移、激活作用，诱导、激发生

长因子 VEGF/FGF-2 产生和聚集，加速成纤维细胞和微血管的增殖，促进肉芽组织生长。其中 SGBG 对微血管的生成作用更显著，而且更有规则。生物活性玻璃与创面接触后发生快速离子反应，形成一层独特的 HAP 膜，其不仅具有一定的保湿、止血作用，而且充当了良好的支架，有利于修复细胞特别是上皮细胞的增殖、黏附[76]。

生物活性玻璃粉体容易移动和流失，难以固定在组织修复所需的部位。实际应用中，待修复的受损组织形状不一定呈腔状，也可能呈面状、突起状，甚至其他复杂形状。因此在不影响生物活性的前提下，需要将生物活性玻璃与高分子复合固定在组织修复所需部位。基于生物活性玻璃在降解过程中能够释放 Ca^{2+}，可以交联海藻酸分子，制备了温度敏感可注射的琼脂糖（AGA）/海藻酸（ALG）/生物活性玻璃（BG）复合水凝胶。BG 的加入可以提高 AGA/ALG 水凝胶体系的力学性能并释放生物活性离子，并且可以促进成纤维细胞和内皮细胞的迁移，且能够促使这两种细胞共同培养的体系显示出成血管倾向。兔耳缺血慢性创口模型验证了 AGA/ALG/BG 复合水凝胶可以促进血管和上皮新生，进而促进慢性创口愈合（图 6-5）[77]。

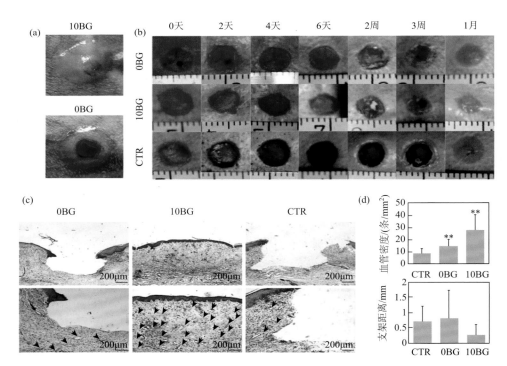

图 6-5　（a，b）伤口的恢复过程（0BG 和 10BG 是水凝胶处理组，CTR 是不做任何处理的对照组）；（c）伤口区域恢复 1 个月后的组织学 H&E 染色（箭头所指为新生血管）；（d）伤口新生皮肤组织的血管密度和新生上皮支架的距离（**表示显著高于对照组，$p < 0.01$）

基于生物活性玻璃在降解过程中产生的碱性能够原位提高溶液 pH 从而激活琥珀酰亚胺酯与氨基的反应，制备了具有良好的注射性、组织黏性和生物活性的生物玻璃/人血清白蛋白（BG/HSA）复合水凝胶用于伤口愈合。生物活性玻璃在复合水凝胶中具有两个重要的功能，第一个是调节溶液的 pH 以激活成胶反应的发生，第二个是释放生物活性离子，可刺激血管生成，促进伤口愈合。生物活性玻璃/白蛋白复合水凝胶具有良好的组织黏性（约 81kPa），是广泛使用的手术黏合纤维蛋白胶的五倍以上[(142.6±28.9)gf/cm^2≈(14.3±0.3)kPa]，也高于普通胶氰基丙烯酸酯[(55.4±16.9)kPa]。一些伤口敷料在空气中具有良好的黏合性能，但不能在水溶液中对皮肤提供强烈的附着力，这种新型的 BG/HAS 复合水凝胶可以保持水中的紧密附着，进一步降低细菌侵入的风险（图 6-6）[78]。

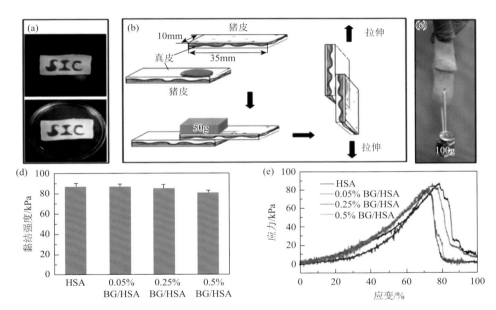

图 6-6 BG/HSA 复合水凝胶的注射性和黏结性：（a）BG/HSA 复合水凝胶具有良好的可注射性，将 0.5% BG/HSA 复合水凝胶注入猪皮（上层），黏附牢固，浸泡在水中 4h 仍不会脱落（底部）（将蓝色染料加入复合水凝胶中以区分凝胶与皮肤）；（b）测量复合水凝胶组织黏性示意图；（c）0.5% BG/HSA 复合水凝胶能够牢固黏合两片猪皮并且能够通过额外悬挂 100g 重物来证明其组织黏结良好；（d）HSA 水凝胶和 BG/HSA 复合水凝胶的组织黏结强度；（e）HSA 水凝胶和 BG/HSA 复合水凝胶的剪切黏附应力-应变曲线

在此基础上，生物活性玻璃用于创伤修复的作用机理也被广泛研究。间隙连接（gap junction）在伤口愈合中起重要作用。研究发现，在体外培养中，45S5 Bioglass 能够促进内皮细胞的间隙连接并上调连接蛋白 43（CX43）的表达水平。45S5 能促

进内皮细胞的血管内皮生长因子、碱性成纤维细胞生长因子及其受体和血管内皮钙黏蛋白的表达水平，这些均有利于血管的形成。体内实验结果表明 45S5 能够促进内皮细胞的间隙连接，刺激间隙连接通信及关键血管生长因子的上调，有助于增强伤口中血管生成从而促进伤口愈合[79]。炎症期是伤口愈合的关键阶段，因此巨噬细胞和修复细胞之间的旁分泌作用在伤口愈合中起到了重要作用。因此阐明 45S5 对伤口愈合炎症反应的影响对于研究 45S5 的创伤修复机理至关重要。与对照培养基相比，45S5 离子浸提液可激活巨噬细胞向 M2 表型分化并上调血管生长因子表达水平。45S5 培养的巨噬细胞的条件培养基可以加速内皮细胞和成纤维细胞的迁移，从而增加内皮细胞毛细血管网络形成和成纤维细胞的细胞外基质蛋白沉积。将 45S5 粉末应用于大鼠的全层切除伤口，发现 45S5 能够在愈合的初始阶段减少炎症反应，表现在伤口中性粒细胞减少和 M2 巨噬细胞增加，从而促进创口愈合[80]。基于 45S5 能够刺激成纤维细胞分泌多种生长因子构建 BG 激活的成纤维细胞薄片用于皮肤组织工程。体外结果显示 45S5 刺激成纤维细胞表达一些关键的生长因子及重要蛋白，包括 bFGF、VEGF、EGF、胶原蛋白和纤连蛋白。体内结果表明该皮肤组织工程移植物中 45S5 促进成纤维细胞迁移进入伤口，并可以大大增加血管的形成，增强胶原蛋白 I 的产生，并刺激成纤维细胞分化为伤口部位的肌成纤维细胞，最终加速伤口愈合（图 6-7）[81]。

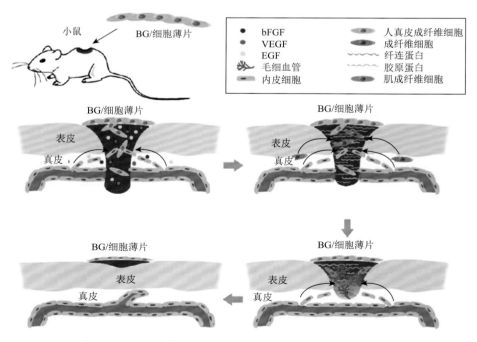

图 6-7　45S5 皮肤组织工程移植物促进创伤愈合的作用机制

伤口暴露则可能会被细菌感染，因此，伤口敷料具有抗菌性能就至关重要。在生物玻璃复合材料中装载一些抗菌药物以促进创伤愈合是常用的方法。通过静电纺丝制备中空纤维（直径约为 600nm）的超细介孔生物活性玻璃（$70SiO_2$-$25CaO$-$5P_2O_5$）纤维支架用于皮肤组织工程，这种静电纺丝纤维一方面可以作为支撑用于再生组织的支架，另一方面抗生素分子（庆大霉素）可以装载进介孔结构中实现持续释放[82, 83]。云南白药是我国著名中药，通过局部用药或口服能有效促进血液循环和加速淤血的清除。研究表明云南白药能促进血小板成分物质的释放并能提高血小板表面糖蛋白的表达，有效缩短出血和凝血的时间。生物活性玻璃/云南白药复合膏剂能促进成肉芽组织的形成，降低创面的炎症反应，并能促进血管的快速生成及各类生长因子的表达，从而促进糖尿病难愈创面的愈合[84]。此外，在生物玻璃中加入促成血管的药物因子等以促进血管新生，从而促进创伤愈合也被广泛使用。二甲基乙二酰基甘氨酸（dimethyloxalylglycine，DMOG）是一种可被用于促进成血管的小分子类药物，被成功装载入介孔生物活性玻璃支架中，并通过调节支架制备过程中使用的模板剂的量，控制介孔结构，从而调节药物载入量，载药后的支架能够持续释放 DMOG 药物，并促进干细胞成血管相关因子的表达（如 HIF-1、VEGF 等）[35]。去铁胺（DFO）可以促进缺氧诱导因子-1，从而可以上调血管生成因子并可以促进血运重建。因此将 DFO 加入到海藻酸/BG 水凝胶体系中，DFO 和 BG 的组合能够显著促进内皮细胞迁移和成血管化，体内实验表明，相比于单独的 DFO 和 BG 水凝胶，DFO/BG 复合水凝胶体系能更好地促进血管生成和糖尿病创口的愈合[85]。

有效刺激血管生成和避免伤口感染是伤口护理的巨大挑战，因此设计具有促血管生成性能和抗菌性能的新型愈合敷料具有特别重要的意义。通过脉冲激光沉积（pulsed laser deposition，PLD）技术将掺铜生物活性玻璃沉积在天然蛋壳膜（Cu-BG/ESM）上，该复合膜具有良好的抗菌性能，能够抑制革兰阴性菌（大肠杆菌），能刺激人脐静脉内皮细胞（HUVEC）增殖并通过上调各种成血管因子，促进成血管化。小鼠全层皮肤切除模型中，该复合膜可以促进伤口部位血管生成从而促进创口愈合[86]。另外，已经证明一些生物活性玻璃可以通过提高局部 pH 以及产生活性氧（reactive oxygen species，ROS）自由基破坏细菌DNA 和 RNA，从而抑制各种革兰阳性菌和革兰阴性菌的生长[87, 88]。另外，生物玻璃中掺杂加入抗菌金属离子，如 $Ag^{+[89]}$、Cu^+、$Cu^{2+[90]}$、$Ga^{3+[91]}$、$Zn^{2+[92]}$、$Ce^{3+[93]}$等起到抗菌作用，这种"离子驱动"的抗菌方式对于克服抗生素产生的耐药性具有重要意义。在烧伤中滥用抗生素导致多重耐药细菌的流行率增加，细菌感染仍然是影响烧伤患者治愈的一个重大挑战。研究发现掺杂 1%和 2%银生物活性玻璃能够抑制创口部位提取的多种细菌在多种抗生素无效的情况下（包括羧苄青霉素 100μg、哌拉西林/他唑巴坦 100/10μg 和庆大霉素 10μg）的生长，并且未表现出细胞毒性[94]，因此是一种安全的抗菌剂。这些金属离子的抗菌生物学机制总结在表 6-3 中。

表 6-3　一些金属离子的抗菌生物学机制

离子种类	生物学机制
Ag^+	与细菌细胞壁表面蛋白质的二硫化物（S—S）和巯基（—SH）基团相互作用并阻止细菌的呼吸作用及电子转移； 破坏细菌细胞膜； 促进 ROS 的产生，从而增强对 DNA、RNA 和蛋白质的损害，从而导致细菌死亡
Cu^+ 和 Cu^{2+}	附着在细菌质膜上并对细胞膜产生损伤，抑制转运蛋白质活性和离子渗透率； 增加 ROS 的产生，从而导致大量的蛋白质改变和裂解； 在 DNA 链内和链间形成交联，破坏 DNA
Zn^{2+}	增强 ROS 的产生，从而导致 DNA、RNA 和蛋白质损伤，导致细菌细胞死亡； 直接接触细菌细胞壁，增强膜的渗透性使其不稳定
Ce^{3+}	增加细菌中的 ROS 水平，导致 DNA、RNA 和蛋白质损伤； 抑制各种细菌呼吸作用、氧气摄取和葡萄糖代谢
Ga^{3+}	在各种生化反应中与 Fe^{3+} 竞争来抑制细菌的基本生物反应

此外，基于生物活性玻璃释放的化学信号和高分子基底表面的结构信号能够协同促进创面修复，生物活性玻璃涂覆的微图案化电纺纤维支架用于皮肤创面愈合也成为当前研究的热点。微纳米结构和支架中的纳米生物活性玻璃协同改善了伤口愈合的效率和再上皮化，并能促进新血管形成和胶原沉积以及抑制疤痕形成[95]。进一步的研究表明定向电纺丝产生的结构信号和生活活性玻璃释放的化学信号能协同刺激内皮细胞和成纤维细胞的分化，并通过旁分泌效应促进内皮细胞和成纤维细胞的沟通，从而上调成血管因子的表达和胶原蛋白的沉积从而促进创口的愈合[96]。

6.3.2　钙硅酸盐系统生物活性玻璃在软骨组织修复中的应用

在成人体内，软骨只分布在身体某些部位，并行使着特殊的功能。根据软骨内所含纤维成分和细胞分布情况，可将软骨分为弹性软骨、纤维软骨和透明软骨。关节软骨（articular cartilage）附在长骨两端，主要由软骨细胞和软骨外基质组成，是典型的透明软骨。软骨基质的主要成分有胶原、蛋白多糖（proteoglycan，PG）、非胶原蛋白及组织液。其中 II 型胶原占所有胶原含量的 90%～95%（干重）。关节软骨覆盖于关节表面，由软骨组织及其周围骨膜组成，是一种终生不骨化的弹性结缔组织。关节软骨表面光滑且弹性优异，具有耐磨损、抗摩擦和润滑关节的特性，能够吸收由骨骼肌和重力产生的压力和剪应力。软骨的存在不仅使关节表面变光滑，而且可以减少关节活动时两骨之间的摩擦，起到抗冲击及缓冲震荡的作用。关节软骨由软骨细胞（chondrocytes）和软骨基质（cartilage matrix）组成，软骨基质由软骨细胞合成并分泌。软骨基质是软骨组织的支架，含有丰富的蛋白多糖和胶原纤维，并且在软骨细胞增殖、黏附、迁移、细胞间信号传导及软骨力学响应等方面都有重要的作用。与骨组织相比较，软骨基质主要为有机质，除此之外还含有多种微量元素。软骨基质的含水量较高，水分占总湿重的 60%～80%，剩余部分主要含有胶原和蛋白多糖，其中 II 型胶原蛋白占干重的 60%，其余部分主要由蛋白多糖和其他胶原构成。

　　由于软骨组织内缺乏血管、神经的营养供给，且软骨细胞的增殖及代谢能力弱，软骨缺损自身修复能力极差。1996 年，将生物活性玻璃、羟基磷灰石及生物活性玻璃/羟基磷灰石复合陶瓷植入兔远端股骨软骨缺损中，发现 12 周内三个组分均有透明软骨形成，并且生物活性玻璃组生成的软骨比羟基磷灰石组生成得要多[97]。也有研究发现 13-93 生物活性玻璃能够促进软骨细胞糖胺聚糖的沉积[98]。含石墨烯的聚己内酯（PCL）/生物活性玻璃双层支架对软骨形成细胞 ATDC5 显示出高矿化行为。这可能与软骨细胞向成熟软骨细胞的分化有关，且其促进富含蛋白多糖糖胺聚糖的软骨基质产生[99]。由于缺氧在软骨形成过程中起着关键作用，研究人员试图研究生物活性玻璃释放缺氧模拟剂钴（CoBG）对人间充质干细胞（hMSC）软骨形成的影响。CoBG 溶出产物以钴剂量依赖性方式显著增加 hMSC 中缺氧诱导因子-1α 的水平。持续暴露于 CoBG 浸提液中能够显著降低 hMSC 增殖和代谢活性，但依旧能促进 hMSC 向软骨形成方向分化[100]。Wnt 信号级联反应是涉及软骨发育和稳态的关键途径之一。影响该途径可能有助于改善软骨修复或再生。Wnt 途径的一个关键分子调节因子是糖原合成酶激酶-3（glycogen synthase kinase-3），其抑制允许启动信号传导途径。该研究旨在利用二元 SiO_2-Li_2O 溶胶-凝胶衍生玻璃来控制锂的递送，锂是一种已知的糖原合成酶激酶-3 拮抗剂，玻璃溶解产物对体外 3D 沉淀培养模型中软骨形成分化有影响。在不添加生长因子（如 TGF-β3）的情况下，含有 5mmol/L 锂和 3.5mmol/L 硅的溶出产物能够诱导软骨形成分化和透明软骨基质。结果表明，溶胶-凝胶生物活性玻璃能够负载锂离子，从而具备治疗软骨再生的潜力。含锂的 SiO_2-Li_2O 玻璃的溶出产物能够提高软骨形成分化以及糖胺聚糖沉积的速率，这对于原位软骨基质形成是至关重要的[101]。软骨和软骨下骨是一个整体，80%以上的软骨损伤都合并软骨下骨损伤，软骨下骨发生损伤后，新生软骨难以与之整合，反过来阻碍软骨的修复。因此在修复软骨缺损的同时，必须高度重视软骨下骨与关节软骨关系，力求做到同一时间、一体化地修复骨-软骨复合体。含锂的介孔生物活性玻璃支架不仅能够促进关节软骨下骨的修复，同时还能够

促进关节软骨缺损的愈合与再生，充分体现了该类材料修复骨-软骨的双向功能
特性，相关的研究机理涉及该类材料不仅活化了骨髓基质干细胞的 Wnt/β-联蛋
白信号通路，而且激活了软骨细胞的自噬功能。与纯 MBG 支架相比，Li-MBG
支架在植入兔骨软骨缺损 8 周和 16 周后显著增强软骨下骨和透明软骨样组织
的再生[102]。

6.3.3　钙硅酸盐系统生物活性玻璃在神经组织修复中的应用

各种物理、化学、生物因素都可能导致神经损伤，并且会出现很大比例的神
经缺损，这为临床治疗提出挑战。和中枢神经相比，周围神经虽然表现出一定的
再生能力，但神经自行修复的效果很差，虽然现代外科治疗可以恢复神经的连续
性，但周围神经的再生和修复仍面临很大挑战，具体表现为神经再生速率缓慢、
节段性神经缺损的存在，以及在长时间去神经支配后靶器官的退化。

严重受损而引起的周围神经病变通常不能通过缝合来治疗，在一些情况下即
便缝合合适也可能会导致神经功能和感觉受限。通常情况下，治疗长距离（>4mm）
受损神经的金标准是使用自体移植物，但是有诸多限制，如供体部位不适等。
因此寻找其他的方式来治疗受损神经势在必行。桥接神经缺损的生物材料通常
包括由天然或合成材料制成的管状导管，但是并不能达到令人满意的自体移植
的效果。Bunting 等制备 45S5 Bioglass®纤维置于硅橡胶导管内用以桥接成年
大鼠手术制造的 5mm 坐骨神经缺损。研究发现，与自体移植相比，45S5
Bioglass®纤维组在神经残端之间的轴突再生无显著性差异[103]。纳米生物活性
玻璃/明胶制备的导管用于周围神经再生并植入切断的坐骨神经的大鼠中，3
个月后，相比于空白对照组，纳米生物活性玻璃/明胶能够促进神经再生，再
生的神经与正常神经属性相当[104]。还有研究人员提出微米或纳米尺寸的玻璃
粉末与聚合物复合以获得用于外围神经修复。复合材料中玻璃的存在被认为有
利于改善机械性质以及释放离子可以增强神经康复效果。粒径在 45μm 的生物
玻璃（SiO_2-Na_2O-CaO-ZnO-CeO_2）与聚（乳酸-共-羟基乙酸）（PLGA）和 Pluronic
F127 制成复合物，这种复合材料显示与商品 Neurolac®类似的机械性能和更为
优越的体外生物相容性，并且释放的 Ca^{2+}浓度范围在 19.26～3130ppm，释放
的 Zn^{2+}浓度范围在 5.97～4904ppm，有利于周围神经的修复[105, 106]。相似的研
究也证实，与生物活性玻璃相比，低浓度的掺锌生物玻璃能够促进神经元细胞
SKNBE 黏附、增殖和分化。高浓度的掺锌生物玻璃增殖会被抑制，但是分化
基因仍会上调[107]。

6.3.4　钙硅酸盐系统生物活性玻璃在其他软组织修复中的应用

1. 肺再生的应用

呼吸道上皮是一种纤毛上皮细胞，有助于滋润和保护呼吸道。与其他上皮组织相比，呼吸道上皮细胞作为病原体和外来颗粒的屏障，通过黏液纤毛来防止感染和组织损伤。呼吸道上皮组织覆盖了大部分呼吸道，但不存在于喉和咽部。Hench 和 Polak 在 2003 年首次评估了生物活性玻璃对肺组织上皮细胞的作用。溶胶-凝胶 58S 玻璃支架通过胺或硫代基团改性之后涂覆层粘连蛋白能够促进小鼠肺上皮传代细胞 MLE-12 黏附、迁移和生长，并且倾向于沿着支架大孔生长[108]。相似的研究也被证实，研究表明三元体系 58S 生物活性玻璃可以促进腺癌人类肺泡基底上皮细胞 A549 的黏附和增殖[109]。由于肺组织的"软"性质，聚合物基质与"刚性"生物活性玻璃相比，被认为是更好的治疗策略。聚（DL-乳酸）PDLLA/45S5 Bioglass®复合多孔材料用于评估肺组织工程的支架在体外对肺上皮细胞 A549 的性能。加入生物玻璃后能更好促进肺上皮细胞的增殖与黏附[110]。尽管现在关于这种应用的研究还很少，但是生物活性玻璃用于肺组织工程领域值得进一步研究，从而解决目前肺病治疗仍需要复杂的外科手术、缺乏合适的捐赠者和免疫排斥等问题。

2. 治疗胃肠道溃疡的应用

胃肠道可粗略地设想为管状系统，分为四个同心层，即黏膜层、黏膜下层、肌层外层和外膜。消化性溃疡是一种常见疾病，影响了高达 4%的世界人口。其主要原因是由幽门螺杆菌引起的慢性炎症，治疗通常涉及口服给药，用于根除幽门螺杆菌，抑制幽门螺杆菌胃酸分泌和/或中和胃酸，并最终促进溃疡愈合和组织修复，通常使用非甾体抗炎药（NSAIDs）。Moosvi 和 Day 使用的 45S5 Bioglass®可以起到治疗肠道浅表损伤黏膜的积极作用，促进上皮恢复并能够促进上皮的迁移，并建立了一种新的细胞培养模型（即受伤肠上皮单层细胞和上皮下肌成纤维细胞）用以评估 45S5 Bioglass®在浅表黏膜溃疡的作用。结果表明 0.1wt% 45S5 Bioglass®能够刺激肌成纤维细胞分泌 bFGF 从而促进上皮恢复[111]。口服生物活性玻璃 45S5 粉末（粒径小于 20μm）对胃溃疡具有修复作用。以胃溃疡鼠作为动物模型，发现生物活性玻璃的治疗效果与两种商用药品（奥美拉唑和铝碳酸镁）相当。生物活性玻璃 45S5 相关的保护机制可能部分归因于玻璃释放碱性离子来中和胃酸的作用[112]。最近，Paliwal 等制备了一种含 1.3mol%氧化钡的新型生物活性玻璃（BaBG）用于治疗胃十二指肠溃疡[113]。在乙醇、阿司匹林、乙酸和幽门结扎诱导的胃溃疡和半胱胺诱导的十二指肠溃疡五种消化溃疡模型中，BaBG 均具有保护作用，其主要作用机理是形成物理保护屏障，中和胃酸并促进细胞增殖，从而对消化道溃疡形成介导保护[113]。Boccaccini 等通过热致相变制备了聚（乳酸-共-羟基乙酸）（PLGA）/45S5 Bioglass®管状泡沫支架用以修复肠道[114]。由火焰产生喷雾热解制备的生物活性玻璃纳米颗粒具有优异的促凝和黏结性能，在小肠搭接（small intestine lap joint）模型中，展示出良好的黏结和修复性能[115]。

3. 韧带重建

韧带重建通常用于前交叉韧带（anterior cruciate ligament，ACL）损伤破裂后 ACL 无法愈合。基于其不可降解性和优异的力学性能，聚对苯二甲酸乙二醇酯（PET）人造韧带已被广泛用于韧带的治疗。但是，其主要的缺点是其无生物活性，阻碍韧带愈合，从而导致移植失败。通过脉冲激光沉积（pulsed laser deposition，PLD）将铜掺杂生物活性玻璃沉积到 PET 表面可以增强大鼠骨髓间充质干细胞（rBMSCs）的体外成骨和成血管特性。山羊前交叉韧带重建动物实验中，铜掺杂生物活性玻璃/PET 促进了骨质再生从而增强结合强度并能促进血管生成，为韧带重建提供了新的方法[116]。

综上所述，目前生物活性玻璃在软组织修复方面已经取得了许多重要进展，其作用机制也得到越来越多的研究，但其长期使用的安全性需要进一步验证。此外，生物活性玻璃用于软组织修复，需要考虑力学匹配性能，因此生物活性玻璃复合各种高分子材料，包括薄膜、支架材料等，是其应用的发展方向。

6.4 钙硅酸盐系统生物活性玻璃作为药物载体的应用

传统的给药方式主要是通过口服或静脉注射使药物进入人体内，但是这两种给药方式均存在弊端，药物在口服或者血液循环过程中，会被胃肠道上皮细胞或生物酶代谢降解掉，使得到达病患部位的药量非常少，药物实际产生作用的效率很低，因此治疗效果一般。要提高治疗效果就必须增加口服的药量或者注射进入血液中的药物浓度，但是这样就使得药物容易在体液循环过程中被健康组织吸收，杀死正常细胞。因此载药系统的出现为解决上述问题提供了一个新的方法。载药系统主要依靠物理吸附或化学结合的方法，将药物装载到药物载体上之后注射到预定病患部位，按照某一释药速度对特定组织或器官进行作用，并使药物在较长时间内保持持续有效的释放，以达到治疗的目的。与其他给药方式相比，载药系统具有以下优点：①提高难溶性药物的溶解性。水溶性药物的溶解度高，可以通过血液循环系统到达病灶部位发挥药效。而疏水性药物由于溶解度低，人体吸收困难，药物治疗效果并不理想。采用具有亲疏水基团的载体材料可提高疏水性药物的药物装载量，从而提高药效。②保持药物的生物活性。当药物进入人体后，通常会被免疫系统识别为异物并被代谢出体外，生长因子或多肽类药物容易被酶水解而失活，当药物与载体复合后，载体材料可对药物起到一定的保护作用。③可实现对病灶部位的靶向治疗。药物载体通过主动靶向或被动靶向富集在病灶部位，药物只作用于病变细胞，而不影响正常细胞的功能。④可实现药物释放的可控性及持续性。药物输送载体的治疗效果与药物的释放速度及释放部位等有关。为提高药物的利用效率，希望药物在未到达病灶部位前少量释放或零释放，当药物载体到达治疗部位时才开始并持续释放，使药物浓度始终保持在有效作用范围内。为实现这一目的，研究者开发出智能药物输送载体，即通过 pH、温度、光及氧化还原作用等实现对药物的可控和响应释放。

溶胶-凝胶法制备的钙硅基生物活性玻璃由于具有高的比表面积和大的孔容，并且孔道结构、孔径及孔道表面性质易于调控，易于制造空腔和调控壳层厚度等优点，能够装载多种客体分子，如药物、治疗型多肽、蛋白质和基因等。钙硅基生物活性玻璃对客体分子的成功负载主要有三个方面：①基于孔道或空腔内部的硅醇键与客体分子上的—OH 和—NH$_2$ 等基团产生静电、氢键等作用实现药物负载；②通过对孔道表面或空腔内表面进行化学键修饰，使其与客体分子之间形成较强的化学键作用，从而达到客体分子负载及可控释放的目的；③将客体分子引入到空腔内或孔道中，采用环境响应性材料对介孔孔道进行封盖，达到成功负载客体分子的目的，从而制备出靶向药物控释型系统。相对于普通生物活性玻璃纳米颗粒，中空生物活性玻璃纳米颗粒具有更大的孔容，因而具有更高的载药能力，同时它的壳层结构可作为易酶解药物分子的保护层，避免药物分子过早被酶解。因此生物活性玻璃作为药物传输系统，具有延长药效、提高药物利用率、靶向释药以及稳定药物性能等优点，成为医药领域的研究热点。并且生物活性玻璃具有良好的生物相容性、可降解性及不易受免疫系统影响等优点，使得其在靶向释药和可控释药等方面得到广泛研究和关注。

采用溶胶-凝胶结合微乳液的方法，通过氨水的固化作用，制备出一系列化学组成的介孔生物活性玻璃微球（MBGMs）。所有组分的 MBGMs 粒径均在 2～10μm 之间。微球内部为疏松的纳米颗粒堆积的多孔结构。随着 SiO$_2$ 含量的减少及 CaO 含量的增加，微球的比表面积逐渐减小，平均孔径逐渐增大。所制备的微球具有良好的生物矿化性能，磷灰石形成能力随着 CaO 含量的增加而增大。所制备的微球可有效负载阿仑膦酸钠（AL）药物及牛血清白蛋白（BSA），并能实现对负载药物的缓慢释放。AL 吸附量随 CaO 含量的增加而增大。BSA 吸附量则与微球的比表面积及化学组成有关。由于 AL 与材料间存在分子间作用力，释放过程为可持续的缓慢释放。BSA 基本为物理吸附，释放速度较快，突释现象严重；微球表面修饰氨基基团后，由于静电吸附及化学结合的作用，增大了 BSA 吸附量，同时延长了释放时间[117]。朱敏等[118]将具有成骨作用的双膦酸盐类药物阿仑膦酸钠装载进介孔生物活性玻璃微球中，药物分子的释放速率与玻璃组分中钙含量有关，钙含量越多，释放速率越慢。将介孔生物玻璃以浸渍涂覆的方式修饰在聚乳酸支架表面，介孔生物玻璃涂层同样可实现对庆大霉素的缓释[119]。生物活性玻璃粉体及支架除作为药物输送载体外，还可以负载生长因子、RNA 及基因等生物活性分子。吴成铁等[120]采用介孔生物活性玻璃支架吸附 VEGF，研究发现，介孔生物活性玻璃支架的 VEGF 装载效率明显高于普通溶胶-凝胶生物玻璃支架，并且前者的突释现象减弱，缓释效果更为明显。何文等[121]发现具有多级孔结构的生物活性玻璃可实现酶的高效固定，提高其催化效率。韩国檀国大学 Perez 等[122]以粒径为 200～300μm、介孔孔径为 2.5～6.3nm 的介孔生物玻璃微球为载体成功吸附 bFGF，体外细胞增殖实验表明，bFGF 的引入显著促进 BMSCs 的增殖活性。

　　癌症是威胁人类健康的重大疾病。目前临床上治疗癌症最常用的方法仍然是化疗，而化疗所用的药物大多是非选择性的，并且是剂量依赖型，因此靶向治疗成为国内外研究的热点。通过溶胶-凝胶法结合有机模板剂能调控生物玻璃颗粒的形貌和粒径，尺寸在亚微米级范围，而且生物活性玻璃具有非常好的生物活性，能在体外矿化形成羟基磷灰石，促进骨组织的再生。前期的研究也证明了生物活性玻璃具有较好的生物相容性，无毒，另外，它表面有大量的硅羟基，有利于表面修饰，为抗肿瘤药物和靶向分子提供了众多位点。因此生物活性玻璃是构建主动抗肿瘤靶向给药系统的理想药物载体。并且生物活性玻璃可以作为上转换发光基质材料，已有研究在生物活性玻璃中掺杂稀土元素用于荧光成像[123, 124]或者通过生物活性玻璃与上转换发光粒子复合用于追踪药物释放以及促进干细胞成骨分化[125]。在溶胶-凝胶法的基础上，结合模板剂自组装技术，制备出有序介孔生物活性玻璃，装载药物或者生长因子，植入体内后达到缓释治疗效果。同时，利用铒离子光致发光特点，结合活体成像技术，可以实时监控药物在体内的扩散情况，有望实现靶向治疗的目的[126, 127]。采用溶胶-凝胶法结合有机模板自组装技术，制备了单分散微纳米生物活性玻璃（BG）颗粒，再通过硅烷偶联剂 APTES 对其表面改性，得到氨基化生物活性玻璃，通过活化靶向分子叶酸（FA）以及抗肿瘤药物甲氨蝶呤（MTX）的 γ-羧基，最终通过酰胺化反应使叶酸和甲氨蝶呤偶联氨基化生物活性玻璃，成功制备了靶向抗肿瘤药物载体 BG-FA。BG-FA 不仅没有细胞毒性，甚至能促进细胞增殖，装载 MTX 后，MTX-BG-FA 表现出明显的细胞毒性，能持续杀死癌细胞[128]。

　　基因转染是将具有生物功能的核酸，如 DNA（包括质粒和双链 DNA）、反义寡核苷酸等转移或运输到细胞内，并使其在细胞内表达并实现其生物功能的过程。基因转染技术已广泛应用于基因组功能研究及相关疾病的治疗。基因转染的关键是细胞表达目的基因的效率，即转染效率，转染效率的高低与基因进入细胞内的转移效率及核内的表达效率有关。目的基因需要克服种种障碍才能成功进入细胞并在核内表达，包括：载体与基因的复合、复合体内吞并进入细胞、溶酶体逃逸、基因的释放、基因进入核内并在核内复制表达。每一步都会影响基因转染的效率，并决定基因转染的成败。目前，基因载体可分为病毒型载体和非病毒型载体。病毒型载体转染效率高（最高可达 90%），但其 DNA 装载效率低、具有免疫原性、价格昂贵及存在致癌风险等缺陷限制了其在基因转染上的广泛应用。非病毒载体主要包括：阳离子聚合物、脂质体和改性无机纳米粒子。虽然非病毒载体的转染效率不如病毒载体效率高，但其具有细胞毒性小、合成简单、成本低廉等优点，引起人们越来越多的关注，已成为目前基因转染载体研究的热门领域。El-Fiqi 等[129]将小干扰 RNA（small interfering RNA，siRNA）装载进纳米介孔生物活性玻璃内，siRNA 可在体外持续释放 3 天，纳米生物玻璃和 siRNA 复合物能被细胞吞噬，吞噬效率达 80%，siRNA 的沉默效果明显高于对照组，比对照组下调 15%左右，说明纳米生物活性玻璃是一种新型纳米基因载体。使用溶胶-凝胶法合成松果状生物活性玻璃纳米颗粒，并通过氨基接枝使其表面带正电荷。所产生的纳米颗粒可通过胞吞作用成功进入细胞，对于 micro-RNA 递送加载效率和转染效率大于 90%。负载抗肿瘤多柔比星（DOX）的生物活性玻璃颗粒显著加速了肿瘤细胞的凋亡[130]。无机纳米颗粒通常需要修饰才会表现出对药物和基因的高结合能力。雷波等制备的微晶阳离子聚合物修饰的生物活性玻璃微球（BGNs）（图 6-8）具有超高药物和 miRNA 结合能力。相对于普通二氧化硅纳米颗粒，BGNs 对亲水性药物（双氯芬酸钠）负载的改善超过 45 倍，对于 miRNA 结合能力增强 7 倍。与商业转染试剂聚乙烯亚胺和 Lipofectamine 3000 相比，BGNs 显示出明显更低的细胞毒性和更高的细胞摄取及 miRNA 转染效率[131]。

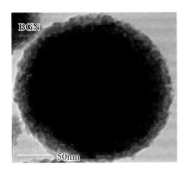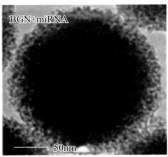

图 6-8　生物活性玻璃微球和生物活性玻璃微球装载 miRNA 的透射电镜照片

　　生物活性玻璃纳米颗粒基于作为药物和基因递送载体，通过基因修饰用于骨组织工程具有很大的应用前景。中空生物活性玻璃纳米颗粒装载骨形态发生蛋白 2（BMP2）质粒 DNA（BMP2-pDNA/BGN），以高度持续的方式释放遗传分子可达 2 个星期。大鼠 MSC 摄取 BMP2-pDNA/BGN 复合物的细胞摄取水平约为 73%，大部分转染细胞表达 BMP2 蛋白。将用 BMP2-pDNA/BGN 转染的 MSC 在胶原凝胶内局部递送至目标颅骨缺损，结果显示骨再生显著改善[132]。也有研究表明，使用具有合适大小的介孔生物活性玻璃（MBG）纳米颗粒来评估 CS-PCL-mPEG/pOGP（含有成骨生长肽和绿色荧光蛋白融合基因）对不同类型细胞系中基因转染的影响。MBG/CS-PCL-mPEG 可以更有效地浓缩和分离 pOGP，MBG 对聚合物基因载体具有增强作用[133]。通过使用支化聚乙烯亚胺作为结构指导和催化剂来制造具有不同尺寸（100～500nm）的单分散生物活性玻璃纳米团簇（BGNCs）。BGNCs 的 miRNA 装载量比常规 BGN 高出近 19 倍。此外，BGNCs-miRNA 纳米复合物表现出显著高的抗酶解作用，增强细胞摄取和 miRNA 转染效率，远超过 BGN 和商品 Lipofectamine 3000。BGNCs 介导的 miRNA 递送显著改善体外骨髓基质干细胞的成骨分化并有效增强骨的体内形成[134]。基于生物活性玻璃的生物可降解性、高的成骨活性和易于大规模制造的优点，从而开发出高度基因激活的生物活性纳米材料，同时用于组织再生和疾病治疗，是新的研究趋势和方向。

参 考 文 献

[1] Hench L L, Splinter R J, Allen W C. Bonding mechanisms at the interface of ceramic prosthetic materials. Ibiomedmater, 1971, 2: 117-141.

[2] Saravanapavan P, Jones J R, Verrier S, et al. Binary CaO-SiO2 gel-glasses for biomedicalapplications. Bio-Medical Materials and Engineering, 2004, 14: 467-486.

[3] Ebisawa Y, Kokubo T, Ohura K, et al. Bioactivity of CaO·SiO2-based glasses: *in vitro* evaluation. Journal of Materials Science: Materialsin Medicine, 1990, 1: 239-244.

[4] Jones J R, Ehrenfried L M, Hench L L. Optimising bioactive glass scaffolds for bone tissue engineering. Biomaterials, 2006, 27: 964-973.

[5] Li R N, Clark A E, Hench L L. Effects of structure and surface-area on bioactive powders. by sol-gel process. Chemical Processing of Advanced Materials, 1992, 56: 627-633.

[6] Rahaman M N, Day D E, Bal B S, et al. Bioactive glass in tissue engineering. Acta Biomaterialia, 2011, 7: 2355-2373.

[7] Rabiee S M, Nazparvar N, Azizian M, et al. Effect of ion substitution on properties of bioactive glasses: a review. Ceramics International, 2015, 41: 7241-7251.

[8] Balamurugan A, Balossier G, Laurent-Maquin D, et al. An *in vitro* biological and anti-bacterial study on a sol-gel derived silver-incorporated bioglass system. Dental Materials, 2008, 24: 1343-1351.

[9] Blaker J J, Nazhat S N, Boccaccini A R. Development and characterisation of silver-doped bioactive glass-coated sutures for tissue engineering and wound healing applications. Biomaterials, 2004, 25: 1319-1329.

[10]　Bellantone M，Coleman N J，Hench L L. Bacteriostatic action of a novel four-component bioactive glass. Journal of Biomedical Materials Research，2000，51：484-490.

[11]　El-Kady A M，Ali A F，Rizk R A, et al. Synthesis，characterization and microbiological response of silver doped bioactive glass nanoparticles. Ceramics International，2012，38：177-188.

[12]　Bellantone M，Williams H D，Hench L L. Broad-Spectrum bactericidal activity of Ag_2O-doped bioactive glass. Antimicrobial Agents and Chemotherapy，2002，46：1940-1945.

[13]　Luo S H，Xiao W，Wei X J，et al. *In vitro* evaluation of cytotoxicity of silver-containing borate bioactive glass. Journal of Biomedical Materials Research Part B，2010，95：441-448.

[14]　Hadley K B，Newman S M，Hunt J R. Dietary zinc reduces osteoclast resorption activities and increases markers of osteoblast differentiation，matrix maturation，and mineralization in the long bones of growing rats. Journal of Nutritional Biochemistry，2010，21：297-303.

[15]　Balamurugan A，Balossier G，Kannan S，et al. Development and *in vitro* characterization of sol-gel derived CaO-P_2O_5-SiO_2-ZnO bioglass. Acta Biomaterialia，2007，3：255-262.

[16]　El-Kady A M，Ali A F. Fabrication and characterization of ZnO modified bioactive glass nanoparticles. Ceramics International，2012，38：1195-1204.

[17]　Shahrabi S，Hesaraki S，Moemeni S，et al. Structural discrepancies and *in vitro* nanoapatite formation ability of sol-gel derived glasses doped with different bone stimulator ions. Ceramics International，2011，37：2737-2746.

[18]　Ma J，Chen C Z，Wang D G，et al. Synthesis，characterization and *in vitro* bioactivity of magnesium-doped sol-gel glass and glass-ceramics. Ceramics International，2011，37：1637-1644.

[19]　Dietrich E，Oudadesse H，Lucas-Girot A，et al. *In vitro* bioactivity of melt-derived glass 46S6 doped with magnesium. Journal of Biomedical Materials Research Part A，2009，88：1087-1096.

[20]　Watts S J，Hill R G，O'Donnell M D，et al. Influence of magnesia on the structure and properties of bioactive glasses. Journal of Non-Crystalline Solids，2010，356：517-524.

[21]　Moya J S，Tomsia A P，Pazo A，et al. *In vitro* formation of hydroxylapatite layer in a MgO-containing glass. Journal of Materials Scieence：Materials in Medicine，1994，5：529-532.

[22]　Nielsen S P. The biological role of strontium. Bone，2004，35：583-588.

[23]　Usuda K，Dote T，Watanabe M，et al. An overview of boron，lithium，and strontium in human health and profiles of these elements in urine of Japanese. Environmental Health and Preventive Medicine，2007，12：231-237.

[24]　Meunier P J，Roux C，Seeman E，et al. The effects of strontium ranelate on the risk of vertebral fracture in women with postmenopausal osteoporosis. New England Journal of Medicine，2004，350：459-468.

[25]　Gentleman E，Fredholm Y C，Jell G，et al. The effects of strontium-substituted bioactive glasses on osteoblasts and osteoclasts *in vitro*. Biomaterials，2010，31：3949-3956.

[26]　O'Donnell M D，Hill R G. Influence of strontium and the importance of glass chemistry and structure when designing bioactive glasses for bone regeneration. Acta Biomaterialia，2010，6：2382-2385.

[27]　Lao J，Jallot E，Nedelec J M. Strontium-delivering glasses with enhanced bioactivity：a new biomaterial for antiosteoporotic applications?. Chemistry of Materials，2008，20：4969-4973.

[28]　Wu C，Chang J. Mesoporous bioactive glasses：structure characteristics，drug/growth factor delivery and bone regeneration application. Interface Focus，2012，2：292-306.

[29]　Yan X，Yu C，Zhou X，et al. Highly ordered mesoporous bioactive glasses with superior *in vitro* bone-forming bioactivities. Angewandte Chemie-International Edition in English，2004，43：5980-5984.

[30]　Yan X，Huang X，Yu C，et al. The *in-vitro* bioactivity of mesoporous bioactive glasses. Biomaterials，2006，27：

3396-3403.

[31] Wu C，Chang J. Multifunctional mesoporous bioactive glasses for effective delivery of therapeutic ions and drug/growth factors. Journal of Control Release，2014，193：282-295.

[32] Bari A，Bloise N，Fiorilli S，et al. Copper-containing mesoporous bioactive glass nanoparticles as multifunctional agent for bone regeneration. Acta Biomaterialia，2017，55：493-504.

[33] Wu C，Zhou Y，Xu M，et al. Copper-containing mesoporous bioactive glass scaffolds with multifunctional properties of angiogenesis capacity，osteostimulation and antibacterial activity. Biomaterials，2013，34：422-433.

[34] Zhang Y，Wei L，Chang J，et al. Strontium-incorporated mesoporous bioactive glass scaffolds stimulating *in vitro* proliferation and differentiation of bone marrow stromal cells and *in vitro* regeneration of osteoporotic bone defects. Journal of Materials Chemistry B，2013，1：5711-5722.

[35] Wu C，Zhou Y，Chang J，et al. Delivery of dimethyloxallyl glycine in mesoporous bioactive glass scaffolds to improve angiogenesis and osteogenesis of human bone marrow stromal cells. Acta Biomaterialia，2013，9：9159-9168.

[36] Wu C，Fan W，Chang J. Functional mesoporous bioactive glass nanospheres：synthesis，high loading efficiency，controllable delivery of doxorubicin and inhibitory effect on bone cancer cells. Journal of Materials Chemistry B，2013，1：2710.

[37] Wu C，Fan W，Chang J，et al. Mesoporous bioactive glass scaffolds for efficient delivery of vascular endothelial growth factor. Journal of Biomaterials Applications，2013，28：367-374.

[38] El-Fiqi A，Lee J H，Lee E J，et al. Collagen hydrogels incorporated with surface-aminated mesoporous nanobioactive glass：improvement of physicochemical stability and mechanical properties is effective for hard tissue engineering. Acta Biomaterialia，2013，9：9508-9521.

[39] Wu C，Ramaswamy Y，Zhu Y，et al. The effect of mesoporous bioactive glass on the physiochemical，biological and drug-release properties of poly（DL-lactide-*co*-glycolide）films. Biomaterials，2009，30：2199-2208.

[40] 鑫董，孟国林，峰白，等. 不同孔径 CPC 材料对大鼠骨髓间充质干细胞增殖的影响. 现代生物医学进展，2011，11：1246-1249.

[41] 张颖. 用于骨缺损修复的 3D 打印明胶/海藻酸钠/生物玻璃支架及结构仿生优化的研究. 广州：华南理工大学，2018.

[42] Lee J W，Cho D W. 3D Printing technology over a drug delivery for tissue engineering. Current Pharmaceutical Design，2015，21：1606-1617.

[43] Habibovic P，Gbureck U，Doillon C J，et al. Osteoconduction and osteoinduction of low-temperature 3D printed bioceramic implants. Biomaterials，2008，29：944-953.

[44] Bose S，Vahabzadeh S，Bandyopadhyay A. Bone tissue engineering using 3D printing. Materials Today，2013，16：496-504.

[45] Chia H N，Wu B M. Recent advances in 3D printing of biomaterials. Journal of Biological Engineering，2015，9：2-14.

[46] Doiphode N D，Huang T，Leu M C，et al. Freeze extrusion fabrication of 13-93 bioactive glass scaffolds for bone repair. Journal of Materials Science Materials in Medicine，2011，22：515-523.

[47] Kolan K C，Leu M C，Hilmas G E，et al. Fabrication of 13-93 bioactive glass scaffolds for bone tissue engineering using indirect selective laser sintering. Biofabrication，2011，3：025004.

[48] Wu C，Luo Y，Cuniberti G，et al. Three-dimensional printing of hierarchical and tough mesoporous bioactive glass scaffolds with a controllable pore architecture，excellent mechanical strength and mineralization ability. Acta

Biomaterialia，2011，7：2644-2650.

[49] Luo Y，Wu C，Lode A，et al. Hierarchical mesoporous bioactive glass/alginate composite scaffolds fabricated by three-dimensional plotting for bone tissue engineering. Biofabrication，2013，5：015005.

[50] Ke X，Zhang L，Yang X，et al. Low-melt bioactive glass-reinforced 3D printing akermanite porous cages with highly improved mechanical properties for lumbar spinal fusion. Journal of Tissue Engineering and Regenrative Medicine，2018，12：1149-1162.

[51] 董志红. 硅酸盐生物活性材料在口腔牙齿修复中的应用研究.北京：中国科学院大学，2010.

[52] Stoor P，Soderling E，Salonen J I. Antibacterial effects of a bioactive glass paste on oral microorganisms. Acta Odontologica Scandinavica，1998，56：161-165.

[53] Vollenweider M，Brunner T J，Knecht S，et al. Remineralization of human dentin using ultrafine bioactive glass particles. Acta Biomaterialia，2007，3：936-943.

[54] Dong Z，Chang J，Zhou Y，et al. *In vitro* remineralization of human dental enamel by bioactive glasses. Journal of Materials Science，2010，46：1591-1596.

[55] Li X，Wang J，Joiner A，et al. The remineralisation of enamel：a review of the literature. Journal of Dentistry，2014，42：S12-S20.

[56] Burwell A K，Litkowski L J，Greenspan D C. Calcium sodium phosphosilicate（NovaMin）：remineralization potential. Advances in Dental Research，2009，21：35-39.

[57] Farano V，Maurin J C，Attik N，et al. Sol-gel bioglasses in dental and periodontal regeneration：a systematic review. Journal of Biomedical Materials Research Part B Applied Biomaterials，2019，107：1210-1227.

[58] Wu C，Zhou Y，Lin C，et al. Strontium-containing mesoporous bioactive glass scaffolds with improved osteogenic/cementogenic differentiation of periodontal ligament cells for periodontal tissue engineering. Acta Biomaterialia，2012，8：3805-3815.

[59] Wang Y Y，Chatzistavrou X，Faulk D，et al. Biological and bactericidal properties of Ag-doped bioactive glass in a natural extracellular matrix hydrogel with potential application in dentistry. European Cells and Materials，2015，29：342-355.

[60] Srinivasan S，Jayasree R，Chennazhi K P. Biocompatible alginate/nano bioactive glass ceramic composite scaffolds for periodontal tissue regeneration. Carbohydrate Polymers，2012，87：274-283.

[61] Rahaman M N，Bal B S，Huang W. Review：emerging developments in the use of bioactive glasses for treating infected prosthetic joints. Materials Science & Engineering C，Materials for Biological Applications，2014，41：224-231.

[62] Gough J E，Jones J R，Hench L L. Nodule formation and mineralisation of human primary osteoblasts cultured on a porous bioactive glass scaffold. Biomaterials，2004，25：2039-2046.

[63] Bosetti M，Cannas M. The effect of bioactive glasses on bone marrow stromal cells differentiation. Biomaterials，2005，26：3873-3879.

[64] Xing M，Wang X，Wang E，et al. Bone tissue engineering strategy based on the synergistic effects of silicon and strontium ions. Acta Biomaterialia，2018，72：381-395.

[65] Lizzi F，Villat C，Attik N，et al. Mechanical characteristic and biological behaviour of implanted and restorative bioglasses used in medicine and dentistry：A systematic review. Dental Materials，2017，33：702-712.

[66] Wu C，Zhang Y，Zhu Y，et al. Structure-property relationships of silk-modified mesoporous bioglass scaffolds. Biomaterials，2010，31：3429-3438.

[67] Zeng Q，Han Y，Li H，et al. Bioglass/alginate composite hydrogel beads as cell carriers for bone regeneration.

Journal of Biomedical Materials Research Part B Applied Biomaterials，2014，102：42-51.

[68] Wilson J，Pigott G H，Schoen F J，et al. Toxicology and biocompatibility of bioglasses. Journal of Biomedical Materials Research，1981，15：805-817.

[69] Jones J R. Review of bioactive glass：from Hench to hybrids. Acta Biomaterialia，2013，9：4457-4486.

[70] Day R M，Boccaccini A R，Shurey S，et al. Assessment of polyglycolic acid mesh and bioactive glass for soft-tissue engineering scaffolds. Biomaterials，2004，25：5857-5866.

[71] Keshaw H，Georgiou G，Blaker J J，et al. Assessment of polymer/bioactive glass-composite microporous spheres for tissue regeneration applications. Tissue Engineering Part A，2009，15：1451-1461.

[72] Aina V，Malavasi G，Pla A F，et al. Zinc-containing bioactive glasses：surface reactivity and behaviour towards endothelial cells. Acta Biomaterialia，2009，5：1211-1222.

[73] Leach J K，Kaigler D，Wang Z，et al. Coating of VEGF-releasing scaffolds with bioactive glass for angiogenesis and bone regeneration. Biomaterials，2006，27：3249-3255.

[74] Mekkes J R，Loots M A M，van der Wal A C，et al. Causes，investigation and treatment of leg ulceration. British Journal of Dermatology，2003，148：388-401.

[75] Bennett S P，Griffiths G D，Schor A M，et al. Growth factors in the treatment of diabetic foot ulcers. British Journal of Surgery，2003，90：133-146.

[76] Lin C，Mao C，Zhang J，et al. Healing effect of bioactive glass ointment on full-thickness skin wounds. Biomedical Materials，2012，7：045017.

[77] Zeng Q，Han Y，Li H，et al. Design of a thermosensitive bioglass/agarose-alginate composite hydrogel for chronic wound healing. Journal of Materials Chemistry B，2015，3：8856-8864.

[78] Zhou Y，Gao L，Peng J，et al. Bioglass activated albumin hydrogels for wound healing. Advanced Healthcare Materials，2018，7（16）：e1800144.

[79] Li H，He J，Yu H，et al. Bioglass promotes wound healing by affecting gap junction connexin 43 mediated endothelial cell behavior. Biomaterials，2016，84：64-75.

[80] Dong X，Chang J，Li H. Bioglass promotes wound healing through modulating the paracrine effects between macrophages and repairing cells. Journal of Materials Chemistry B，2017，5：5240-5250.

[81] Yu H，Peng J，Xu Y，et al. Bioglass activated skin tissue engineering constructs for wound healing. ACS Applied Materials & Interfaces，2016，8：703-715.

[82] Hong Y，Chen X，Jing X，et al. Preparation，bioactivity，and drug release of hierarchical nanoporous bioactive glass ultrathin fibers. Advanced Materials，2010，22：754-758.

[83] Hong Y，Chen X，Jing X，et al. Fabrication and drug delivery of ultrathin mesoporous bioactive glass hollow fibers. Advanced Functional Materials，2010，20：1503-1510.

[84] Mao C，Lin C，Chen X. Enhanced healing of full-thickness diabetic wounds using bioactive glass and yunnan baiyao ointments. Journal of Wuhan University of Technology-Materials Science Edition，2014，29：1063-1070.

[85] Kong L，Wu Z，Zhao H，et al. Bioactive injectable hydrogels containing desferrioxamine and bioglass for diabetic wound healing. ACS Applied Materials & Interfaces，2018，10：30103-30114.

[86] Li J，Zhai D，Lv F，et al. Preparation of copper-containing bioactive glass/eggshell membrane nanocomposites for improving angiogenesis，antibacterial activity and wound healing. Acta Biomaterialia，2016，36：254-266.

[87] Munukka E，Leppäranta O，Korkeamäki M，et al. Bactericidal effects of bioactive glasses on clinically important aerobic bacteria. Journal of Materials Science：Materials in Medicine，2008，19：27-32.

[88] Hu S，Chang J，Liu M，et al. Study on antibacterial effect of 45S5 Bioglass®. Journal of Materials Science-

Materials in Medicine，2009，20：281-286.

[89] Miola M，Verné E，Vitale-Brovarone C，et al. Antibacterial bioglass-derived scaffolds：innovative synthesis approach and characterization. International Journal of Applied Glass Science，2016，7：238-247.

[90] Wu C，Zhou Y，Xu M，et al. Copper-containing mesoporous bioactive glass scaffolds with multifunctional properties of angiogenesis capacity，osteostimulation and antibacterial activity. Biomaterials，2013，34：422-433.

[91] Zeimaran E，Pourshahrestani S，Djordjevic I，et al. Antibacterial properties of poly（octanediol citrate）/gallium-containing bioglass composite scaffolds. Journal of Materials Science-Materials in Medicine，2016，27：18.

[92] Riaz M，Zia R，Saleemi F，et al. *In vitro* antimicrobial activity of ZnO based glass-ceramics against pathogenic bacteria. Journal of Materials Science-Materials in Medicine，2015，26（12）：1-12.

[93] Morais D S，Fernandes S，Gomes P S，et al. Novel cerium doped glass-reinforced hydroxyapatite with antibacterial and osteoconductive properties for bone tissue regeneration. Biomedical Materials，2015，10：055008.

[94] Gholipourmalekabadi M，Sameni M，Hashemi A，et al. Silver-and fluoride-containing mesoporous bioactive glasses versus commonly used antibiotics：activity against multidrug-resistant bacterial strains isolated from patients with burns. Burns，2016，42：131-140.

[95] Xu H，Lv F，Zhang Y，et al. Hierarchically micro-patterned nanofibrous scaffolds with a nanosized bio-glass surface for accelerating wound healing. Nanoscale，2015，7：18446-18452.

[96] Xu Y，Peng J，Dong X，et al. Combined chemical and structural signals of biomaterials synergistically activate cell-cell communications for improving tissue regeneration. Acta Biomaterialia，2017，55：249-261.

[97] Suominen E，Aho A J，Vedel E，et al. Subchondral bone and cartilage repair with bioactive glasses，hydroxyapatite，and hydroxyapatite-glass composite. Journal of Biomedical Materials Research，1996，32：543-551.

[98] Jayabalan P，Tan A R，Rahaman M N，et al. Bioactive glass 13-93 as a subchondral substrate for tissue-engineered osteochondral constructs：a pilot study. Clinical Orthopaedics and Related Research，2011，469：2754-2763.

[99] Deliormanlı A M，Atmaca H. Biological response of osteoblastic and chondrogenic cells to graphene-containing PCL/bioactive glass bilayered scaffolds for osteochondral tissue engineering applications. Applied Biochemistry and Biotechnology，2018，186：972-989.

[100] Littmann E，Autefage H，Solanki A K，et al. Cobalt-containing bioactive glasses reduce human mesenchymal stem cell chondrogenic differentiation despite HIF-1α stabilisation. Journal of the European Ceramic Society，2018，38：877-886.

[101] Li S W，Macon A L B，Jacquemin M，et al. Sol-gel derived lithium-releasing glass for cartilage regeneration. Journal of Biomaterials Applications，2017，32：104-113.

[102] Wu Y，Zhu S，Wu C，et al. A Bi-Lineage conducive scaffold for osteochondral defect regeneration. Advanced Functional Materials，2014，24：4473-4483.

[103] Bunting S，di Silvio L，Deb S，et al. Bioresorbable glass fibres facilitate peripheral nerve regeneration. The Journal of Hand Surgery：British & European Volume，2005，30：242-247.

[104] Koudehi M F，Fooladi A A I，Mansoori K，et al. Preparation and evaluation of novel nano-bioglass/gelatin conduit for peripheral nerve regeneration. Journal of Materials Science：Materials in Medicine，2014，25：363-373.

[105] Zhang X F，Kehoe S，Adhi S K，et al. Composition-structure-property（Zn²⁺and Ca²⁺ion release）evaluation of Si-Na-Ca-Zn-Ce glasses：potential components for nerve guidance conduits. Materials Science and Engineering：C，2011，31：669-676.

[106] Zhang X F，O'Shea H，Kehoe S，et al. Time-dependent evaluation of mechanical properties and *in vitro* cytocompatibility of experimental composite-based nerve guidance conduits. Journal of the Mechanical Behavior

of Biomedical Materials，2011，4：1266-1274.

[107] Sabbatini M，Boccafoschi F，Bosetti M，et al. Adhesion and differentiation of neuronal cells on Zn-doped bioactive glasses. Journal of Biomaterials Applications，2014，28：708-718.

[108] Tan A，Romanska H M，Lenza R，et al. The effect of 58S bioactive sol-gel derived foams on the growth of murine lung epithelial cells. Key Engineering Materials，240-242：719-724.

[109] Saravanapavan P，Verrier S，Hench LL. A549 lung carcinoma cells：Binary vs. ternary bioactive gel-glasses.Key Engineering Materials，254-256：781-784.

[110] Verrier S，Blaker J J，Maquet V，et al. PDLLA/Bioglass® composites for soft-tissue and hard-tissue engineering：an *in vitro* cell biology assessment. Biomaterials，2004，25：3013-3021.

[111] Moosvi S R，Day R M. Bioactive glass modulation of intestinal epithelial cell restitution. Acta Biomaterialia，2009，5：76-83.

[112] Ma A N，Gong N，Lu J M，et al. Local protective effects of oral 45S5 bioactive glass on gastric ulcers in experimental animals. Journal of Materials Science-Materials in Medicine，2013，24：803-809.

[113] Paliwal P，Kumar A S，Tripathi H，et al. Pharmacological application of barium containing bioactive glass in gastro-duodenal ulcers. Materials Science and Engineering：C，2018，92：424-434.

[114] Boccaccini A R，Blaker J J，Maquet V，et al. Preparation and characterisation of poly（lactide-*co*-glycolide）（PLGA）and PLGA/Bioglass® composite tubular foam scaffolds for tissue engineering applications. Materials Science and Engineering：C，2005，25：23-31.

[115] Matter M T，Starsich F，Galli M，et al. Developing a tissue glue by engineering the adhesive and hemostatic properties of metal oxide nanoparticles. Nanoscale，2017，9：8418-8426.

[116] Li H，Li J，Jiang J，et al. An osteogenesis/angiogenesis-stimulation artificial ligament for anterior cruciate ligament reconstruction. Acta Biomaterialia，2017，54：399-410.

[117] Miao G，Chen X，Dong H，et al. Investigation of emulsified，acid and acid-alkali catalyzed mesoporous bioactive glass microspheres for bone regeneration and drug delivery. Materials Science and Engineering：C，2013，33：4236-4243.

[118] Zhu M，Shi J，He Q，et al. An emulsification-solvent evaporation route to mesoporous bioactive glass microspheres for bisphosphonate drug delivery. Journal of Materials Science，2012，47：2256-2263.

[119] Zhu M，Zhang L，He Q，et al. Mesoporous bioactive glass-coated poly（L-lactic acid）scaffolds：a sustained antibiotic drug release system for bone repairing. Journal of Materials Chemistry，2011，21：1064-1072.

[120] Wu C T，Wei F，Jiang C，et al. Mesoporous bioactive glass scaffolds for efficient delivery of vascular endothelial growth factor. Journal of Biomaterials Applications，2013，28：367-374.

[121] He W，Min D，Zhang X，et al. Hierarchically nanoporous bioactive glasses for high efficiency immobilization of enzymes. Advanced Functional Materials，2014，24：2206-2215.

[122] Perez R A，El-Fiqi A，Park J H，et al. Therapeutic bioactive microcarriers：co-delivery of growth factors and stem cells for bone tissue engineering. Acta Biomaterialia，2014，10：520-530.

[123] Wu C，Xia L，Han P，et al. Europium-containing mesoporous bioactive glass scaffolds for stimulating *in vitro* and osteogenesis. ACS Applied Materials & Interfaces，2016，8：11342-11354.

[124] Li Q，Xing M，Chen Z，et al. Er^{3+}/Yb^{3+}co-doped bioactive glasses with up-conversion luminescence prepared by containerless processing. Ceramics International，2016，42：13168-13175.

[125] Wang F，Zhai D，Wu C，et al. Multifunctional mesoporous bioactive glass/upconversion nanoparticle nanocomposites with strong red emission to monitor drug delivery and stimulate osteogenic differentiation of stem cells. Nano Research，

2016，9：1193-1208.

[126] Gai S，Yang P，Li C，et al. Synthesis of magnetic，up-conversion luminescent，and mesoporous core-shell-structured nanocomposites as drug carriers. Advanced Functional Materials，2010，20：1166-1172.

[127] Chatterjee D K，Yong Z. Upconverting nanoparticles as nanotransducers for photodynamic therapy in cancer cells. Nanomedicine，2008，3：73-82.

[128] Chen J，Chen X，Yang Z，et al. Preparation and characterization of folic acid functionalized bioactive glass for targeted delivery and sustained release of methotrexate. Journal of Biomedical Materials Research Part A，2019，107：319-329.

[129] El-Fiqi A，Kim T H，Kim M，et al. Capacity of mesoporous bioactive glass nanoparticles to deliver therapeutic molecules. Nanoscale，2012，4：7475-7488.

[130] Li X，Liang Q，Zhang W，et al. Bio-inspired bioactive glasses for efficient microRNA and drug delivery. Journal of Materials Chemistry B，2017，5：6376-6384.

[131] Yu M，Xue Y，Ma P X，et al. Intrinsic ultrahigh drug/miRNA loading capacity of biodegradable bioactive glass nanoparticles toward highly efficient pharmaceutical delivery. ACS Applied Materials & Interfaces，2017，9：8460-8470.

[132] Kim T H，Singh R K，Kang M S，et al. Gene delivery nanocarriers of bioactive glass with unique potential to load BMP2 plasmid DNA and to internalize into mesenchymal stem cells for osteogenesis and bone regeneration. Nanoscale，2016，8：8300-8311.

[133] Luo J，Ling Y，Li X，et al. Combining amphiphilic chitosan and bioglass for mediating cellular osteogenic growth peptide gene. RSC Advances，2015，5：79239-79248.

[134] Xue Y，Guo Y，Yu M，et al. Monodispersed bioactive glass nanoclusters with ultralarge pores and intrinsic exceptionally high miRNA loading for efficiently enhancing bone regeneration. Advanced Healthcare Materials，2017，6（20）：1700630.

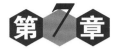

第7章

>>

微纳米生物活性玻璃

研究发现，人体的天然组织都是由其特有的微纳米结构构成[1, 2]，例如，人类牙齿的牙釉质层就有其特有的微纳米七级分级结构，骨组织中也存在着类似的微纳米结构，细胞外基质同样如此。正是因为人体组织都有其特殊的微纳米结构，天然的组织才会相对于人工合成材料具有独特的生物优势。因此从仿生学的角度出发，这也为设计新型的微纳米生物活性玻璃提供了有益的思路。

生物活性玻璃是一种 Si-Ca-P 体系的无机生物材料，自从 20 世纪 90 年代作为骨修复材料应用于临床，其生物活性得到了生物材料学界的公认。而且其不仅具有良好的生物相容性和生物活性，更被证实了具有骨传导性和骨诱导性。基于以上一系列优异的性能，生物活性玻璃引起了相关业界的广泛关注，在牙科、骨缺损修复以及软组织损伤愈合等临床上得到广泛应用。然而目前在临床上应用最广泛的熔融法第一代生物玻璃，仍存在一定的缺陷，如能耗高、成分不均匀且活性有限等问题。

对比第一代熔融法制备的生物玻璃，通过溶胶-凝胶法制备的第二代生物玻璃具有更高的比表面积、孔隙率以及更优异的生物活性，但是也依然存在着一些缺陷，如内部颗粒黏结严重，分散性低，仍需进行进一步的研磨、过筛处理来得到颗粒状的生物活性玻璃。而且通过上述操作获得的粉体颗粒不规则，容易产生团聚现象，比表面积不甚理想，同时颗粒的形貌尺寸也难以控制，这些缺陷影响了其离子释放过程，从而限制了其在组织工程中的应用。例如，颗粒的易团聚性会对制备微纳米复合材料的稳定性产生影响，活性离子的释放量随之减弱；形貌的不可控则会影响活性离子的溶出对细胞的作用；颗粒尺寸的不稳定性则会影响细胞对颗粒的吞噬作用，继而影响材料的载药等方面的效率。

当前，微纳米生物材料的制备是生物医用材料界的研究热点之一。大量的研究结果表明，具有微纳米结构的生物活性材料会表现出优异的生物学效应，相对于非微纳米的材料，其可以明显促进细胞的黏附、增殖和分化。近年，国内外致力于研发形貌、结构、尺寸可控，分散性好的微纳米生物活性玻璃（micro/nano bioactive glass，MNBG），期待其具有更加优异的组织缺损修复，以及基因、药物、活性因子的装载效率和促进组织再生的效果。具有微纳米结构的生物活性玻璃出色的生物学性能已引起众多学者的重视，最近有关于这个方向的研究探讨也越来越多，从最开始研究制备微纳米生物活性玻璃的方法、力学性能表征、体外矿化活性的探讨逐渐延伸到微纳米生物活性玻璃与细胞间的作用机理，以及其作为药物、基因、生长因子、蛋白质等载体的制备方法。

微纳米生物活性玻璃在以下几个应用方面具有明显优势：可掺入其他高分子材料中复合以提高基体的生物活性以及力学性能；可用来制备具有多孔结构和良好生物活性的微纳米陶瓷支架；可用来制备生物活性材料涂层；可用于作为某些药物以及基因的载体控制其释放效率；可用于组织填充及修复等方面。与传统熔融法制备的生物活性玻璃相比，拥有微纳米结构的生物活性玻璃具有更优异的体外矿化性能、良好的体外降解性能，能明显提高高分子材料的力学性能、生物活性、生物相容性和对组织的修复能力[3-5]。但目前还没有研究能够完全阐明生物活性玻璃因其特有的微纳米结构使其自身具有更高的生物相容性及组织修复能力的作用机理。

7.2 微纳米生物活性玻璃的组成设计及制备

7.2.1 微纳米生物活性玻璃的制备方法

从目前的研究来看，制备微纳米生物活性玻璃的方法主要有火焰喷射法、微乳液法、机械球磨法、溶胶-凝胶结合模板剂法等。

1. 火焰喷射法

火焰喷射法可以把高熔点的氧化物制备成纳米级物质，其制备原理为：在水或者有机溶剂中加入可以吸热的盐类（如硝酸盐等）；把溶液通过特定仪器处理为雾状气体，然后将其喷射到高温燃烧的火焰中（燃烧气体通常选取氢气或者是甲烷）；燃烧的火焰使得前驱体产生氧化分解反应，从而将氧化物制备成成分比较均一的纳米颗粒。

Brunner 等[6]采用火焰喷射法制备了纳米生物活性玻璃，如图 7-1 所示，粒径大约在 50～100nm。在 SBF 中浸泡一段时间后，均生成了羟基磷灰石。这种方法制备出来的玻璃为熔融体系，因此颗粒的分散性比较低。

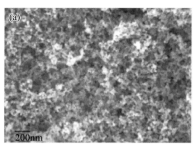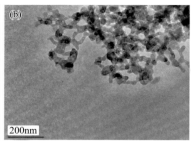

图 7-1 火焰喷射法制备的纳米生物活性玻璃 SEM（a）、TEM（b）图片

2. 微乳液法

微乳液的形成过程是自动的，在反应体系中，表面活性剂与辅助表面活性剂的接触面可以使得微乳液稳定存在，其尺寸通常为 10～100nm，且此反应体系一般具有稳定的热力学条件，并且呈现透明状或半透明状。

陈晓峰课题组[7]合成了纳米尺寸的、分散性良好的生物活性玻璃，与传统溶胶-凝胶法制备的生物活性玻璃相比具有不同的性质，图 7-2 为单分散的纳米生物活性玻璃 TEM 图片。

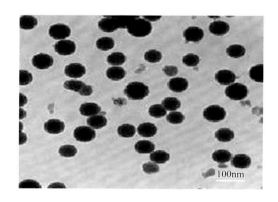

图 7-2 纳米生物活性玻璃 TEM 照片

3. 机械球磨法

Chen 等[8]运用溶胶-凝胶法制备出了尺寸在微米级的生物活性玻璃，然后将得到的玻璃颗粒加入分散介质乙醇后，在潮湿的状态下进行研磨并对其进行冷冻干燥处理，其 TEM 图片如图 7-3 所示。通过测试可得粒径分布，如图 7-4 所示，所获得的粉体处于微米级，且其粒径主要为 100～400nm，其平均粒径为 265nm。这

说明，溶胶-凝胶法制备的生物活性玻璃，可以经过湿法球磨的处理方法获得纳米级的生物活性玻璃。

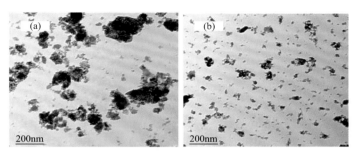

图 7-3　生物活性玻璃改性前（a）和改性后（b）的 TEM 图片

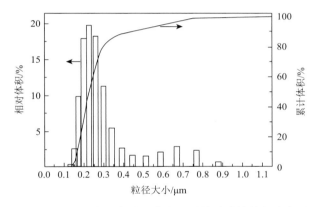

图 7-4　湿法球磨制备的纳米生物活性玻璃的粒径分布图

4. 溶胶-凝胶结合模板剂法

在自然界中存在着许多天然的生物矿化过程，如贝壳、珍珠、牙齿等的生物矿化过程，其利于超分子如 DNA、蛋白质、细菌等模板自组装，合成具有等级结构的、高度有序的无机复合材料，这一发现为借鉴仿生学的知识，合成具有特定结构和功能的材料提供了新思路。

模板法的原理可以做如下概括：首先根据需求将具有特定结构或者特定性质的物质作为模板加入到底物中，随后采取适宜的方法将模板去除，从而获得具有模板结构或性质的所需材料。现在常用的模板可以分为软模板和硬模板两种。硬模板主要有阳极氧化铝膜、多孔硅等；软模板则主要是指各种有序聚合物，如液晶、胶团、微乳液、囊泡、自组装膜等，形成软模板的分子主要是两亲表面活性剂分子，也包括一些高分子物质如嵌段共聚物和生物大分子等[9-11]，目前大部分的模板制备技术指的是软模板。

与熔融法相比，溶胶-凝胶技术制备的生物活性玻璃具有独特的微纳米级结构和大的比表面积，这对它们的广泛应用提供了可能性。溶胶-凝胶技术是一种非常通用的生产技术，其原理为具有不同形态和大小的无机粒子控制有机物质的水解和缩合，现在已经被广泛应用于生物材料。

溶胶-凝胶法制备的生物活性玻璃具有良好的生物活性、可吸收性和骨原性，其被认为是第三代生物材料。然而溶胶-凝胶法制备的生物活性玻璃会产生严重的聚集现象，而且其颗粒的形状不规则，这些问题尚未完全解决。因此，将溶胶-凝胶法与模板剂相结合，就可获得不同结构与性质的生物活性玻璃。

陈晓峰等[12]采用非离子表面活性剂吐温-80（聚氧乙烯脱水山梨醇单油酸酯，Tween-80）为模板剂合成了纳米簇状的生物活性玻璃（图 7-5）。通过检查测得，纳米簇的宽度为 50～120nm，长度大概在 200～500nm，在横向上测得获得的生物活性玻璃尺寸小于 100nm，因此材料为纳米结构。观察图片可知，纳米线宽度为 10nm，并且可以观察到呈堆积排列的纳米线之间存在几个纳米的介孔孔隙，通过氮气吸附-脱附分析测试还可以得出，生物活性玻璃纳米簇的比表面积（BET）为 205.3m²/g，平均孔体积为 0.2408cm³/g，可知制备出的生物玻璃纳米簇材料具有较高的比表面积。

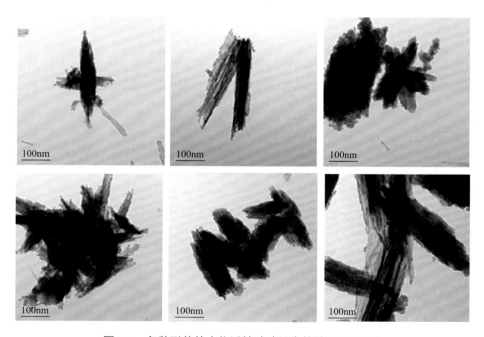

图 7-5　各种形状的生物活性玻璃纳米簇的 TEM 图片

5. 其他方法

化学共沉淀法常常用于制备纳米尺寸的无机材料，其优点在于制备方法简单、纳米颗粒具有良好的分散性，缺点在于纳米粒子的形状以及分布情况不可控。其制备过程可以大体描述如下：通常将不同成分及性质的材料于溶液状态下进行混合，然后在溶液中加入合适的材料使得前驱体沉淀获得沉淀物，再对沉淀物进行烘干或烧制，获得最终的纳米尺寸的材料。Hong 等[13]采用溶胶-凝胶法结合化学共沉淀法制备了纳米尺寸的生物活性玻璃颗粒，其粒径范围在 50～100nm 之间，如图 7-6 所示。

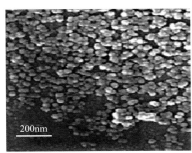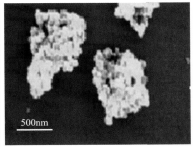

图 7-6　共沉淀法制备的纳米生物活性玻璃

静电纺丝法常常用于将有机聚合物制备成纳米尺寸的纤维，最近有研究运用静电纺丝法结合溶胶-凝胶技术制备了纳米尺寸的生物活性玻璃纤维。Kim 等[14]首次制备了生物活性玻璃纤维，如图 7-7 所示。在实验过程中首先需要配备适宜成分的生物活性玻璃溶胶，并加入合适的材料作为交联剂以提高溶胶的黏性，以便于后续进行静电纺丝处理。体外矿化实验以及体外细胞实验证实其具有良好的体外矿化活性，形成大量磷灰石，同时与单独使用 PCL 制备出来的纺丝材料具有更高的细胞相容性。

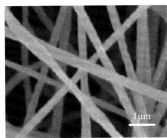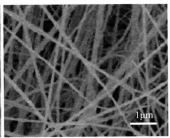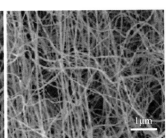

图 7-7　溶胶-凝胶-静电纺丝制备的纳米生物活性玻璃纤维

用静电纺丝结合溶胶-凝胶工艺的方法虽然可以制备出纳米级的生物活性玻璃纤维，但是由于溶胶-凝胶法制备过程中的烧制处理，其力学性能较差，使用情况受到了限制[15]。

2009 年，Quintero 等[16]通过激光吹制技术制备了熔融体系的生物活性玻璃纳米纤维，其相对于溶胶-凝胶法制备的纳米生物活性玻璃纤维，力学强度得到较大提升，而制备方法也比较简易。

Hong 等[17]在前人的研究基础上，采用 P123 嵌段共聚物作为模板，结合静电纺丝技术获得了规则有序排列的介孔结构纳米生物活性玻璃纤维，并且研究了这种纤维对药物的装载以及释放性能，发现其具有良好的体外矿化活性以及药物释放能力，如图 7-8 所示。

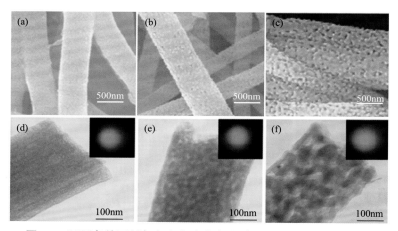

图 7-8　不同条件下制备有序介孔溶胶-凝胶生物活性玻璃纳米纤维

（a）小孔、（b）中孔和（c）大孔 BG 纤维 SEM 图片；（d）小孔、（e）中孔和（f）大孔 BG 纤维 TEM 图片，插图中显示的是对应的电子衍射图

7.2.2　溶胶-凝胶生物活性玻璃微纳米结构的制备与控制

雷波[18]将溶胶-凝胶工艺与模板剂相结合，率先制备了颗粒表面、形态以及尺寸均可控的微纳米尺寸的溶胶-凝胶体系的玻璃。并对其特定微纳米结构的合成原理、体外矿化活性、离子释放性能进行研究。实验表明，这种颗粒表面、形态以及尺寸均可控的微纳米生物活性玻璃具有良好的体外矿化活性，并且可以促进骨髓基质干细胞进行黏附、增殖、分化等行为。

1. 微纳米生物活性玻璃的表面控制

在溶胶-凝胶法制备过程中，以有机酸分子结构中的羟基、羧基与生物活性玻璃溶胶颗粒表面的羟基发生的氢键相互作用为依据，可以对微米级的生物活性玻璃颗粒进行表面结构的调控。例如，改变有机酸的浓度和类型，可以准确调控其表面结构，如比表面积（80~200m^2/g）、孔隙体积（0.1~0.5cm^3/g）、介孔直径（2~60nm）；其离子释放性能与一级动力学释放模型相匹配，颗粒的表面结构会影响材料的离子释放性能和降解性能，但是离子的释放不会对环境的酸碱度产生较大影响（pH 7.25~7.55）；与此同时，离子的释放速率也会影响材料的羟基磷灰石形成速率，表面具有微纳米结构且离子释放速率较快的生物活性玻璃颗粒具有较好的羟基磷灰石形成能力。

采用溶胶-凝胶法结合模板剂法制备生物活性玻璃的过程主要包括前驱体正硅酸乙酯（TEOS）的水解以及缩聚反应，如图 7-9 所示。前驱体正硅酸乙酯的水解会产生大量的硅羟基，在随后的干燥以及煅烧处理中会产生严重的团聚现象，从而制备出具有纳米级孔洞结构的生物活性玻璃，但是其表面的微纳米结构以及孔隙度的可控性有待进一步提升。因此，如果可以对硅羟基之间的化学作用进行调控，那么就可以控制颗粒表面的纳米结构，从而调控颗粒表面的纳米孔隙度，最终实现对生物活性玻璃的体外矿化活性和生物相容性的调控[18]。

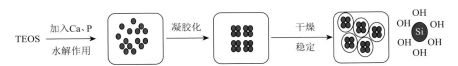

图 7-9　溶胶-凝胶生物活性玻璃颗粒形成过程示意图

有机酸分子的种类会导致生物活性玻璃形成不同的微纳米结构以及介孔形状。例如，乳酸（lactic acid）分子中包含的羟基与羧基的数量只有 1 个，柠檬酸（citric acid）分子中包含的羟基与羧基的数量分别为 3 个和 1 个，而乙酸分子只包含 1 个羧基而不含有羟基。因此，采用溶胶-凝胶法制备生物活性玻璃时因柠檬酸包含更多的羟基与羧基，玻璃颗粒的介孔尺寸以及介孔率明显增加，乳酸的影响相对更小，而乙酸对颗粒的介孔尺寸以及介孔率影响不大，与盐酸的效果相似。

2. 微纳米生物活性玻璃的形态控制

生物活性玻璃由于其可以与生物体的硬组织以及软组织均发生化学键作用，同时生物体对其免疫排斥性低，生物相容性好，已经广泛应用于骨科、牙科等领域。而溶胶-凝胶法制备的生物活性玻璃属于第三代生物材料，具有良好的生物活性、可降解性，甚至可以对某些细胞具有优异的诱导作用。研究发现，生物活性玻璃颗粒的表面形态与结构对细胞的黏附、增殖、迁移、分化以及诱导矿化具有十分显著的影响，因此对溶胶-凝胶法制备工艺进行调整从而对产生的微纳米生物活性玻璃的表面形貌进行调控，以获得更好的生物活性，这对于研究其载药性以及对于骨组织的修复性能都是十分有意义的。

基于溶胶-凝胶技术，使用聚乙二醇（PEG）作为表面活性剂，通过对反应条件的控制，可以对生物活性玻璃颗粒的形态进行准确的调控。以聚乙二醇为模板剂可以获得形状规则的微球状生物活性玻璃；采取酸催化可以控制微球状生物活性玻璃的形态；调节聚乙二醇浓度可以生成棒状的玻璃颗粒；通过改变聚乙二醇与溶胶的加入顺序，可以生成具有空心结构的微纳米玻璃颗粒；对空心玻璃颗粒进行煅烧则可以制备具有多孔结构的生物玻璃颗粒。微球状生物玻璃颗粒的离子释放性能在 24h 内为典型的固体溶解一级动力学模型，其离子释放速率较无规则型玻璃稍弱，但是离子释放行为更加稳定且均一。

3. 微纳米生物活性玻璃的尺寸控制

通过溶胶-凝胶法结合酸性催化剂及合适的模板剂、酸催化溶胶碱性沉淀技术可以对微纳米生物活性玻璃的尺寸进行调控，制备了具有出色分散性微纳米尺寸的生物活性玻璃。

在溶胶-凝胶技术中采取酸性催化剂可以对生物玻璃颗粒的粒径在 70nm～5μm 间进行调控；酸催化溶胶碱性沉淀法可以对生物玻璃颗粒的粒径在 40～350nm 间进行调控；在溶胶中加入聚乙二醇作为分散剂，可以对生物玻璃颗粒的粒径在 20～100nm 间进行调控，并且可以生成具有介孔结构的玻璃颗粒；此外溶胶碱性沉淀法较溶胶-凝胶模板法生成的玻璃颗粒具有更好的分散性。

7.3 　微纳米生物活性玻璃的生物活性、组成与性能

7.3.1　微纳米生物活性玻璃的生物活性

近年来，随着科技技术与认知的不断发展，人们发现骨骼中的羟基磷灰石具有特殊的微纳米结构，主要为针状晶体[19]。而当前的研究热点微纳米生物活性玻璃的组成成分与骨骼的无机组分在一定程度上具有相似性，且具有良好的生物相容性。由"纳米效应"的原理可知，同样质量的粒子纳米尺寸会比微米尺寸具有更大的表面积，导致了更高的粒子活性，使得材料更容易与组织结合[20]。

1. 体外矿化活性

生物活性玻璃可以与骨组织紧密结合，得益于当其处于生理环境中时在几小时内就会产生羟基磷灰石，而且随着时间的延长羟基磷灰石含量增加，因此将其

运用于骨组织工程修复时生物玻璃的体外矿化活性就显得格外重要[21]。

陈晓峰等[22]采用湿法球磨工艺制备了微纳米尺寸的溶胶-凝胶玻璃（uSBG），其平均粒径为 265nm，将 uSBG 进行体外矿化后的 XRD、FTIR 和 SEM 图谱如图 7-10～图 7-12 所示。由图 7-10 可见，湿法研磨处理前与处理后的溶胶-凝胶玻璃 SBG 的 XRD 图谱均呈现较强的弥散性，说明生物玻璃为非晶态结构。观察 XRD 图谱可以看出，SBG 未进行体外矿化实验时在 2θ 为 15°～30°范围内出现宽阔衍射峰，在 2θ 为 32°处出现一个相对尖锐的衍射峰，研究判断可能是由于溶胶-凝胶体系的生物玻璃中存在一定数量的[SiO4]和[PO4]四面体有序排列微区。而 uSBG 粉体未进行体外矿化时对应的 XRD 图谱上，上述两衍射峰变得更加弥散，说明在湿法研磨后，由于发生 Ca^{2+} 的溶出及机械力化学变化，材料的结构发生一定改变，[SiO4]和[PO4]四面体结构单元比例相对增高，材料表面有含水硅酸凝胶层（$SiO_2 \cdot n H_2O$）形成（结构中同时含有一定数量的[PO4]四面体）[22]。

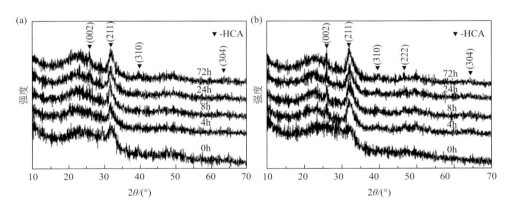

图 7-10　SBG（a）和 uSBG（b）在 SBF 中浸泡不同时间的 XRD 图谱

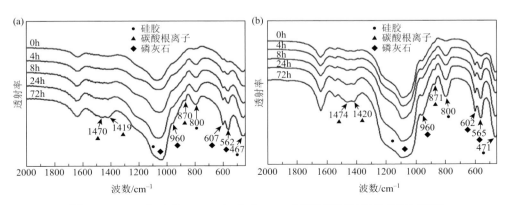

图 7-11　SBG（a）和 uSBG（b）在 SBF 中浸泡不同时间的 FTIR 图谱

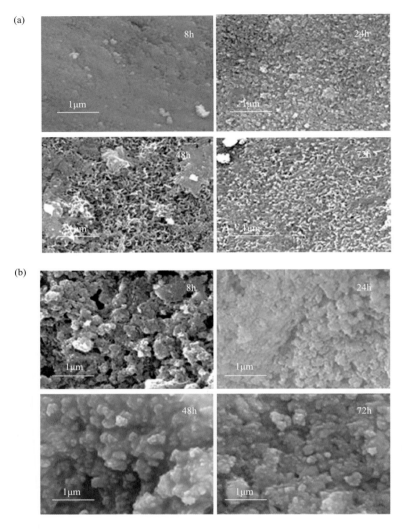

图 7-12　SBG（a）和 uSBG（b）在 SBF 中矿化不同时间的 SEM 形貌图

　　将两种尺寸的玻璃浸泡于模拟体液中一段时间后，均在 2θ 为 $26°$、$32°$、$39°$、$64°$ 处出现了羟基磷灰石的特征峰，这些峰分别与羟基磷灰石的（002）、（211）、（310）、（304）晶面一一对应，其中，在 uSBG 中还额外出现了 2θ 为 $47°$ 处的峰，这个峰对应着羟基磷灰石的（222）晶面，这说明羟基磷灰石在两种玻璃粒子表面的生长方向有所区别。随着浸泡时间的增加，羟基磷灰石的特征峰越来越强，这说明材料表面生成的 HCA 量逐渐增多。通过观察，浸泡时间为 4h 时，uSBG 的峰强明显高于 SBG，说明前者在矿化初期矿化速度更快。

观察 uSBG 在模拟浸泡前后的红外图谱（图 7-11）可知，矿化一定时间后，在 565cm^{-1} 和 602cm^{-1} 出现双峰，代表着结晶态的 P—O 弯曲振动；在 960cm^{-1} 处出现的肩峰是 P—O 伸缩振动峰，说明在玻璃粒子表面有羟基磷灰石生成[23]。当矿化 24h 至更长时间后，在 871cm^{-1} 处出现的肩峰是 C—O 弯曲振动峰，1420cm^{-1} 和 1474cm^{-1} 双峰对应 C—O 伸缩振动峰，说明生成的羟基磷灰石与溶液中的 CO$_3^{2-}$ 继续反应生成了碳酸羟基磷灰石（HCA）。随着时间的延长，HCA 的特征峰强度有所增高，且越来越尖锐，说明生成的 HCA 量有所增加[24]。与 SBG 相比，uSBG 在 SBF 中浸泡 4h 时即有明显的 PO$_4^{3-}$ 特征峰出现，24h 即有 CO$_3^{2-}$ 特征峰出现，说明 uSBG 的生物矿化速度比 SBG 明显提高。

观察两种不同尺寸的玻璃在 SBF 中矿化 8～72h 的 SEM 图（图 7-12）可知，矿化 24h 时，在 SBG 表面生成颗粒状的碳酸羟基磷灰石，随着矿化时间的延长，48h 时 HCA 的形状由颗粒状逐渐生长为叶片状，当矿化至 72h 时，颗粒表面基本已经完全被 HCA 覆盖。而在 uSBG 表面上生成的 HCA 为无规则状，随着矿化时间的增加，颗粒间的空隙逐渐生成大量的 HCA，直至颗粒表面被 HCA 连接起来至完全覆盖。

2. 优异的力学性能、生物降解性以及细胞活性

具有微纳米结构的生物活性玻璃作为一种无机纳米材料，可以与其他材料结合制备具有良好生物活性的复合材料，它不仅可以优化高分子相的力学性能，而且可以对复合材料的可吸收性、体外矿化活性以及细胞相容性进行调控。

Hong 等[25]在聚乳酸中加入尺寸为 20～40nm 的生物玻璃颗粒以增加其性能，从而制备出一种复合支架，随着加入的生物玻璃含量增加，支架的压缩模量从 5.5MPa 增强到 8.0MPa，且其在模拟体液中的矿化活性也显著提高。Superb 等[26]制备了 NBG/P（3HB）复合材料，研究了纳米生物活性玻璃和微米生物活性玻璃对复合材料热学、力学、微结构、降解能力、总蛋白吸附以及细胞增殖的影响，结果表明，与微米级生物活性玻璃相比，纳米生物活性玻璃的添加使复合材料表面产生规则的纳米拓扑结构，显著提高材料的降解能力、杨氏模量、抗压强度以及总蛋白吸附能力。

7.3.2　生物活性玻璃微球的组分调控及其性能研究

生物活性玻璃是一种无机类生物活性材料，与其他无机材料如羟基磷灰石（HA）、磷酸三钙（TCP）等相比具有下列优点：①良好的生物相容性；②可以与生理环境中的软硬组织产生化学结合；③具有骨诱导性；④组成成分、颗粒形貌

与结构均可控。通过观察可以发现，前三个特点和生物活性玻璃的可降解性以及Si、Ca 等的溶出密切相关，而这两种特性与生物活性玻璃的组成成分、结晶度、介孔形状及孔隙率等因素相关。

大量研究表明，生物玻璃的组成成分严重影响着其生物活性以及体外矿化活性等性能，随着 SiO_2 含量增加，其生成羟基磷灰石的能力逐渐减弱。随着 Ca 含量的增加，其生成羟基磷灰石的速度增加。组分中的磷元素对磷灰石的形成影响不大，SiO_2-CaO 组分的玻璃浸泡于模拟体液后其表面同样能够形成磷灰石[27, 28]。大量细胞学实验发现，生物活性玻璃溶出的离子在一定浓度范围内会促进细胞的增殖，但是浓度过高反而会对细胞产生抑制作用[29, 30]。所以，研究制备具有不同组分的生物活性玻璃以及研究其组分对结构的影响对于改良生物活性玻璃的制备方法及性能具有重要意义。

苗国厚[27]将溶胶-凝胶法与微乳液法相结合，在酸-碱催化的条件下，通过改变各种原始材料的含量对介孔生物玻璃微球（MBGMs）的组成成分进行调控，研究了组分对生物玻璃颗粒表面形貌、介孔结构、孔隙率、体外矿化活性的影响。

实验中制备了 4 种不同组分的生物活性玻璃 90S、80S、70S 和 60S，其化学组分（摩尔分数）分别为：90% SiO_2-6% CaO-4% P_2O_5、80% SiO_2-16% CaO-4% P_2O_5、70% SiO_2-26% CaO-4% P_2O_5、60% SiO_2-36% CaO-4% P_2O_5。

图 7-13 为介孔生物玻璃微球的 SEM 形貌照片。由图可知，4 种不同组分的玻璃颗粒均呈现为规则球状，并且具有良好的分散性，没有明显的团聚产生，通过高倍 SEM 观察发现玻璃颗粒表面比较光滑。通过软件对统计视野中的任意50 个玻璃微球进行直径测量，然后取其平均值以获得玻璃微球的平均粒径。检测结果表明，4 种组分的玻璃颗粒粒径均位于 2～10μm 间，其中 90S、80S、70S和 60S 的平均粒径分别为 5.24μm、6.13μm、4.47μm 和 4.78μm，可以看出组分对粒径影响不大[27]。

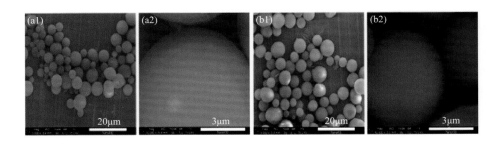

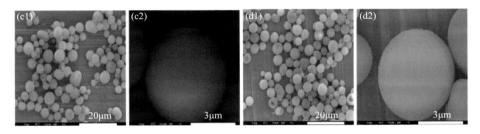

图 7-13　不同组分的 MBGMs 的 SEM 照片：（a）90S；（b）80S；（c）70S；（d）60S[30]

通过 TEM 检测同样可以看出所制备的生物活性玻璃颗粒为微球状（图 7-14），低倍下观察发现，80S、70S 和 60S 组分的玻璃颗粒内部呈现疏松多孔状结构，同时样品内部由于玻璃颗粒的相互堆积产生了大量的孔隙，而 90S 组分的玻璃颗粒内部较为密实；高倍下可以更加清晰地发现微球内部的孔隙结构，而 90S 组分的玻璃微球边缘还存在着大量孔洞结构，但孔径小于其他组分微球的孔径[27]。

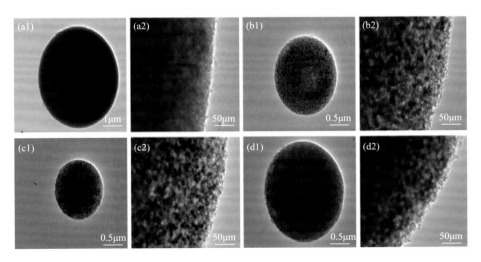

图 7-14　不同组分的 MBGMs 的 TEM 照片：（a）90S；（b）80S；（c）70S；（d）60S

采取 N$_2$ 吸附-脱附法对微纳米玻璃微球的孔洞结构进行分析，图 7-15 为不同化学组分的微纳米玻璃微球的吸附-脱附等温线及孔径分布曲线。通过观察可知，不同组分的微纳米玻璃微球的吸附等温线均符合典型的介孔材料特征，属于Ⅳ型等温线，H3 型迟滞环，该滞后环类型说明样品中的介孔是由颗粒堆积形成的堆积孔；同时，观察吸附等温线可发现当组分中 SiO$_2$ 含量减少、CaO 含量增大时，除

70S 外的其他三组样品的滞后环的相对压力向高压区移动，这说明微球内的孔径随着 CaO 含量的增大而增大[31]。70S 组的滞后环的相对压力范围较其他组更大，在中压区与高压区都有分布，这说明 70S 的孔径分布较宽。其较宽的滞后环也导致了其不同的孔径分布曲线，其中 90S、80S 及 60S 的孔径分布为单峰分布，70S 组为双峰分布。

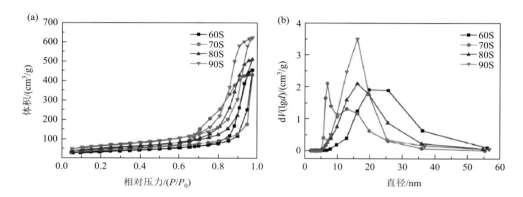

图 7-15　不同组分的 MBGMs 的 N$_2$ 吸附-脱附等温线（a）和孔径分布曲线（b）

表 7-1 详细列出由 BET 及 BJH 法计算的样品比表面积、平均孔径及总孔体积，由表可知，当 SiO$_2$ 含量减少、CaO 含量增大时，微纳米玻璃微球的比表面积逐渐减少，平均孔径逐渐增大，同时 90S、80S 和 70S 样品的孔体积依次减小，60S 的孔体积又稍微增大。虽然 90S 组分的玻璃微球平均孔径最小，但其比表面积与总孔体积却最大，这是由于该组分的样品中 SiO$_2$ 含量最高，同时样品中不仅含有大量介孔，微纳米颗粒间还有大量微孔，这些微孔显著增加了样品的比表面积和总孔体积，因此，在相对压力为 0.05～0.3 范围内，90S 组分的样品对 N$_2$ 分子的单层吸附量最多。

表 7-1　不同组分 MBGMs 的孔结构特征[27]

样品	比表面积/(m²/g)	平均孔径/nm	总孔体积/(cm³/g)
90S	232.39	16.00	0.96
80S	180.36	17.49	0.79
70S	149.20	17.84	0.67
60S	122.63	22.95	0.70

　　将不同组分的玻璃浸泡在模拟体液中一段时间，检测其表面羟基磷灰石的形成情况以测定其体外矿化活性。

　　为检测浸泡前后成分的变化，对玻璃颗粒进行 XRD 检测，结果如图 7-16 所示。可以看出，在浸泡前，4 种组分的玻璃微球均在衍射角为 5°～30°范围内出现一个较宽的衍射峰，表明 4 种玻璃颗粒均为无定形结构；在模拟体液中浸泡 3 天后，90S 组分玻璃在 2θ 为 39°处出现一微弱的衍射峰，象征着羟基磷灰石晶体（310）晶面衍射；80S、70S 和 60S 组分的玻璃除了具有（310）晶面衍射峰外，在 2θ 为 32°处还有一衍射峰，此外 60S 在 2θ 为 26°处还出现一微弱晶体衍射峰，这两个衍射峰分别对应于磷灰石晶体（211）和（002）晶面衍射；需要注意的是，随着 CaO 含量的增大，象征着羟基磷灰石的特征衍射峰逐渐增多，强度逐渐增强，这意味着随着羟基磷灰石晶体在材料表面沉积的数量越来越多，其晶体结构也越来越完整。

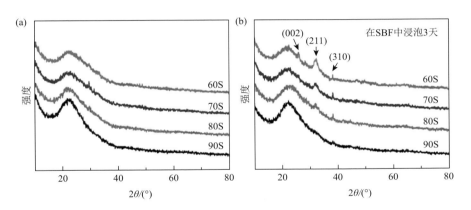

图 7-16　不同组分 MBGMs 在 SBF 中浸泡前（a）和浸泡后（b）的 XRD 图谱

　　为检测不同组分的玻璃微球在浸泡前后化学结构及表面官能团的变化，对玻璃颗粒进行 FTIR 检测，结果如图 7-17 所示。在未浸泡于模拟体液前，不同组分玻璃的红外图谱相差不大，其中，在 1092cm^{-1} 出现了强烈的吸收峰，是由 Si—O—Si 反对称伸缩振动所致，同上，805cm^{-1} 和 467cm^{-1} 处的吸收峰分别对应于 Si—O—Si 对称伸缩振动以及 Si—O—Si 对称弯曲振动，这三个特征峰为典型的生物玻璃骨架结构的红外吸收峰；在模拟体液中浸泡 3 天后，与浸泡前的图谱对比发现，四种组分的样品都出现了三个新的吸收峰，分别为 P—O 伸缩引起的 962cm^{-1} 处的振动峰以及结晶态磷酸根基团 P—O 弯曲引起的 603cm^{-1} 和 562cm^{-1} 处的振动峰，这三个吸收峰说明材料表面已经有羟基磷灰石晶体形成。

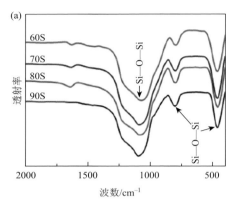
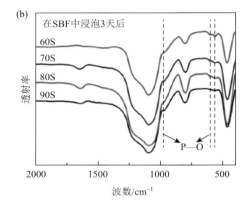

图 7-17　MBGMs 在 SBF 中浸泡前后的 FTIR 图谱：（a）浸泡前；（b）浸泡 3 天后

　　在玻璃颗粒浸泡一段时间后，通过 SEM 对颗粒表面的形貌变化以及羟基磷灰石的形成进行观察，图 7-18 为于模拟体液浸泡 3 天后 SEM 照片，与微球反应前的光滑表面（图 7-13）相比，浸泡 3 天后，其表面基本已经被一层羟基磷灰石覆盖，但不同组分的玻璃颗粒表面形成的羟基磷灰石具有不同的形貌。其中，90S 组分的玻璃微球只有部分表面产生片状磷灰石沉积；其他组分的玻璃微球表面被新生成的磷灰石完全覆盖，80S 组分玻璃表面的磷灰石为片状，70S 组分玻璃表面的磷灰石为无规则颗粒，60S 组分玻璃表面沉积的磷灰石多呈蠕虫状。通过 SEM 检测图可以看出，随着材料中钙含量的增多，玻璃颗粒表面沉积的羟基磷灰石晶体越多，其生物活性也越来越高，与之前检测的 XRD、FTIR 结果相符。

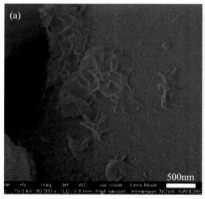
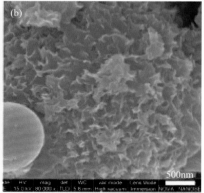

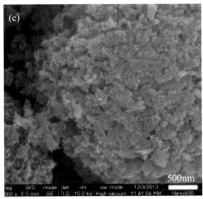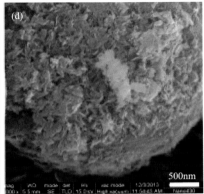

图 7-18　不同组分的 MBGMs 在 SBF 中浸泡 3 天后的 SEM 照片：
（a）90S；（b）80S；（c）70S；（d）60S

7.4　微纳米生物活性玻璃细胞学及组织学研究

随着越来越多的研究者热衷于纳米颗粒的未来应用，评估暴露的纳米材料及其制品的潜在毒性已成为毒理学与健康风险评估的一个新兴领域。纳米材料相比传统的块体材料会显示出不同的毒理性能。这方面的研究报道已有很多，例如，相比相同化学组分的大尺寸颗粒，暴露于微细的纳米级颗粒中的大鼠其肺部受到的损害更大[32]。

微纳米生物活性玻璃最近十年才制备成功，研究者更多关注的是其功能性，如成骨性能、载体性能等。相比以往传统的生物活性玻璃 45S5、58S 和 77S，微纳米材料具有特殊性质——当粒径低于一定尺寸时可以被细胞吞噬，因此对微纳米生物活性玻璃可能引起的细胞毒性、吞噬过程、吞噬后的降解及其可能对细胞行为的影响研究和组织学研究变得尤为重要。

7.4.1　微纳米生物活性玻璃的细胞学研究

随着微纳米生物玻璃研究的兴起，全面了解材料与细胞间的相互作用成为微纳米生物活性玻璃的研究重点之一。研究表明，当细胞与颗粒材料接触后，细胞膜会因为外界刺激而发生响应，进而通过信号因子的传递导致整个细胞行为的变化[33]。

1. 微纳米生物活性玻璃颗粒形态对细胞的影响

随着微纳米颗粒合成技术以及形貌调控技术的发展，微纳米颗粒的形状以及空间排布对细胞行为的影响得以研究。当细胞接触到微纳米颗粒时，颗粒的不同形态会造成细胞膜产生不同的响应，从而不同程度地影响膜上分子的运动和细胞膜功能，进而影响细胞对颗粒的内吞作用，细胞内吞的发生会诱导细胞生长和分化等行为的变化[34]。

微纳米生物活性玻璃颗粒的形貌、分散性显然影响着其比表面积，进而影响着活性离子的释放，雷波等[35]研究发现，相比于不规则形态的生物活性玻璃颗粒（IBG），具有规则球形形貌的生物活性玻璃（SBG）材料具有均匀的离子释放速度，大大降低了瞬间离子释放浓度过大对细胞生长的影响，且能够形成规则的类骨磷灰石晶体，对细胞的黏附和增殖也起到良好的适应作用，老鼠的骨髓基质干细胞在规则球形形貌的生物活性玻璃表面的铺展情况要好于不规则形态的生物活性玻璃颗粒，如图 7-19 所示，与无规则形态的生物玻璃相比，规则形态的溶胶-凝胶生物活性玻璃能够快速诱导骨髓基质干细胞的黏附、铺展，较明显地促进细胞的增殖，如图 7-20 所示，并且规则形态的生物活性玻璃具有比不规则形态材料更高的细胞相容性。

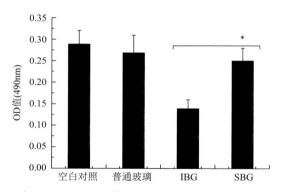

图 7-19　RMSCs 与 IBG、SBG 培养 4h 后黏附活性；*表示有显著差异，$p < 0.05$

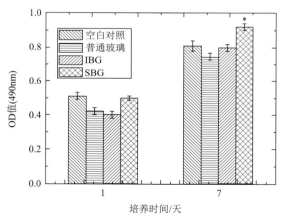

图 7-20　RMSCs 与 IBG、SBG 培养不同时间的增殖活性；*与对照相比，$p < 0.05$

除了规则球形形貌的生物活性玻璃外，胡庆等[36]还制备了短棒形（SRBG）和长棒形（LRBG）的微纳米生物活性玻璃，颗粒直径均在150nm左右，但是长径比不尽相同，从尺寸上比较，SBG＜SRBG＜LRBG，LRBG具有更加规则有序的介孔结构和更高的比表面积，离子释放速度更快，且相比球形颗粒，细胞对棒状颗粒有着更多的内吞量和更快的内吞速率，对细胞的黏附、迁移和增殖等影响更大，如图7-21所示，因此小尺寸的球形生物活性玻璃SBG相比尺寸更大的SRBG和LRBG显示出更好的细胞相容性。

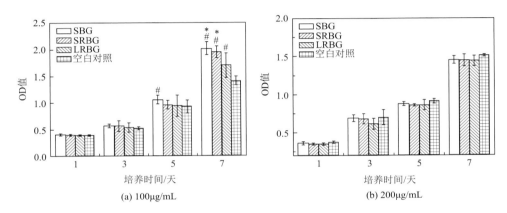

图 7-21　不同浓度条件下三种不同形貌的生物活性玻璃颗粒与细胞共培养7天的增殖情况；＃和＊分别代表实验组与空白对照组和LRBG组间存在显著性差异，$p<0.05$

2. 微纳米生物活性玻璃颗粒尺寸对细胞的影响

尺寸效应是微纳米颗粒研究中最受关注的一个方面，颗粒尺寸能够显著影响细胞对材料的吞噬作用[37]。当颗粒尺寸足够小时，其通过扩散作用自由通过细胞膜而进入细胞内部，对大颗粒而言，细胞通过特异性摄取对材料进行内吞。李玉莉等[38]研究发现，微纳米生物活性玻璃（粒径61～1085nm）对MC3T3-E1细胞代谢活性及细胞增殖能力的影响具有粒度、浓度和时间依赖效应，粒径更大的颗粒和浓度更高的悬液会引起更大的细胞毒性。如图7-22所示，随作用时间延长，低浓度（50μg/mL）和小粒度（61nm、174nm和327nm）组的细胞活性能部分恢复，说明微纳米生物活性玻璃对细胞增殖能力的影响不是永久性行为。

细胞形态改变也具有粒度、浓度和时间依赖效应，粒径更大的颗粒和浓度更高的悬液会引起更明显的细胞形态改变(100μg/mL和150μg/mL浓度下743nm组、990nm组和1085nm组细胞量少，细胞皱缩成团，单个的细胞瘦长且细胞核不够

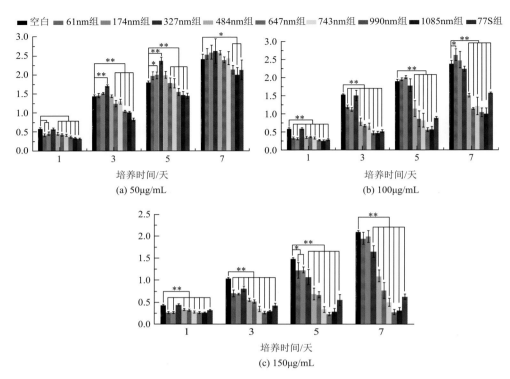

图 7-22　细胞线粒体活性 CCK-8 检测；*和表示与空白组相比，$p < 0.05$，$p < 0.001$**

清晰，细胞有大量的色素凝聚或是染色质固缩），低浓度组（50μg/mL 组）和小粒度组（61nm 组、174nm 组和 327nm 组）随作用时间延长，细胞形态的改变能部分恢复。细胞微观结构的改变也具有粒度依赖性。随着粒径增大，运输泡增多，微绒毛减少，线粒体嵴变得模糊。

微纳米生物活性玻璃通过 MC3T3-E1 细胞细胞核周围的细胞膜黏附并吞噬，而不会从细胞核上方细胞膜吞噬，吞噬颗粒的尺寸受细胞大小和细胞内空间限制，特别是细胞核周围的细胞厚度的限制。如图 7-23 所示，MC3T3-E1 细胞通过吞噬的形式实现微纳米生物活性玻璃的内在化，通过运输泡运输颗粒；小颗粒（61nm 和 174nm）被溶酶体吞噬并倾向于滞留在溶酶体内，将被逐步降解，大颗粒（粒径大于 327nm）将从溶酶体逃逸进细胞质，引起溶酶体破裂而导致细胞凋亡。

细胞在材料表面黏附的形态学如图 7-24 所示，细胞完全平铺在材料表面，相比空白铺展程度更好，说明微纳米生物活性玻璃（除 1085nm 组）对细胞的铺展还是非常有利的。1085nm 组和 77S 组会导致黏附在材料上的细胞部分破裂，造成细胞死亡，这说明大颗粒不利于细胞黏附。

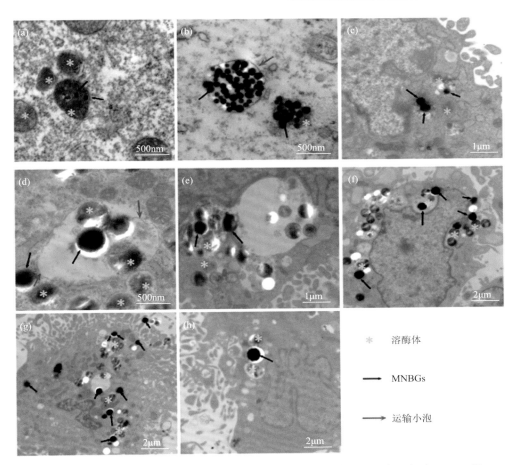

图 7-23　细胞吞噬颗粒的显微结构观察：(a) 61nm 组；(b) 174nm 组；(c) 327nm 组；
(d) 484nm 组；(e) 647nm 组；(f) 743nm 组；(g) 990nm 组；(h) 1085nm 组

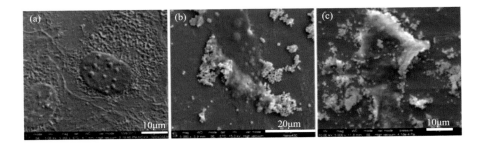

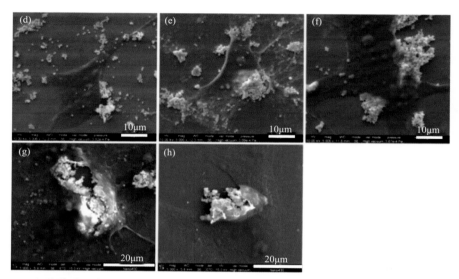

图 7-24　细胞黏附到生物活性玻璃 NMBGs 和 77S 表面的 SEM 观察：（a）空白；（b）327nm 组；（c）484nm 组；（d）647nm 组；（e）743nm 组；（f）990nm 组；（g）1085nm 组；（h）77S 组

如图 7-25 所示，在颗粒浓度为 150μg/mL 时细胞的黏附性具有粒径依赖性，随着颗粒尺寸的增大，4h 时黏附的细胞数量下降，特别是 990nm 组和 1085nm 组与空白组相比其下降的程度具有统计学差异（$p < 0.05$）。颗粒因为体积重力等作用对细胞的影响较大，所以粒径越大的颗粒对细胞黏附行为的影响也就越明显。

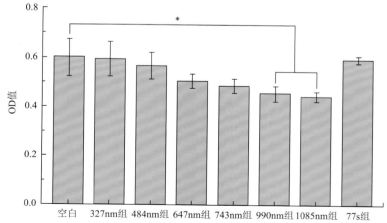

图 7-25　细胞与 150μg/mL 的 NMBGs 混悬 4h 时黏附实验 CCK-8 结果；*与空白组相比，$p < 0.05$

7.4.2　微纳米生物活性玻璃的组织学研究

目前生物活性玻璃在软组织和硬组织领域都有广泛的研究，但主要报道仍在骨科和齿科应用方面。早期研究主要集中在生物活性玻璃的成骨性能及成骨机理上，而目前的研究主要集中在新型生物活性玻璃的开发和生物学性能研究方面。

生物活性玻璃从 1969 年开发成功后最早进行的是骨修复的动物实验[39]，将 12mm×2mm 的玻璃陶瓷植入修复大鼠股骨皮质骨缺损，主要目的是评价骨与玻璃界面的作用，实验发现 45S5 具有很好的骨结合性。体内实验证明玻璃界面形成的羟基磷灰石晶体能加速骨的愈合，新骨优先从植入体的表面形成。Beckham 等[40]将 1mm×4mm×4mm 的生物活性玻璃材料植入雌性大鼠的腿关节。实验发现植入体在断裂时沿着矿化部分呈均匀梯状断裂，胶原纤维和植入物表面平行，在植入体表面的羟基磷灰石晶体深入到胶原基质中。Jr Greenlee 等[41]将 1mm×4mm×4mm 的生物活性玻璃材料植入雌性大鼠的腿关节。实验发现 4 周时植入物和骨结合在有些地方已经非常稳固，穿过股骨皮层的植入物周围已经有大量成熟骨生成；6 周时植入物已和骨完全结合，从股骨的皮层到髓腔都有成熟的板层骨紧密黏附在植入物表面；12 周时首次看到股骨皮质形成。基于以上研究 Clark 等[42]就生物活性玻璃植入体表面与骨形成化学键合的原理进行了总结，经实验研究发现成骨条件是：①从植入体表面释放出成骨所需的离子；②成骨所需的界面 pH 随时间变化而变化；③表面微结构的变化能为胶原纤维和黏多糖与无机凝胶、矿化产物结合提供载体；④沉积的羟基磷灰石晶体在离开植入体表面的同时在植入体-类骨质界面处沉积下来；⑤当在植入体表面施加负荷的时候，无论是削片、切片，还是植入体部分扭曲性骨折，都发生在远离植入体表面处，骨折线均在植入体表面停止。

张文等[43]对微纳米生物活性玻璃（SBG）和掺锶微纳米生物活性玻璃（Sr-SBG）样品进行了动物体内实验。实验利用十二胺作为模板剂和催化剂，采用模板组装技术与溶胶-凝胶技术相结合的方法，制备了具有良好单分散性的微纳米生物活性玻璃。以 $Sr(NO_3)_2$ 为 Sr 原料，以 Sr 替代生物活性玻璃组分中的部分 Ca，制备了具有良好单分散性的 Sr-SBG。对两组样品进行了小鼠的股骨内侧踝原位骨缺损修复实验，利用 H&E 染色观察 SBG 和 Sr-SBG 植入骨缺损后，材料周围的炎症浸润情况和成骨效果。如图 7-26 和图 7-27 所示，3 天时，SBG 和 Sr-SBG 样品周围的炎症细胞都较少，总体来说 Sr-SBG 样品周围的炎症细胞数要少于 SBG 组；28 天时，Sr-SBG 实验组周围的炎症细胞浸润程度较低，SBG 实验组周围的炎症细胞浸润较多。

SBG   Sr-SBG

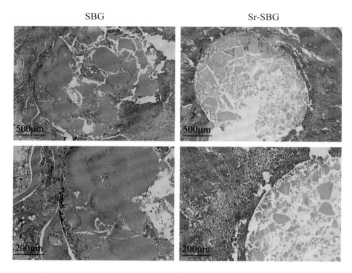

图 7-26　SBG 和 Sr-SBG 植入 3 天后 H&E 染色结果

SBG   Sr-SBG

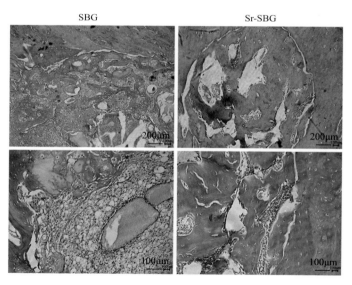

图 7-27　SBG 和 Sr-SBG 植入 28 天后 H&E 染色结果

　　通过 Masson 染色观察 SBG 和 Sr-SBG 植入体内 4 周后的成骨能力，结果如图 7-28 所示，SBG 实验组和 Sr-SBG 实验组均有新生骨组织形成，Sr-SBG 实验组形成的新生骨组织更多，具有更好的体内成骨能力。

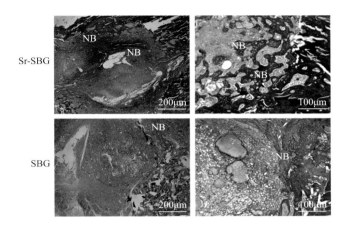

图 7-28　SBG 和 Sr-SBG 植入 4 周后 Masson 染色结果；NB：形成的新骨

　　Sui 等[44]对介孔生物活性玻璃支架进行了体内研究。实验中通过 P123 为模板剂在酸性条件下制备介孔生物活性玻璃凝胶，用聚氨酯泡沫在凝胶中反复浸泡干燥，通过高温烧结除去模板剂 P123 和聚氨酯泡沫就得到具有介孔结构的生物活性玻璃支架。在实验中用 ^{45}Ca 标记，进行大鼠体内股骨髁植入，追踪介孔生物活性玻璃支架在体内的变化过程，包括局部和全身的变化，确定了介孔生物活性玻璃支架及其释放的钙离子在体内与成骨的关系。实验发现从介孔生物活性玻璃支架中溶解出的 ^{45}Ca 主要分布在血液和体内各器官中（包括心脏、肺、肝、脾、肾、大肠、小肠、大脑和小脑）。1 周时放射性达到高峰，之后随着支架的降解逐渐下降。血液和大多数器官在 12 周几乎检测不到 ^{45}Ca 的放射性，说明介孔生物活性玻璃支架随着在体内降解，其体内应用风险会逐渐降低。同时，^{45}Ca 在远端骨组织（桡骨和颅骨）长期定量追踪表明，放射性 ^{45}Ca 在这些骨中最先被检测到。随时间推移，^{45}Ca 在骨中的放射活性逐渐升高，在 8 周时达到峰值。此外，在骨中的放射性比在其他器官中高得多。出现这种现象的主要原因可能是骨——钙离子沉积的主要组织，对钙具有特定吸收能力，说明从支架降解释放出的钙离子主要进入血液并容易沉积在骨组织中。

　　微纳米生物活性玻璃除了在骨组织方面应用，在软组织方面也有研究报道。林才等[45]通过酸催化结合冷冻干燥技术制备了具有纳米结构的生物活性玻璃。将生物活性玻璃与凡士林按照一定的比例混合制成膏剂，用于正常 SD 大鼠和糖尿病大鼠的皮肤损伤修复，观察不同生物活性玻璃对创面修复的影响。结果显示具有纳米结构的生物活性玻璃相比密实结构的传统生物活性玻璃 45S5 和凡士林组愈合速率更快（图 7-29），创面愈合所需时间更少。进一步的研究显示具有纳米结构的生物活性玻璃更能促进创面的 VEGF 和 FGF2 的表达，肉芽组织形成速率快且肉芽中新生血管和毛细血管的量也更多。研究者认为具有纳米结构的生物活性玻璃更利于离子溶出，氧气也更容易进入创面，且纳米生物活性玻璃所具有的表面拓扑结构更利于创面的修复。

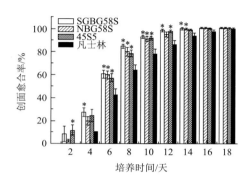

图 7-29　不同生物活性玻璃对大鼠创面愈合率的影响：*与凡士林组比，$p < 0.05$

　　Gillette 等[46]在生物活性玻璃对狗的皮肤创面修复的动物实验中发现生物活性玻璃不仅可明显促进创面修复，还可提高皮下组织的断裂强度，这表明生物活性玻璃对早期需要一定力学强度的创面修复很有临床价值。这主要是由生物活性玻璃与体液接触后释放大量的活性 Ca 和 Si 无机活性元素的离子或官能团引起的，其直接影响到材料与组织的相互作用。Ca 不仅是构成骨和牙齿等矿物的主要元素，而且同时参与正常肌肉（包括心脏肌肉）的收缩和松弛、血液凝固，调节神经功能及改善机体免疫防御系统。Carlisle[47]的研究显示硅缺乏会导致结缔组织新陈代谢异常，硅元素在骨和软骨的矿化过程中起重要作用，可能是由于硅元素影响胶原和黏多糖的形成及结构，直接改变了矿化中的基质成分而进一步影响矿化。Seabon 等[48]报道了硅缺乏会减小伤口和骨内胶原的形成及减少肝脏内鸟氨酸转氨酶（脯氨酸合成中的一个关键酶）的活性，因此硅缺乏将导致脯氨酸原位形成胶原不能正常进行，最终导致伤口愈合变慢，这表明，硅是伤口愈合的一个重要营养素。Seabon 等[49]在另一项研究中报道了硅和精氨酸交互作用影响脾淋巴细胞的 DNA 合成而影响免疫功能。Calomme 等[50]研究发现在补充了硅酸的小牛皮肤中脯氨酸的浓度会增加，硅能增加成纤维细胞的 I 型和III型胶原 mRNA 的合成。以上这些研究结果让我们看到了生物活性玻璃在医学领域应用的广阔前景。

7.5　微纳米生物活性玻璃在药物/基因载体方面的应用研究

　　随着生物活性玻璃研究的深入和制备工艺的发展，对生物活性玻璃的研究从探讨组成、结构以及生物矿化性能等理化性质之间的联系，逐渐发展到了材料对细胞的生物学作用、药物和生长因子输送、基因治疗等领域。微纳米生物活性玻璃内部存在大量介孔结构，对药物和生长因子具有较大的装载量和良好的缓释作用，是优良的药物输送和缓释载体。

7.5.1　微纳米生物活性玻璃在药物载体方面的应用研究

药物输送系统是利用载体材料将药物输送到特定部位从而发挥药效的给药方式。与其他给药方式相比，药物输送系统具有以下优点：第一，提高难溶性药物的溶解性。水溶性药物的溶解度高，可以通过血液循环系统到达病灶部位发挥药效。而疏水性药物由于溶解度低，人体吸收困难，药物疗效并不理想。采用具有亲疏水基团的高分子类材料或脂质体等可改善疏水性药物的溶解度，从而提高药效。第二，保持药物的生物活性。药物进入人体后，会被免疫系统识别为异物从而被代谢出体外，另外，生长因子或多肽类药物容易被酶水解而失活，当药物与载体复合后，载体材料可对药物起到一定的保护作用。第三，可实现对病灶部位的靶向治疗。药物载体通过主动靶向或被动靶向富集在病灶部位或癌细胞内，药物只作用于病变细胞，而不影响正常细胞的功能。第四，可实现药物释放的可控性及持续性。药物输送载体的治疗效果与药物的释放速度及释放部位等有关。为提高药物的利用效率，人们希望药物在未到达病灶部位前少量释放或零释放，当药物载体到达治疗部位时才开始并持续释放，使药物浓度始终保持在有效作用范围内。为实现这一目的，研究者开发出智能型药物输送载体，即通过 pH、温度、光及氧化还原作用等实现对药物的可控释放[51-54]。

常江课题组[55]首次将微纳米生物活性玻璃作为药物吸附释放载体，用于庆大霉素的吸附与释放，与传统生物活性玻璃相比，微纳米生物活性玻璃的药物负载量提高了三倍，并且突释效应明显小于传统生物活性玻璃，释放速度与溶液 pH 有关。随后，该课题组[56]又制备出了介孔生物活性玻璃纳米球用于装载抗癌药阿霉素，通过生物活性玻璃网络结构对 pH 环境的稳定性实现 pH 响应型的可控药物释放，细胞实验表明，载药纳米球对肿瘤细胞具有明显的抑制作用。Lin 等[57]则在微纳米生物活性玻璃上接入香豆素，利用香豆素对光的敏感性，实现对模型药物分子萘的可控释放。El-Fiqi 等[58]以纳米介孔生物活性玻璃为载体吸附抗生素氨苄西林钠，研究发现药物吸附量随着药物初始浓度的增大而增大，释放实验表明氨苄西林钠以可持续的形式缓慢释放。王聿栋[59]利用微乳液法以 CTAB 为模板剂在碱性条件下制备了具有中空结构的生物活性玻璃介孔微球（HMBG），并探究了不同 CTAB 加入量对所制备的 HMBG 负载药物布洛芬的影响，样品 HMBG 平均装载的布洛芬质量、装载效率和包封率结果如表 7-2 所示，由于 HMBG 具有独特的中空结构，比表面积较高，因此具有较高的药物装载效率，药物释放曲线如图 7-30 所示，小分子药物可以通过表面介孔孔道进入 HMBG 内部，使得 HMBG 具有较好的药物缓释效果，实现了药物的长期持续释放。

表 7-2　中空生物活性玻璃 HMBG 的药物负载性能

样品名称	m_{IBU}/mg	装载效率/%	包封率/%
HMBG-1	147.3	29.5	29.5
HMBG-2	244.8	49.0	49.0
HMBG-3	275.2	55.1	55.1

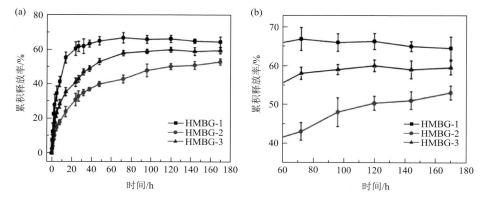

图 7-30　载药生物活性玻璃 HMBG 的药物释放曲线，（b）为（a）的局部放大图

朱敏等[60]将具有成骨作用的双膦酸盐类药物阿仑膦酸钠装载进介孔生物活性玻璃微球中，药物分子的释放速度与玻璃组分中钙含量有关，钙含量越多，释放速率越慢。在另一项研究工作中，朱敏等[61]将介孔生物玻璃以浸渍涂覆的方式修饰在聚乳酸支架表面，介孔生物玻璃涂层同样可实现对庆大霉素的缓释。吴承铁等[62]合成出一种硼掺杂的介孔生物玻璃支架，将地塞米松（dexamethasone，Dex）吸附进介孔孔内，药物持续释放达 350h，并且载有 Dex 的掺硼介孔生物玻璃支架能够显著提高成骨细胞 ALP 活性表达及上调成骨相关基因（如 *CoL1*、*RUnX2*、*ALP* 和 *BSP*）的表达。苗国厚等[63]通过酸-碱双催化剂制备出具有多级结构的生物活性玻璃微球，其具有较大的比表面积和疏松多孔的结构，负载阿仑膦酸钠实验表明，阿仑膦酸钠吸附量随 CaO 含量增大而增大，释放速率随 CaO 含量增大而减小，且长纤维结构的生物活性玻璃微球的负载能力高于短纤维结构的生物活性玻璃微球。微球被细胞内吞后主要分布在细胞质中，载药微球具有显著抑制肿瘤

细胞生长的作用，该抑制作用与微球被内吞进入细胞后持续的药物释放相关，药物释放越多，对肿瘤细胞生长的抑制作用越强。

生物活性玻璃粉体及支架除作为药物输送载体外，还可以负载生长因子等生物活性分子。吴承铁等[64]采用介孔生物活性玻璃支架吸附血管内皮生长因子（VEGF），研究发现，介孔生物活性玻璃支架的 VEGF 装载效率明显高于普通溶胶-凝胶生物玻璃支架，并且前者的突释现象减弱，缓释效果更为明显。何文等[65]发现具有多级孔结构的生物活性玻璃可实现酶的高效固定，提高其催化效率。韩国檀国大学 Perez 等[66]以粒径为 $200\sim300\mu m$、介孔孔径为 $2.5\sim6.3nm$ 的介孔生物玻璃微球为载体成功吸附碱性成纤维细胞生长因子（bFGF），体外细胞增殖实验表明，bFGF 的引入显著促进 BMSCs 的增殖活性。唐洁吟等[67]制备了粒径为 $100\sim200nm$，介孔孔径为 $2.5\sim25nm$，具有大孔道、高比表面积的树枝状介孔生物活性玻璃微球，其对牛血清蛋白具有较高的蛋白装载能力和较好的蛋白缓释效果，生物活性玻璃的蛋白装载、释放性能主要受其孔体积、比表面积和平均孔径的影响，高比表面积、大孔孔体积有利于蛋白装载，而小孔径更能实现蛋白的缓释。

7.5.2　微纳米生物活性玻璃在基因载体方面的应用研究

基因治疗是以改变人的遗传物质为基础的生物学治疗，是指将人体正常基因或者有治疗作用的基因通过一定的方式导入人体靶细胞以纠正基因的缺陷或发挥治疗作用，从而达到治疗疾病目的的治疗方法。基因治疗的对象主要是那些严重威胁人类生命健康和生活质量的疾病，如遗传病、肿瘤和病毒性疾病等。它是伴随着基因工程技术和分子生物学的发展而逐渐形成的一种新型"分子治疗"手段。

虽然近年来基因治疗取得了很大发展，但当前基因治疗研究中仍存在很多技术性的难题，其中之一就是治疗基因的有效传输，由于治疗基因容易在传输的过程中被血液、组织或者胞浆中的酶类所降解，生物半衰期很短。而且治疗基因是高度亲水的大分子物质，在生理条件下带有较强的负电性，因此难以穿透细胞膜进入靶细胞。随着基因治疗研究的不断深入，人们愈来愈认识到选择恰当的载体，使目的基因靶向、可控并有效表达，是基因治疗成功的关键。

现存病毒载体的安全性问题与非病毒载体的低传递效率等问题已经成为限制基因治疗进一步发展的瓶颈。随着纳米生物技术的飞速发展，一种新型的非病毒载体系统——纳米基因载体系统的出现为基因治疗注入了新的活力。

纳米基因载体是将 DNA、RAN、dsRNA（双链 RNA）等基因治疗分子包裹在纳米颗粒之中或吸附在其表面，同时也可在颗粒表面偶联特异性的靶向分子，通过靶向分子与细胞表面特异性受体结合,在细胞摄取作用下进入细胞内,实现安全有效的靶向递送药物和基因治疗。

纳米载体在介导基因转移方面具有以下优势:①由于是非生物材料,无免疫原性,不会引起机体的免疫反应;②与病毒载体不同,它无遗传毒性与细胞毒性,不会导致细胞的转化和细胞死亡;③由于其特殊的结构及表面电荷,具有很高的基因转移效率;④可介导外源基因在宿主细胞染色体中的整合,从而获得转基因的长期、稳定表达;⑤纳米载体可保护转导基因不受机体血浆或组织细胞中各种补体以及各种酶的破坏,有利于目的基因在转导进入靶细胞后能更好、更稳定地发挥作用;⑥由于具备较小的粒径,容易逃避体内巨噬细胞的吞噬,更利于被靶细胞捕捉。

El-Fiqi 等[68]将小干扰 RNA(small interfering RNA,siRNA)装载进纳米介孔生物活性玻璃内,siRNA 可在体外持续释放 3d,纳米生物玻璃和 siRNA 复合物能被细胞吞噬,吞噬效率达 80%,siRNA 的沉默效果明显高于对照组,比对照组下调 15%左右,说明纳米生物活性玻璃是一种新型纳米基因载体。雷波课题组[69]采用介孔生物活性玻璃微球(BGN)负载药物双氯芬酸钠(diclofenac sodium,DS)和 miRNA,与相同形貌的介孔二氧化硅(SN)相比,药物和基因的负载量有非常明显的提升,如图 7-31 所示,除了简单的物理吸附以外,生物活性玻璃还通过 Ca^{2+} 与药物和基因上的 COO^- 和 PO_4^{3-} 发生螯合作用,加强了对药物和基因的吸附,并显示出较高的转染效率且无明显细胞毒性。

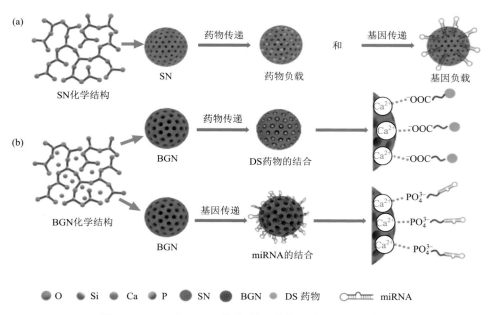

图 7-31　SNs 和 BGNs 药物/基因装载和递送过程示意图

微纳米生物活性玻璃用于药物/基因载体的研究方向是向智能化进行，研究制备纳米级载体与具有特异性的药物相结合，得到具有自动靶向和定时、定量释放药物的纳米智能系统，对重大疾病的诊断和治疗具有重大意义，为研究、改造生物分子结构和进行医学治疗提供了新的手段和思维方式，微纳米生物活性玻璃药物载体技术在医药领域的发展前景更为广阔，相信微纳米生物活性玻璃药物载体将在人类重大疾病的诊断、治疗、预防等方面发挥重大的作用。

参 考 文 献

[1]　Ziv V，Wagner H D，Weiner S. Microstructure-microhardness relations in parallel-fibered and lamellar bone. Bone，1996，18（5）：417-428.

[2]　Kidoaki S，Kwon I K，Matsuda T. Mesoscopic spatial designs of nano-and microfiber meshes for tissue-engineering matrix and scaffold based on newly devised multilayering and mixing electrospinning techniques. Biomaterials，2005，26（1）：37-46.

[3]　Misra S K，Mohn D，Brunner T J. Comparison of nanoscale and microscale bioactive glass on the properties of P （3HB）/Bioglass® composites. Biomaterials，2008，29（12）：1750-1761.

[4]　Fathi M H，Doostmohammadi A. Bioactive glass nanopowder and bioglass coating for biocompatibility improvement of metallic implant . Journal of Materials Processing Technology，2009，209（3）：1385-1391.

[5]　Misra S K，Ansari T，Mohn D. Effect of nanoparticulate bioactive glass particles on bioactivity and cytocompatibility of poly（3-hydroxybutyrate）composites. Journal of the Royal Society Interface，2010，7（44）：453-465.

[6]　Brunner T J，Grass R N，Stark W J. Glass and bioglass nanopowders by flame synthesis. Chemical Communications，2006，37（23）：1384-1386.

[7]　杨宇霞，王迎军，陈晓峰. CaO-P$_2$O$_5$-SiO$_2$ 系统生物活性纳米粒子形貌和粒径分布影响因素探讨. 硅酸盐通报，2004，23（6）：93-97.

[8]　Chen X，Guo C，Zhao N. Preparation and characterization of the sol-gel nano-bioactive glasses modified by the coupling agent gamma-aminopropyltriethoxysilane. Applied Surface Science，2008，255（2）：466-468.

[9]　欧阳健明，段荔，何建华. 囊泡微乳和胶束有序体系中纳米无机矿物的生长及其在生物矿化领域的应用前景. 化学世界，2003，44（7）：379-387.

[10]　邓兰青，欧阳健明. 单分子膜和自组装单分子膜调控生物有机晶体生长. 功能材料，2006，37（1）：18-21.

[11]　刘超，成国祥. 模板法制备介孔材料的研究进展. 离子交换与吸附，2003，19（4）：374-384.

[12]　陈晓峰，郭常亮，赵娜如，等. 一种生物活性玻璃纳米纤维簇的制备方法. 中国：CN101293112A. 2008-10-29.

[13]　Hong Z，Liu A，Chen L，et al. Preparation of bioactive glass ceramic nanoparticles by combination of sol-gel and coprecipitation method. Journal of Non-Crystalline Solids，2009，355（6）：368-372.

[14]　Kim H W，Kim H E，Knowles J C. Production and potential of bioactive glass nanofibers as a next-generation biomaterial. Advanced Functional Materials，2006，16（12）：1529-1535.

[15]　Wallenberger F T. Advanced Inorganic Fibers：Processes，Structures，Properties，Applications. Boston：Kluwer Academic Publishers，2000：123-128.

[16]　Quintero F，Pou J，Comesana R. Laser spinning of bioactive glass nanofibers. Advanced Functional Materials，2009，19（19）：3084-3090.

[17] Hong Y，Chen X，Jing X，et al. Preparation，bioactivity，and drug release of hierarchical nanoporous bioactive glass ultrathin fibers. Advanced Materials，2010，22（6）：754-758.

[18] 雷波. 新型微纳米生物活性玻璃的研制及性能研究.广州：华南理工大学，2010.

[19] Weiner S，Wagner H D. The material bone：structure-mechanical function relations. Annual Review of Maeerials Science，1998，28（1）：271-298.

[20] 韩长菊，陈庆华，杨喜昆，等. 纳米羟基磷灰石/胶原蛋白复合支架材料的制备与性能研究.材料导报，2007，21（9）：139-141.

[21] Hench L L，Polak J M. Third-generation biomedical materials. Science，2002，295：1014-1017.

[22] 郭常亮，陈晓峰，赵娜如，等. 生物活性玻璃超细粉体的硬脂酸表面修饰研究. 硅酸盐通报，2008，27（2）：207-212.

[23] Xia W，Zhang D M，Chang J.Fabrication and *in vitro* biomineralization of bioactive glass（BG）nanofibres. Nanotechnology，2007，18（13）：1-7.

[24] Oréfice®，Clark A，West J，et al. Processing，properties，and *in vitro* bioactivity of polysulfone-bioactive glass composites. Journal of Biomedical Miomedical Materials Research Part A，2007，80A（3）：565-580.

[25] Hong Z K，Reis R L，Mano J F. Preparation and *in vitro* characterization of scaffolds of poly（L-lactic acid）containing bioactive glass ceramic nanoparticles. Acta Biomaterialia，2008，4：1297-1306.

[26] Misra S K，Mohn D，Brunner T J，et al. Comparison of nanoscale and microscale bioactive glass on the properties of P（3HB）/Bioglass® composites.Biomaterials，2008，29：1750-1761.

[27] 苗国厚. 用于药物及基因载体研究的介孔生物活性玻璃的制备及其性能研究.广州：华南理工大学，2014.

[28] Martinez A，Izquierdo-Barba I，Vallet-Regi M. Bioactivity of a $CaO-SiO_2$ binary glasses system. Chemistry of Materials 2000，12（10）：3080-3088.

[29] Izquierdo-Barba I，Salinas A J，Vallet-Regí M. *In vitro* calcium phosphate layer formation on sol-gel glasses of the $CaO-SiO_2$ system. Journal of Bioruedical Materials Research，1999，47（2）：243-250.

[30] Alcaide M，Portolés P，López-Noriega A，et al. Interaction of an ordered mesoporous bioactive glass with osteoblasts，fibroblasts and lymphocytes，demonstrating its biocompatibility as a potential bone graft material. Acta Biomaterialia，2010，6（3）：892-899.

[31] Balas F，Arcos D，Pérez-Pariente J，et al. Textural properties of $SiO_2-CaO-P_2O_5$ glasses prepared by the sol-gel method.Journal of Materials Research，2001，16（5）：1345-1348.

[32] Oberdürster G. Toxicology of ultrafine particles：*in vivo* studies. Philosophical Transactions Mathematical Physical & Engineering Sciences，2000，358（1775）：2719-2740.

[33] Ginzburg V V，Balijepalli S. Modeling the thermodynamics of the interaction of nanoparticles with cell membranes. Nano letters，2007，7（12）：3716-3722.

[34] Lesniak A，Salvati A，Santosmartinez M J，et al. Nanoparticle adhesion to the cell membrane and its effect on nanoparticle uptake efficiency. Journal of the American Chemical Society，2013，135（4）：1438-1444.

[35] Lei B，Chen X，Han X，et al. Unique physical-chemical，apatite-forming properties and human marrow mesenchymal stem cells（HMSCs）response of sol-gel bioactive glass microspheres. Journal of Materials Chemistry，2011，21（34）：12725-12734.

[36] Hu Q，Li Y，Miao G，et al. Size control and biological properties of monodispersed mesoporous bioactive glass sub-micron spheres. RSC Advances，2014，4（43）：22678-22687.

[37] Lu F，Wu S，Hung Y，et al. Size effect on cell uptake in well-suspended，uniform mesoporous silica nanoparticles. Small，2010，5（12）：1408-1413.

[38] Li Y L，Hu Q，Miao G，et al. Size-dependent mechanism of intracellular localization and cytotoxicity of mono-disperse spherical mesoporous nano-and micron-bioactive glass Particles. Journal of Biomedical Nanotechnology，2016，12（5）：863.

[39] Hench L L. The story of Bioglass[®]. Journal of Materials Science Materials in Medicine，2006，17（11）：967-978.

[40] Beckham C A，Jr Greenlee T K，Crebo A R. Bone formation at a ceramic implant interface. Calcified Tissue Research，1971，8（2）：165.

[41] Jr Greenlee T K，Beckham C A，Crebo A R，et al. Glass ceramic bone implant. A light microscopic study. Journal of Biomedical Materials Research，1972，6（3）：235-244.

[42] Clark A E，Hench L L，Paschall H A. The influence of surface chemistry on implant interface histology：a theoretical basis for implant materials selection. Journal of Biomedical Materials Research，1976，10（2）：161-174.

[43] Zhang W，Zhao F，Huang D，et al. Strontium-substituted submicrometer bioactive glasses modulate macrophage responses for improved bone regeneration. ACS Appliedials Materials & Znterfaces，2016，8（45）：30747.

[44] Sui B，Zhong G，Sun J. Evolution of a mesoporous bioactive glass scaffold implanted in rat femur evaluated by[45] Ca labeling，tracing，and histological analysis. ACS Appliedials Materials & Znterfaces，2014，6（5）：3528-3535.

[45] Lin C，Mao C，Zhang J，et al. Healing effect of bioactive glass ointment on full-thickness skin wounds. Biomedical Materials，2012，7（4）：045017.

[46] Gillette R L，Swaim S F，Sartin E A，et al. Effects of a bioactive glass on healing of closed skin wounds in dogs. American Journal of Veterinary Research，2001，62（7）：1149-1153.

[47] Carlisle E M. Silicon as a trace nutrient. Science of the Total Environment，1988，73（1）：95-106.

[48] Seaborn C D，Nielsen F H. Silicon deprivation decreases collagen formation in wounds and bone，and ornithine transaminase enzyme activity in liver. Biological Trace Element Research，2002，89（3）：251-261.

[49] Seaborn C D，Briske-Anderson M，Nielsen F H. An interaction between dietary silicon and arginine affects immune function indicated by con-A-induced DNA synthesis of rat splenic T-lymphocytes. Biological Trace Element Research，2002，87（1-3）：133-142.

[50] Calomme M，Cos P，D'Haese P，et al. Silicon absorption from stabilized orthosilicic acid and other supplements in healthy subjects//Roussel A M，Anderson R A，Favier A E. Trace Elements in Man and Animals 10. New York：Springer S，2002：1111-1114.

[51] Wang J，Liu H，Leng F，et al. Autofluorescent and pH-responsive mesoporous silica for cancer-targeted and controlled drug release. Microporous & Mesoporous Materials，2014，186（1）：187-193.

[52] López-Noriega A，Hastings C L，Ozbakir B，et al. Hyperthermia-Induced drug delivery from thermosensitive liposomes encapsulated in an injectable hydrogel for local chemotherapy. Advanced Healthcare Materials，2014，3（6）：854-859.

[53] Zou Z，He D，He X，et al. Natural gelatin capped mesoporous silica nanoparticles for intracellular acid-triggered drug delivery. Langmuir，2013，29（41）：12804-12810.

[54] Zheng Q，Hao Y，Ye P，et al. A pH-responsive controlled release system using layered double hydroxide（LDH）-capped mesoporous silica nanoparticles. Journal of Materials Chemistry B，2013，1（11）：1644-1648.

[55] Xia W，Chang J. Well-ordered mesoporous bioactive glasses（MBG）：a promising bioactive drug delivery system. Journal of Controlled Release，2006，110（3）：522-530.

[56] Wu C，Fan W，Chang J. Functional mesoporous bioactive glass nanospheres：synthesis，high loading efficiency，controllable delivery of doxorubicin and inhibitory effect on bone cancer cells. Journal of Materials Chemistry B，2013，1（21）：2710-2718.

[57] Lin H M，Wang W K，Hsiung P A，et al. Light-sensitive intelligent drug delivery systems of coumarin-modified mesoporous bioactive glass. Acta Biomaterialia，2010，6（8）：3256-3263.

[58] El-Fiqi A，Kim T H，Kim M，et al. Capacity of mesoporous bioactive glass nanoparticles to deliver therapeutic molecules. Nanoscale，2012，4（23）：7475-7488.

[59] 王聿栋. 用于药物载体的介孔生物活性玻璃的乳液法制备及其性能研究. 广州：华南理工大学，2018.

[60] Zhu M，Shi J，He Q，et al. An emulsification-solvent evaporation route to mesoporous bioactive glass microspheres for bisphosphonate drug delivery. Journal of Materials Science，2012，47（5）：2256-2263.

[61] Zhu M，Zhang L，He Q，et al. Mesoporous bioactive glass-coated poly（L-lactic acid）scaffolds：a sustained antibiotic drug release system for bone repairing. Journal of Materials Chemistry，2011，21（4）：1064-1072.

[62] Wu C T，Miron R，Sculean A，et al. Proliferation，differentiation and gene expression of osteoblasts in boron-containing associated with dexamethasone deliver from mesoporous bioactive glass scaffolds. Biomaterials，2011，32（29）：7068-7078.

[63] Miao G H，Chen X，Dong H，et al. Investigation of emulsified，acid and acid-alkali catalyzed mesoporous bioactive glass microspheres for bone regeneration and drug delivery. Materials Science & Engineering C，2013，33（7）：4236-4243.

[64] Wu C T，Fan W，Chang J，et al. Mesoporous bioactive glass scaffolds for efficient delivery of vascular endothelial growth factor. Journal of Biomaterials Applications，2013，28（3）：367-374.

[65] He W，Min D，Zhang X，et al. Hierarchically nanoporous bioactive glasses for high efficiency immobilization of enzymes. Advanced Functional Materials，2014，24（15）：2206-2215.

[66] Perez R A，El-Fiqi A，Park J H，et al. Therapeutic bioactive microcarriers：co-delivery of growth factors and stem cells for bone tissue engineering. Acta Biomaterialia，2014，10（1）：520-530.

[67] Tang J Y，Chen X，Dong Y，et al. Facile synthesis of mesoporous bioactive glass nanospheres with large mesopore via biphase delamination method. Materials Letters，2017，209：626-629.

[68] El-Fiqi A，Kim T H，Kim M，et al. Capacity of mesoporous bioactive glass nanoparticles to deliver therapeutic molecules. Nanoscale，2012，4（23）：7475-7488.

[69] Yu M，Xue Y，Ma P X，et al. Intrinsic ultrahigh drug/miRNA loading capacity of biodegradable bioactive glass nanoparticles towards highly efficient pharmaceutical delivery. ACS Applied Materials & Interfaces，2017，9（10）：8460-8470.

第8章

生物活性玻璃组织工程支架

8.1 组织工程支架概述

组织工程是 20 世纪 90 年代以来随着细胞生物学及生物材料学技术的发展而诞生的一门前沿学科，其宗旨为"运用工程学与生命科学的原理和方法，从根本上了解正常组织与病理组织的结构与功能的关系，从而研制出能够恢复、维持或改进组织功能的生物学替代物"[1]。其基本原理和方法是将体外培养扩增的正常组织细胞接种在具有良好相容性并可降解的三维多孔支架材料中，然后将细胞-生物材料复合物植入人体组织或病损部位，在人体环境中细胞不断增殖、分化，形成新的组织，最后达到组织修复和重建。组织工程的核心就是建立细胞与生物材料的三维复合结构，使其形成生命活性的组织，以达到对人体损坏组织的修复和替代。从某种意义上来说，组织工程与再生医学的发展相辅相成[2]。组织工程的三要素为种子细胞、支架材料和生长因子，其中支架材料起着至关重要的作用。组织工程支架材料是指能与组织活体细胞结合并能植入生物体的不同组织，发挥具体替代组织具备的功能的材料。

在生物体内任何组织都是由细胞外基质和细胞组成的，细胞外基质在体内为细胞提供组织特异性的环境和结构，同时也作为水、营养、细胞因子和生长因子的存储库。所以，对于组织的重建和再生都需要这样一个类似细胞外基质功能的支架材料，用来作为细胞增殖、细胞外基质沉积以及后续组织长入的支架材料。

支架材料的作用繁多，主要有以下几点。

（1）控制组织结构和形貌，作为连接细胞和组织的桥梁，引导组织生长成特定形态。

（2）作为信号分子的载体，将其运送至缺损部位，并作为缓释体使信号分子缓慢发挥作用，为工程化的组织提供一个合适的生长空间，并引导组织（如神经、骨和血管）的再生和成长。

（3）提供组织生长和新陈代谢的场所，为细胞和组织生长输送营养，排除废物。

（4）提供表面反应位点，支架表面特殊位点可与组织发生特异性反应，特异性识别不同类型细胞并有选择黏附的作用（如 IKVAV 短肽和 RGD 短肽）。

（5）提供机械支撑，发挥抵抗外来的压力并维持组织原有的形状和组织的完整性的作用。

（6）作为活性因子载体，承载一些生物活性物质，如生长因子（骨形态发生蛋白和血管内皮生长因子），为细胞的生长、分化和增殖提供养分。

按照来源不同，骨组织工程支架材料可分为天然材料、人工合成材料和复合材料三大类。常用的天然材料如胶原和壳聚糖均具有良好的生物相容性和可降解性，但两者力学性能较差。同种异体脱钙骨基质具有极低的免疫原性和骨诱导能力，但存在感染血源性病毒等风险。人工合成材料主要包括无机和有机合成材料。羟基磷灰石、磷酸三钙和生物活性玻璃等是常用的无机材料，它们具有良好的生物活性和成骨性能，但存在脆性大和塑型难等缺点。聚乳酸和聚羟基乙酸及其共聚物是少数几种通过美国食品药品监督管理局（FDA）认证且在骨修复领域广泛应用的有机合成材料。它们具有良好的生物相容性和可控的降解速率，但亲水性不足、细胞黏附性能差，且降解产物可能对局部微环境造成不利影响。

骨组织工程支架材料必须同时具备良好生物相容性和一定的机械强度，而单一支架材料难以满足以上要求。将有机和无机材料通过物理或化学的方式结合制成复合支架材料，在一定程度上能满足骨组织工程支架材料的要求。目前，关于无机活性材料（生物玻璃[3]、羟基磷灰石[4]和磷酸三钙等）与有机基体（胶原[5]、壳聚糖和聚乳酸-羟基乙酸共聚物等）复合制成骨组织工程支架材料的研究已有很多报道[6]。

8.1.1 骨组织工程支架

骨是人体重要的组成结构，然而随着经济社会的不断发展，由于交通事故、意外受伤和骨科疾病而造成的骨缺损、骨折以及骨难愈合等情况越来越常见，据统计，仅我国每年由于骨科疾病、创伤、交通事故造成的骨缺损人数有 1000 多万人，骨缺损和骨折严重影响人们生活健康水平，对我国国民经济发展和社会稳定带来极大的负担，是一个亟待解决的问题。目前临床上对骨缺损患者的治疗还普遍使用传统的自体骨移植和异体骨移植，但是由于自体骨移植来源有限、供体不足，异体骨移植的免疫排斥和疾病传染等缺点的限制，其不能满足病患对骨修复的要求。因此随着组织工程支架的发展，临床对具有修复功能的骨组织工程支架的需求越来越强烈，这也促使骨修复支架研究迅猛发展并使研究和开发骨修复材料成为国际研究热点。

用组织工程的方法修复骨缺损和重建骨组织是组织工程中一个重要的应用。骨组织工程中生物支架材料作为诱导因子和细胞的模板与载体，在新骨形成阶段为其提供足够的空间和力学支持，激活成骨相关基因并促进蛋白表达，促进细胞间的信号传导从而诱导细胞归巢和分化，在骨组织工程中发挥着至关重要的作用。

骨组织工程支架材料不仅影响种子细胞的生物学特性和培养效率，而且决定移植后能否与受体很好地适应并结合在一起，从而发挥其修复骨缺损的作用。理想的骨组织工程支架材料，应具有下列性质[7]。

1. 安全性

支架材料对于宿主而言是异物，植入体内后会产生某种应答或免疫排异现象。因此，组织工程支架如果要成功应用于临床，需要使发生的反应能被宿主接受，不产生有害作用。组织工程支架材料属于生物医学材料，需植入体内发生作用，其安全性直接关系到患者的生命安全。因此，理想的组织工程材料必须严格满足一定的安全性能。

2. 生物相容性

生物相容性是对支架材料最基本的要求，它主要是由材料与活体系统间的相互作用决定，该作用涉及两个方面，一方面是宿主反应，即材料对活体系统的作用，主要是由材料或其降解产物在生物环境作用下进入周围组织甚至整个活体系统造成的；另一方面是宿主组织对材料的作用，主要表现为材料在生物体内的降解和吸收。这些会显著地影响细胞的黏附、铺展、生长、增殖、生物化学活性等生长方式，还直接影响到材料的组织、细胞相容性[8]。

3. 孔特征

组织工程支架的孔特征主要指孔隙率和孔径。支架的孔结构互相连通，且具有较大的比表面积，以便细胞长入并分布到多孔结构中，促进营养物质的输送和新陈代谢。骨修复支架的孔径大小也是影响骨修复效果的重要因素，通常人的成骨细胞可以通过孔径大于 $20\mu m$ 的连通孔；而孔径大于 $50\mu m$ 则有利于新骨的长入；对于骨传导，支架的最小孔径需在 $80\sim100\mu m$ 之间；对于骨再生则要求支架孔径在 $100\sim400\mu m$ 之间。但是，随着孔隙率和孔径的增加，支架材料机械性能会下降，因此，支架材料的制备需平衡这两方面的因素，使支架具有适宜的孔结构并维持一定的机械性能。

4. 机械性能

支架材料无论是在体外培养，还是植入体内，均需具备一定的力学强度。体外培养时，支架材料需有足够的机械强度来抵抗培养基的流体应力，并维持细胞长入和基质生成所必需的空间；在植入体内时，则需承受持续不断的支撑力和来自周围组织的压迫力。支架材料的力学强度还会影响细胞内骨架产生的张力，这种张力对维持细胞的形状和功能有着重要意义[9]。

5. 降解性能

组织工程支架材料的降解是由体液作用、游离基所引起的氧化降解以及酶、细胞、微生物所引起的分解或吞噬作用造成的。如果降解过快，支架在新生组织长入之前就已塌陷，则无法引导组织的再生；如果降解过慢，会对新生组织的生长产生阻碍作用，不利于缺损部位的修复[10]。

6. 生物活性

组织工程支架材料必须无毒且具有一定的生物活性，材料与正常组织之间能够得到良好的界面键合。支架材料的结构与骨组织内部结构相近，就能为细胞提供与骨组织相似的微环境，有利于细胞黏附、增殖、分化以及新生骨组织的生成。支架材料中的各化学组分可以直接被细胞用于新骨的构建。

随着组织工程支架研究的不断发展，骨修复材料的研究不只是简单地追求填充骨缺损，其多具有三维多孔结构、可降解性及成骨诱导性，希望材料在体内可以逐渐降解，并产生具有激活成骨作用的离子，诱导骨生成，最终使骨修复支架完全被新生的骨组织所替代。目前，具有多孔结构的生物活性玻璃骨组织工程支架的研究已获得生物医学材料及组织工程学研究人员的高度重视，主要围绕以下几个方面的内容开展研究。

（1）支架的多级孔结构的构建，在尽量提高其孔隙率和孔分布多样性的前提下保证支架的力学强度。

（2）进一步调控支架的降解速率，使其同新生骨组织的形成速度相匹配。

（3）深入探究生物活性玻璃多孔支架与细胞间的相互作用，包括溶出离子和支架结构对细胞分化、增殖的影响。

生物活性玻璃具有良好的生物相容性和成骨性能，植入体内后能与硬组织发生紧密结合，在硬组织修复方面具有广泛的应用。同时，生物活性玻璃溶解的离子产物如 Si、Ca 和 P 等的离子能激活成骨相关的信号通路，在分子水平上调控骨修复过程，因此在骨组织工程领域研究较为系统全面。

8.1.2　组织工程中的皮肤修复

近年来，随着材料科学以及细胞生物学的迅猛发展，应用合成或天然生物材料制备创面修复材料来代替自体皮肤的研究有了很大突破，甚至已有临床产品问世。生物活性玻璃不仅能与骨组织形成牢固的化学结合，同时也能与软组织形成良好的结合。Xynos 等[11]运用基因芯片技术对 1176 个基因扫描发现，生物活性玻璃能够激活 7 个家族的 60 多个基因上调。其中上调的基因包括血管内皮生长因子前体、CD44 血管抗原形成前体、成纤维细胞生长因子受体、血管细胞黏附蛋白前体、基质金属蛋白酶 2 和基质金属蛋白酶 14 等，这些基因在创面修复中起到关键的作用。Moosvi 等[12]将受损的肠上皮细胞以及肠上皮肌成纤维细胞共培养模拟肠道黏膜溃疡并与加入的生物活性玻璃进行培养，发现添加生物活性玻璃后损伤修复快于未添加生物活性玻璃组的。肌纤维细胞生成并附着于生物活性玻璃表面，且分泌肌成纤维细胞生长因子，但没有促进上皮细胞增殖。实验结果证明了生物活性玻璃可以促进细胞释放促进上皮修复的信号，有利于成纤维生长因子的分泌和表达。Day[13]在通过动物实验证实了生物活性玻璃对成纤维细胞的增殖有明显的促进作用，同时也能促进 VEGF 的分泌。将生物活性玻璃/PGA 复合支架植入裸鼠皮下 28d 后可明显发现支架内有血管长入。

目前已有以生物活性玻璃为有效成分的皮肤修复产品，在治疗烧伤、烫伤以及糖尿病等引起的难愈创面方面取得了良好的治疗效果。相关研究对生物活性玻璃治疗皮肤创面损伤的机理进行研究和假设，主要有：①生物活性玻璃能主动诱导上皮细胞增殖、分化和爬移，促进伤口快速愈合；②生物活性玻璃降解产生局部碱性环境能有效中和创面产生的酸性渗出物；③生物活性玻璃能诱导上皮细胞分泌四型胶原以及相关生长因子的合成；④生物活性玻璃能够抑制肉芽生长，抑制创面的瘢痕再生；⑤生物活性玻璃与软组织接触时，材料与组织间产生离子交换，并在其表面形成负电势吸附周围细胞、纤维蛋白以及胶原蛋白，并通过钙磷层的快速形成，在溃疡内稳定这些细胞以及蛋白，从而加速溃疡的修复[14]。

静电纺丝纳米纤维材料因与天然细胞外基质（ECM）中的胶原纤维在尺度和形态上的相似性，如图 8-1 所示，以及具有高比表面积和良好的机械性能，一直被认为是较理想的生物材料[15]。静电纺丝纳米纤维也因上述优点，被用于设计构建修复皮肤损伤的创面敷料或皮肤组织工程支架材料，取得了一些成果[16]。

在过去的十年中，越来越多的研究使用静电纺丝技术来再生损伤的组织，是由于其具有简单的网格结构且能够较好模仿天然细胞外基质的微纳米结构的能力。通过静电纺丝技术制备得到的纳米纤维，具有高表面积以及高互连性，有利于再生

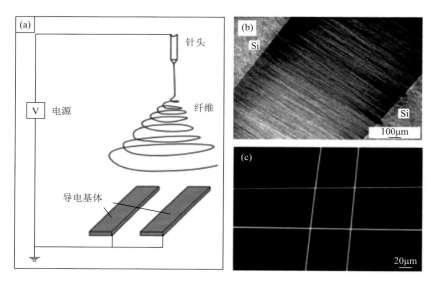

图 8-1　平行板电极接收装置（a）及其制备的纳米纤维（b，c）

组织生长和细胞迁移，以及有效递送生物分子[17]。根据组织工程原理，一个理想的支架应该能够维持细胞活动，并且应该随着时间而发生组织再生。为了做到这一点，支架应该模仿自然组织的结构、适当的机械强度以及孔隙度，来支持细胞浸润和生长[18]。静电纺丝具有独特的能力来制造纳米纤维膜，该纳米纤维膜可以最好地模拟天然细胞外基质的纳米尺度以及天然皮肤的机械性能。研究已表明，电纺皮肤组织工程支架由于具有高比表面积、高纵横比和由低纤维直径结构提供的高微孔率而具有更好的促进细胞附着、生长和分化的潜力[19]。这种技术的多功能性进一步允许在机械性能、纤维直径、密度和取向方面对纤维支架设计进行调整，以模拟细胞外基质的物理特征。此外，电纺丝纤维支架的高比表面积和孔隙率通过提供可调的流体吸收、药物和生物分子输送、充足的氧气、水和养分扩散以及有效的代谢废物去除，提供了额外的功能优势。

　　组织工程作为一门新兴和交叉学科，其生命力是极其旺盛的。组织工程的研究成果将会为人类健康和长寿带来福音，随着组织工程在某些领域的发展与突破以及在组织培养方面的改进，将促进相关学科的科技进步，必将对今后的医学、生物学及生物材料领域产生极其深远的影响。

8.2　烧结法制备生物活性玻璃支架

　　一般认为，一个骨组织工程支架材料要能够支持组织的生长和正常功能，至少要具备以下条件，相互连通的孔洞，平均孔径大于 100μm，孔隙率大于 50%。

随着骨组织工程支架材料的不断发展，生物活性玻璃多孔支架材料也被广泛研究。制备多孔生物活性玻璃支架的方法主要包括添加造孔剂法、聚合物模板法、凝胶注模成型法、溶胶-凝胶发泡法和定向冷冻成型法等。

8.2.1　生物活性玻璃烧结理论

理想组织工程支架对材料形状等结构具有较多要求，而直接由熔融玻璃铸造或成型并不易满足相关尺寸结构参数。目前支架材料的制备主要通过颗粒成型、烧结成型等方法。即通过颗粒成型产生特定几何结构，然后升温到合适温度，通常高于玻璃化转变温度（T_g）又低于玻璃软化温度（或低于玻璃开始结晶温度，$T_{c, onset}$），使得结构密实化[20]。已有烧结模型及理论关注烧结密实化过程，即通过玻璃粉体烧结使支架成型并具有一定强度。烧结是许多从粉体制备支架过程必不可少的一个环节，另外其他方法如直接溶胶-凝胶制备也涉及部分热处理过程，因此有必要单独介绍玻璃烧结。

玻璃烧结为黏性流动烧结过程，其主要通过局部黏性流动导致颗粒间黏结，同时材料孔隙率、孔大小和比表面积减小，进而结构强度增加。材料烧结过程驱动力为表面自由能的降低。玻璃烧结由许多因素决定，包括粉体颗粒大小、孔隙尺寸、等温烧结温度、升温速率等。一般当多孔陶瓷坯料中添加剂较多时，为了不使坯体在烧结过程中破裂，必须严格控制升温速率，另外，从方便排除各种有机物、无机添加剂考虑，必须在添加剂排除温度下保持足够长的时间。适当提高烧结温度，延长烧结时间，有利于提高烧结体的强度。

对于生物活性玻璃支架烧结过程需要关注的一个问题是烧结过程中的结晶。对于易结晶的生物活性玻璃，实现高密度烧结的路径就是在发生显著结晶之前完成致密化过程。通过分别考虑烧结致密化或结晶过程，定性预测工艺参数对烧结的影响。一般而言，位于烧结温度-时间程序下半区的较细颗粒和较高升温速率能显著改善烧结能力[21]。更细颗粒拥有更高的比表面能，提供更高的烧结驱动力，便于低温快速烧结而延迟结晶。另外，外压烧结（如热压烧结）能促进致密化过程。

在玻璃烧结过程中，黏性流体主导的传质过程对烧结具有重要影响。结晶相黏结温度显著高于相同组成玻璃相时烧结温度，而玻璃烧结温度又取决于其组成。从玻璃网络连通性（NC，每个硅原子的桥接氧键数）角度考虑，当玻璃连通性接近 2 时，玻璃具有生物活性。但网络连通性为 2 的玻璃易结晶。增加硅的含量能够降低玻璃结晶趋势，但是同时也降低了玻璃网络连通性及其生物活性。通过掺入玻璃变性成分，如钙、钠，来保持网络结构连通性不变，不同网络变性成分的掺入会抑制有序结构形成，增加结晶势垒，降低结晶趋势。

  45S5 生物活性玻璃（46.1mol% SiO_2，24.4mol% Na_2O，26.9mol% CaO，2.6mol% P_2O_5）被认为是生物活性玻璃的金标准，其较低硅含量导致 T_g 和 $T_{c,onset}$ 太接近，如图 8-2（a）所示，烧结过程易析晶，进而形成玻璃陶瓷而降低其生物活性，同时烧结温度区间的析晶导致玻璃具有更高黏度，限制烧结过程中黏流传质，也阻碍支架中玻璃粉体转化为密实玻璃相。后续研究者设计出烧结更不易结晶的 13-93 玻璃（6wt% Na_2O，12wt% K_2O，5wt% MgO，20wt% CaO，53wt% SiO_2，4wt% P_2O_5），其由芬兰的 Brink 及其合作者制备，具有更宽的烧结区间，如图 8-2（b）所示，13-93 玻璃里面的网络变性体降低烧结过程中结晶趋势以及烧结区间

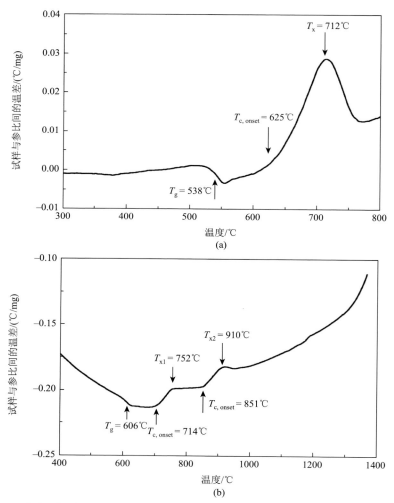

图 8-2　45S5 玻璃颗粒（<150μm）（a）和 13-93 玻璃颗粒（<45μm）（b）的差热分析（DTA）曲线，加热速率为 10℃/min（T_g：玻璃化转变温度；T_x：结晶温度；$T_{c,onset}$：初始结晶温度）

内玻璃黏度，因此，13-93 玻璃粉体烧结能形成更密实玻璃相，在具有相似微孔结构时 13-93 玻璃支架相对于 45S5 玻璃支架具有更高强度[21]。

对于理想组织工程支架，另一个对于骨再生具有重要意义的是支架具有连通多孔结构，便于细胞迁移及再生血管形成。目前支架制备主要集中在如何形成多孔结构，甚至形成分级孔结构。后续将从制备方法角度详细介绍几种支架制备方法，包括传统常用添加造孔剂法、聚合物泡沫模板法、凝胶铸模成型法、溶胶-凝胶发泡法、形成有序结构的定向冷冻成型法，以及近年来用于个性化成型的 3D 打印技术。

8.2.2 添加造孔剂法制备生物活性玻璃支架

制备多孔支架的方法有很多，添加造孔剂法是一种简单而又常用的多孔支架材料制备方法。通过在陶瓷配料中添加造孔剂，利用造孔剂在坯体中占据一定的空间，然后经过烧结，造孔剂离开基体留下气孔来制备多孔陶瓷。虽然在普通的陶瓷工艺中，采用调整烧结温度和时间可以控制烧结制品的气孔率和强度，但对于多孔陶瓷，烧结温度太高会使部分气孔封闭或消失；烧结温度太低，则制品的强度低，无法兼顾气孔率和强度。而采用添加造孔剂的方法则可以避免这种缺点，使烧结制品既具有高的气孔率，又具有很好的强度。杨建峰等[22]通过添加少量碳粉制备出低收缩、高孔隙率氮化硅多孔陶瓷。吴建峰等[23]利用该工艺制得多孔磷酸三钙生物陶瓷。薛友祥等[24]以木炭为造孔剂制得饮用水净化用高性能微孔陶瓷滤芯。添加造孔剂工艺主要包括混料、成形和烧结三个工艺。

造孔剂加入的目的在于提高支架材料的气孔率，因此作为制备各组织工程支架材料的造孔剂必须满足下列条件：在加热过程中易于排除；排除后在基体中无有害残留物；不与基体反应。造孔剂的种类很多，其造孔原理也有所不同，如无机造孔剂碳酸氢铵、碳酸铵、氯化铵等，是通过特定温度下无机物的分解产生大量气体，在冷却后保留下来成为气孔：另一类是一些天然纤维、高分子聚合物等，如淀粉、碳粉、煤粉、聚（甲基丙烯酸甲酯）（PMMA）微珠等，在磨具压制成型的过程中自身占有一定尺寸的空间，在随后的烧结高温条件下氧化（燃烧），并形成一定的气孔；而有机造孔剂柠檬酸则介于两者之间。造孔剂颗粒的大小和形状决定了多孔支架材料气孔的大小和形状[25]。

此方法制备生物活性玻璃多孔支架的局限性在于其支架孔隙率（40%～50%）在一个较窄的范围内，孔隙之间的连通性较差，且难以控制孔隙空间分布，这些都制约了该方法广泛应用。华南理工大学鞠银燕等[26]采用碳酸氢铵、柠檬酸与淀粉等有机物作为造孔剂，溶胶-凝胶法制备的 58S 成型并烧结，制备得到的生物活性玻璃支架材料孔隙的连通率较低且不容易控制。

8.2.3 聚合物泡沫模板法制备生物活性玻璃支架

有机泡沫浸渍工艺是 Schwartzwalder 等[27]在 1963 年发明的，其独特之处在于它凭借有机泡沫体所具有的开孔三维网状骨架的特殊结构，将制备好的料浆均匀地涂覆在有机泡沫网状体上，干燥后烧掉有机泡沫体而获得一种连通多孔陶瓷。多孔体的尺寸主要取决于有机泡沫体的尺寸，与浆料在有机泡沫体上的涂覆厚度也有一定的关系。该工艺是制备高气孔率（70%～90%）多孔陶瓷的一种有效工艺，并且此类多孔陶瓷具有开孔三维网状骨架结构。

聚合物泡沫模板法可以制备出类似于松质骨微结构的支架材料。研究结果表明，45S5 玻璃陶瓷支架力学强度较低（<1MPa），而 13-93 硅酸盐玻璃、13-93B3 硼酸盐玻璃支架具有较高的抗压强度和弹性模量，其抗压强度在 2～12MPa，弹性模量在 0.1～5GPa，满足松质骨力学性能要求。聚氨酯泡沫作为模板制备的支架材料的孔隙连通性明显优于颗粒造孔法，图 8-3 为聚氨酯泡沫和采用聚氨酯泡沫为模板制备出的生物活性玻璃支架的扫描电镜照片，显示了良好的连通性和较高的孔隙率[28]。

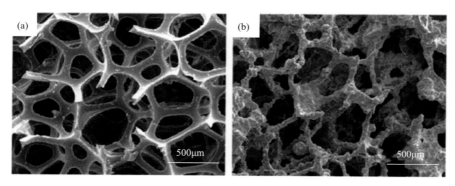

图 8-3　样品的扫描电镜照片：聚氨酯泡沫和聚氨酯泡沫热处理除去聚氨酯泡沫后的生物活性玻璃泡沫支架

华东理工大学刘昌胜课题组[29]结合泡沫模板法、造孔剂法及颗粒自增强技术，进一步制备出大孔/微孔/纳米孔分级多孔支架（图 8-4）。具体以 F127 为模板，蒸发致自组装合成玻璃溶胶，并由部分溶胶制备得到具有纳米孔的生物活性玻璃颗粒，再将生物活性玻璃颗粒加入剩下溶胶中起弥散增强作用，溶胶中加入甲基纤维素作为微孔模板，最后旋转蒸发至一定黏度后浸入聚氨酯泡沫一步铸模，最后烧结得到三级孔结构支架。该支架抗压强度可达 4.28MPa，孔隙率达 80%，制得三级孔尺寸为 200～500μm 的连通大孔（适宜细胞长入及血管化过程）、成骨相关微孔（约 7.5μm）以及用于负载蛋白（如 rhBMP-2，尺寸相近，且能保证几乎全部释放）的纳米孔（约 7.5nm）[29]。

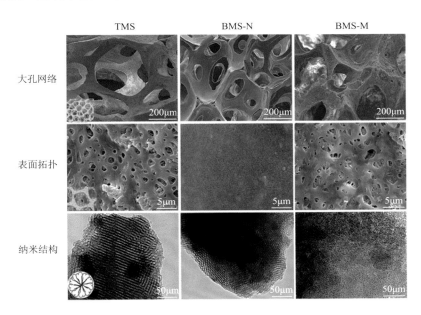

图 8-4　三级孔结构（TMS）、大孔/纳米孔（BMS-N）、大孔/微孔（BMS-M）支架的 TEM 结构分析

8.2.4　凝胶注模成型法制备生物活性玻璃支架

20 世纪 90 年代初，美国橡树岭国家实验室（Oak Ridge National Laboratory，ORNL）的 Janney 和 Omatete 教授发明了一种陶瓷成型技术：凝胶注模成型技术[29]。该技术将传统的陶瓷成型工艺与聚合物化学巧妙结合在一起，是一种新型的近净尺寸陶瓷成型技术，可制备高品质具有复杂形状的陶瓷。其成型原理不同于依赖于多孔模吸浆的传统注浆成型，这种高密度均匀坯体的制备需要通过高固相体积分数、低黏度和流动性好的浆体来实现。其基本工艺是将浆体中分散均匀的颗粒通过具有三维网络结构的高分子物质包裹并使之原位凝固，得到高分子物质与粉体复合的坯体，即该坯体为一种高分子有机物与粉体的复合材料。基本原理是在低黏度、高固相体积分数的浆体中，加入高分子物质，通过某种手段如在催化剂[30]和引发剂的作用下或加热或冷却等[31]方法使浆体中的有机单体交联成三维网状结构，使浆体原位凝固成型。低黏度、高固相体积分数浆料的制备是原

位凝固成型工艺的关键，这是坯体密度和强度的保证。低黏度是成型复杂形状陶瓷的要求，也是浆料顺利进行灌注的首要条件；提高坯体密度和强度的基础是高固相体积分数浆料，高密度的坯体可减小收缩率，降低烧结温度，避免坯体变形和开裂等。低黏度、高固相体积分数的浆料是多种因素共同作用影响的，包括固相体积分数，粉体颗粒的大小、形状、粒径分布和颗粒表面电荷性质，以及分散剂的种类和用量等，这些都在一定程度上影响和决定着浆料的流动性及稳定性。

对于熔体衍生的玻璃，将可烧结复合物[如 13-93 玻璃或 ICIE16（49.46mol% SiO_2，36.27mol% CaO，6.6mol% Na_2O，1.07mol% P_2O_5，6.6mol% K_2O）]的细颗粒（<38μm）加入水中以产生浆料，然后加入表面活性剂并在剧烈搅拌下使浆料发泡[20]。图 8-5是该过程的示意图。为了使该过程成功，必须增加黏度，然后浆料必须胶凝以使颗粒在气泡周围结合并永久地将它们固定在适当的位置。在凝胶注模发泡方法中，通过原位聚合实现凝胶化，即进行发泡的同时形成聚合物。通常使用单体（通常为丙烯酸酯），其通过与引发剂和催化剂混合而聚合。随着聚合的进行，黏度增加直至形成凝胶（含水的固体共价网络）。就在凝胶化之前，将泡沫倒入模具中。

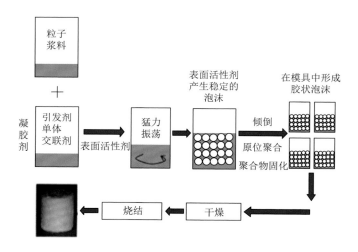

图 8-5 生物活性玻璃支架凝胶注模发泡工艺示意图

李正茂[32]以 45S5 生物活性玻璃粉体、聚丙烯酸胺为分散剂制备生物活性玻璃浆料，加入氧化淀粉分散均匀，真空去除气泡后，得到后续实验所需要的生物活性玻璃浆料。将浆料用离心灌注的方式注入到预先处理好的光敏树脂模型中，然后通过加热的方式使浆体中的氧化淀粉交联聚合成三维网状结构，从而使浆体原位固化成型，得到需要的坯体，再经过高温热处理除掉高分子物质从而得到生物活性玻璃陶瓷支架材料（图 8-6）。

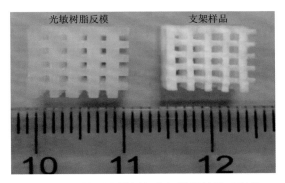

图 8-6　光敏树脂模板与支架样品的数码照片

为了制备多孔玻璃支架，必须除去聚合物，聚合物的去除和烧结发生在相同的热处理过程中。复合材料通常在约 300℃ 保温处理以除去聚合物。随着温度升高到 T_g 以上，颗粒开始烧结在一起。图 8-7 显示烧结后生物活性玻璃支架的场发射扫描电镜（FESEM）图像。可以看出支架样品横竖交错堆积结构，棱柱和棱柱之间孔隙约在 900μm，右下角的放大照片中还可以清晰地看到一些针状浸提物无序地分布在支架的生物活性玻璃中，其可以起支架增强作用。

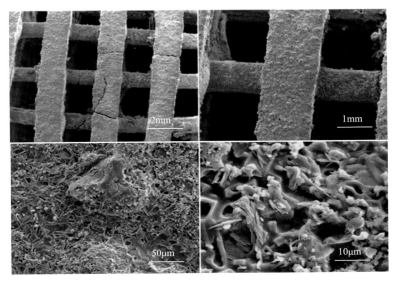

图 8-7　不同放大倍数下支架表面 FESEM 照片

利用凝胶浇铸发泡工艺可生产出优异的支架，但生产规模扩大具有挑战性。另外，为了使表面活性剂起作用，玻璃浆料必须存在水，尽管玻璃暴露于水中的时间很短，但玻璃将与水反应，诱导玻璃水解及析晶。

8.2.5 溶胶-凝胶发泡法制备生物活性玻璃支架

溶胶-凝胶法涉及金属醇盐或无机盐前驱体的水解形成溶胶,然后在凝胶化过程中(在酸或碱催化下)进一步缩合,将凝胶干燥并煅烧。在热处理期间,聚结的纳米颗粒烧结在一起,留下纳米孔隙,孔径大小通常在 1～20nm,并且可以通过加工过程中调节催化剂的 pH、反应物组成和反应温度来控制。然而,干燥过程中有机物和硝酸盐会导致毛细管应力从而引起开裂,因此难以生产大的无裂纹块体。

溶胶-凝胶发泡工艺中引入大孔,减少了水分子扩散所需距离,因而可以制造大的块体。多孔玻璃支架制备过程中,在剧烈搅拌下溶胶发泡。由于凝胶化通常需要大约三天,而发泡过程仅需要几分钟,因此需要额外的催化剂。氢氟酸是常用的胶凝剂,当凝胶化发生时,氢氟酸可使多孔泡沫均匀凝胶化。

凝胶化过程形成永久性气泡,当泡沫支柱中排除水分子时,凝胶收缩并且气泡合并,相邻气泡之间的接触点处连通。溶胶-凝胶泡沫支架具有相互连接的大孔的层次结构,其模仿松质骨的多孔结构并允许支架充当组织生长的 3D 模板,并且其纳米孔隙结构可以调控降解。

Jones 等[33]发现二元系统的溶胶-凝胶玻璃比具有相似摩尔组成的 CaO-P_2O_5-SiO_2 三元系统的溶胶-凝胶玻璃和已用于临床多年的 45S5 的活性更高,其中以 70S30C 生物活性玻璃(70mol% SiO_2,30mol% CaO)的活性最高。该课题组直接通过在溶胶里添加去污剂作为发泡剂的方法,制备出了具有高生物活性、生物矿化特性、细胞亲和性,以及三维连通多孔结构,并有一定力学强度的二元系统溶胶-凝胶生物活性玻璃多孔支架,制备工艺简单易操作。并分别在 600℃、700℃、800℃和 1000℃进行热处理,以考查不同的热处理温度对材料活性和强度的影响,以下将进行简单的介绍。

热处理温度在 800℃以下或者在 800℃保温不超过 2h,则烧成的支架仍然以非晶态形式存在,但在 1000℃烧成的支架已明显有 β-$CaSiO_3$ 晶体析出(图 8-8)[34]。

图 8-9 是 70S30C 在不同热处理温度下的扫描电镜照片[35]。可以看出,随着烧成温度的升高,孔径逐渐缩小,孔壁逐渐增厚。与 600℃烧成的支架相比,700℃烧成支架的孔径大小和孔壁厚度变化不大,而 800℃烧成的支架的孔径和孔壁的变化较大;与 800℃烧成的支架相比,1000℃烧成的支架的孔径和孔壁的变化不大。除了定性观察以外,还可以从压汞法的孔径分布测试中得到定量确认,$T_s = 600℃$,$D_{mode} = 122\mu m$;$T_s = 700℃$,$D_{mode} = 113\mu m$;$T_s = 800℃$,$D_{mode} = 98\mu m$;$T_s = 1000℃$,$D_{mode} = 87\mu m$。

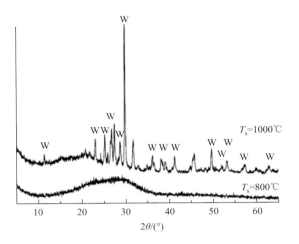

图 8-8　70S30C 玻璃支架不同热处理温度下的 XRD 图谱

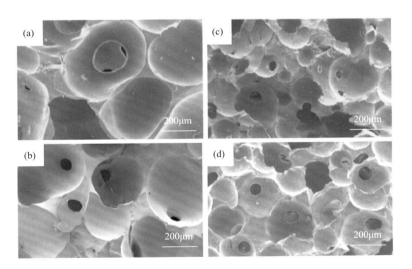

图 8-9　70S30C 玻璃支架不同热处理温度下的 SEM 照片：（a）600℃、（b）700℃、（c）800℃
和（d）1000℃

　　随着烧成温度的变化，不仅大孔的孔径在变化，材料内部纳米级小孔的孔径
也在变化。从氮气吸附脱附的 BJH 测试可知，600℃和 700℃烧成支架的 BJH 孔
径的 D_{mold} 值为 17.9nm、17.5nm，变化不大（0.4nm），在 BJH 的误差范围之内
（0.5nm）。当热处理温度升高到 800℃后，D_{mold} 值由 17.5nm 减小到 12.3nm。热处
理温度升到 1000℃后 D_{mode} 值已经减小到 BJH 孔径的测试范围以外（＜1nm）。
　　烧成温度对大孔孔径和孔壁的影响，以及对 BJH 小孔孔径的影响将直接影响到材料的矿化性能和机械力学性能。和 600℃相比，700℃的热处理温度对材料的矿化性能和机械力学性能影响不大，当热处理温度升高到 800℃以后，材料的矿化性能和抗压强度都发生了明显的变化。研究认为材料矿化性能的变化主要是由BJH 小孔的孔径变化引起的，由前面溶胶凝胶相关生物活性玻璃相关知识了解到，这种纳米级微孔对提高材料的生物活性、加速材料表面的生物矿化速度、蛋白质的黏附和细胞附着有重要作用。随着烧成温度的升高，材料的纳米级微孔减小（800℃时 D_{mold} 值由 700℃的 17.9nm 减小到 12.3nm），使得材料内部的网络结构更加紧密，离子不易溶出，因此材料虽然仍以无定形的形式存在，但活性已经降低。材料抗压强度的变化则是由大孔径和孔壁的变化与 BJH 小孔径的变化共同引起的。BJH 小孔变小使得材料内部的网络结构更加紧密，缺陷减少，抗压能力增强。大孔孔径变小、孔壁变厚，也使得材料的抗压强度增加。800℃烧成的支架的抗压强度已经在有骨小梁的骨的抗压范围之内（2～12MPa）。不仅如此，用这种方法制备的骨组织工程支架在结构上也和有小梁的骨的结构相似（图 8-10），从图中可以清楚看到支架孔与孔之间是贯通的，且孔径在 100μm 左右，这将有利于细胞的生长和爬移[35]。

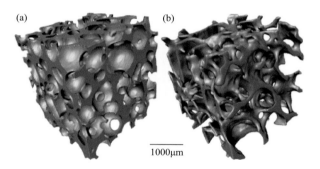

图 8-10　μCT 图像：（a）研究中最典型的支架；（b）人体中有骨小梁的骨

8.2.6　定向冷冻成型法制备生物活性玻璃支架

冷冻成型已被广泛用来制备无序微观结构的多孔聚合物和陶瓷材料[36, 37]。通过控制冷冻过程，使其在一个预设方向生长，可以制备出有序微观结构的多孔支架[38]。与无序多孔微结构相比，高度有序的多孔微结构支架材料具有更高的力学强度[39]。

通过定向冷冻成型法，以水作为溶剂，使用 5%～20%（体积分数）、尺寸<5μm的 13-93 玻璃颗粒，制备出具有 100～300μm 长和 25μm 宽的孔的层状孔结构，向水中加入二噁烷（60wt%）导致形成 100μm 宽的柱状孔[40]。郭炜煌[41]以具有良好

生物相容性、低免疫原性的明胶和原料，复合不同比例的生物活性玻璃，京尼平交联，得到生物活性玻璃/明胶复合支架，并对其支架孔结构、微观形貌、体外降解、体外磷灰石形成能力进行评价，相关性质与生物活性玻璃复合比例有关。

　　由于四角状氧化锌具有独特结构，其具有很好的增强补韧能力，常用作添加相以提高基体材料的力学性能[42]。另外，锌是人体的重要微量元素，广泛存在于人体骨中，氧化锌中溶解的锌离子还能对成骨细胞和破骨细胞的行为产生影响，促进新骨的生成[43]。Guo 等[44]在前期明胶/生物活性玻璃复合支架基础上，进一步掺入四角氧化锌增强其力学性能，扫描电镜结果表明其微孔结构没有显著变化（图 8-11），得到复合支架孔隙率在 80%以上，孔径大于 200μm，且具有相互连通的孔洞，掺入量 2wt% ZnO 时具有最优的力学性能。

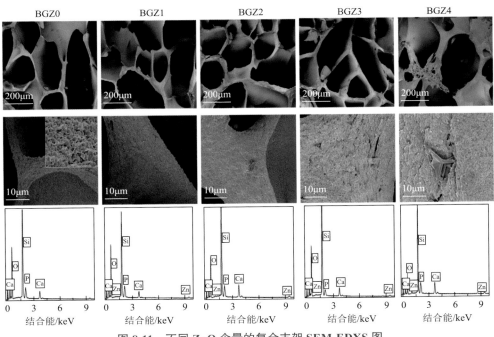

图 8-11　不同 ZnO 含量的复合支架 SEM-EDXS 图

8.3　生物活性玻璃支架的细胞学与组织学研究

　　骨具有丰富的血管组织，骨缺损发生后，血管破裂，形成血肿，大量生长因子产生并促使相应的细胞增生、迁移至缺损区，随着细胞的侵入，血肿逐步被消除，取而代之的是肉芽组织生成并转化为纤维组织，即纤维性骨痂；随后新生血管长入，骨内、外膜增生，成骨细胞大量增殖，膜内成骨形成内骨痂和外骨痂。

通过对天然骨的修复愈合过程和机制分析发现，血肿机化期是骨缺损修复愈合的重点，其中骨髓间充质干细胞等具有成骨能力的骨祖细胞增殖、迁移、成骨分化、新生血管等最为关键。

骨组织工程支架材料移植到体内后，材料的生物活性、骨诱导性以及可降解性相互作用，最终促进骨组织再生。材料移植到体内后能否成功介导骨组织再生至少涉及三个方面：宿主免疫细胞、骨细胞和材料特性。

材料植入体内数秒后，血液和组织间液中的纤维蛋白原、玻连蛋白和补体等蛋白快速吸附到材料表面并形成短暂基质，同时引起严重的炎症反应（嗜中性粒细胞迁移、肥大细胞脱粒和抗原呈递）。随后，破骨细胞和异物巨细胞开始分解植入材料，并释放相关分子来调控局部微环境。树突状细胞将摄入的有效抗原（如坏死细胞和组织、变性蛋白质）呈现给体液免疫细胞（T 细胞），并释放细胞因子改变免疫环境，启动和确定进一步的抗原特异性免疫应答；同时激活成骨细胞分化，并在材料表面形成新骨。新骨重建过程中还受外界功能负荷和机械应变的影响，骨细胞将机械应力转变为生物化学信号，从而调控成骨细胞和破骨细胞的骨形成及骨吸收过程。

8.3.1　生物活性玻璃支架的细胞学研究

二十世纪八九十年代，学者开始对生物活性玻璃与细胞间的生物相容性进行研究。日本学者 Matsuda 于 1984 年率先系统研究熔融生物玻璃对成纤维细胞的生长的影响，结果表明，生物活性玻璃对成纤维细胞的增殖有明显的抑制作用，这在一定程度上说明生物活性玻璃的骨键合作用不会诱导纤维性包裹的形成[45]。另外，1994 年荷兰的 Groot 教授对金属掺杂型的熔融生物活性玻璃与成骨细胞之间的相互作用进行系统研究，发现铁掺杂的生物活性玻璃对细胞有着较低的增殖速度和成骨细胞表达；而在氟、硼掺杂的生物活性玻璃上，细胞黏附较为紧密，但增殖能力和成骨细胞表达能力较低；钛掺杂的生物活性玻璃则表现出最好的成骨细胞增殖和表达能力[46]。2000 年 Xynos 等研究了熔融生物活性玻璃对人类成骨前细胞的增殖和分化影响，与培养板对照相比，生物活性玻璃显著促进细胞增殖，并诱导碱性磷酸酶的表达以及骨矿的形成，诱导成骨细胞的分化[47]。

目前生物活性玻璃在骨齿修复领域具有广泛应用，研究表明，生物活性玻璃支架材料在生理溶液和细胞的共同作用下，能够形成有利于细胞黏附、铺展以及生物矿化的功能化表面[48]。如图 8-12、图 8-13 所示，该表面为细胞的进一步增殖、分化和新生组织的形成创造了良好的微环境。同时生物活性玻璃在生理溶液中，各种离子及离子基团的释放对于介导类骨的无机矿物形成、细胞及基因的激活、细胞外基质的分泌及骨结节的形成均具有重要意义[35]。

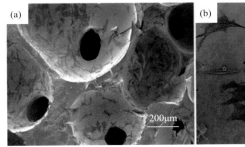
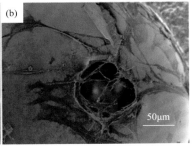

图 8-12　生物活性玻璃支架上 HOB 细胞黏附及铺展的 SEM 图

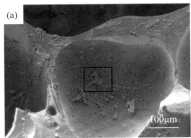
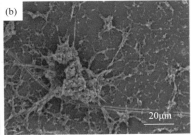

图 8-13　生物活性玻璃支架上 HOB 细胞外基质沉积的 SEM 图

　　由于硅酸盐能在体液中逐渐降解，进而刺激成骨相关细胞分化，其具有硬组织再生特性[49]。然而，生物材料与组织和器官细胞之间的相互作用是一个高度复杂且难以理解的过程，特别是在细胞和生物活性玻璃之间。过去几年的大量研究表明，生物材料（包括生物活性玻璃）的物理化学特性，如化学成分、表面拓扑结构、化学反应性、pH、电荷、亲疏水性和降解行为，都会影响和决定其生物学性能。

　　（1）化学组成：研究表明，向生物活性玻璃中添加硼可以进一步促进骨形成[50]。通过合成含有少量硼和不含硼的生物活性玻璃支架来研究硼的影响：正常的 $30CaO-70SiO_2$ 和硼取代的 $30CaO-2B_2O_3-68SiO_2$ 具有相似的结构。与无硼样品相比，MC3T3-E1 前成骨细胞的黏附速度明显更快，对含硼生物活性玻璃支架样品的效率更高。同时含硼样品上骨特异性蛋白显著上调（包括 RUNX2/Cbfa1，负责骨细胞分化的主要转录因子；骨涎蛋白 1 或骨桥蛋白、骨钙蛋白，参与基质矿化的两种骨特异性分泌蛋白；Ⅰ型胶原蛋白、碱性磷酸酶、连接蛋白 43 和其他三种成骨细胞相关蛋白质）[51]，表明用硼掺杂生物活性玻璃支架可以进一步提高它们的性能。

（2）表面形貌：对钛金属植入物的研究表明，表面微观结构（粗糙度和纹理）会影响细胞行为[52]。然而，人们对玻璃表面拓扑结构在植入物中的作用知之甚少。在一项初步研究中，Fu 等[53]对两种玻璃样品进行了比较，发现在更光滑的样品中细胞增殖更多。通过系统研究 45S5 生物活性玻璃样品的表面粗糙度（Ra 为 0.01～1.1mm）对细胞黏附和增殖的影响，将 MG63 骨肉瘤和 MC3T3-E1 成骨前体细胞接种在玻璃样品上，并培养 6 天。使用荧光显微镜研究细胞的数量、活力、形态和附着。结果显示，随着细胞附着（如细胞扩散和黏着斑点数所示）和生物活性玻璃表面粗糙度的增加，增殖率降低[35]。尽管这些发现为改善生物活性玻璃骨植入物的表面特征提供了重要的见解，对于制备的无大孔的溶胶-凝胶玻璃可能有些指导作用，但这与具有大孔的固有高表面粗糙度的生物活性玻璃多孔支架可能不太相关。

（3）孔结构：多项研究表明支架的孔结构的大小会对细胞产生重要的影响。孔径<10μm，促进成骨相关蛋白质的黏附、离子交换和类骨磷灰石形成以及成骨前体细胞的黏附、增殖和分化；孔径 10～100μm，利于细胞迁移；孔径>300μm，为骨生长提供空间，促进骨长入对齐的孔结构；孔径约 350μm，促进成血管细胞形成微血管状结构，纳米/微米结构促进内皮细胞在单个微纤维上铺展，并且指导内皮细胞组装成 3D 血管状结构，从而进行血管再生。不同细胞对同种结构的反应不同，例如，纳米拓扑结构促进内皮细胞的增殖和迁移，但阻碍血管平滑肌细胞的生长。孔径 150μm，孔隙率 90%，促进血管生成；大于 300μm 的连通孔，促进血管长入；孔径 150～300μm，孔隙率为 80%～90%，利于血管再生。对齐结构直接指导细胞迁移产生对齐的细胞，这对各种组织和器官的功能是很重要的。孔径约 350μm 对齐的孔结构，促进了内皮细胞形成。微血管状结构连通的多孔支架，能够促进血管生成，立方孔有利于脂肪和软骨细胞形成，而有序的圆柱孔有利于骨生成。硬材料比软材料更有利于细胞铺展。3D 比 2D 结构更有利于干细胞保持原型[54]。

葛倩倩[55]将经过三维沉积形成的生物活性玻璃支架与 mBMSCs 培养 1 天后的 SEM 照片如图 8-14 所示，从图中可以看出，无论在支架纤维表面还是在上下相邻两层纤维之间交错点，细胞或牢牢黏附在支架纤维表面，或伸出伪足横跨在交错处的两层纤维表面，说明采用少量 PVA 作为黏结剂制备的生物活性玻璃三维多孔支架能够支持细胞黏附，细胞相容性良好。同时采用 CCK-8 试剂盒进一步考察了不同孔结构的 pBGS 材料与 mBMSCs 复合培养 1 天、3 天、7 天后的细胞增殖情况，实验组选用的支架结构有 0.25mm 针头制备的纤维间距为 500μm 和 800μm 支架，以及 0.41mm 针头制备的纤维间距 800μm 的支架，分别标记为 0.25mm-500μm、0.25mm-800μm 和 0.41mm-800μm；未加材料的完全培养基作为空白对照组。

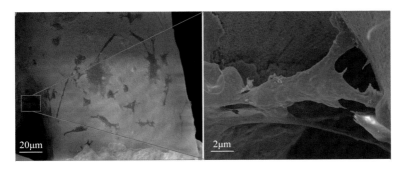

图 8-14　生物活性玻璃支架材料与 mBMSCs 培养 1 天后的黏附形态

细胞增殖结果如图 8-15 所示，实验组 OD 值小于空白对照组，说明在孔板中的复合细胞支架对细胞增殖具有一定的抑制作用，而相比 1 天和 3 天的 OD 值，三个实验组第 7 天的 OD 值均有一定增加。这是因为大尺寸的支架在孔板中培养基的快速离子溶出导致培养基 pH 升高，碱性刺激对细胞增殖产生了抑制作用，随着时间延长，支架离子溶出速率慢慢减缓并趋于稳定，培养基 pH 有所下降，细胞增殖效果逐渐好转。

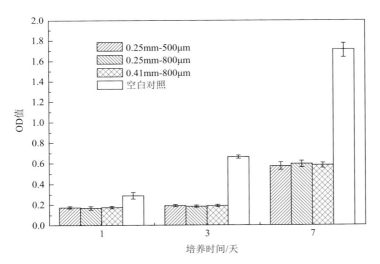

图 8-15　三种不同孔结构的 pBGS 与 mBMSCs 共培养 7 天的增殖情况

（4）微纳结构：已有研究表明，纳米孔隙可以通过增强材料表面积提供更高浓度的生物活性化学物质，或者通过纳米级拓扑结构影响植入物和支架（如生物活性玻璃支架）的性能。Wang 等[56]制备了具有几乎相同表面积[（81±2）～（83±2）m²/g]的生物活性玻璃支架，但具有显著不同的纳米孔尺寸（平均 3.7nm，样品 F；平均 17.7nm，样品 E）。图 8-16（a）显示了不同类型的生物活性玻璃支架 E 与 F 的孔径分布，然后将小鼠胚胎成骨前体细胞（MC3T3-E1）分别接种在支架 E 与 F 上进行体外培养[56]。在接种后 12h 内，细胞附着于两种样品的表面并在 24h 内开始增殖。如细胞肌动蛋白-细胞骨架染色（绿色）所示，所有样本上的细胞表现出良好扩散的类似上皮样的形态，其特征在于突出的应力纤维，这是黏附于坚硬底物的细胞的典型特征[图 8-16（b）]。然而，样品 F 上的细胞密度（具有较小的纳米孔尺寸）显著高于接种后 12h 的样品 E（具有较大的纳米孔尺寸）[图 8-16（c）]。尽管在具有较小纳米孔尺寸的样品上检测到略高的细胞密度，但两种样品类型的细胞密度差异在接种后 48h 不太明显[图 8-16（c）]。

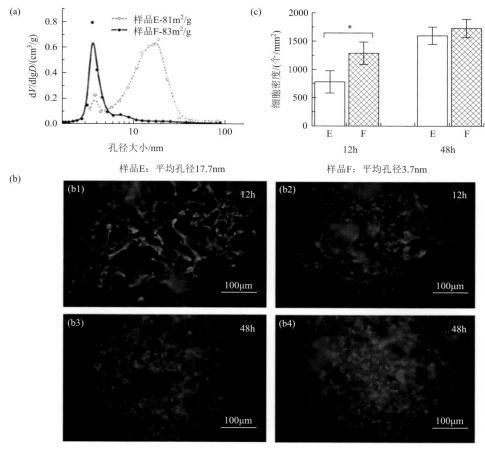

图 8-16　骨细胞在不同纳米孔隙率的生物活性玻璃多孔支架上的增殖和黏附；（a）样品 E 和样品 F 的孔径分布；（b）样品 E 在细胞接种后 12h（b1）、样品 F 在细胞接种后 12h（b2）、样品 E 在接种后 48h（b3）和样品 F 在细胞接种后 48h（b4）的显微照片；（c）细胞接种后 12h 和 48h 样品 E 和样品 F 的细胞密度（*表示显著性差异，$p < 0.05$）

虽然更高的放大率可能揭示了潜在的结构差异，但在两种支架类型之间没有观察到肌动蛋白组织的明显差异。总之，这些结果表明优化的纳米孔隙率可以提高生物活性玻璃支架的生物活性和细胞黏附，证明纳米孔形貌在组织工程相关生物活性玻璃支架中是有益的。李正茂[32]结合凝胶注模成型法制备了生物活性玻璃支架，并进一步研究了纳米孔隙结构规则性对成骨相关细胞的影响，细胞增殖结果（图 8-17）表明，MG-63 细胞在具有规则孔隙结构的生物活性玻璃支架上面的增殖速度明显高于不规则孔隙结构的材料，并且两者统计学差异显著。对细胞黏附的扫描电镜形态观察（图 8-18）进一步支持上述结果。

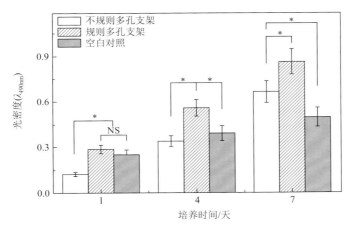

图 8-17　MG-63 细胞与生物活性玻璃陶瓷支架材料复合共培养不同时间的增殖情况（*具有显著差异，$p < 0.05$）

NS 表示无显著差异

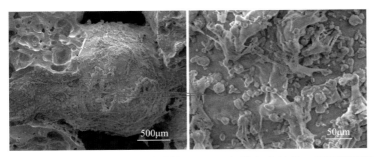

图 8-18　生物活性玻璃陶瓷支架材料与 MG-63 细胞复合培养 1 天后的黏附形态

8.3.2　生物活性玻璃支架的组织学研究

从医学角度评价骨组织工程材料，是成骨性能优劣的直接证据。近年来，随着对材料成骨性能的深入研究，发现一些体外实验证实具有良好的促进成骨作用的材料，植入体内后的作用可能是相反的结果，因为当材料植入体内后，除了与成骨相关细胞相互作用外，免疫系统等对材料的影响也不容忽视，因此对生物活性玻璃支架的组织学研究也显得尤为重要。随着生物活性玻璃的不断发展，对其进行体内评价的研究也越来越系统和深入。

研究表明，骨组织的体内重建主要与成骨细胞和破骨细胞密切相关。成骨细胞（osteoblast）又称造骨细胞，是骨形成的主要功能细胞，负责骨基质的合成、分泌和矿化。骨重建是破骨细胞执行吸收作用，形成骨吸收陷窝，其后，成骨细胞转移至吸收处，合成、分泌和矿化骨基质形成新骨的过程。骨量取决于破骨与成骨作用的平衡。成骨过程中，成骨细胞要经历细胞增殖、细胞外基质成熟、基质矿化和凋亡四个阶段，很多因素调控这四个阶段，从而调控骨形成。成骨细胞增殖期，形成多层细胞，典型特点是在新骨周围定向排列，分泌I型胶原等基质最终矿化形成骨结节。

破骨细胞（osteoclast）作为骨吸收的主要细胞，其活性及骨吸收功能受激素、细胞因子的作用和调节，在功能上与成骨细胞相对应，二者协同在骨形成、发育过程中起重要作用。破骨细胞与单核巨噬细胞密切相关，无论是它们的超微结构，还是它们的吞噬能力及其耐胰蛋白酶的特性都密切相关。破骨细胞直径 $100\mu m$，含有 $2\sim50$ 个紧密堆积的核，主要分布在骨质表面、骨内血管通道周围。研究表明，破骨细胞出现在造血组织如脾、骨髓和周围血中，骨髓中有破骨细胞前体，周围血中也可以检测到循环的破骨细胞前体，破骨细胞的前身来自骨髓造血细胞，故能促进和协调造血前体细胞增生。起初，破骨细胞胞浆嗜碱性，但随着细胞的老化，渐变为嗜酸性。吸收骨基质的过程中，造成基质表面不规则，形成类似细胞形状的凹陷，称为骨陷窝。破骨细胞向局部释放乳酸、柠檬酸等，在酸性条件下，骨内无机矿物质自皱褶缘吞饮，于皱褶缘基质内形成一些吞饮泡或吞噬泡。破骨细胞内，无机矿物被降解，Ca^{2+} 排入血流中。破骨细胞分泌多种溶酶体酶，如组织蛋白酶 B、胶原等。

Zhao 等[57]以掺锶生物活性玻璃复合明胶（Gel），结合 3D 打印制备复合支架。采用颅骨骨量增加动物模型评价 Gel、Gel-BGM 和 Gel-SrBGM 复合支架植入早期的体内成血管性能。植入 1 周后将支架及周围颅骨取下，数码照片如图 8-19（a）所示。可以看出支架被一层纤维结缔组织覆盖，表明支架具有较好的组织相容性。三组支架都呈黑色，这是由于京尼平遇到蛋白质会发生变色反应。支架及周围骨组织的三维重建如图 8-19（b）所示，Gel-BGM 和 Gel-SrBGM 支架都维持原有的形态，表明支架尚未开始降解，且支架已经紧密贴合在颅骨表面。

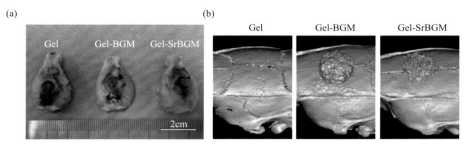

图 8-19　（a）植入 1 周后支架与周围骨组织的数码照片；（b）支架及周围骨组织的三维重建[57]

　　支架及周围颅骨脱钙 1 周后，采用 H&E 染色观察支架的早期成血管性能，结果如图 8-20 所示。与数码照片结果类似，大体图像可见三组支架都被一层纤维组织包裹[图 8-20（a1）、（b1）和（c1）]。但是 Gel-BGM 和 Gel-SrBGM 支架的纤维包裹厚度明显比 Gel 厚，表明支架周围有更多的血管生成。支架的中心区域应该是血管最后长入的区域，进一步放大支架的中心区域可见仅有 Gel-SrBGM 支架的中心区域可以观察到一些组织细胞，并且这些细胞围成血管腔样结构[图 8-20（c2）][57]。为了确定这些组织细胞是否为未成熟血管，进一步采用 CD31 免疫荧光观察，结果如图 8-21 所示。可以看到围成血管腔样结构的细胞 CD31 表达强阳性，进一步确定这些组织细胞是未成熟的血管。而其他两组均未见 CD31 阳性染色。以上结果表明 Gel-SrBGM 具有促进体内植入早期成血管的作用。

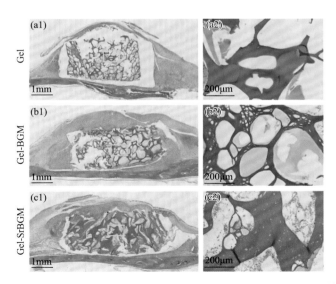

图 8-20　支架及周围颅骨的 H&E 染色结果：（a1）、（b1）和（c1）为纵剖面的整体观；（a2）、（b2）和（c2）为支架中心区域的局部放大（黄色方框部位）[57]

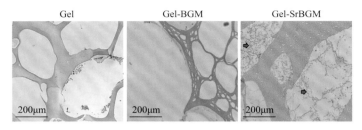

图 8-21 支架中心部位的 CD31 免疫组织化学染色，红色箭头为 CD31 阳性染色[57]

华东理工大学刘昌胜课题组[29]制备大孔/微孔/纳米孔三级多孔支架，结合仿生结构因素及促成骨因子 rhBMP-2，细胞实验表明其具有细胞相容性及细胞长入和黏附效果，动物实验进一步表明该支架能良好地促进新骨形成（图 8-22），具有良好的骨修复效果。

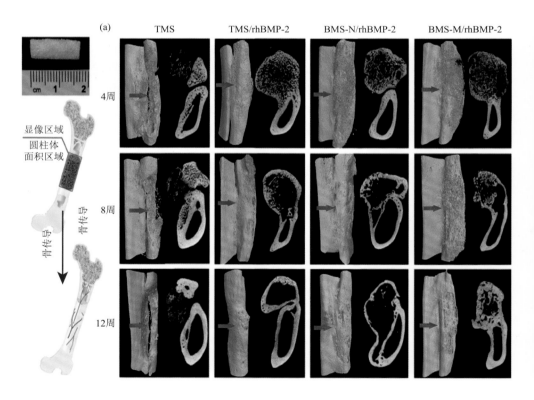

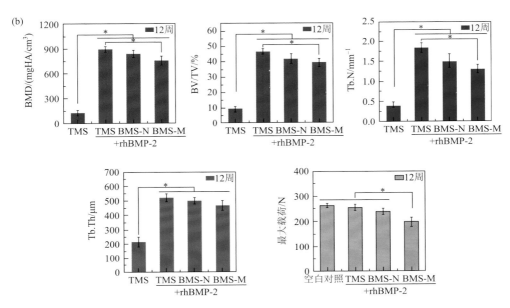

图 8-22　体内原位骨形成的评估（节段性骨缺损的大小：16mm）：（a）第 4 周、第 8 周和第 12 周的微 CT 分析；（b）第 12 周时骨形成的定量直方图；BMD：骨矿物质密度；BV/TV：骨量/总体积；Tb.Th：小梁厚度；Tb.N：小梁数；最大载荷：再生兔骨半径的最大弯曲载荷；*表示显著差异，$p < 0.05$[29]

　　上海第九人民医院的孙皎课题组[58]率先对支架体内降解机理进行了研究（图 8-23），通过聚氨酯泡沫为模板得到生物活性玻璃支架，通过 ^{45}Ca 标记研究生物活性玻璃体内降解性能。结果表明支架植入小鼠体内后加速局部离子交换，释放离子能促进骨再生，但是新生骨基质中只有很少一部分（少于 9.63%）钙离子直接来源于降解的玻璃支架，大部分标记的 ^{45}Ca 富集在心、脾、肾、肠等部位，并且 ^{45}Ca 聚集在末端骨组织，包括桡骨、颅骨。同时，这些聚集的 ^{45}Ca 量到 12 周时急剧下降，且 Ca 的富集并不会产生病理学组织变化。

　　韩雪[59]将生物活性玻璃支架材料植入承重骨 4 周后进行组织切片的 Masson 染色，如图 8-24 所示，Masson 染色结果显示：①支架材料逐渐降解，不断有细胞、细胞外基质进入降解后的空隙中；②破骨细胞出现，发挥吸收功能；③大量成骨细胞沿胶原周围定向排列，分泌骨基质；④出现大量脂肪细胞，为骨膜再生创造条件；⑤骨髓细胞产生血细胞，血细胞出现增殖、凋亡等现象，是血管再生初期的特点；⑥在新骨部位出现大量分化的软骨细胞和骨髓结构，重现了新骨再生的过程。

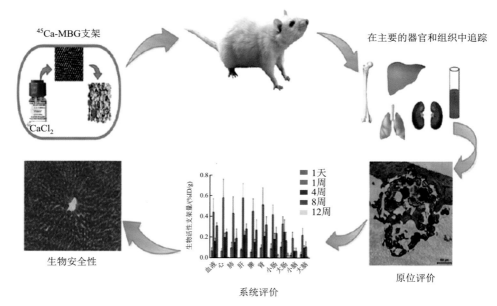

图 8-23　植入生物活性玻璃支架演变研究示意图[58]

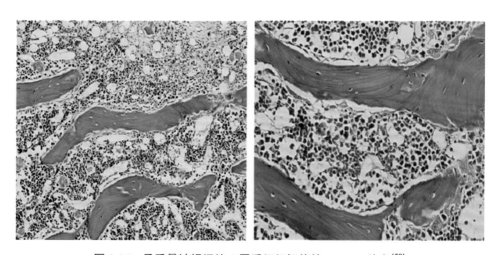

图 8-24　承重骨缺损埋植 4 周后组织切片的 Masson 染色[59]

参 考 文 献

[1]　Hutmacher D W. Scaffolds in tissue engineering bone and cartilage. Biomaterials，2000，21（24）：2529-2543.

[2]　佘珐. 再生医学的新时代——组织工程学. 天津科技，2002，（5）：51.

[3]　Nommeots-Nomm A，Labbafs，DevLin A，et al. Highly degradable porous melt-derived bioactive glass foam

scaffolds for bone regeneration. Acta Biomaterialia，2017，57：449-461.

[4]　Cox S C，Thornby J A，Gibbons G J，et al. 3D printing of porous hydroxyapatite scaffolds intended for use in bone tissue engineering applications.Materials Science and Engineering：C，2015，47：237-247.

[5]　Villa M M，Wang L P，Huang J P，et al. Bone tissue engineering with a collagen-hydroxyapatite scaffold and culture expanded bone marrow stromal cells. Journal of Biomedical Materials Research Part B，Applied Biomaterials，2015，103（2）：243-253.

[6]　郑佳富. 生物活性玻璃/改性明胶复合支架的制备及性能研究. 广州：华南理工大学，2018.

[7]　Godbey W T，Atala A. *In vitro* systems for tissue engineering//Sipe J D，Kelley C A，Mcnicol L A. Reparative Medicine：Growing Tissues and Organs. Journal of Biomedical Materials Research Part B，Applied Biomaterials. 2002，961（1）：10-26.

[8]　Davies J E. Mechanisms of endosseous integration. International Journal of Prosthodontics，1998，11（5）：391-401.

[9]　Kang Y Q，Yin G F，Luo L，et al. Effects of mechanical stress on the *in vitro* degradation of porous composite scaffold for bone tissue engineering. Key Engineering Materials，2007，342-343：273-276.

[10]　Masson N C. de Souza E F，Galembeck F. Calcium and iron（Ⅲ）polyphosphate gel formation and aging. Colloids and Surfaces A-Physicochemical and Engineering Aspects，1997，121（2-3）：247-255.

[11]　Xynos I D，EdgarA J，Buttery C D K，et al. Ionic products of bioactive glass dissolution increase proliferation of human osteoblasts and induce insulin-like growth factor Ⅱ mRNA expression and protein synthesis. Biochemical and Biophysical Research Communications，2000，276（2）：461-465.

[12]　Moosvi S R，Day R M. Bioactive glass modulation of intestinal epithelial cell restitution. Acta Biomaterialia，2009，5（1）：76-83.

[13]　Day R M. Bioactive glass stimulates the secretion of angiogenic growth factors and angiogenesis *in vitro*. Tissue Engineering，2005，11（5-6）：768-777.

[14]　周来生，廖镇江，张勤. 无机活性元素对皮肤创面愈合的生物诱导作用. 中华烧伤杂志，2005，21（5）：363-366.

[15]　Li D，Wang Y L，Xia Y N. Electrospinning nanofibers as uniaxially aligned arrays and layer-by-layer stacked films. Advanced Materials，2004，16（4）：361-366.

[16]　Chong E J，PhanT T，Lim I J，et al. Evaluation of electrospun PCL/gelatin nanofibrous scaffold for wound healing and layered dermal reconstitution. Acta Biomaterialia，2007，3（3）：321-330.

[17]　Rim N G，Shin C S，Shin H. Current approaches to electrospun nanofibers for tissue engineering. Biomedical Materials，2013，8（1）：014102.

[18]　Pramanik S，Pingguan-Murphy B，Abu Osman N A. Progress of key strategies in development of electrospun scaffolds：bone tissue. Science and Technology of Advanced Materials，2012，13（4）：043002.

[19]　Liu W Y，Thomopoulos S，Xia Y N. Electrospun nanofibers for regenerative medicine. Advanced Healthcare Materials，2012，1（1）：10-25.

[20]　Jones J，Clare A. Bio-glasses：an Introduction.Chichester：John Wiley & Sons，2012.

[21]　Rahaman M N. Huang W，Bal B S. Bioactive glass products produced via sintering//Boccaccini A R，Braner D S，Hupa L. Bioactive Glasses：Fundamentals，Technology and Applications. London：The Royal Society of Chemistry，2017：161-182.

[22]　Yang J F，Zhang G J，Ohji T. Fabrication of low-shrinkage，porous silicon nitride ceramics by addition of a small amount of carbon. Journal of the American Ceramic Society，2010，84（7）：1639-1641.

[23]　吴建锋，徐晓虹. 多孔磷酸三钙生物陶瓷的研制. 陶瓷学报，1999，（2）：104-107.

[24]　薛友祥，王耀明，贾光耀. 饮用水净化用高性能微孔陶瓷滤芯. 现代技术陶瓷，1999，（3）：10-13.

[25] 史可顺. 多孔陶瓷制造工艺及进展. 硅酸盐通报，1994，（3）：38-44.

[26] 鞠银燕，陈晓峰，王迎军. 溶胶-凝胶生物活性玻璃多孔支架的制备与性能的研究. 中国陶瓷，2005，41（3）：23-26.

[27] Schwartzwalder K，Somers A V. Method of Making Porous Ceramic Article. US9061961A. 1963-05-21.

[28] Chen Q Z，Thompson I V，Boccaccini A R. 45S5 Bioglass-derived glass-ceramic scaffolds for bone tissue engineering. Biomaterials，2006，27（11）：2414-2425.

[29] Tang W，Lin D，Yu Y，et al. Bioinspired trimodal macro/micro/nano-porous scaffolds loading rhBMP-2 for complete regeneration of critical size bone defect. Acta Biomaterialia，2016，32：309-323.

[30] Omatte O O，Janncy M A，Strehiow R A. Gelcasting-a new ceramic forming process. American Ceramic Society Bulletin，1991，70（10）：1641-1649.

[31] Montgomery J K，Drzal P L，Shull K R，et al. Thermoreversible gelcasting: a novel ceramic processing technique. Journal of the American Ceramic Society，2010，85（5）：1164-1168.

[32] 李正茂. 生物活性玻璃组织工程支架的制备及细胞相容性研究.广州：华南理工大学，2013.

[33] Jones J R，Ehrenfried L M，Hench L L. Optimising bioactive glass scaffolds for bone tissue engineering. Biomaterials，2006，27（7）：964-973.

[34] Saravanapavan P，Jones J R，Pryce R S，et al. Bioactivity of gel-glass powders in the CaO-SiO$_2$ system: a comparison with ternary（CaO-P$_2$O$_5$-SiO$_2$）and quaternary glasses（SiO$_2$-CaO-P$_2$O$_5$-Na$_2$O）. Journal of Biomedical Materials Research Part A，2003，66A（1）：110-119.

[35] Jones J R，Tsigkou O，Coates E E，et al. Extracellular matrix formation and mineralization on a phosphate-free porous bioactive glass scaffold using primary human osteoblast（HOB）cells. Biomaterials，2007，28（9）：1653-1663.

[36] Kang H W，Tabata Y，Ikada Y. Fabrication of porous gelatin scaffolds for tissue engineering. Biomaterials，1999，20（14）：1339-1344.

[37] Fukasawa T，Ando M，Ohji T，et al. Synthesis of porous ceramics with complex pore structure by freeze-dry processing. Journal of the American Ceramic Society，2010，84（1）：230-232.

[38] Zhang H F，Hussain I，Brust M，et al. Aligned two-and three-dimensional structures by directional freezing of polymers and nanoparticles. Nature Materials，2005，4（10）：787-793.

[39] Fu Q，Rahaman M N，Dogan F. Freeze casting of porous hydroxyapatite scaffolds. Ⅱ. Sintering，microstructure，and mechanical behavior. Journal of Biomedical Materials Research Part B，Applied Biomaterials，2010，86B（2）：514-522.

[40] Fu Q，Rahaman M N，Bal B S，et al. Preparation and in vitro evaluation of bioactive glass（13-93）scaffolds with oriented microstructures for repair and regeneration of load-bearing bones. Journal of Biomedical Materials Research Part A，2010，93A（4）：1380-1390.

[41] 郭炜煌. 生物活性玻璃复合支架的制备及性能研究. 广州：华南理工大学，2017.

[42] Feng P，Wei P P，Shuai C J，et al. Characterization of mechanical and biological properties of 3-D scaffolds reinforced with zinc oxide for bone tissue engineering. PLoS One，2014，9（1）：e87755.

[43] Grandjean-Laquerriere A，Laquerriere P，Jallot E，et al. Influence of the zinc concentration of sol-gel derived zinc substituted hydroxyapatite on cytokine production by human monocytes in vitro. Biomaterials，2006，27（17）：3195-3200.

[44] Guo W A，Zhao F J，Wang Y D，et al. Characterization of the mechanical behaviors and bioactivity of tetrapod ZnO whiskers reinforced bioactive glass/gelatin composite scaffolds. Journal of the Mechanical Behavior of Biomedical

Materials，2017，68：8.

[45]　Matsuda T，Yamauchi K，Ito G. The influence of bioglass on the growth of fibroblasts. Journal of Biomedical Materials Research，2010，21（4）：499-507.

[46]　Vrouwenvelder W C A，Groot C S，Groot K D. Better histology and biochemistry for osteoblasts cultured on titanium-doped bioactive glass：Bioglass 45S5 compared with iron-，titanium-，fluorine-and boron-containing bioactive glasses. Biomaterials，1994，15（2）：97-106.

[47]　Xynos I D，Hukkanen M V，Batten J J，et al. Bioglass® 45S5 stimulates osteoblast turnover and enhances bone formation *in vitro*：implications and applications for bone tissue engineering. Calcified Tissue International，2000，67（4）：321-329.

[48]　Tsigkou O，Labbaf S，Stevens M M，et al. Monodispersed bioactive glass submicron particles and their effect on bone marrow and adipose tissue-derived stem cells. Advanced Healthcare Materials，2014，3（1）：115-125.

[49]　Xynos I D，Edgar A J，Buttery L D K，et al. Ionic products of bioactive glass dissolution increase proliferation of human osteoblasts and induce insulin-like growth factor Ⅱ mRNA expression and protein synthesis. Biochemical & Biophysical Research Communications，2000，276（2）：461-465.

[50]　Christodoulou I，Buttery L D K，Saravanapavan P，et al. Dose-and time-dependent effect of bioactive gel-glass ionic-dissolution products on human fetal osteoblast-specific gene expression. Journal of Biomedical Materials Research Part B，Applied Biomaterials，2005，74B（1）：529-537.

[51]　Ohgushi H，Caplan A I. Stem cell technology and bioceramics：from cell to gene engineering. Journal of Biomedical Materials Research Part B，Applied Biomaterials，2015，48（6）：913-927.

[52]　Toshiaki T. A strategy for the development of tissue engineering scaffolds that regulate cell behavior. Biomaterials，2003，24（13）：2267-2275.

[53]　Fu Q，Rahaman M N，Bal B S，et al. Mechanical and *in vitro* performance of 13-93 bioactive glass scaffolds prepared by a polymer foam replication technique. Acta Biomaterialia，2008，4（6）：1854-1864.

[54]　Li Y，Xiao Y，Liu C. The horizon of materiobiology：a perspective on material-guided cell behaviors and tissue engineering. Chemical Reviews，2017，117（5）：4376.

[55]　葛倩倩. 生物活性玻璃三维多孔支架的纤维沉积及性能研究. 广州：华南理工大学，2016.

[56]　Wang S J，kowal J J，Marei M K，et al. Nanoporosity significantly enhances the biological performance of engineered glass tissue scaffolds. Tissue Engineering Part A，2013，19（13-14）：1632-1640.

[57]　Zhao F J，Lei B，Li X，et al. Promoting *in vivo* early angiogenesis with sub-micrometer strontium-contained bioactive microspheres through modulating macrophage phenotypes. Biomaterials，2018，178：36-47.

[58]　Sui B，Zhong G，Sun J. Evolution of a mesoporous bioactive glass scaffold implanted in rat femur evaluated by[45] Ca labeling，tracing，and histological analysis. ACS Applied Mattrials & Interfaces，2014，6（5）：3528-3535.

[59]　韩雪. 微纳米生物活性玻璃及胶原复合支架的生物相容性及成骨性能的研究. 广州：华南理工大学，2011.

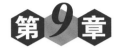

第9章

>>

生物活性玻璃复合材料

复合材料是指由两种或两种以上不同物理或化学性质的组分，经过一系列理化的方法，在宏观上形成多相且各相之间具有明显界面和新性能的一种人造材料。在复合材料中，通常有一相为连续相，称为基体；另一相为分散相，称为增强体。单一的生物活性玻璃材料具有典型的力学脆性、机械可加工性以及较差的力学性能。在生物医用材料领域中，为了弥补单一材料性能上的缺陷，通常采用制备复合材料的方法，将其与一种或多种具有不同性能的生物医用材料进行复合，从而制备出性能优化的复合材料。在过去的几十年中，生物医用复合材料在制备和应用方面都取得了迅猛的发展，特别是在组织工程中的应用。这些复合材料大多具备两种功能：一是暂时替代受损或病变组织作为人体组织的支撑，二是诱导新生组织再生与功能的重建。根据基体材质的不同，生物医用复合材料分为高分子基、陶瓷基和金属基三类，本章主要介绍以这三类为基体的生物活性玻璃复合材料。

9.1 生物活性玻璃/高分子复合材料

多年的基础性研究、体内外及临床试验得出：生物活性玻璃具有良好的生物相容性、可降解性，同时还有一定的骨传导和骨诱导作用，其作为新型的骨修复及骨组织工程支架材料，已显示了良好的应用前景[1, 2]。这些性能在前面的章节均有介绍，本章不再详细叙述。尽管生物活性玻璃具有良好的生物相容性和生物活性，可与活的骨组织形成骨性结合（化学键合），但它的脆性大、抗弯强度低，特别是在生理环境中的抗疲劳破坏性能不理想[3]。因此，生物活性玻璃在骨组织工程中的应用主要以复合材料的形式出现。本节介绍生物活性玻璃与高分子材料的复合。

生物活性玻璃与高分子材料复合能提高材料整体的力学性能。生物医用高分子材料普遍具有较好的塑性和抗弯曲能力，但大多生物活性低，骨修复效果不理想。将生物活性玻璃与高分子材料复合可以通过整合生物活性玻璃和生物医用高分子材料的优点，改善骨修复材料及骨组织工程支架的力学性能和生物学性能。将生物活性玻璃与可降解的高分子类材料复合，以期获得具有良好力学性能和高生物活性的支架材料，是当前研究的一大热点。

9.1.1　生物活性玻璃/化学合成高分子复合材料

对于生物活性玻璃与化学合成高分子复合，目前常见的可用人工合成高分子材料有：聚乳酸（PLA）、聚己内酯（PCL）、聚乙醇酸（PGA）、聚乳酸-羟基乙酸（PLGA）等一系列衍生物。因为上述聚酯化合物大部分都已获得食品药品监督管理局（FDA）批准，材料安全性得到了充分验证，相关研究也较多。Lu等[4]将75wt%的45S5生物玻璃与PLGA复合，所制备支架的杨氏模量是纯PLGA的2倍；Blaker等[5]利用发泡法制备了生物活性玻璃/聚D, L-丙交酯（PDLLA）复合支架，这种支架具有良好的孔洞结构，孔隙率达到97%；Red enas-Rochina等[6]制备了含20wt%生物活性玻璃的PCL复合支架，相比于纯PCL支架，其有更好的力学性能和促干细胞分化的能力。这类聚合物可通过脱脂作用水解，一旦降解，单体组分可由人体排出。另外，聚酯化合物的降解动力学和多种因素相关，如化学组成、结构、工艺、摩尔质量、环境因素、应力应变、链取向、基体化学反应物的分布、添加剂、整体的亲水性等。PLA和PGA合成简单，其降解速率、物理和力学性能可通过分子量、共聚物来调节。而PLGA降解的动力学受疏水性/亲水性平衡和结晶度的调节，链的成分决定了降解速率，混合物中包含越多的PGA成分，其降解得越快。PCL的降解则相对缓慢，高分子量（50000）的PCL体系完全降解需要3年[7]。然而，由于降解产物呈酸性，一方面可能引起炎症，另一方面导致局部的pH升高，形成自催化降解的现象，可能引发突然迅速的降解，使支架过早失效[8]。

9.1.2　生物活性玻璃/微生物合成高分子复合材料

生物活性玻璃与微生物合成高分子复合，是主要由微生物发酵法制成的一类材料，包括聚酯和多糖，目前应用较多的是聚羟基脂肪酸酯（PHA）。García-García等[9]将PHA和生物活性玻璃复合，发现可通过改变成分来调控力学性能以及降解性能，从而使支架具有较好的矿化性能。同时PHA也是脂肪族聚酯，微生物在非均衡生长条件下合成得到，其特点在于良好的生物相容性和可控的生物降解性。不过当前存在的挑战是供应有限且提取工艺耗时长[10]，因而相关研究较少。

9.1.3 生物活性玻璃/天然高分子复合材料

生物活性玻璃与天然高分子及其改性产物复合，常见的天然高分子材料包括纤维素、壳聚糖、胶原、明胶、丝蛋白等。Gentile 等[11]将生物活性玻璃和明胶/壳聚糖复合制备出了多孔的类骨复合支架，支架的平均孔径为100～200μm，MG63细胞可在此支架上生长良好。Correia 等[12]通过冷冻干燥法制备了壳聚糖复合生物活性玻璃支架，生物活性玻璃的存在提高了支架的刚度，支架具有较好的形状记忆能力；Chengtie 等[13]制备了丝蛋白修饰的生物活性玻璃复合支架，支架具有高的孔隙率和大孔结构，且力学性能（拉伸强度）相对单一的生物活性玻璃支架有明显提升。胶原、明胶等天然高分子材料在体内通过酶解反应降解，其降解性能相对稳定，要优于人工合成的聚酯类高分子。本课题组郭伟煌[14]通过冷冻干燥法将明胶与生物活性玻璃复合，并采用化学交联剂——京尼平，对明胶体系进行改性，进而制备出具有良好力学性能、抗水散性能和细胞相容性复合多孔骨修复支架，分析其微观形貌发现支架具有良好的多孔连通性，玻璃相和高分子相具有较好的结合，如图 9-1～图 9-3 所示。本课题组郑佳富[15]将改性明胶（GelMA）与生物活性玻璃采用逐步交联法进行复合（图 9-4），制备出的骨修复支架的力学性能和物化稳定性显著提高，其具有良好的体外羟基磷灰石形成能力和细胞黏附增殖能力，有利于成骨分化，如图 9-5～图 9-7 所示。

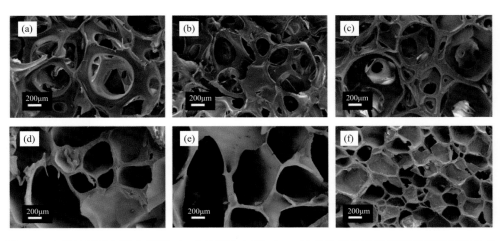

图 9-1　支架的低倍扫描电镜图：（a）纯明胶支架；（b～f）依次是生物活性玻璃/明胶质量比分别为 1/9、3/7、5/5、7/3、9/1 的复合支架[15]

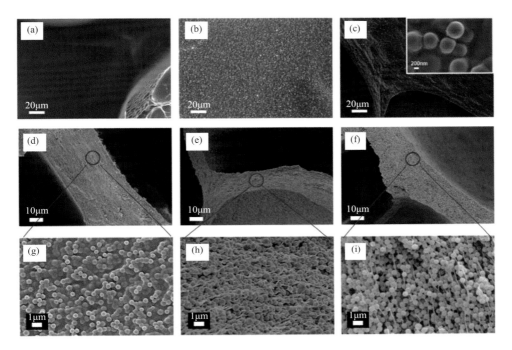

图 9-2　支架的高倍扫描电镜图：(a) 纯明胶支架；(b~f) 依次是生物活性玻璃/明胶质量比分别为 1/9、3/7、5/5、7/3、9/1 的复合支架；(g~i) 分别是 (d~f) 图的进一步放大

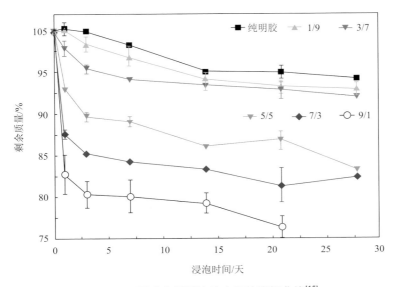

图 9-3　不同成分质量比的支架的降解曲线[15]

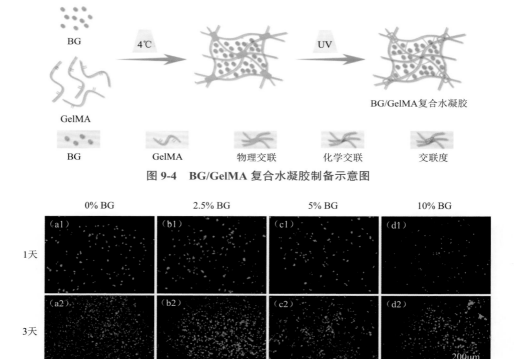

图 9-4　BG/GelMA 复合水凝胶制备示意图

图 9-5　mBMSCs 在 BG/GelMA 复合支架表面培养 1 天和 3 天的细胞活死染色情况

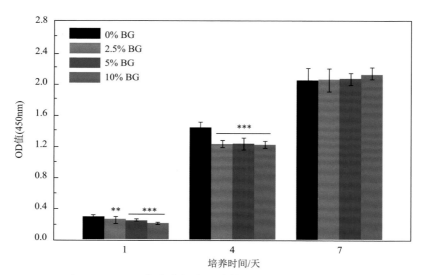

图 9-6　mBMSCs 在 BG/GelMA 复合支架表面培养 1 天、4 天和 7 天的增殖情况（**表示与 0% BG 相比，$p < 0.01$；***表示与 0% BG 相比，$p < 0.001$）

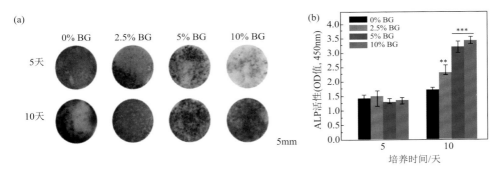

图 9-7 mBMSCs 在 BG/GelMA 复合支架表面培养 5 天和 10 天后的 ALP 染色（a）和 ALP 半定量分析（b）（**表示与 0% BG 相比，$p < 0.01$；***表示与 0% BG 相比，$p < 0.001$）

9.2 生物活性玻璃/金属复合材料

金属生物材料由于具有优良的机械性能，临床上已广泛应用于需承重部位的骨缺损修复。然而金属生物材料不具备生物活性，植入人体后无法促进骨缺损部位的修复，并且由于材料在使用过程中发生磨损腐蚀，金属离子扩散到周围组织环境中，可能引起周围组织炎症或植入体松动等不良反应。生物活性玻璃具有良好的生物活性和矿化性能，为其应用于体内的成骨研究提供了良好的基础，但制备成骨修复支架材料时，其机械性能普遍较差。若将金属生物材料与生物活性玻璃结合在一起制备成生物活性玻璃/金属复合材料则可取长补短，更有利于骨缺损的修复。

目前生物活性玻璃/金属复合材料最常见的制备方法是以金属材料作为基体，在其表面涂覆生物活性玻璃涂层，使生物活性玻璃与金属形成良好的黏附性，同时也可以与骨界面黏结，使该复合材料既可以保持金属基体较高的机械强度，又具有一定的生物活性，从而更好地用作承重部位的骨修复体。当前可被用作基体材料的金属主要有不锈钢、纯钛以及钛合金等。由于不锈钢密度较大，生物相容性较差，使用过程中容易被腐蚀，而钛和钛合金则具有高强度、低密度和无毒性等优点，所以钛和钛合金的应用最为广泛。

除此之外，也有部分将生物活性玻璃与金属粉末混合后烧结制备生物活性玻璃/金属复合材料的报道。但由于金属的烧结温度较高，且在制备过程中引入其他物质将破坏金属的晶格结构，严重影响其机械性能，因此，关于生物活性玻璃/金属复合材料的研究大多还是在制备金属材料完成后，在金属表面制备生物活性玻璃涂层，从而形成复合材料。本节分别从生物活性玻璃/金属复合材料涂层的制备方法、结合强度等方面展开。

9.2.1　生物活性玻璃涂层与金属的界面结合强度的影响因素

　　生物活性玻璃在金属表面成功制备涂层的关键是两者具有牢固的结合力。不同类型生物活性玻璃涂层与金属间的结合强度具有较大差异。硅酸盐基生物活性玻璃在钛和钛合金表面的涂层研究报道较多。通过严格控制反应条件和在氮气中采用较短的加热时间，可提高界面结合强度。研究表明当温度在 800～850℃时可避免过度界面反应。但仍有许多硅基微晶生物玻璃与金属的结合强度较差的报道。这可能是因为在烧结过程中玻璃成核结晶形成微晶玻璃，并在界面上形成过量的反应产物。其他类型生物活性玻璃与金属结合强度的研究相对较少，如碱土硼铝酸盐玻璃涂层可对金属形成较好的密封，且效果明显优于硅基生物活性玻璃。这可能是由于硼铝酸盐玻璃的热膨胀系数与钛金属相似，并几乎与 Ti6Al4V 合金完全匹配。

　　除此之外，生物活性玻璃的组分对涂层的结合强度也有较大影响。这主要是由于不同组分生物活性玻璃的热膨胀系数不同。为了解决这个问题，Tomsia 等开发了一种与 Ti6Al4V 金属合金具有相似热膨胀系数的生物活性玻璃。研究发现采用硅含量（质量分数）小于 60%的生物活性玻璃制备的涂层在模拟体液（SBF）中具有较好的体外矿化性能，但当硅含量（质量分数）大于 60%时，涂层与金属间具有较好的机械稳定性和黏附性，但生物活性有所降低[16]。

9.2.2　生物活性玻璃在金属表面制备涂层的方法

　　目前在金属生物材料表面制备生物活性玻璃涂层的主要方法有电泳沉积法、等离子喷涂法、溶胶-凝胶法等。这些方法各有优缺点，总结如下。

　　电泳沉积法是在外加电场的作用下，介质中的胶体粒子向电极迁移后沉积在电极表面，发生聚沉而形成较密集的微团结构从而形成均质膜的方法。该工艺的优点是设备简单，成膜快，适宜大规模制膜，镀件形状不受限制，既能发生在光滑的表面上也能发生在结构复杂的表面，电泳液可循环利用且无污染物排出，所以近年来研究较多[17]。利用电泳沉积法得到的生物活性玻璃涂层的性能会受到多种因素的影响[18]，其中生物活性玻璃悬浮液的稳定是制备陶瓷涂层的前提，而电泳沉积工艺参数是制备性能优良的涂层的关键。例如，Stojanovic 等[19]研究了用电泳沉积法合成 Ti6Al4V 合金的功能级玻璃磷灰石涂层。为了提高表面的生物活性，在玻璃涂层中嵌入了纳米结构的羟基磷灰石（HA）颗粒，考察了沉积电压、沉积时间等合成条件对涂层性能和沉积质量的影响。结果表明，控制沉积电压和沉积时间可以控制沉积质量和镀层厚度。

等离子喷涂法是利用两电极间产生的电弧，使通过电极间的气体电离而形成温度高达 3×10^4K 的热等离子体，将生物活性玻璃粉末送入等离子焰中加热熔融或部分熔化，并高速撞击金属基体，发生变形后快速凝固形成涂层。等离子喷涂技术具有效率高、涂层均匀、重复性好和适合工业化生产等优点，但设备昂贵，不适于喷涂复合形状的金属植入体。目前研究相对较少。例如，Chern Lin 等[20]为了提高 HA 涂层 Ti6Al4V 的生物活性，提高涂层与基体之间的结合强度，采用等离子喷涂技术将 HA/BG 复合材料应用于 Ti6Al4V。HA/BG 与金属的结合强度为（39.1±5.0）MPa，该方法可提供足够黏结强度、较高生物活性并显著降低原材料成本。

溶胶-凝胶法是在一定的条件下，以盐溶液为反应原料，通过水解缩聚反应生成溶胶溶液，待陈化一定时间变成溶胶后，用一定方法将溶胶涂覆在金属基体上，最后经过干燥、热处理，使得表面的涂层固化致密。该方法具有操作简单、环境友好、成本低廉等优点而被广泛应用。采用该方法制备涂层的方法较多，如旋涂法、喷雾法、滚动法等。但最常用的是浸渍提拉法，它是将金属基体浸入涂层溶液中，并以一定的速度往上提拉，最终使溶胶均匀附着在金属表面，最后通过热处理使凝胶紧密结合在金属基体表面。在溶胶-凝胶涂层制备的工艺中，涂层会受到温度、pH、陈化时间、反应物浓度等因素的影响。例如，Huang 等[21]采用溶胶-凝胶浸渍法结合蒸发诱导自组装工艺（图 9-8），在 AZ31 镁合金上制备 45S5

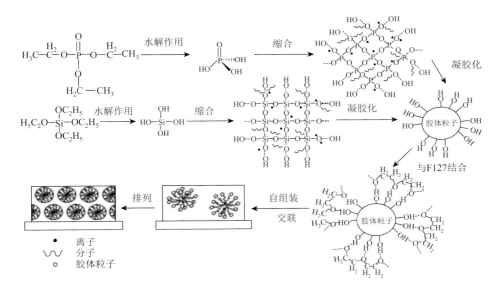

图 9-8 用 F127 作模板剂的溶胶-凝胶法制备 45S5MBGC 涂层的工艺流程图

生物活性微晶玻璃（45S5MBGC）涂层，以提高其生物活性和耐腐蚀性。45S5MBGC涂层对 AZ31 基板具有较好的附着力。在 SBF 中进行的电化学实验表明，45S5MBGC涂层可以明显提高 AZ31 基体的点蚀电位和耐极化性，同时腐蚀电流密度明显降低，具有良好的防腐性能。因此，45S5MBGC 包覆镁合金具有作为生物降解生物医学植入材料的潜力。

9.2.3 生物惰性金属表面不同类型生物活性玻璃涂层的制备

本节分别总结生物惰性金属和可降解金属表面生物活性玻璃涂层的制备，生物惰性金属表面涂层制备的主要目的是提高其表面活性，增强复合材料与人体骨骼的结合强度，从而促进骨修复。

1. 金属表面纯生物活性玻璃涂层的制备

在以往关于生物金属材料涂层的报道中对金属表面涂覆 HA 涂层的研究最多[22]。然而 HA 的生物活性较低，因此采用生物活性玻璃代替 HA 则可有效提高涂层生物活性，进而提高修复体对骨的黏附性，并减少金属的腐蚀。如只用生物活性玻璃，采用电泳沉积的方法将生物活性玻璃沉积在钛金属表面，方法可实现 $8\mu m$ 均匀厚度的涂层，黏结强度达到（41.0 ± 11.1）MPa，具有应用于临床的潜能[23]。也有研究采用射频磁控溅射法将 $MgO-CaO-P_2O_5-SiO_2$ 生物活性玻璃涂覆在 Ti 表面，随后经过 30min 950℃ 的热处理得到结晶相玻璃[24]。在钛合金方面，Pavon 等利用压痕技术研究了玻璃与 Ti6Al4V 合金之间的黏附[25]。研究发现 6P64 生物活性玻璃烧结温度在 $800\sim820$℃ 之间时结合强度较高。界面微观结构分析表明，随着煅烧时间的增加，孔隙度随氧化反应而增大。SiO_2 含量较低时，生物活性玻璃的膨胀系数与金属差别较大，残余应力较高。此外，也有单纯生物活性玻璃涂覆在不锈钢表面的报道，例如，Mehdipour 等[26]采用电泳沉积的方法，在 316L 不锈钢表面制备 BG 涂层，研究发现该涂层在人工唾液中有较好的屏障作用，可起到阻止金属腐蚀的作用。

2. 金属表面生物活性玻璃-其他无机材料复合涂层的制备

在保证涂层具有生物活性的同时，为了进一步提高其与金属的结合强度，可将生物活性玻璃与其他无机材料混合在一起制备复合涂层涂覆在金属表面。目前与生物活性玻璃混合的其他无机材料主要有羟基磷灰石、普通陶瓷等。其中应用最多的还是生物活性玻璃与羟基磷灰石混合制备复合涂层。例如，Kulinich 等[27]在 Ti 表面制备了羟基磷灰石-CaF_2-生物活性玻璃涂层。该涂层的孔隙率较低，晶体和非晶相分布均匀。又如，采用电泳沉积法制备生物活性玻璃-羟基磷灰石复合涂层并涂覆在钛合金（Ti6Al4V）表面。也有报道采用电泳沉积和离子溅射法将氟磷灰石-莫来石玻璃成功涂覆在 Ti6Ti4V 合金表面，得到了稳定、致密、附着均匀的涂层[28]。除了直接混合，也有在金属表面分层制备涂层的报道。例如，Verné 等[29]在 Ti6Al4V 合金上制备了玻璃和玻璃陶瓷的双层涂层。该方法首先使用 6P61 玻璃做第一层涂层，在 840℃下热处理 15s，第二层采用具有更高生物活性的组分为 26.2wt% SiO_2，17.9wt% Al_2O_3，17.5wt% P_2O_5，19.6wt% CaO，10.5wt% K_2O，8.3wt% F 的生物活性玻璃，950℃下热处理 30s。结果表明，即使在第二次高温煅烧后，生物活性玻璃与合金之间也存在高度的附着力，没有形成不利的反应层。

3. 金属表面生物活性玻璃-有机物复合涂层的制备

为了进一步提高某些性能，也有研究将生物活性玻璃与有机物复合制备有机无机复合涂层涂覆在金属表面。例如，制备 BG-HA-壳聚糖有机无机复合涂层，并采用电泳沉积的方法涂覆在不同材质金属表面（不锈钢、铂箔、钛丝和镀铂硅片）可制备生物活性玻璃金属复合材料[30]。也有研究在制备 BG 与有机物复合的同时，充分利用有机物本身的特点，添加具有治疗作用的药物，实现药物缓释的目的。例如，Pishbin 等[31]为了提高金属植入物表面性能，采用电泳沉积的方法，在壳聚糖-BG 复合涂层中添加庆大霉素，通过在 SBF 中短时间内浸泡 2 天后形成羟基磷灰石，证实了涂层的体外生物活性。药物缓释测定结果显示，在磷酸盐缓冲盐水中，40%的庆大霉素在 5 天内释放。所研制的复合涂层具有促进 MG-63 细胞附着和增殖的作用。与不加庆大霉素组相比，加入庆大霉素的复合涂层对金黄色葡萄球菌具有更好的杀菌效果。

4. 金属表面生物活性玻璃-金属复合涂层的制备

此外，也有一些 BG 与金属粉体直接混合涂覆于金属表面制备涂层的报道。例如，Nelson 等[32]将 45S5 分别与纯 Ti 和 Ti6Al4V 合金粉体混合，采用火焰喷射沉积的方法在金属表面制备涂层，研究发现该涂层与钛合金的结合强度达到（20±2）MPa。

9.2.4　可降解金属表面生物活性玻璃涂层的制备

前面介绍了生物惰性金属材料表面生物活性玻璃涂层的制备，近年来具有可降解性能的金属材料在临床的应用逐渐增多。与惰性金属材料相比，可降解金属具有诸多优点，尤其是镁金属材料在骨科领域有着巨大的应用前景。相比于传统的金属材料，镁金属材料具有良好的可降解性，植入体内后能够避免二次手术取出，以减少患者的痛苦和经济负担。此外，镁金属生物相容性好，降解产生的镁离子不会对人体造成伤害，并能够促进成骨作用；弹性模量更接近于骨骼，缓解应力遮挡效应对骨生长产生的不利影响。其相比于现有临床中常用的陶瓷、高分子聚合物、生物活性玻璃等材料，具有更高的力学强度和韧性。因此，镁金属材料在临床中的应用有着很大的潜力。

但是，镁金属的抗腐蚀性较差，在很大程度上限制了其在临床中的应用。镁金属在体内降解能够产生氢气，由于腐蚀速度较快，其产生氢气的速度超过了周围组织吸收气体的速度，导致产生皮下气肿、气腔甚至组织坏死，严重影响组织愈合。在骨科领域，由于镁金属腐蚀速度较快，镁金属材料的力学性能随着植入体下降较快，不能满足至少在体内维持 12 周机械完整性的需求。由于这些缺陷，镁金属材料的临床应用受到限制，使其研究长期处于停滞状态。

对镁金属材料进行表面处理，是近年来提高镁金属材料耐腐蚀性最为广泛和热点的方法。Huang 等[21]采用溶胶-凝胶浸渍法结合蒸发诱导自组装工艺，在 AZ31 镁合金上制备 45S5 生物活性微晶玻璃（45S5MBGC）涂层，以提高其生物活性和耐腐蚀性。45S5MBGC 涂料由于具有化学结合界面，对 AZ31 基板具有理想的附着力。在 SBF 中进行的电化学实验表明，45S5MBGC 涂层可以明显提高 AZ31 基体的点蚀电位和耐极化性，同时腐蚀电流密度明显降低，具有良好的防腐性能。因此，45S5MBGC 包覆镁合金具有作为降解生物医学植入材料的潜力。在第二代生物活性玻璃方面，该课题组采用溶胶-凝胶浸渍法在 AZ31 镁合金上制备了 58S 生物活性玻璃（58SMBG）。在 SBF 中的浸泡试验表明，58SMBG 涂层由于具有稳定的阻隔性能，可以有效地为镁合金提供防腐保护。同时，在 SBF 中浸泡 3 天后，在涂层表面观察到磷灰石，说明涂层可以加速磷灰石的析出，从而提高镁合金基体的生物活性。此外，试样表面形成的磷灰石层也在一定程度上间接延缓了镁合金的生物降解[33]。

在第三代生物活性玻璃方面，Wang 等[34]采用溶胶-凝胶浸渍提拉法在纯 Mg 基体上制备了介孔生物活性玻璃（MBG）涂层。MBG 涂层均匀覆盖在 Mg 金属表面，厚度约为 1.5μm。采用电化学和浸泡测试检测 Mg 的生物降解性能，结果显示，具有 MBG 涂覆的 Mg 金属与单纯 Mg 相比，生物降解率明显降低。

在微晶玻璃方面，Rau 等[35]采用脉冲激光沉积法在 Mg-Ca（1.4wt%）合金基片上沉积了 RKKP 复合微晶玻璃涂层，并采用多种工艺对其性能进行了表征。所制备的涂层由羟基磷灰石和硅灰石相组。涂层的厚度约为 100μm，由不同大小（从微粒到纳米粒）的颗粒组成。平均表面粗糙度大约是（295±30）nm。电化学腐蚀结果表明，RKKP 涂层提高了 Mg-Ca（1.4wt%）合金在模拟体液中的耐腐蚀性。

9.2.5　生物活性玻璃直接与金属混合制备复合材料

除了在金属表面制备生物活性玻璃涂层外，也有少量研究将生物活性玻璃与金属直接混合制备复合材料的报道，如直接将一定量的 BG 与钴基合金混合制备复合材料。Bafandeh 等[36]报道了在钴基合金粉体中分别添加 10wt%、15wt%、20wt%的微纳米生物活性玻璃 NBG，该复合材料在 SBF 中有较好的矿化性能，并有较好的生物相容性。然而尽管具有一定的生物活性，但这将严重影响复合材料的机械性能，因此研究相对较少。

将金属生物材料与生物活性玻璃结合制备复合材料可在保证金属材料优良机械性能的同时增加其生物活性，起到取长补短的效果。并且两者的结合可在一定程度上提高金属材料耐腐蚀性、生物相容性、力学性能以及成骨活性。生物活性玻璃涂层是一种很有潜力的能够推向临床应用的表面处理方法，但在应用于临床前仍需深入、系统地研究涂层促进成骨的长期效果，避免出现远期临床问题。此外进一步提高涂层的结合强度、耐腐性和加强涂层的生物学活性仍然是研究的重点。

9.3　生物活性玻璃陶瓷复合材料

20 世纪 70 年代，美国佛罗里达大学 Hench 教授课题组[37]最早提出将生物活性材料引入生物医学科学与工程领域，这类特殊的"活性"材料在植入活体组织后能与其周围组织产生一系列的生化反应，从而促进组织与材料发生生物结合，并且开创了生物活性玻璃和生物活性玻璃陶瓷的研究领域。前文已详述了生物活性玻璃在科学研究、临床实践甚至日常生活中发挥的巨大作用与效应。作为一种粉体材料，生物活性玻璃强度低，通过加压成片、高温烧结等方法并不能大幅度提升其自身的力学强度，因此，纯的生物活性玻璃支架强度较差。相反，普通的陶瓷硬度高，成型性好，既耐高温又耐腐蚀，大多是由氮化物、氧化物、碳化物和硼化物等无机非金属材料复合而成，没有生物活性，而一般作为盛器和装饰使用，且脆性很高，基本不能在生物医用领域应用。新兴的生物活性玻璃陶瓷复合材料既能弥补前两者的缺陷，又能发挥它们各自的优点，目前更为适合作为组织工程中的支架材料使用。本节将生物活性玻璃陶瓷视作一类生物活性玻璃/无机物复合材料，重点介绍其主要特点和国内外研究现状。

9.3.1　生物活性玻璃陶瓷的特点

生物活性玻璃陶瓷是由生物活性玻璃经过高温熔化、成型、热处理等工艺制备的一类晶相与玻璃相结合的复合材料。在催化剂或晶核形成剂共同作用下，玻璃会结晶形成多晶无机硅酸盐复合材料。因而有部分文献将这种多晶无机硅酸盐又称为生物活性微晶玻璃（具体参见第 3 章）。近些年，随着生物活性玻璃在骨、齿科中的广泛应用，生物活性玻璃陶瓷的机理研究与临床应用已成为材料学、医学以及生物医学工程等学科的研究热点。

9.3.2　生物活性玻璃陶瓷的组成

生物活性玻璃陶瓷通常包括结晶相和玻璃相，结晶相中含有磷灰石、磷酸三钙微晶等，而玻璃相则主要是生物活性微晶玻璃。因其在玻璃基质中含有微晶，所以材料的强度和机械性能得到了大幅度的提升，从而使其理化性能变得更加稳定。又因生物活性玻璃陶瓷自身多元结构的特点，可根据使用的最终目的在制备过程中调整其合成的前驱体含量，以适用于不同的需求，如生物活性、可降解性、可切削性等。

9.3.3　生物活性玻璃陶瓷的发展现状

$Na_2O-CaO-P_2O_5-SiO_2$ 四元体系是最早被研究和临床应用的生物活性玻璃，最典型的是 Hench 课题组在 1971 年研制的 45S5 玻璃（组分含量：Na_2O 24.5wt%，CaO 24.5%，P_2O_5 6wt%，SiO_2 45wt%）。这种生物活性玻璃的特点在于对骨组织再生有良好的促进效果，能与其周围的骨组织牢固结合[38]。但 45S5 自身的问题也十分明显：力学强度不够，其中抗弯强度只有 42MPa，因而不能直接用于人体承受载荷的部位，一般只能用于骨的填充材料和生物涂层[39]。直到 1973 年，Brower 教授在 Hench 课题组研究的基础上进行了工艺改进，增加了 CaO 与 P_2O_5 的含量，降低了 Na_2O 的含量，然后通过高温烧结获得了生物活性玻璃陶瓷复合体。这种复合体与 45S5 生物活性玻璃相比，生物活性虽然略有下降，但力学性能却得到了大大的提高，如抗弯强度达到 70～80MPa，将近 45S5 抗弯强度（42MPa）的 2 倍。

1982 年，Kokubo 教授等成功研发了含 38wt%磷灰石（apatite）和 34wt%硅灰石（wollastonite）的生物活性玻璃陶瓷，也就是通常文献上所指的生物活性微晶玻璃[40]。这种生物活性玻璃陶瓷不仅具有良好的力学性能，而且能与人体组织产生牢固的化学键合。1983 年，通过特殊的热处理工艺后，Holland 等制备出以磷灰石和金云母为晶相主体，以 $SiO_2\text{-}Al_2O_3\text{-}MgO\text{-}Na_2O\text{-}K_2O\text{-}F\text{-}CaO\text{-}P_2O_5$ 系统的磷酸盐玻璃为玻璃基体的生物活性玻璃陶瓷。这就是商品名为"Bioverit"的可切削生物活性玻璃陶瓷的起源。可切削玻璃陶瓷的特性来源于在热处理过程中析出的云母相，热处理过程中，首先在玻璃相发生液-液分相的现象，而后磷灰石和白榴石同时被析出，此时，在高黏度的氛围下，白榴石进行缓慢扩散，先是出现蠕虫形貌，随着温度的上升，这种形貌进一步变大，最终形成具有整体结构的云母，这些云母片晶体相互累积叠加，继而材料中存在的玻璃相被分割成无数封闭或半封闭的多晶体。通常在多层堆积结构中，碱金属离子之间的接触并不紧密，而云母晶体（001）面层间有良好的解离性质，赋予了这些云母晶体可切削加工性。因此不难得出结论，玻璃中析出云母的相对数量多少和晶体尺寸大小对玻璃陶瓷的最终性能起非常重要的作用。与此同时，玻璃相中析出的磷灰石给材料带来了生物活性。因此选择合适配比的晶相和玻璃相成分以及热处理温度是制备生物活性玻璃陶瓷的关键。另外，生物活性玻璃陶瓷的特性与自然牙釉质十分相似，如耐磨、表面光亮、致密以及具有良好的可切削性能，因此在口腔美容与修复中大受欢迎。如今，随着计算机辅助设计/辅助制造技术以及三维打印技术的推广和应用，人们已经可以如编程一样，个性化地做出自己的"设计"并切削出与缺失牙冠一模一样的玻璃陶瓷植入体。此外，在维持玻璃陶瓷材料生物相容性和生物活性良好的基础上，添加一定的其他组分的物质，还可以提高玻璃陶瓷的力学性能、可加工性能或者其他的一些特殊性质，以满足不同的需求。具体用量和制备方法与制备工艺相关，这里不再展开。但就生物活性玻璃陶瓷复合材料能否成型而言，对制备原料的投入是有一定要求的，例如，SiO_2 的含量应小于 60mol%，NaO 和 CaO 的含量应尽可能高，同时呈现出高的钙磷原子比（详细可参考第 3 章）。

9.3.4　生物活性玻璃陶瓷复合材料的改性

在生物医用领域，生物活性玻璃陶瓷显示出强大的优越性，但它作为一种生物医用材料，仍存在各种不足，其中比较突出的是玻璃陶瓷材料本身固有的脆性、较低的疲劳强度和断裂韧性，使其不能用于复杂应力的承载方式下[41]。为了获得足够强度的玻璃陶瓷复合材料，最直接的方式是对材料本身进行增韧，这也是当前制备功能化生物活性玻璃陶瓷复合材料亟待解决的问题。当前增韧的途径主要有：①自增韧；②颗粒增韧；③纤维增韧；④层状复合增韧；⑤生物活性玻璃陶瓷涂层增韧。

1. 玻璃陶瓷的自增韧

材料的自增韧主要做法有微晶化、相变或者在陶瓷基体中形成具有一定长径比的晶粒，最后达到材料增韧的效果。而生物活性玻璃陶瓷复合材料是通过晶粒的细化和新晶相的析出提高材料的力学性能和韧性。普通的陶瓷材料，晶粒越小，材料的强度越高，但由于玻璃陶瓷中晶相的含量对力学性能也有一定的影响，当其中晶粒尺寸大时，相对晶相含量也得到提高，材料的强度也有相应的提高。玻璃陶瓷的自增韧机理与晶须对材料的增韧机理类似，无须专门制备，而是在生产原料中引入可以生成第二相的原料，通过高温或者相变过程，在一定生成条件下，主晶相基体中长出均匀分布的晶须，高长径比的晶粒或晶片的增强体，形成陶瓷复合材料。例如，在含磷灰石微晶的玻璃中引入析出氟金云母的成分，可增强最终玻璃陶瓷的可切削加工性能。又如，在玻璃中添加氧化锆，则可以提高复合材料的韧性和强度。

2. 玻璃陶瓷的颗粒增韧

利用生物活性玻璃陶瓷颗粒物与其他颗粒相复合的方法提高材料的强度，这种方法称为颗粒增韧。与其他方法相比，颗粒增韧最为简单，可操作性强，容易实现，因此在实际应用中也最广泛。根据陶瓷玻璃颗粒的增韧机理，大致分为两类。

（1）纳米颗粒的增韧。纳米颗粒的增韧主要作用体现在：①微组织的产生使材料韧性大幅提高；②当中的微细化作用能够抑制晶粒生长，并促进异常晶粒的生成；③晶粒内产生的亚晶界，令基体再细化产生增强作用；④残余应力的产生使晶内破坏成为主要形式；⑤高温时阻止位错运动，能够提高高温性能；⑥可以通过调节弹性模量、热膨胀系数等来提高强度和韧性。当前可利用颗粒增韧机制是可降解生物活性玻璃陶瓷材料的复合。其中生物活性玻璃作为增强相与羟基磷灰石进行复合，这些生物活性玻璃主要包括磷酸盐活性玻璃以及硅酸盐活性玻璃[42]。唐绍裘[43]研制出颗粒增强玻璃陶瓷复合材料，其抗弯强度最高可达137.1MPa，接近人体骨强度147.1MPa，断裂韧性值为 $1.0\sim2.6MPa\cdot m^{1/2}$，并兼具较好的生物活性。临床试验证明，移植该材料后即便表面有微裂纹产生，也会在人体组织细胞的作用下很快弥合且保持强度稳定。虽然纳米颗粒增韧可提高生物活性玻璃陶瓷的强度和韧性，但目前这种方式未能从根本上改变材料的断裂方式，生物活性玻璃陶瓷依旧存在抗弯强度不足、韧性小等弱点，离真正临床应用仍有不小的差距。

（2）非相变第二相颗粒的增韧。纳米颗粒增韧包含了第二相颗粒为纳米级的情况，当第二相颗粒的尺寸为微米级或以上尺寸的时候，颗粒在基体中的分布、对基体的影响以及补强增韧效果等都与纳米颗粒的不同，通过添加颗粒使基体和颗粒间产生弹性模量和热膨胀失配来达到强化和增韧的目的。此外，研究表明，第二相颗粒的界面和基体对增韧机制和强化效果产生重大影响。目前第一相颗粒多为氮化物和碳化物等，一般在脆性陶瓷基体中加入金属粒子作为延性第二相颗粒来提高陶瓷的韧性。这样不仅能使陶瓷材料的烧结性能提高，还能以多种形式阻碍陶瓷中裂纹的扩展，最终使复合材料的机械强度和韧性得到根本提高。

3. 玻璃陶瓷的纤维增韧

在生物活性玻璃陶瓷中添加碳纤维、碳化硅纤维或金属纤维等也可提高材料的强度和韧性。20 世纪 70 年代初，Knowles 等[44]在连续纤维增强聚合物基复合材料和金属基复合材料研究的基础上，首次引入了纤维增强陶瓷基复合材料的理念，为多功能玻璃陶瓷复合材料的增韧指明了一个全新的方向。这种理念的增韧机理概况为：模量不同引起的载荷转移、裂纹偏转、微裂纹增韧、纤维拨出和纤维脱黏等。陶瓷基复合材料的破坏过程笼统分三个阶段[45]：早期，应力应变较低，玻璃陶瓷处于线弹性状态，当应力变大，超过材料基体极限强度时，基体上可能会出现裂纹，这时，材料的应力应变曲线开始偏离线性关系。中期，随着应力不断增强，基体上形成的裂纹会越来越大。当超过材料的极限强度时，玻璃陶瓷内的纤维也开始断裂。与单相陶瓷材料相比，复合材料的极限强度有可能低于单相陶瓷材料的极限强度，当应力超过极限强度时，复合材料的应变值远大于单相陶瓷材料的应变值，由此推断复合材料的断裂功远大于单相陶瓷材料所需的断裂功。末期，当应力超过复合材料的极限强度时，会发生纤维脱落、断裂、拔出等现象。在轴向力的作用下，纤维增强陶瓷基体复合材料的断裂会出现基体开裂、基体裂纹逐渐向纤维和基体间界面扩散、纤维脱黏、断裂和拨出等一系列复杂情况。

纤维的主要作用是"韧化"基体，实现这一作用的主要机理为纤维断裂前基体裂纹尖端纤维对裂纹的桥接，纤维/基体界面的脱开以及短纤维造成的基体裂纹偏转与纤维的拔出[46]。但并非所有的纤维添加到玻璃陶瓷中都能达到增韧的效果。为保证这一机制得以实施，生产出高强度高韧性的纤维增强玻璃陶瓷基复合材料，选择纤维材料时，需考虑到如下两点：一是材料的热膨胀系数应接近但略小于纤维，这样就可以避免造成纤维或基体开裂，减少纤维/基体界面的热应力；二是材料的弹性模量需低于使用纤维，这样纤维能比材料承受更高的载荷量。目前，使用频率较高的增韧纤维有：有机高分子、碳以及金属纤维。若将碳纤维做成一定长度，并与磷酸钙混合溶解于水中并充分搅匀，所得的浆料进行真空热压烧结，发现在 1000～1100℃的等静压工艺制备的复合材料具有最佳的力学强度，其相对密度可达 97.0%～99.5%，断裂韧性达到 1.4～2.0MPa·m$^{1/2}$[12]。但纤维复合羟基磷灰石材料弹性模量仍比较大。此外，为了获得更好的力学性能，纤维与基体之间强的界面结合是很重要的，这已经是玻璃陶瓷复合生物材料的重要研究方向之一。

4. 玻璃陶瓷的层状复合增韧

通过观察自然界珍珠类材料的结构，人们联想到了制备层状复合材料来增加陶瓷自身的韧性。在大自然的珍珠中，碳酸钙占体积的 95%，有机物只占 5%，而纯碳酸钙材料很脆，但珍珠层的强度和韧性却很高。于是人们从中获得提示，也许能够构建层状结构来克服玻璃陶瓷的脆性。层状复合增韧的核心是将结构陶瓷中的层状增韧机理引入医用生物材料。研究表明，在陶瓷中加入延性材料可制备出层状复合材料[47]。层状增韧是一种能量吸收-耗散机制，其结构设计使强度和材料自身的缺陷无关，却能使得材料的强度和韧性得到不同程度的提高。主要表现方式是在两层高强度的基体间引入夹层来达到增韧的效果，夹层的种类不同，根据作用机理不同，大致可以分为弱夹层和延性夹层。前者的作用机理是利用基体层与夹层间的弱界面使裂纹偏转或分层，增大裂纹扩展路径，能量在裂纹扩展过程中被释放，达到材料增韧的目的[48]。但弱夹层的存在会使陶瓷的强度有一定幅度的下降，且下降幅度无法控制；陶瓷在平行于夹层方向和垂直于夹层方向的断裂韧性和维氏硬度相差较大，因而存在较大的各向异性。为了克服弱夹层陶瓷中种种不利因素，人们构建了相应的强夹层复合陶瓷结构，即基体和夹层都选用高强脆性材料，利用界面残余应力来实现增强增韧。延性夹层增韧是利用延性层的塑性变形来消耗、吸收能量，并在裂纹尾部形成桥联从而阻止裂纹向外张开，以此改善材料的断裂韧性。这种材料呈现特殊的阶梯式断裂，并从起点开始沿传播方向呈阶梯状扩散，裂纹扩展过程中会发生偏转，尽管出现多层断裂，但延性层的拉伸已经演变成宏观桥联模式，因此裂纹并不会张开。层状复合增韧的重点是如何将普通结构陶瓷中的层状增韧机制引入到生物活性玻璃陶瓷中。用生物活性玻璃陶瓷作为基体材料，引入碳素或者金属等作为夹层材料。丁新更等[49]以 HA 为基体，碳素为夹层，制备胚体，该胚体在氮气保护下进行热压烧结，得到较致密的材料。该材料在整体达到最大负载点后，失效不是突变而是裂纹在夹层中扩散，并逐步被吸收，避免了脆性断裂。

5. 生物活性玻璃陶瓷涂层增韧

为了使适合于骨植入的金属材料和生物活性材料的优势互补，研究人员把生物活性材料涂覆在金属基体上，这样制成的复合材料既具有金属材料的强度和韧性，又拥有生物活性材料优异的生物活性和生物相容性，其植入人体后可在短期与人体组织间形成良好的生物结合[50]。常见的金属基体有不锈钢与钛合金。作为生物医用材料，不锈钢密度大，生物相容性差，在生理环境下易被腐蚀，所以当前人们研究的主要对象是在钛合金表面涂覆生物活性玻璃材料,同时很多生物涂层制备技术也应运而生,如等离子喷涂法、激光涂覆法、等离子注入法、化学气相沉积法等。

综上所述,各种改善玻璃陶瓷复合材料脆性的方法在不同程度上都能产生一定的效果,目前,人们会根据实际的需要,结合以上的增韧方法,将两种或多种增韧方法结合起来产生良好的协同效应。

9.3.5 生物活性玻璃陶瓷复合材料的应用前景

早期,生物活性玻璃陶瓷复合材料的应用主要是集中在口腔医学方面[51],如下颌骨替换、牙周炎治疗、根管填充、骨腔填充等。随着研究工作的不断深入,如今其主要应用于以下领域。

1. 骨组织损伤修复

在临床上,生物活性玻璃陶瓷复合材料用于填充骨的腔穴缺损并已取得了较好的效果[52],而且在牙科中的应用也很常见,已研发出用于牙冠的微晶玻璃。另外,生物活性玻璃陶瓷与人体组织的结合强度高,经过相应的改性后机械强度也较高,因此能够被用作人工椎间盘材料。但是生物玻璃陶瓷在修复负载重的长管状骨的临床应用上,其强度和韧性与正常人体组织还存在一定的差距,因而此研究也充满了挑战。

2. 药物载体

目前,在感染部位直接持续使用一定浓度的抗生素药物是治疗骨及软组织感染的最佳的方法,从这一角度出发,已有研究将生物活性玻璃陶瓷材料作为药物载体进行实验[53]。先将一些毒性大或者因为大剂量作用后容易产生副作用的药物包埋在设计好的材料体系中,然后进行释药实验,使得所载的药物能够长效、持续、稳定地向外释放,若将它们植入到人体的相关组织部位,就可以起到填充骨缺陷和药物治疗的双重功效。与传统的给药方式相比,其具有缓慢、定量或者少量、长效的释放特点。总而言之,生物活性玻璃陶瓷作为药物载体的研究具有光明的前景。

3. 骨组织工程

生物活性玻璃陶瓷等无机复合材料具有良好的生物相容性、可降解性能,并具有骨传导和骨诱导作用,所以尤其适合作为骨组织工程的载体。研究表明,生物玻璃在植入人体后容易在表面形成非晶态的磷酸钙物质。它可以选择性地吸收诸如连接蛋白等血清蛋白，这有利于成骨细胞的形成与聚集，而且这种玻璃材料作为细胞支架有利于促进新骨的再生，并且可弥补羟基磷灰石陶瓷在临床上凝血效果差的缺陷[54]。众多研究成果证明生物活性玻璃陶瓷复合材料作为骨组织工程的载体具有广阔的应用前景。

4. 介入治疗

生物活性玻璃陶瓷由于具有对人体组织无刺激性、无致癌性，且易制成微球、不造成血栓等特点，很适合作为介入治疗的载体材料。现已开发出含有 Fe_3O_4 的铁钙磷酸盐生物微晶玻璃，其在外界交变磁场的作用下由于磁滞损耗将电磁能转化为热能，从而达到热磁疗的目的，特别适合应用于骨癌患者的治疗[55]。但热疗法治癌的方法还仅限于动物实验阶段，其主要挑战是到目前为止仍不能准确测定发热体的温度或控制温度。相信随着科学技术的发展，热疗治癌在临床上的应用将有很大的潜力。

生物活性玻璃陶瓷复合材料的研制，为医用生物材料在牙科、骨科方向的研究与应用开辟了一条新的道路，它已经为人类的医学和健康医疗等做出了积极的贡献，相信在不久的将来还会有更多的生物活性玻璃陶瓷复合材料被开发和应用，推动人类生命科学研究的进步。

参 考 文 献

[1]　Peter M，Binulal N S，Soumya S，et al. Nanocomposite scaffolds of bioactive glass ceramic nanoparticles disseminated chitosan matrix for tissue engineering applications.Carbohydrate Polymers，2010，79（2）：284-289.

[2]　Ravaglioli A，Krajewski A，Baldi G，et al. Glass-ceramic scaffolds for tissue engineering. Advances in Applied Ceramics，2008，107（5）：268-273.

[3]　Handschel J，Wiesmann H P，Stratmann U，et al. TCP is hardly resorbed and not osteoconductive in a non-loading calvarial model. Biomaterials，2002，23（7）：1689-1695.

[4]　Lu H H，El-Amin S F，Scott K D，et al. Three-dimensional，bioactive，biodegradable，polymer-bioactive glass composite scaffolds with improved mechanical properties support collagen synthesis and mineralization of human osteoblast-like cells *in vitro*. Journal of Biomedical Materials Research Part A，2003，64A（3）：465-474.

[5]　Blaker J J，Maquet V，Jerome R，et al. Mechanical properties of highly porous PDLLA/Bioglass® composite foams as scaffolds for bone tissue engineering. Acta Biomaterialia，2005，1（6）：643-652.

[6]　Rodenas-Rochina J，Gomez Ribelles J L，Lebourg M. Comparative study of PCL-HAp and PCL-bioglass composite scaffolds for bone tissue engineering. Journal of Materials Science-Materials in Medicine，2013，24（5）：1293-1309.

[7]　Rezwan K，Chen Q Z，Blaker J J，et al. Biodegradable and bioactive porous polymer/inorganic composite scaffolds for bone tissue engineering. Biomaterials，2006，27（18）：3413-3431.

[8]　Eglin D，Mortisen D，Alini M. Degradation of synthetic polymeric scaffolds for bone and cartilage tissue repairs. Soft Matter，2009，5（5）：938-947.

[9]　García-García J M，Garrido L，Quijada-Garrido I，et al. Novel poly（hydroxyalkanoates）-based composites containing Bioglass® and calcium sulfate for bone tissue engineering. Biomedical Materials，2012，7（5）：054105.

[10]　Misra S K，Valappil S P，Roy I，et al. Polyhydroxyalkanoate（PHA）/inorganic phase composites for tissue engineering applications. Biomacromolecules，2006，7（8）：2249-2259.

[11]　Gentile P，Mattio li-Belmonte M，Chiono V，et al. Bioactive glass/polymer composite scaffolds mimicking bone tissue. Journal of Biomedical Materials Research Part A，2012，100A（10）：2654-2667.

[12]　Correia C O，Leite A J，Mano J F. Chitosan/bioactive glass nanoparticles scaffolds with shape memory properties. Carbohydrate Polymers，2015，123：39-45.

[13]　Chengtie W，Yin X. Mesopore bioglass/silk composite scaffolds for bone tissue engineering. Biomaterials Science and Engineering，2011，13：269-286.

[14]　郭伟煌. 生物活性玻璃复合支架的制备及性能研究. 广州：华南理工大学，2017.

[15]　郑佳富. 生物活性玻璃/改性明胶复合支架的制备及性能研究：广州华南理工大学，2019.

[16]　Saiz E，Goldman M，Gomez-Vega J M，et al. In vitro behavior of silicate glass coatings on Ti6Al4V. Biomaterials，2002，23（17）：3749-3756.

[17]　Besra L，Liu M. A review on fundamentals and applications of electrophoretic deposition（EPD）. Progress in Materials Science，2007，52（1）：1-61.

[18]　Pishbin F，Simchi A，Ryan M P，et al. A study of the electrophoretic deposition of Bioglass® suspensions using the Taguchi experimental design approach. Journal of the European Ceramic Society，2010，30（14）：2963-2970.

[19]　Stojanovic D，Jokic B，Veljovic D，et al. Bioactive glass-apatite composite coating for titanium implant synthesized by electrophoretic deposition. Journal of the European Ceramic Society，2007，27（2）：1595-1599.

[20]　Chern Lin J H，Liu M L，Ju C P. Structure and properties of hydroxyapatite-bioactive glass composites plasma sprayed on Ti6Al4V. Journal of Materials Science：Materials in Medicine，1994，5（5）：279-283.

[21]　Huang K，Cai S，Xu G，et al. Preparation and characterization of mesoporous 45S5 bioactive glass-ceramic coatings on magnesium alloy for corrosion protection. Journal of Alloys and Compounds，2013，580：290-297.

[22]　Ma J，Liang C H，Kong L B，et al. Colloidal characterization and electrophoretic deposition of hydroxyapatite on titanium substrate. Journal of Materials Science-Materials in Medicine，2003，14（9）：797-801.

[23]　Braem A，Mattheys T，Neirinck B，et al. Bioactive glass-ceramic coated titanium implants prepared by electrophoretic deposition. Materials Science and Engineering：C，2012，32（8）：2267-2273.

[24]　Mardare C C，Mardare A I，Fernandes J R F，et al. Deposition of bioactive glass-ceramic thin-films by RF magnetron sputtering. Journal of the European Ceramic Society，2003，23（7）：1027-1030.

[25]　Pavon J，Jimenez-Pique E，Anglada M，et al. Monotonic and cyclic Hertzian fracture of a glass coating on titanium-based implants. Acta Materialia，2006，54（13）：3593-3603.

[26]　Mehdipour M，Afshar A，Mohebali M. Electrophoretic deposition of bioactive glass coating on 316L stainless steel and electrochemical behavior study. Applied Surface Science，2012，258（24）：9832-9839.

[27]　Kulinich E A，Khabas T A，Vereshchagin V I. Development of glass ceramic coatings containing hydroxyapatite. Glass and Ceramics，2007，64（3-4）：143-145.

[28]　Bibby J K，Bubb N L，Wood D J，et al. Fluorapatite-mullite glass sputter coated Ti6Al4V for biomedical applications. Journal of Materials Science-Materials in Medicine，2005，16（5）：379-385.

[29]　Verné E，Valles C F，Brovarone C V，et al. Double-layer glass-ceramic coatings on Ti6Al4V for dental implants. Journal of the European Ceramic Society，2004，24（9）：2699-2705.

[30]　Zhitomirsky D，Roether J，Boccaccini A，et al. Electrophoretic deposition of bioactive glass/polymer composite

coatings with and without HA nanoparticle inclusions for biomedical applications. Journal of Materials Processing Technology，2009，209（4）：1853-1860.

[31]　Pishbin F，Mourino V，Flor S，et al. Electrophoretic deposition of gentamicin-loaded bioactive glass/chitosan composite coatings for orthopaedic implants. ACS Applied Materials & Interfaces，2014，6（11）：8796-8806.

[32]　Nelson G M，Nychka J A，McDonald A G. Structure，phases，and mechanical response of Ti-alloy bioactive glass composite coatings. Materials Science and Engineering：C，2014，36：261-276.

[33]　Huang K，Cai S，Xu G，et al. Sol-gel derived mesoporous 58S bioactive glass coatings on AZ31 magnesium alloy and *in vitro* degradation behavior. Surface and Coatings Technology，2014，240：137-144.

[34]　Wang X，Wen C. Corrosion protection of mesoporous bioactive glass coating on biodegradable magnesium. Applied Surface Science，2014，303：196-204.

[35]　Rau J V，Antoniac I，Fosca M，et al. Glass-ceramic coated Mg-Ca alloys for biomedical implant applications. Materials Science and Engineering：C，2016，64：362-369.

[36]　Bafandeh M R，Gharahkhani R，Fathi M H. Characterization of fabricated cobalt-based alloy/nano bioactive glass composites. Materials Science & Engineering C，2016，69：692-699.

[37]　Hench L L. Bonding mechanisms at the interface of ceramic prosthetic material. Journal of Biomedical Materials Research，1971，5（6）：117-141.

[38]　Silver I A，Deas J，Erecińska M. Interactions of bioactive glasses with osteoblasts *in vitro*：effects of 45S5 Bioglass，and 58S and 77S bioactive glasses on metabolism，intracellular ion concentrations and cell viability. Biomaterials，2001，22（2）：175-185.

[39]　Goller G. The effect of bond coat on mechanical properties of plasma sprayed bioglass-titanium coatings. Ceramics International，2004，30（3）：351-355.

[40]　Kokubo T，Nagashima Y，Tashiro M. Preparation of apatite-containing glass-ceramics by sintering and crystallization of glass powders.Journal of Periodontology，2006，77（5）：832-839.

[41]　Qualtrough A J，Piddock V. Ceramics update. Journal of Dentistry，1997，25（2）：91-95.

[42]　Santos J D，Reis R L，Monteiro F J，et al. Liquid phase sintering of hydroxyapatite by phosphate and silicate glass additions：structure and properties of the composites. Journal of Materials Science Materials in Medicine，1995，6（6）：348-352.

[43]　唐绍裘.生物陶瓷材料在生物材料中的应用. 陶瓷科学与艺术，2000，34（6）：3.

[44]　Knowles J C，Talal S，Santos J D. Sintering effects in a glass reinforced hydroxyapatite. Biomaterials，1996，17（14）：1437.

[45]　邹祖讳. 复合材料的结构与性能. 北京：科学出版社，1999.

[46]　Gao J Q，Huang Q W，Jin Z H. Dispersion of chopped short fibers in production of fibers-reinforced glass-ceramic matrix composites. Key Engineering Materials，1998，164-165：23-26.

[47]　Zhao J L，Fu T，Han Y，et al. Reinforcing hydroxyapatite/thermosetting epoxy composite with 3-D carbon fiber fabric through RTM processing. Materials Letters，2004，58（1）：163-169.

[48]　黄山平. 关于陶瓷材料脆性的相关问题分析. 大科技，2018，（7）：315.

[49]　丁新更，葛曼珍，杨辉.无机活性生物材料增韧方法研究. 陶瓷学报，1999，（2）：108-111.

[50]　Kuo D H，Kriven W M. Fracture of multilayer oxide composites. Materials Science & Engineering A，1998，241（241）：241-250.

[51]　Jones F H. Teeth and bones：applications of surface science to dental materials and related biomaterials. Surface Science Reports，2001，42（3-5）：75-205.

[52] 王德平, 黄文昆. 玻璃基生物医用材料的研究进展. 材料导报, 2002, 16 (5): 36-39.

[53] Radin S, Campbell J T, Ducheyne P, et al. Calcium phosphate ceramic coatings as carriers of vancomycin. Biomaterials, 1997, 18 (11): 777.

[54] Bitar M, Salih V, Mudera V, et al. Soluble phosphate glasses: *in vitro* studies using human cells of hard and soft tissue origin. Biomaterials, 2004, 25 (12): 2283-2292.

[55] 吴知方, 周荼. 磁热效应的铁钙磷酸盐生物微晶玻璃研制. 建筑材料学报, 2001, 4 (2): 154-159.

生物活性玻璃/高分子杂化材料

天然的骨组织具有典型的无机纳米晶-高分子在分子水平上的有序杂化结构，因而在物理化学性质和生物学功能上表现出无法比拟的优势。对于理想的骨组织再生材料来说，不仅需要具有成骨生物活性和骨传导性，还需要具有稳定的结构及可控的力学性质。尽管传统的生物活性玻璃纳米复合材料在提高生物玻璃材料的力学性质、可加工性以及成骨生物活性上取得了重要的进展，然而传统的纳米复合材料是基于大尺寸生物活性玻璃颗粒和其他相在微纳米尺度（大于 100nm）上的简单复合，不具备在分子水平的杂化结构，两相间的界面强度差，极大影响复合材料的力学稳定性和生物活性均一性。不同于传统的纳米复合材料，无机-有机杂化材料具有相互贯穿的分子水平两相网络结构。开发具有亚纳米尺度上的分子水平杂化生物活性玻璃材料（生物活性玻璃杂化材料），对提高生物活性材料的各方面性能具有重要的意义。本章内容主要包括生物活性二氧化硅溶胶-高分子杂化材料、生物活性玻璃溶胶-高分子杂化材料、生物活性硅氧烷功能化高分子杂化材料的结构、制备、性能以及在生物医学中的应用。

10.1 生物活性二氧化硅溶胶-高分子杂化材料

生物活性二氧化硅溶胶可以通过传统的溶胶-凝胶过程制备，二氧化硅的前驱体硅酸乙酯在酸催化下水解可以形成具有亚纳米尺度的二氧化硅胶体溶液。在二氧化硅溶胶形成的过程中引入生物医用高分子溶液，就可以制备出具有分子水平杂化结构的生物活性二氧化硅-高分子杂化材料。生物活性二氧化硅溶胶可以有效增强生物医用高分子的力学性质，控制材料的生物降解性，提高生物医用高分子材料的成骨细胞相容性和成骨活性，显著促进杂化材料的骨再生能力。目前已发展出生物活性二氧化硅溶胶-天然高分子杂化材料（明胶、壳聚糖等）和生物活性二氧化硅溶胶-合成生物高分子（聚己内酯等）等多种新型杂化材料。目前生物活性二氧化硅溶胶-高分子杂化材料在骨组织工程、骨修复和固定等领域展现出较好的应用潜力。本部分主要介绍该类材料的基本结构、制备工艺、性能特点以及在生物医学应用的基础研究等。

10.1.1　生物活性二氧化硅溶胶合成与结构

19 世纪中期，科学家 Ebelman 和 Graham 研究发现，在酸性催化条件下正硅酸乙酯（TEOS）水解产生了胶体形式的二氧化硅，被称为二氧化硅溶胶。二氧化硅溶胶可以通过进一步的缩聚反应形成具有分子水平均匀结构的玻璃态的固体材料，被称为溶胶-凝胶二氧化硅材料（图 10-1）。溶胶-凝胶法是一种廉价且低温的方法，用于由小分子生产具有高纯度的透明和均匀的材料，并用于控制产品的化学组成，该方法可以有效控制材料在分子水平的结构均匀性，已经成为制备无机玻璃陶瓷材料和高分子杂化材料最有前景的方法之一。

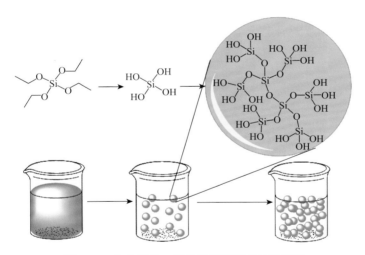

图 10-1　生物活性二氧化硅溶胶形成的示意图

二氧化硅的前驱体和催化剂对溶胶-凝胶工艺合成二氧化硅溶胶具有主要的影响作用，常用的二氧化硅前驱体包括硅酸甲酯、正硅酸乙酯等，而催化剂一般为酸（盐酸和有机酸）或碱（无机碱如氢氧化钠，有机碱如氨类化合物）。采用酸性催化剂可以形成透明均匀结构的二氧化硅溶胶，而采用碱性催化剂则会形成纳米或微米尺寸的胶体颗粒。因而为了形成分子水平的生物活性二氧化硅-高分子杂化材料，一般采用酸催化的二氧化硅溶胶作为无机相组分。二氧化硅溶胶合成过程具体包括：二氧化硅前驱体正硅酸乙酯在稀盐酸的混合溶液中完全水解后，即可得到透明的生物活性玻璃溶胶。

10.1.2 生物活性二氧化硅溶胶-高分子杂化材料制备与性能

通常在溶胶-凝胶过程开始前，将高分子和二氧化硅前驱体混合形成均一的溶液，二氧化硅前驱体在酸催化的作用下，在高分子网络中逐渐水解形成二氧化硅溶胶，二氧化硅胶体颗粒被高分子链均匀缠绕，进一步经过溶胶老化和缩聚最终形成均一的无机-有机杂化结构。由于溶胶-凝胶条件的限制（水相溶解），生物活性二氧化硅溶胶-高分子杂化材料中高分子相通常为常用的水溶性生物高分子如聚谷氨酸、明胶、壳聚糖、胶原等。

静电纺丝技术是制备纳米纤维生物医用材料的常用方法，通过该技术可以将生物医用高分子和二氧化硅生物活性溶胶共纺，制备出具有生物活性的杂化材料。Gao 等采用静电纺丝技术制备出 γ-谷氨酸-二氧化硅杂化纳米纤维组织工程支架。在制备过程中，首先配制好 14wt% γ-PGA 的水溶液 A，接着利用 HCl 的催化作用，在水相介质中使得 TEOS 充分水解，从而制备二氧化硅溶胶 B。然后，将 A、B 两种溶液按照特定的比例混合搅拌 1h，再加入（3-环氧丙基）-三甲氧基硅烷（GPTMS），起到交联 γ-PGA 和 SiO_2 的作用，成功制备出 γ-谷氨酸-二氧化硅杂化溶液[1]。最后，利用静电纺丝技术制备出理想的 γ-谷氨酸-二氧化硅杂化纳米纤维支架。与静电纺丝技术相比，热致相分离技术具有制备工艺简单、材料结构容易控制的优点，被广泛应用在制备多孔纳米支架材料中，该工艺通过控制溶液温度的变化，可以调控高分子相的溶解度，最后通过溶剂去除或冷冻干燥的方法实现制备多孔材料的目标。Lei 等采用热相分离法制备了明胶-二氧化硅溶胶的杂化纳米纤维支架，在该方法中，首先分别制备明胶溶液和二氧化硅溶胶，将两者充分混匀，实现分子水平上的结合，最后通过溶剂交换和冷冻干燥等方法实现相分离和纳米纤维结构的形成，从而成功制备出明胶-二氧化硅杂化纳米纤维支架[2]。Xue 等采用简单的机械搅拌法，将明胶溶液和GPTMS 进行充分混合，明胶高分子链上的氨基与水解后的 GPTMS 分子中的硅羟基通过氢键相互作用形成完全贯穿的网络结构，进而发生溶胶凝胶转化，最终形成明胶-硅氧烷杂化水凝胶弹性生物材料[3]。除此之外，Li 等基于柠檬酸基的生物高分子预聚物与二氧化硅溶胶杂化，原位形成了二氧化硅纳米颗粒增强的纳米杂化材料，最后通过真空高温交联制备出了具有高弹性和成骨生物活性的可降解弹性体材料[4]。

研究发现，生物活性二氧化硅溶胶与生物医用高分子杂化，可以有效增强医用高分子材料的力学性质，控制材料的生物降解性和离子释放，提高生物医用高分子材料的生物矿化活性。Lei 等[2]制备了明胶-二氧化硅杂化支架，压缩实验显示，由于二氧化硅与明胶在分子水平上的充分结合，明胶的压缩强度增加至原来的 2 倍以上，且随着二氧化硅溶胶含量的增加，压缩强度也逐渐增强。明胶是水溶性生物医用高分子，在体内容易快速降解，通过与二氧化硅溶胶杂化，一方面减缓了明胶的降解速率，适应了体内生理需要，另一方面，硅离子的缓慢释放，有效促进成骨细胞生长，并且硅离子的释放量可以通过改变二氧化硅的含量进行调控。另外，Li 等[4]验证了二氧化硅溶胶杂化后的聚柠檬酸酯-硅氧烷弹性体材料的降解性可以通过改变二氧化硅溶胶含量进行可控调节，实验证明了在一定范围内，二氧化硅溶胶含量的增加，有效促进了杂化弹性体在体内和体外的降解，并且进一步释放出硅离子，具有刺激成骨细胞响应的作用。生物矿化活性可用来评估材料诱导新骨生成的能力，研究表明[2]，单一的明胶材料仅在高离子浓度的模拟体液中才具有生成羟基磷灰石的能力，而二氧化硅溶胶杂化的明胶，显示出强烈的羟基磷灰石形成能力，可提高生物医用高分子的矿化活性。

10.1.3　生物活性二氧化硅溶胶-高分子杂化材料细胞相容性研究

基于生物活性二氧化硅溶胶-高分子杂化材料显示出良好的物理化学性质，进行了细胞学或组织学方面的研究。大量研究表明，利用生物活性二氧化硅溶胶对高分子进行杂化，可以有效地促进成骨细胞（MC3T3-E1）和骨髓干细胞（MSC）的增殖及分化。首先，二氧化硅溶胶与生物医用高分子通过氢键作用实现分子水平上的结合，形成类似细胞外基质的纤维网状结构，为细胞的生长提供基质，支持细胞的生长和黏附，促进细胞增殖；其次，Si 是与骨组织形成和钙化有关的代谢过程的一个重要元素，伴随着生物活性二氧化硅溶胶-高分子杂化材料的降解，释放出的硅离子，可以刺激成骨细胞响应；另外，二氧化硅溶胶杂化的高分子材料均显示出较单一高分子更好的矿化活性，有利于促进新骨的生成；以上性质，均可以通过改变二氧化硅含量进行调节，实现生物活性二氧化硅溶胶-高分子杂化材料的可调节的功能性。

10.2　生物活性玻璃溶胶-高分子杂化材料

近年来，由于其独特的分子水平结构和增强的生物活性等优点，含有生物活性二氧化硅溶胶的高分子杂化生物材料在骨组织再生领域得到了广泛的关注。但对于生物矿化活性来说，二氧化硅溶胶-高分子杂化材料由于缺少活性离子释放，因而生物矿化活性较差，有待进一步提高。为了解决这个问题，在二氧化硅溶胶中引入生物活性钙离子以及其他功能性离子，使得原本的生物活性二氧化硅溶胶变为生物活性玻璃溶胶（bioactive glass sol，BGS）。采用和二氧化硅溶胶-高分子杂化材料同样的溶胶-凝胶工艺，可以制备出生物活性玻璃溶胶-高分子杂化材料。目前含有 BGS 的可生物降解的高分子杂化生物材料包括 BGS-聚乙二醇（BGS-PEG）、BGS-聚己内酯（BGS-PCL）、BGS-明胶（BGS-GT）、BGS-壳聚糖（BGS-CTS）、BGS-聚甘油酯等，相对于传统的可降解高分子材料，这些生物活性高分子杂化材料在力学性质、生物降解性、生物矿化活性、细胞成骨活性调控和骨组织再生方面都具有独特的优势。

10.2.1　生物活性玻璃溶胶的结构

生物活性玻璃溶胶在制备方法上与二氧化硅溶胶的工艺相似，采用酸催化条件下水解方法制备，如图 10-2 所示，合成过程具体包括：二氧化硅前驱体 TEOS 在稀盐酸的混合溶液中完全水解后，加入 $CaCl_2$ 溶液进一步反应，即可得到透明的生物活性玻璃溶胶。由于 $CaCl_2$ 在碱性环境中会产生沉淀析出，因而一般较少采用碱性催化水解的方法合成生物活性玻璃溶胶。

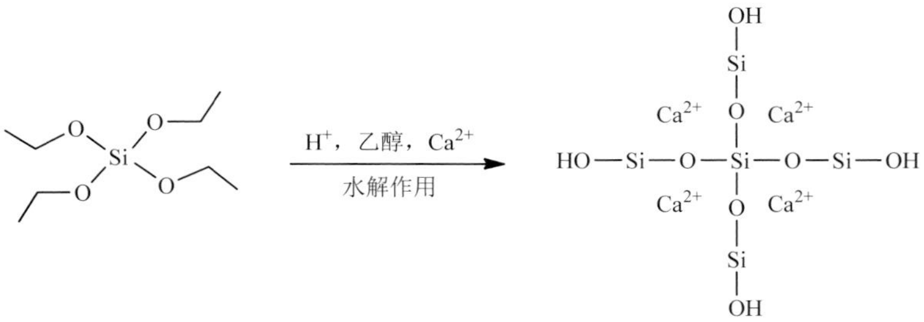

图 10-2　典型的生物活性玻璃溶胶的合成示意图

10.2.2　生物活性玻璃溶胶-高分子杂化材料制备与性能

生物活性玻璃溶胶-高分子杂化材料的制备工艺和二氧化硅溶胶-高分子杂化材料的过程相似，具体过程分为：溶胶-凝胶过程开始前，将高分子和生物活性玻璃前驱体混合形成均一的溶液，生物活性玻璃前驱体在酸催化的作用下，在高分子网络中逐渐水解形成生物活性玻璃溶胶，二氧化硅胶体颗粒和钙离子被高分子链均匀缠绕，进一步经过溶胶老化和缩聚最终形成均一的生物活性无机-有机杂化结构。生物活性玻璃溶胶-高分子杂化材料中高分子相通常为水溶性生物高分子如明胶、壳聚糖等，也包括一些非水溶性生物医用高分子如聚己内酯、聚甘油酯等，双亲性生物医用高分子如聚乙二醇等。

生物活性玻璃溶胶-高分子杂化材料的制备工艺与二氧化硅溶胶-高分子杂化材料的过程相似，不同的是在二氧化硅溶胶形成的过程中，加入了生物活性金属钙离子，钙离子的作用体现在可以提高材料的生物矿化能力。Chen 等采用有机-无机杂化技术，分别制备了聚二甲基硅氧烷-生物活性玻璃-聚乙二醇（PDMS-BG-PEG）杂化体、聚二甲基硅氧烷-生物活性玻璃-壳聚糖（PDMS-BG- CTS）杂化体[5,6]。具体制备过程如下：首先利用盐酸（HCl）的酸催化作用将 TEOS 水解，形成生物活性二氧化硅溶胶；然后加入聚二甲基硅氧烷等有机硅和硝酸钙，得到混合均匀的含钙的有机-无机生物活性玻璃溶胶；再加入特定比例的生物医用高分子溶液，如聚己内酯（PCL）、聚乙二醇（PEG）和壳聚糖（CTS），经过充分搅拌，使得生物医用高分子在分子水平上与生物玻璃分子链结合，形成均一的混合溶胶；最后利用溶剂蒸发法和热固化法得到固态的生物活性玻璃-高分子杂化材料。上述材料中高分子相均为水溶性高分子，而对于油溶性高分子如聚己内酯和聚癸二酸甘油酯来说，制备工艺稍有不同，在该类材料制备过程中，需要选择合适的汇合溶剂来溶胶高分子，最终实现与生物活性玻璃溶胶杂化。例如，Chen 等[7]和 Zhao 等[8]利用该技术分别制备了聚二甲基硅氧烷-生物活性玻璃-聚己内酯（PDMS-BG-PCL）杂化材料、聚癸二酸甘油酯（PGS）和聚癸二酸甘油酯-生物活性玻璃杂化材料，详细研究了生物活性玻璃溶胶杂化的高分子材料的物理化学性质和生物矿化活性。

相对于单纯的高分子生物材料，生物活性玻璃溶胶-高分子杂化材料显示出优异的物理化学性能和生物矿化活性。Chen 等验证了多孔结构的 PDMS-BG-CTS 杂化材料在模拟体液中具有良好的生物矿化作用，易形成针状的羟基磷灰石，且发现随着 CTS 含量的增加，羟基磷灰石层的厚度会增大，显示更高的生物活性[6]。PDMS 改性的生物活性玻璃溶胶有效增强了 PCL 的力学性能，且随着 PDMS-BG 含量的增加，杂化材料的弹性模量增高，例如，PDMS-BG-PCL（30wt%）杂化体的弹性模量可以增加至（328.87±18.82）MPa，基本可以满足承重骨的力学需求[7]。另外，如图 10-3 所示通过将含钙的生物活性玻璃溶胶（SC）杂化到 PGS 高分子网络，硅相和钙相的存在赋予杂化体更好的亲水性，增强了杂化体的水合作用，大量的水分子进入杂化体中，攻击高分子链和网络结构，促进了杂化体的降解性能；并且可以通过改变 SC 的含量对杂化体的降解速率进行调控，使其满足体内应用，伴随着杂化体的降解，组成生物活性玻璃的硅、钙离子被逐渐释放，其中的钙离子在模拟体液（SBF）中被消耗而组成羟基磷灰石，显示良好的生物活性[8]。

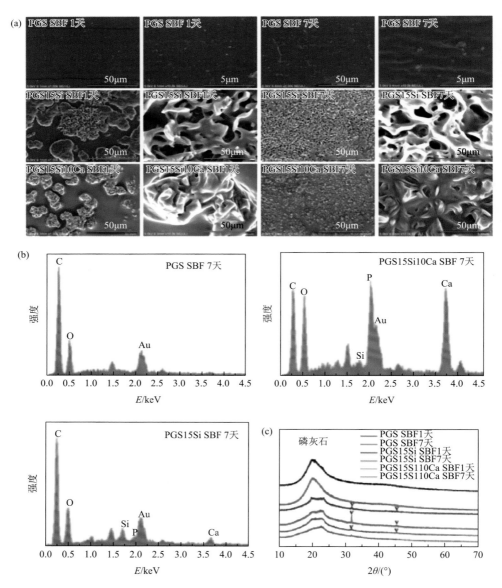

图 10-3　聚癸二酸甘油酯（PGS）和聚癸二酸甘油酯-生物活性玻璃杂化材料的生物矿化活性评价：（a）在 SBF 中浸泡 7 天，PGS 和 PGSSC 杂化弹性体的生物矿化活性的 SEM 图；（b）生物结构化 PGS 和 PGSSC 杂化弹性体的能量色散 X 射线谱（EDS）图；（c）PGS 和 PGSSC 杂化弹性体的生物矿化活性的 XRD 图

10.2.3　生物活性玻璃溶胶-高分子杂化材料细胞相容性研究

基于生物活性玻璃溶胶-高分子杂化材料显示出可控的力学性能、可调的降解性和良好的体外矿化能力，为了进一步评估其在细胞水平上的影响，进行了细胞学或组织学方面的研究。研究发现利用生物活性玻璃溶胶与生物医用高分子进行杂化，可以有效地增强成骨细胞（MC3T3-E1）的黏附和增殖[9]。PDMS-BG 与高分子材料杂化后，形成均匀多孔的无裂缝的固态杂化体，这种多孔结构为细胞生长提供良好的位点，便于细胞的黏附，并且这种结构具有良好的降解性质，释放出的硅和钙离子进一步刺激细胞响应；另外，生物活性玻璃相的添加，提高了油溶性生物医用高分子材料的亲水性，有利于细胞的生长和增殖；并且基于杂化材料具有良好的生物活性，其具有刺激新骨生成的潜力。总之，生物活性玻璃溶胶-高分子杂化材料由于其可调可控的物理化学性能、优异的生物相容性以及促进成骨细胞增殖的能力，有望实现此种材料在骨移植和药物载体方面的应用，具有促进骨组织修复和再生的应用潜力。

10.3　生物活性硅氧烷功能化高分子杂化材料

生物活性二氧化硅溶胶-高分子杂化材料和生物活性玻璃溶胶-高分子杂化材料虽然在材料分子结构、物理化学性能和生物活性方面相对于传统的生物医用高分子材料有较大的提高，然而合成的生物活性高分子杂化材料结构中，由于无机相（二氧化硅和生物玻璃）与有机相（高分子）并没有通过化学键连接，而仍然是物理相互作用，因而在两相之间的相容性上，材料的降解性以及功能性都存在不同程度问题，例如，当高分子材料与无机的生物活性玻璃进行杂化时，无机相与有机相容易产生相分离，从而导致高分子材料与生物活性玻璃的分界面存在缺陷，很容易发生降解从而使得无机生物活性玻璃脱落分离，从而降低杂化材料的生物力学性质和组织再生应用。针对上述问题，采用含有功能化学基团的硅氧烷分子对高分子进行化学共价改性，然后再与其他高分子或二氧化硅相进行交联聚合，可以制备出在分子水平共价杂化的生物医用材料（硅氧烷功能化高分子杂化材料），该方法既可以对原有的高分子进行功能化改性，又可以增强高分子杂化材料的结构均匀性和生物活性功能，显著促进其在组织再生领域中的应用价值。

10.3.1 生物活性硅氧烷功能化高分子杂化材料的结构

生物活性硅氧烷功能化高分子杂化材料包括单相硅氧烷功能化高分子交联杂化材料和硅氧烷功能化高分子-二氧化硅溶胶交联聚合杂化材料两种。单相硅氧烷功能化高分子交联杂化材料结构中仅含有单一的硅氧烷杂化高分子相，预聚物通过自交联反应形成具有一定韧性和弹性的无机-有机生物材料；硅氧烷功能化高分子-二氧化硅溶胶交联聚合杂化材料是高分子通过功能化硅氧烷链段与二氧化硅胶体缩聚形成的具有高强度的无机-有机杂化生物材料。图 10-4 为生物活性硅氧烷功能化高分子杂化材料的两种基本结构。

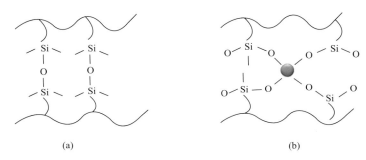

图 10-4　生物活性硅氧烷功能化高分子杂化材料的两种基本结构：（a）单相硅氧烷功能化高分子交联杂化材料；（b）硅氧烷功能化高分子-二氧化硅溶胶交联聚合杂化材料（绿色球为二氧化硅胶体纳米粒子）

10.3.2 生物活性硅氧烷功能化高分子杂化材料的制备与性能

单相硅氧烷功能化高分子交联杂化材料的制备工艺包括：通过聚合物化学接枝技术，将高分子的功能化学基团和硅氧烷的功能基团通过共价键连接合成出硅氧烷功能化的高分子预聚物，再通过化学或物理交联过程制备出具有三维交联网络结构的无机-有机杂化材料，图 10-5 为典型的硅氧烷功能化聚柠檬酸酯弹性杂化材料的制备过程。目前用于骨组织修复与再生领域的生物活性硅氧烷功能化弹性高分子杂化材料高分子相主要为聚柠檬酸酯基高分子[10]。

西安交通大学雷波课题组在硅氧烷杂化聚柠檬酸酯弹性生物医用材料方面做了大量的工作，在生物医学应用方面也取得了许多重要的研究成果[10-12]。例如，Du 等采用热聚合技术合成生物活性硅氧烷功能化聚柠檬酸酯高分子杂化材料，首先，在高温下熔融柠檬酸和 1,8-辛二醇，然后向体系中滴加硅氧烷，再经过透析

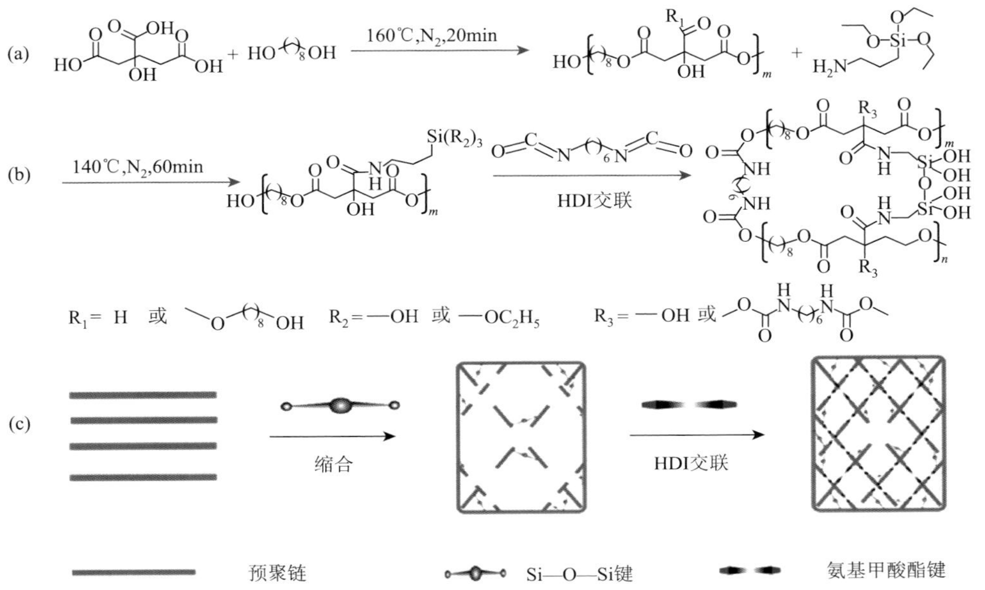

图 10-5　典型的硅氧烷功能化聚柠檬酸酯弹性杂化材料的制备过程：（a）聚柠檬酸酯的合成过程；（b）硅氧烷杂化的聚柠檬酸酯高分子合成过程；（c）硅氧烷杂化聚柠檬酸酯弹性体（CPC）的交联制备过程

冷冻干燥的方法得到硅氧烷功能化高分子预聚物，最后通过真空高温交联或化学交联的方法制备出硅氧烷杂化的高分子弹性体材料[10]。采用近红外光谱分析和核磁共振测试可以证明硅氧烷以共价键的形式接枝在聚柠檬酸高分子侧链的羧基上面；由于硅氧烷相的出现，杂化高分子材料的玻璃化转变温度显著提高，并且没有显著的晶化峰出现；通过高分辨透射电子显微镜技术可以发现，硅氧烷相主要以纳米相和亚纳米相均匀分布在高分子结构中；从力学性能测试结果可以看出，硅氧烷杂化弹性材料保持着良好的弹性恢复行为，相对于聚柠檬酸酯弹性体，硅氧烷接枝聚柠檬酸酯弹性杂化材料的最大拉伸强度和杨氏模量增加了 2~5 倍左右，而断裂伸长率却没有明显的变化，并且杂化材料的最大拉伸强度、杨氏模量都随着硅氧烷的物质的量比例升高而增大，这些结果说明，硅氧烷杂化可以显著提高高分子材料的力学强度而不影响材料的韧性和弹性。力学性质显著增强的主要原因是：硅氧烷在交联过程中形成的二氧化硅纳米相均匀分散在高分子结构中，提高了材料的交联度；与聚柠檬酸酯弹性体相比，硅氧烷杂化聚柠檬酸酯弹性体的水接触角显著降低，说明杂化材料的亲水性显著提高；当用硅氧烷接枝聚柠檬酸酯弹性杂化材料薄膜处理含有金黄色葡萄球菌的菌液后，金黄色葡萄球菌的活性随着处理时间的延长明显下降，弹性体薄膜作用 24h 后，对金黄色葡萄球菌几乎有 100% 的杀死率，显示出杂化材料具有显著的抗菌活性；聚柠檬酸酯弹性体展现出极强的光致发光性能，紫外灯（365nm）激发下，弹性体薄膜能够发出明亮的蓝光，此外，随着激发波长从 360nm 延长到 430nm，硅氧烷杂化弹性材料的发射波长也从 400nm 红移到了 550nm，研究中预聚物的合成是在高温真空条件下进行的，因此在高温条件下，羧酸一定程度上发生分解，而此时 C 原子取代 Si 原子形成一种特殊的缺损结构，在供给能量的条件下，缺损结构中存在着相应的电子转移，最终使硅氧烷杂化弹性材料具有较强的荧光发射能力；另外，体外降解实验表明，杂化弹性体的质量损失和降解时间呈现线性关系，并且随着硅氧烷物质的量的比例增加而降低，这说明硅氧烷的杂化可以显著降低高分子材料的降解速率，加强材料在体内应用时的结构稳定性。

硅氧烷功能化高分子-二氧化硅溶胶交联聚合杂化材料的制备工艺如下：首先分别合成硅氧烷改性高分子和生物活性二氧化硅溶胶溶液，然后将二者混合形成均一的杂化溶液，在酸催化条件下，通过硅氧烷的水解和缩聚反应形成无机-有机杂化生物材料，图 10-6 为典型的硅氧烷功能化明胶高分子-二氧化硅溶胶交联聚合杂化材料的制备过程。目前用于骨组织修复与再生领域的硅氧烷功能化高分子-二氧化硅溶胶交联聚合杂化材料高分子相主要包括明胶、聚谷氨酸、聚己内酯、壳聚糖等[13]。

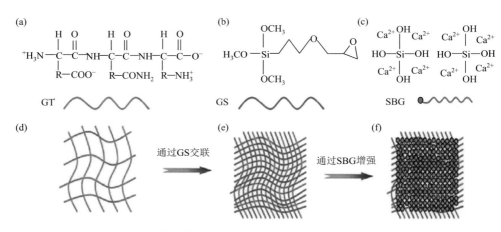

图 10-6　仿生硅酸盐生物活性玻璃溶胶-明胶杂化体（SGT）混合骨种植体的形成机理：（a）明胶（GT）、（b）硅氧烷（GS）、（c）硅酸盐生物活性玻璃溶胶的分子结构与组成；（d～f）：GT聚合物基体（d）经 GS 交联（e），再与 SBG 溶胶在分子和纳米水平上杂交（f）[13]

西安交通大学雷波课题组在硅氧烷功能化高分子-二氧化硅溶胶交联聚合杂化材料方面也进行大量的研究。例如，Lei 等[13]将一定量的明胶在 60℃ 搅拌条件下溶解在 10mL PBS 缓冲溶液里，（3-环氧丙基）-三甲氧基硅烷（GPTMS）作为交联剂被加入到上述体系中，在添加不同含量的硅酸盐生物活性玻璃溶胶的情况下，放到 60℃烘箱中反应 3d，最终得到 GPTMS 功能化明胶与硅酸盐生物活性玻璃交联聚合杂化材料。采用近红外光谱仪、能谱仪证明了 GPTMS、生物活性玻璃成功接枝在明胶的侧链上，SEM 更直观地观察到生物活性玻璃以纳米相嵌入明胶内。力学测试结果表明在未经过 GPTMS 交联时，当硅酸盐生物活性玻璃含量从 50wt%增加到 70 wt%时，抗压强度和应变先增加然后下降，并且压缩弹性模量显著地取决于无机相质量分数，例如，生物活性二氧化硅-明胶杂化体（S7GT3）的最高模量为 574MPa，用 GPTMS 交联后 S6GT4 杂化种植体的抗压强度、弹性模量和应变百分比得到了显著提高；降解结果表明，材料降解曲线均为线性关系，相关系数大于 0.99，也就是说材料在 PBS 或 SBF 中具有线性和稳定的降解动力学；仿生杂化种植体的生物矿化行为显示材料在浸泡 3 天后，在植入物表面形成颗粒层，当浸泡时间延长至 10 天时，该层变厚，随着浸泡时间的增加，逐渐形成结晶的磷灰石层。

由于静电纺丝制备的材料一般具有高的孔隙率，因此在医学材料领域静电纺丝也扮演着越来越重要的作用。Gao 等[1]将一定量的 PGA 和 NaHCO₃在室温下搅拌 4h，然后通过 TEOS 水解制备硅溶胶，并将两者混合在室温下搅拌 1h，之后加入一定量的 GPTMS，进一步交联反应 30min，最后经过静电纺丝得到 GPTMS 功能化的 PGA 与二氧化硅交联杂化的支架材料。红外分析表明 GPTMS 以化学键的方式成功地接枝到 PGA 高分子链上，并且与硅相相对应谱带的相对强度随 TEOS 含量的增加而增强，说明随 TEOS 比例的增大所制得的支架材料中二氧化硅网络越来越多；力学测试结果表明应力和杨氏模量随 TEOS 含量的增加而增大；支架的降解通过 Si 的释放量来表征，没有 TEOS 加入的样品在缓冲溶液中浸泡 12 天后完全溶解，而 TEOS 的引入能够控制纤维支架的降解，当 PGA 与 TEOS 的物质的量比为 1∶1 时，样品表现出最稳定和恒定的 Si 释放，另外，Si 被认为是与骨组织形成和钙化过程相关的一个重要元素，因此，控制支架中硅离子的释放被认为是提高支架生物性能的一种有效的方法，而在该研究中，则可以通过在混合体系中加入不同比例的 TEOS 来控制释放 Si 元素。

各向异性的微观结构可以导致各向异性的力学响应，这也是定向孔结构支架的主要特点。相对于垂直冻结方向的抗压强度，冻结方向所能承受的抗压强度更高，这是由于支架结构高度有序，这种材料具有良好的应用前景，在组织缺损修复中，也需要在一个方向上具有强韧性的材料。Wang 等[14]采用单向冷冻铸造技术制备了具有不同无机、有机含量比以及不同物质的量比壳聚糖、GPTMS 的二氧化硅/壳聚糖杂化支架。首先为了溶解壳聚糖粉末，加入 2mol 盐酸，使壳聚糖质子化，并最终调整溶液的 pH 为 4，在制备二氧化硅/壳聚糖混合溶胶时，在壳聚糖溶液中加入适量的 GPTMS，使壳聚糖与 GPTMS 交联，另外将硅溶胶剧烈搅拌 1h，使 TEOS 充分水解，加入到功能化壳聚糖溶胶中，再混合 30min，制得二氧化硅/壳聚糖混合溶胶进行冷冻铸造得到最终产物。核磁共振测试证明 GPTMS 以共价键的形式接枝在壳聚糖高分子侧链上；对不同原料配比的二氧化硅/壳聚糖复合支架在 Tris 缓冲液中的溶解行为进行研究，可以发现改变无机/有机质量比对硅释放速率的影响没有明显的规律可循；通过研究含有 60wt%有机成分混合支架在不同方向的力学性质可以发现垂直于冻结方向上材料具有高弹性，在这个方向上，支架即使经过大的压缩（如 60%）也可以恢复到原来的形状，而沿冻结方向施加力的时候，支架结构破裂，从压缩机中释放后其结构无法恢复。这种单向刚性和弹性的性质是独一无二的，很可能是由分子结构的取向所致。

10.3.3 生物活性硅氧烷功能化高分子杂化材料细胞相容性研究

生物活性硅氧烷功能化高分子杂化材料的细胞相容性评价主要包括：材料对细胞黏附、增殖、分化活性的影响规律和作用机制的研究。Du 等[11]利用脂肪干细胞（ADMSC）、成纤维细胞（L929）、成肌细胞（C2C12）、成骨细胞（MC3T3-E1）多种细胞系研究了生物活性硅氧烷功能化二氧化硅-聚柠檬酸酯[silica-poly（citrate），SPC]的细胞相容性，观察了细胞在 SPC 薄膜上的黏附、形貌和增殖活性，发现 ADMSC 很好地黏附在 SPC 弹性体薄膜上，且显示较纯 PC 组，其具有更好的细胞增殖能力和高的增殖活性；对于 L929、C2C12 和 MC3T3-E1，ADMSC 在 SPC 弹性体薄膜上的黏附与纯 PC 组相比没有明显差异，但是显示更好的增殖能力。这是因为硅相的加入，一方面提高了杂化材料的亲水性，有利于细胞的黏附；另一方面，随着硅离子的释放，刺激部分细胞（成骨细胞和成纤维细胞）相关基因的表达，进而促进细胞的增殖。在杂化材料 SPC 的基础上，为了进一步提高 SPC 的力学强度和弹性，制备了 1,6-己二异氰酸酯（HDI）化学交联的硅氧烷功能化二氧化硅杂化聚柠檬酸酯弹性体（CMSPC）[10]。利用 MC3T3-E1 细胞评价其相容性，发现在培养第 3 天、第 5 天时，细胞在 CMSPC 弹性体薄膜上的细胞数量和活性大于 CPC、PLGA、TCP 对照组，并且细胞活性随着硅相的比例升高而增大。与 CPC 相比，活死荧光图片也显示在 CMSPC 薄膜表面有更多的细胞黏附。为了进一步评价 CMSPC 弹性体在骨组织工程中的应用潜力，考察了 CMSPC 薄膜对 MC3T3-E1 细胞分化能力的影响。发现培养在 CMSPC 弹性体上的 MC3T3-E1 细胞内的 ALP 活性，无论是在第 1 周还是在第 2 周均高于其他组（CPC、PLGA、TCP），且 ALP 的活性随着硅烷的含量增加而升高，这说明硅烷的引入有效增强了骨母细胞的前期分化能力。另外，利用 von Kossa 对细胞外基质进行染色，发现在 CMSPC 表面具有更多的矿物沉积，且沉积量随着硅烷含量的增加而增多，这说明硅烷的接枝有利于 MC3T3-E1 细胞基质矿化和成骨分化。成骨分化实验也进一步证实了 CPSPC 能显著上调 MC3T3-E1 细胞成骨相关基因的表达,这与 ALP 活性分析结果一致。以上结果说明了由于硅烷加入,CPSPC 弹性体不仅显示出良好的生物相容性,且能显著促进 MC3T3-E1 细胞的成骨分化。采用 RT-PCR 技术分析了材料对成骨基因表达的影响,发现不同材料在 1 周、2 周和 3 周时对成骨基因(ALP、OCN、OPN 和 RUNX2)表达的影响有显著不同,在 1 周时,与 TCP、PLGA 和 CPC 对照组相比,在 CMSPC(0.2,(3-氨基丙基)三乙氧基硅烷与柠檬酸的用量比)杂交弹性体上培养的细胞中 ALP、OPN 和 RUNX2 的基因表达显著增加($p < 0.05$)。培养 2 周后,与 TCP、PLGA、CPC 对照和 CMSPC(0.2)杂化弹性体相比,CMSPC(0.4)细胞中 ALP、OCN、OPN 和 RUNX2 的 mRNA 水平显著增强($p < 0.01$)。在 3 周时,来自 CMSPC(0.4)细胞的 ALP 和 RUNX2 基因仍显示出比其他组显著更高的表达水平。

另外,Lei 等在生物活性硅氧烷功能化高分子杂化材料的基础上,制备了硅氧烷功能化硅酸盐生物活性玻璃溶胶-明胶杂化体(SGT),利用骨髓间充质干细胞(MSC)评价 SGT 杂化材料的生物相容性,发现培养第 1 天和第 5 天时,细胞在材料组和 TCP 上都能很好地黏附,定量分析结果显示,随着培养时间的延长,细胞均能显著增殖,材料组与 TCP 组没有明显差异,这说明了 SGT 杂化材料显示良好的细胞相容性[13]。Gao 等制备的 GPTMS 交联 γ-谷氨酸-二氧化硅杂化支架,利用 MC3T3-E1 细胞评价杂化支架的生物相容性,结果表明该支架促进细胞的黏附,且增殖能力和 ALP 活性都明显提高,因为二氧化硅相的引入,形成了类似于细胞外基质的结构,这种结构具有仿生弹性功能,能促进细胞的黏附和生长[1]。

综上所述,无论是硅氧烷功能化高分子材料,还是引入了二氧化硅相的硅氧烷功能化高分子材料,在细胞学水平上,均表现出优异的生物相容性和良好的促进细胞成骨分化的能力。一方面,用于制备杂化材料的原料本身无细胞毒性,经过与其他生物高分子材料杂化后,能促进细胞生长;另一方面,Si 是骨组织形成和代谢必不可少的微量元素,能促进骨母细胞的分化和骨组织形成,并且硅基材料能通过真核生物蛋白激酶(EPK)和促分裂原活化蛋白激酶(MAPK)通道激活成骨基因的表达。

10.4　生物活性玻璃/高分子杂化材料动物实验评价研究与应用前景

生物活性玻璃/高分子杂化医用材料相对于传统的高分子和陶瓷生物材料,在力学性质、生物医学功能(抗菌、发光)和成骨生物活性方面表现出了极大的优越性,在骨组织修复和再生领域展现出了重要的应用前景。生物医用材料在应用之前需要做出相对严格的动物实验评价,对生物活性杂化高分子医用材料的动物实验评价主要包括以下方面：组织相容性评价、动物体内骨组织修复与再生能力评价、体内生物安全性评价等。

10.4.1 生物活性玻璃基高分子杂化材料动物实验研究

生物活性杂化高分子材料显示可控的物化性质、优异的细胞相容性及促进成骨细胞增殖和分化的能力，为了推动此类材料的应用，在细胞学研究的基础上，有必要深入分析和评估其在动物体内的影响和作用。西安交通大学雷波课题组在动物体内实验方面做了大量研究，并取得了初步研究成果。例如，Du 等采用老鼠的皮下模型，将聚柠檬酸酯弹性体（CPC）和 CMSPC 分别植入小鼠背部皮下组织，观察到动物体内没有明显的水肿和组织坏死。利用 H&E 组织染色评价 CPC 和 CMSPC 材料的体内免疫炎症反应，可以看出，与纯 CPC 弹性体相比，所有 CMSPC 杂化弹性体的切片的纤维囊均减少，表明硅氧烷接枝的杂化弹性体材料具有较低的炎症反应。随着植入时间的增加，两种材料的炎症反应都有减弱的趋势，但是 CMSPC 杂化弹性体的炎症反应仍然明显低于 CPC 弹性体。以上结果表明，CMSPC 杂化弹性体在体内显示出良好的生物相容性，也说明了硅氧烷的接枝引入明显提高了材料的生物相容性。另外，利用活体小动物成像系统观测到聚柠檬酸酯-硅氧烷在小鼠体内表现出高强度的信噪比，可用于动物体内实时成像，监测材料在体内的降解和吸收效果，该性能有望在生物成像领域得到应用[10, 12]。

在此研究的基础上，Li 等成功制备了可降解的纳米二氧化硅增强聚（柠檬酸-硅烷）（PCS-SN）杂化弹性体，其不仅保留了聚（柠檬酸-硅氧烷）（PCS）的光致发光特性，还增强了杂化弹性体的拉伸强度、弹性模量和抗疲劳特性，且具有良好的细胞相容性。通过进一步的体内实验，一方面通过组织切片技术，可以看到材料周围的组织没有明显的坏死，验证了 PCS-SN 弹性体在动物体内表现出良好抗炎性和体内细胞相容性，另一方面，通过小鼠成像系统观察到 PCS-SN 杂化体在小鼠体内可以被实时监测 7 天，成功实现了 PCS-SN 杂化体的体内成像功能。这种新型的具备可调的物化性质和多功能特性的杂化体在骨组织再生和生物成像领域具有很大的应用潜力[4]。

10.4.2 生物活性玻璃基高分子杂化材料组织再生应用展望

通过体外的细胞学实验和体内组织相容性实验发现，生物活性玻璃基高分子杂化医用材料在促进成骨细胞黏附和增殖方面具有特别的优势，尤其是可以促进成骨细胞和干细胞的成骨分化能力，并且能够增强传统高分子材料在体内的组织相容性。尽管目前还没有关于生物活性玻璃基高分子杂化材料的骨组织再生应用产品，但是该类材料表现出来的优越物理化学性质和成骨活性，使得生物活性高分子杂化材料在骨组织修复和再生方面具有重大的应用前景。进一步的研究工作主要集中于研究该类材料的体内骨组织再生效率和长期的生物安全性。

另外，由于该类材料兼具高分子的韧性和无机材料的生物活性，如促血管能力和细胞增殖活性，因此，通过合理的结构优化设计，该类高分子杂化材料也有望应用于软组织修复与再生当中，如创面愈合、肌肉组织再生等领域。更广泛的生物医学应用领域如生物成像、药物递送、肿瘤治疗、组织替代等可能都有该类材料的用武之地。

参 考 文 献

[1]　Gao C，Ito S，Obata A，et al. Fabrication and *in vitro* characterization of electrospun poly（γ-glutamic acid）-silica hybrid scaffolds for bone regeneration. Polymer，2016，91：106-117.

[2]　Lei B，Shin K H，Noh D Y，et al. Nanofibrous gelatin-silica hybrid scaffolds mimicking the native extracellular matrix（ECM）using thermally induced phase separation. Journal of Materials Chemistry，2012，22（28）：14133-14140.

[3]　Xue Y，Wang L，Shao Y，et al. Facile and green fabrication of biomimetic gelatin-siloxane hybrid hydrogel with highly elastic properties for biomedical applications. Chemical Engineering Journal，2014，251：158-164.

[4]　Li Y，Guo Y，Ge J，et al. *In situ* silica nanoparticles-reinforced biodegradable poly（citrate-siloxane）hybrid elastomers with multifunctional properties for simultaneous bioimaging and bone tissue regeneration. Applied Materials Today，2018，10：153-163.

[5]　Chen J，Que W，Xing Y，et al. Highly bioactive polysiloxane modified bioactive glass-poly（ethylene glycol）hybrids monoliths with controlled surface structure for bone tissue regeneration. Applied Surface Science，2015，332：542-548.

[6]　Chen J，Que W，Xing Y，et al. Fabrication of biomimetic polysiloxane-bioactive glass-chitosan hybrid monoliths with high apatite-forming bioactivity. Ceramics International，2015，41：S393-S398.

[7]　Chen J，Du Y，Que W，et al. Content-dependent biomineralization activity and mechanical properties based on polydimethylsiloxane-bioactive glass-poly（caprolactone）hybrids monoliths for bone tissue regeneration. RSC Advances，2015，5（75）：61309-61317.

[8]　Zhao X，Wu Y，Du Y，et al. A highly bioactive and biodegradable poly（glycerol sebacate）-silica glass hybrid elastomer with tailored mechanical properties for bone tissue regeneration. Journal of Materials Chemistry B，2015，3（16）：3222-3233.

[9]　Lei B，Guo B，Rambhia K J，et al. Hybrid polymer biomaterials for bone tissue regeneration. Frontiers of Medicine，2019，13（2）：1-13.

[10]　Du Y，Yu M，Ge J，et al. Development of a multifunctional platform based on strong，intrinsically photoluminescent and antimicrobial silica-poly（citrates）-based hybrid biodegradable elastomers for bone regeneration. Advanced Functional Materials，2015，25（31）：5016-5029.

[11]　Du Y，Ge J，Shao Y，et al. Development of silica grafted poly（1, 8-octanediol-*co*-citrates）hybrid elastomers with highly tunable mechanical properties and biocompatibility. Journal of Materials Chemistry B，2015，3（15）：

2986-3000.

[12] Du Y, Xue Y, Ma P X, et al. Biodegradable, elastomeric, and intrinsically photoluminescent poly（silicon-citrates）with high photostability and biocompatibility for tissue regeneration and bioimaging. Advanced Healthcare Materials, 2016, 5（3）: 382-392.

[13] Lei B, Wang L, Chen X, et al. Biomimetic and molecular level-based silicate bioactive glass-gelatin hybrid implants for loading-bearing bone fixation and repair. Journal of Materials Chemistry B, 2013, 1（38）: 5153-5162.

[14] Wang D, Romer F, Connell L, et al. Highly flexible silica/chitosan hybrid scaffolds with oriented pores for tissue regeneration. Journal of Materials Chemistry B, 2015, 3（38）: 7560-7576.

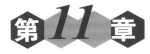

第11章

>>

pH 中性生物活性玻璃

生物活性玻璃（bioactive glass，BG）的关键特性即生物活性。通常认为，BG的生物活性主要有两种机理：①诱导产生羟基磷灰石（HA）层；②释放诸如可溶性钙、硅离子等，刺激组织细胞，诱导骨组织生长。BG 与体液接触后，能够快速地与体液进行离子交换，通过一系列的化学反应在材料表面形成与骨组织成分类似的羟基磷灰石层[1, 2]，从而与人体的骨组织或软组织形成稳固的化学键合，诱导骨组织再生。另外，BG 与体液接触后会以一定的速率释放各种离子，改变细胞周围的化学环境，包括 pH 环境，影响细胞的增殖、分化和矿化。相关研究表明[1, 3, 4]，成骨细胞与 45S5 Bioglass® 溶出物接触后，会激活几种基因族，包括基因编码和复制因子、有效生长因子，例如，胰岛素样生长因子-Ⅱ（IGF-Ⅱ）的增长能够达到 3 倍以上；适当的钙离子有利于成骨细胞的增殖、分化和细胞外基质矿化，硅离子可以刺激Ⅰ型胶原的形成、成骨细胞的分化、血管的生成等。其他功能性离子，如锌离子等还能起到一定的抗菌消炎作用等[4]。

如上所述，BG 生物活性的关键步骤是 BG 同体液进行离子交换。然而，无论是 BG 中 Ca^{2+}、Na^+ 等离子与环境中的 H_3O^+ 质子之间的离子交换，还是诱导环境中的 PO_4^{3-}、Ca^{2+}、OH^- 等沉积形成 HA，都不可避免地影响周边环境中离子的种类和浓度，从而影响周边环境 pH。BG 对 pH 的影响主要取决于 BG 与周边环境进行离子交换的种类及速率，而这又主要取决于 BG 的组成成分和结构特性。

第一个也是最著名的 BG 是 Larry L. Hench 教授发明的 45S5 Bioglass®，它通过熔融-淬冷法制备，化学组成为 45% SiO_2-24.5% CaO-6% P_2O_5-24.5% Na_2O（wt%），目前已经广泛应用于骨损伤及牙科疾病的治疗和修复等领域[5, 6]。不同于二氧化硅以—Si—O—Si—桥氧键形成的完整网络结构，45S5 Bioglass®体系中引入了大量碱金属和碱土金属等网络修饰体。这些网络修饰体，如 Ca^{2+}、Na^+等离子会打断共价网络结构，将—Si—O—Si—桥氧键变成非桥氧键—Si—O⁻M⁺（M⁺为修饰体阳离子），形成部分开放的网格结构。当 45S5 Bioglass® 和水溶液（如体液）接触时，Na⁺、Ca²⁺等容易和体液进行快速的离子交换，诱导产生 HA，表现出良好的生物相容性和生物活性。其中，在玻璃中引入钙和磷的目的是提供材料的生物活性，而在玻璃中引入钠则主要有两个原因：一是降低熔融温度，便于制备 BG；二是破坏硅酸盐共价网络结构（即打断 Si—O—Si 键），增加玻璃的溶解性。总之，45S5 中的钠除了相对惰性且易于从体内排出之外并没有特别的生物学作用，但其溶出、交换会引起材料周边环境 pH 升高[7]。45S5 与体液接触后，其周边环境 pH 的过度升高会引发细胞毒性，限制其临床使用。

如图 11-1 所示，BG 诱导生成 HA 层主要涉及以下 5 个反应。

Ⅰ. 当 BG 浸入体液或模拟体液（SBF）时，玻璃中的 Ca²⁺、Na⁺等离子与溶液中 H⁺以及 H₃O⁺迅速交换，在表面产生 Si—OH。

$$Si\text{—}O^-Na^+ + H^+ + OH^- \longrightarrow Si\text{—}OH + Na^+ + OH^-$$
$$(Si\text{—}O)_2Ca + 2\,H^+ + 2\,OH^- \longrightarrow 2\,Si\text{—}OH + Ca^{2+} + 2\,OH^-$$

Ⅱ. 局部 pH 升高，玻璃硅网络结构遭到 OH⁻攻击，打破 Si—O—Si 键，在玻璃与溶液的界面处形成更多的硅羟基（Si—OH）。

$$Si\text{—}O\text{—}Si + H_2O \longrightarrow Si\text{—}OH + OH\text{—}Si$$

Ⅲ. BG 表面的 Si—OH 缩聚形成一层富 SiO₂ 的胶体层。

$$Si\text{—}OH + OH\text{—}Si \longrightarrow Si\text{—}O\text{—}Si + H_2O$$

Ⅳ. Ca²⁺和 PO₄³⁻ 迁移到 BG 表面，在富 SiO₂ 胶体层上聚集形成无定形 Ca-P 层。

Ⅴ. 随着 OH⁻和 CO₃²⁻ 从溶液中引进，无定形 Ca-P 层逐渐转变成羟基磷灰石晶体层。

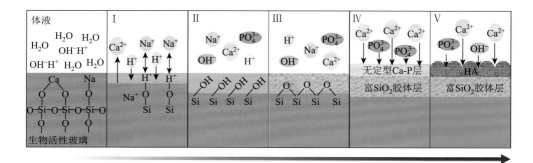

图 11-1　BG 诱导产生 HA 层机理示意图[2]

20 世纪 90 年代初，溶胶-凝胶法开始用于制备 BG[1, 8-12]。与传统熔融法相比，其更容易设计和控制 BG 的组成、结构和形貌，且制备的产品一般具有纳米尺度的孔隙结构，比表面积高，表面含有大量的硅羟基，降解速率更快。尽管通过溶胶-凝胶法也成功开发出与 45S5 组成相同的 BG，但其并没有体现生物学优势，其中大量的羟基可以起到与熔融-淬冷法 BG 中钠类似的作用，即打断并破坏硅酸盐共价网络，形成部分开放的网络结构[1, 13]。因此，目前广泛研究的溶胶-凝胶 BG[14, 15]，如 58S（60mol% SiO_2、36mol% CaO 和 4mol% P_2O_5）、77S（80mol% SiO_2、16mol% CaO 和 4mol% P_2O_5）、S70C30（70mol%SiO_2 和 30mol%CaO）等均不需含钠，而且都表现出良好的生物活性，但上述 BG 与体液接触时同样也会引起环境 pH 升高，尽管程度不如 45S5 剧烈。由于环境 pH 升高对细胞和组织生长会产生一些不利影响，它们在使用前通常都需要经过预处理。Midha 等报道[16]，在接种细胞前，S70C30 支架需要使用缓冲液预处理 3 天来稳定其 pH。体内研究结果也表明，预处理 3 天的 S70C30 生物活性玻璃在刺激大鼠胫骨缺损再生方面非常有效，而没有经过预处理的 S70C30 难以促进骨整合。同样，45S5 玻璃也需要在生理液体中预处理数天以稳定其 pH[17]，从而改善其细胞黏附和成骨活性。但在实际手术治疗过程中，难以实时对 BG 进行这样的预处理，所以其临床使用有所不便。

11.2　pH 中性生物活性玻璃的意义及设计理念

虽然生物活性玻璃与体液交换引起周边环境 pH 升高在一些特定情况下能够起到有益的作用，如抗菌，但是抗菌有很多手段可以完成，不是生物活性玻璃的核心功能，而 pH 升高对细胞、组织带来的不利影响却是不得不面对的难题。对 BG 进行预处理是一种有效手段，但在实际使用中，预处理不是最好的选择，并且预处理会降低玻璃表面活性，影响其生物医用性能发挥。所以，有必要开发 pH 中性的生物活性玻璃，使其直接应用于临床，避免预处理带来的问题，为临床提供一种更好的材料。

由于 BG 主要通过与环境进行离子交换影响其周边 pH，理论上可以通过调控 BG 的组分、化学结构等因素来控制 BG 与环境进行交换的离子种类及速率，进而维持 pH 为中性。通过增加 BG 中磷含量和/或降低钠含量将有可能降低生物活性玻璃的周边 pH，但熔融-淬冷法对玻璃的组分、结构等控制方面存在局限性，例如，降低钠含量会提高熔融温度，增加磷含量会抑制玻璃形成能力。此外，任何组成变化都会影响 BG 的微观网络结构，进而影响其生物活性。

相对而言，溶胶-凝胶法更容易设计和控制 BG 的组成、化学结构和形貌。一些研究报道了如何通过添加酸和碱来改变 pH 以控制凝胶过程，并探索了给定介质的 pH 对 BG 溶解的影响，但将 BG 控制为以 pH 中性方式溶解的工作鲜有涉及。理论上可以通过调节钠、钙和磷的含量来控制 pH，但实际上由于组成/结构对材料溶解速率和沉淀速率影响的未知性，开发 pH 中性 BG 具有很大的挑战性。例如，磷的环境（Q^n）将决定其溶解度，而钠离子比钙离子半径小得多且更易移动并且更快地溶出导致 pH 快速升高。

溶胶-凝胶法中，传统的磷前驱体磷酸三乙酯（TEP）水解非常缓慢，磷酸水解速度快，但是与钙的相容性差，倾向于形成磷酸盐沉淀而不是凝胶。$PO(OR)_x(OH)_{3-x}(x = 1, 2)$作为磷前驱体有可能更好地控制溶胶-凝胶工艺过程，从而更好地控制材料的组成与结构[18-20]，如磷酸一丁酯和磷酸二丁酯。另外，通常认为生物活性玻璃的化学结构是由组成决定的，对熔融-淬冷玻璃来说这可能是正确的，但对于溶胶-凝胶 BG 来说，即使设计组分相同，其化学结构也可能会因为前驱体的不同而存在重要的结构差异[21]。前驱体在溶胶状态可以形成不同的化学结构，由于整个玻璃制备过程是在玻璃化转变温度以下进行，这些化学结构可以保存下来，使得同样组成的玻璃呈现不同的化学结构，称为"玻璃多样性"，类似于晶体出现不同晶型的现象。鉴于此，在使用溶胶-凝胶法设计 BG 时，可以通过前驱体的选择调控 BG 组分和化学结构，进而调控 BG 对周边环境 pH 的影响。

综上所述，pH 中性生物活性玻璃的设计理念是通过前驱体的选择、制备方法、工艺参数的优化来设计 BG 的组分和化学结构，进而控制 BG 与环境进行离子交换的种类和速率，维持 pH 中性环境。

11.3 pH 中性生物活性玻璃实例（PSC 玻璃）

根据上述设计理念，中国科学院化学研究所邱东等比较了不同磷前驱体对生物活性玻璃化学结构和性能的影响，发现植酸作为磷前体制备的 $CaO\text{-}P_2O_5\text{-}SiO_2$ 玻璃生物活性组分范围更广，而且在高磷含量下仍具有生物活性，这为进一步探索 pH 中性生物活性玻璃提供了可能[20-23]。由于无定形磷酸钙（可能是骨矿物形成的前体）的沉淀发生在中性 pH 附近，因此可以通过模拟所需的 Ca/P 比来调整 BG 的组成。羟基磷灰石[$Ca_{10}(PO_4)_6(OH)_2$]的 Ca/P 比为 1.67，而 BG 在体液中沉积羟基磷灰石相对缓慢，通常以 $Ca_{10-x}(PO_4)_{6-x}(OH)_{2-x}$ 形式存在，其 Ca/P 比介于 1.33 和 1.67 之间。鉴于此，邱东等选用了 10.8% P_2O_5-54.2% SiO_2-35% CaO（mol%）这一组成作为研究对象，其 Ca/P 比为 1.62，接近理想的 HA 组成，而且其羟基磷灰石的沉积速率能够满足临床需求，此组成的 BG 简称为 PSC。相对于传统的生物活性玻璃，PSC 的磷含量显著增加，其与体液接触后不会引起 pH 的显著变化，能够维持 pH 的相对稳定（图 11-2）[7, 24]。另外，相对于传统的熔融法 BG（45S5），PSC 具有相当的体外生活性、更高的比表面积、更快的降解速率，并能够更好地促进 hDPCs 增殖、相关基因表达及向成牙本质方向分化[7, 25, 26]，这为 PSC 尽快应用提供了可能。以下将重点介绍 PSC 玻璃的结构、理化性质及其在生物医学方面的应用。

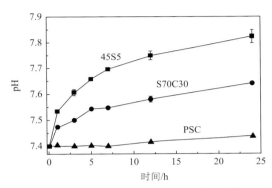

图 11-2　45S5、S70C30 和 PSC 浸泡 SBF 过程中的 pH 变化图

11.4　PSC 玻璃的结构及理化性质

11.4.1　X 射线衍射（XRD）和傅里叶变换红外光谱（FTIR）

PSC 是一种溶胶-凝胶生物活性玻璃。其 FTIR[图 11-3（a）]出现了溶胶-凝胶 BG 典型的吸收峰：$1000 \sim 1100 cm^{-1}$ 的红外吸收带对应于—SiO_4—和—PO_4—四面体的非对称伸缩振动，$800 cm^{-1}$ 和 $467 cm^{-1}$ 的吸收峰分别属于 Si—O—Si 的对称伸缩振动峰和摇摆振动峰，$940 cm^{-1}$ 的肩峰与非桥连的 Si—O—X（X = Ca，H）相关[27, 28]。$570 \sim 603 cm^{-1}$ 区域仅出现一个吸收峰，对应着无定形的 PO_4^{3-}。相应地，XRD 光谱中没有出现明显的布拉格衍射峰，表明 PSC 同 45S5、S70C30 一样，为无定形的玻璃态。

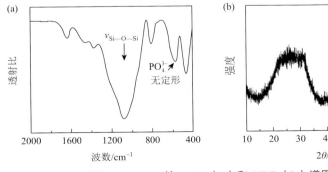

图 11-3　PSC 的 FTIR（a）和 XRD（b）谱图

11.4.2 高能 X 射线衍射（HEXRD）和核磁共振（NMR）

对于非晶材料，HEXRD 是表征其原子排列方式的一种常用手段。无定形硅酸盐和磷酸盐材料的原子排列已经通过这种技术进行了系统的表征。为了优化新型生物活性玻璃的设计，使用 HEXRD 对 PSC 的原子排列方式进行了测量，并和传统 BG（45S5 和 S70C30）进行了比较。将 HEXRD 数据经过校正、归一化处理，再进行 FTIR 即可得到样品的原子相关函数图（图 11-4）和材料原子间距、配位数等结构信息（表 11-1）。

从表 11-1 中可以看出三种 BG 结构中 Si—O、P—O 和 Ca—O 平均原子间距的差异：相较于 45S5 和 S70C30，PSC 中 Si—O 和 P—O 原子间距相对更长，而 Ca—O 原子间距相对较短，这意味着可能存在不同的硅和磷配位环境。然而，这些差异可能会受到其不确定性的影响，因为 HEXRD 数据给出其原子结构的总体特征，表征精细结构存在一定的局限性。想要更清楚地了解 PSC 硅和磷配位环境等精细的结构特点，还需要其他互补技术提供确凿证据。

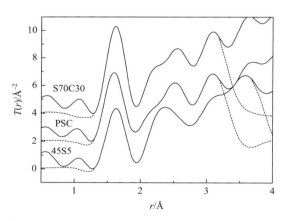

图 11-4 由 HEXRD 数据确定的 45S5、S70C30 和 PSC 玻璃的实空间原子相关函数图（实线：实验；虚线：拟合数据）

表 11-1 全相关函数 $T(r)$ 对应的结构参数

	S70C30		PSC		45S5	
	$r/Å$	N	$r/Å$	N	$r/Å$	N
P—O	—	—	1.58	3.9	1.49	4.1
Si—O	1.62	4.0	1.65	4.1	1.58	4.0

续表

	S70C30		PSC		45S5	
	r/Å	N	r/Å	N	r/Å	N
Ca—O	2.17	4.2	2.15	2.0	2.50	7.8
O—O	2.52	17.3	2.52	16.3	3.10	5.3

注：r 为原子间距；N 为配位数；合理估计误差 r 为 ±0.02Å，N 为 ±0.2。

采用 ^{31}P NMR 和 ^{29}Si NMR 进一步分析三组样品的磷硅酸盐网络结构，结果如图 11-5 所示，相应的参数如表 11-2 所示。图中，Q^n 单元表示一个—SiO$_4$—四面体或—PO$_4$—四面体连接着 n 个桥联氧原子。

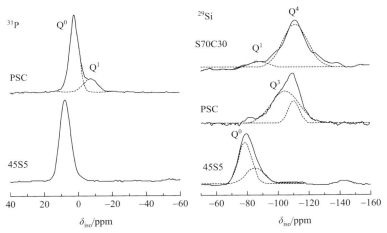

图 11-5　BG 样品的 ^{31}P NMR 和 ^{29}Si NMR 光谱（实线）及其相应的拟合组分峰（虚线）

表 11-2　不同 BG 样品中 ^{31}P NMR 和 ^{29}Si NMR 的各单元的化学位移及相对占比

生物玻璃	^{29}Si				^{31}P			
	峰 1		峰 2		峰 1		峰 2	
	δ_{iso}/ppm	EV/%	δ_{iso}/ppm	EV/%	δ_{iso}/ppm	EV/%	δ_{iso}/ppm	EV/%
PSC	−104.9	Q^3/78	−110.4	Q^4/22	2.0	Q^0/80	−7.3	Q^1/20
45S5	−78.5	Q^0/65	−84.9	Q^1/35	7.7	Q^0/100	—	—
S70C30	−88.3	Q^1/9	−111.6	Q^4/91	—	—	—	—

在 PSC 的 ^{31}P NMR 谱中有一个主峰（约 2ppm）和一个小峰（约 −7.3ppm），分别对应着 Q_P^0 和 Q_P^1 单元[29]。这意味着在 PA-BG 中，大部分的磷原子以正磷酸盐的形式存在（PO$_4$，74%），其余的磷原子则形成 P—O—X（X = P 或 Si）键。尽

管由 ^{31}P NMR 数据可以确定部分磷原子以 Q_P^1 单元的形式存在，但难以判断形成的是 P—O—P 还是 P—O—Si。而 45S5 仅观察到一个共振峰（Q_P^0，δ_{iso} 约 7.7ppm），说明整个结构中全部为分离的 PO_4 单元，没有形成 Si—O—P 键，即磷没有进入硅酸盐网络结构，而是以正磷酸盐的形式存在。

在 ^{29}Si NMR 谱中，45S5 主要存在 Q_{Si}^0（−78.5ppm）和 Q_{Si}^1 单元（−84.9ppm），表明其具有有限的网络连接性；S70C30 主要为 Q_{Si}^1（−88.3ppm）和 Q_{Si}^4（−111.6ppm），表明其网络连接性有所提高；类似地，PSC 主要为 Q_{Si}^3（−104.9ppm）和 Q_{Si}^4（−110.4ppm），表明其具有更高的网络连通性（Si—O—Si 和 P—O—Si）。这些研究结果表明 PSC 样品中主要形成了 Si—O—P 键。

对 BG 结构的测试分析清楚地表明 45S5 没有形成 Si—O—P 键，而 PSC 玻璃具有杂化的磷硅酸盐网络，硅酸盐与磷酸盐间形成了 Si—O—P 连接。从电荷平衡的角度分析，进入网络中的钙离子主要位于磷单元附近（PSC 中硅氧四面体能提供的负电荷非常有限）。在 SBF 中 PSC 玻璃的 Si—O—P 键断裂期间，磷酸离子释放可伴随钙离子释放，有利于促进 HA 的形成，同时酸碱中和稳定环境 pH。

另外，邱东等分别选用植酸、磷酸三乙酯（TEP）和磷酸二丁酯为磷前驱体制备了 PSC 生物活性玻璃，并研究了不同磷前驱体对 PSC 结构和生物活性的影响[21, 24]。结果表明，磷前驱体显著地影响产物的化学结构，尤其是磷的存在形式。如图 11-6 所示，以 TEP 和磷酸二丁酯为磷前驱体的 PSC 样品的 ^{31}P NMR 谱中，在 2ppm、−8ppm 和−24 ppm 附近出现了三个共振信号，分别对应着 Q_P^0、Q_P^1 和 Q_P^2 单元。相较于植酸前驱体样品，这两者中存在更少的 Q_P^1 单元，更多的 Q_P^0 和 Q_P^2 单元（图 11-6）。考虑到电荷平衡，这意味着在植酸为前驱体的 PSC 中，磷连接有更多的 Ca^{2+}。这表明使用溶胶-凝胶法制备 BG 时，即使设计组分相同，其结

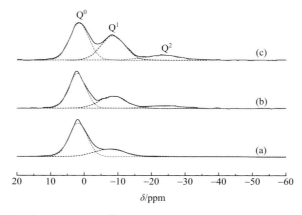

图 11-6 不同前驱体制备 PSC 样品的 ^{31}P NMR 光谱（实线）及其相应的拟合组分峰（虚线）：（a）：植酸；（b）：TEP；（c）：磷酸二丁酯[21]

构也可能会因为前驱体的不同而存在重要的结构差异（玻璃多样性）。体外试验结果表明，植酸为前驱体得到的 PSC 显示出更高的体外生物活性，即 PSC 的生物活性也与磷前驱体相关。前驱体对 BG 结构和性能的影响也为设计中性 pH 生物活性玻璃提供了更多的选择[21]。

11.4.3 离子溶出曲线和中性 pH 性质

模拟体液中各离子浓度与人体血浆中各离子浓度相近，在体外条件下浸泡 SBF 验证离子浓度、pH、HA 矿化是表征 BG 特性的一种常规手段。根据 ISO 23317：2012（E），将 45S5、S70C30 和 PSC 压制成片，浸入(36.5±0.5)℃的 SBF 中，通过 ICP-MS 和 pH 计定期监测浸泡过程的离子浓度和溶液 pH，如图 11-7 所示。

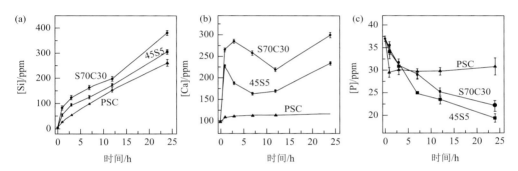

图 11-7 45S5、S70C30 和 PSC 浸泡 SBF 时周围介质中硅（a）、钙（b）和磷（c）离子的浓度

从图 11-7（a）中可以看出，不同样品中硅离子释放的浓度随时间单调增加，且 S70C30 中的硅释放速率要高于 45S5 和 PSC 样品。24h 内，S70C30、45S5 和 PSC 的硅浓度分别从 2.9ppm 增加至约 380ppm、306ppm 和 261ppm。其中硅的释放主要是由于 BG 中 Si—O—Si 网络结构断裂引起的溶解，据报道其主要以单硅酸 $Si(OH)_4$ 形式存在。

从图 11-7（b）中可以看出，随着钙离子从 BG 中释放，45S5 和 S70C30 在最初几个小时（1～3h）内释放的钙浓度迅速增加，而 PSC 样品释放的钙浓度增加幅度非常小。随着浸泡时间的延长，45S5 和 S70C30 中的钙浓度逐渐降低，这可能是由于其释放的钙与磷结合形成沉淀物，如 HA，而 PSC 样品的钙浓度曲线相对平稳，这意味着其释放钙离子相对缓慢或者其中钙能够更快速地与磷结合并沉淀为磷酸钙。

从图 11-7（c）中可以看出，对于 45S5 和 S70C30 样品，磷的浓度随时间急剧下降，相对应地在 3～12h 也观察到钙离子的消耗[图 11-7（b）]，这是由于体液环境中的磷离子和钙离子在样品表面形成富含 Ca-P 的层。而对于 PSC 样品，磷的浓度仅在前 1h 内降低，之后保持大致不变，这可能是由于 PSC 中含有较多磷，从而在体液中可以不断释放磷离子，而且释放的磷与释放的钙相当，同时结合成 Ca-P 层，从而确保钙、磷离子含量稳定。

在浸泡 SBF 过程中，从体系的 pH 变化（图 11-2）可以明显看出，PSC 与 SBF 反应后，仍能维持 pH 的相对稳定，而 45S5 和 S70C30 则会引起 pH 的显著升高。最初几个小时内钙浓度的突然增加[图 11-7（b）]和 pH 的增加（图 11-2）基本同步，进一步支持了钙离子与 SBF 介质之间的离子交换是 pH 增加的主要原因，而 PSC 具有相对高的磷含量，和 SBF 接触后，释放出的磷酸根离子与钙结合成 Ca-P 沉积层，从而补偿 Ca^{2+} 引起的 pH 升高，有助于维持 pH 稳定。这也进一步证明了提高磷含量调控 BG 的组分、结构可以有效构筑 pH 中性生物活性玻璃。

此外，BG 的比表面积等参数直接影响 BG 和体液的接触面积，从而影响 BG 与体液的离子交换速率，其也是 BG 的一个重要参数。采用全自动比表面及微孔分析仪测定 PSC 的 N_2 吸附-脱附曲线，如图 11-8 所示。N_2 吸附-脱附曲线出现明显的迟滞环，说明此 PSC 内存在大量孔隙。通过 BJH 方法计算出平均孔径约为 4nm，BET 方法计算出比表面积约为 120 m^2/g，远高于熔融-淬冷法制备的 45S5 生物玻璃的比表面积（约 2 m^2/g）。具有较高比表面积的样品在接触 SBF 时通常更具反应性，也更易溶解。然而，相对于 45S5，PSC 具有较低的离子浓度，意味着其溶出的钙、磷离子等快速沉积形成了羟基磷灰石，即生物活性更高。

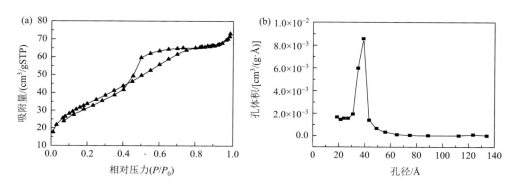

图 11-8　PSC 的 N_2 吸附-脱附曲线（a）和孔隙分布曲线（b）

11.4.4　降解性能

据报道，BG 中磷酸盐含量的增加有利于提高降解速率[30]。然而，如上述溶出曲线（图 11-7）所示，磷酸盐含量较高的 PSC 玻璃离子释放浓度低于其他两种玻璃（45S5 和 S70C30）。因此，通过在 SBF 中浸泡过程中的质量损失初步评估 PSC 的降解。如图 11-9 所示，PSC 的质量损失随时间呈线性关系，预计半年内降解完全，能够满足临床骨修复需求。然而，离子释放速率较快的 45S5 玻璃在体内降解缓慢，通常需要 1~2 年才能从体内消失[31, 32]。所以降解速率较快的 PSC 玻璃测出的离子浓度较低，并不代表其本身释放的离子浓度低，而是由于其释放的钙、磷离子快速形成 Ca-P 沉积层，降低相应离子浓度，从而稳定其环境 pH。

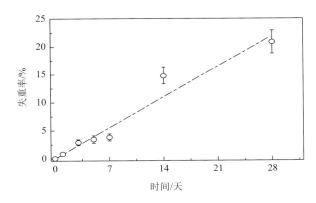

图 11-9　PSC 浸泡 SBF 过程中的质量损失变化图

11.4.5　体外生物活性和细胞相容性

1. 体外生物活性

据报道，45S5 和 S70C30 在 SBF 中浸泡 1 天后，表面能够形成 HA，表现出生物活性[33, 34]。PSC 在 SBF 中浸泡不同时间后形成 HA 的情况如图 11-10 所示。从图 11-10（a）中可以看出，SBF 浸泡前的样品是完全无定形的，浸泡 1 天后出现 HA 的特征衍射峰（25.9°、31.7°、32.8°、39.7°、46.6°、49.4°、53.2°和 64.1°，PDF# 09-0432），并且随着浸泡时间的延长而变强。在红外光谱中，567cm^{-1}、603cm^{-1} 处的双肩吸收带对应着晶态磷酸根（PO_4^{3-}）中 P—O 的弯曲振动[35]。浸泡前，PSC 在此区域仅出现一个吸收峰，对应着无定形的 PO_4^{3-}[36]，即为无定形态。浸泡后，此区域出现双肩吸收带，进一步证明了 HA 的生成[图 11-10（b）]。SEM 结果直观地证实在浸入 SBF 后 PSC 表面形成 HA 状况，如图 11-11 所示。在浸泡 12h 后，PSC 样品表面出现大量的针状聚集体，几乎覆盖了整个表面；浸泡 24h

后，PSC 样品表面被完全覆盖，并呈现出 HA 的典型形貌。所以，PSC 能够诱导 HA 的生成，表现出良好的生物活性。

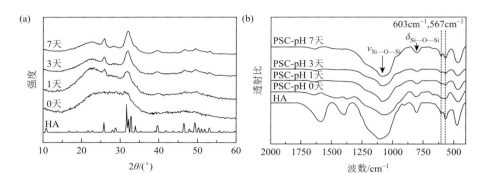

图 11-10　PSC 浸泡 SBF 前后的 XRD 和 FTIR 谱图

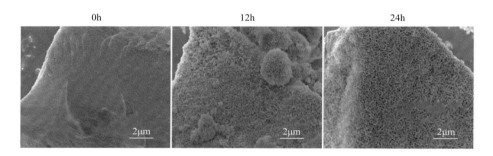

图 11-11　PSC 浸泡 SBF 前后的表面形貌 SEM 图[21]

2. 细胞相容性

众所周知，细胞对 pH 变化敏感，通常在 pH 为 7.2～7.4 的培养基中进行培养。环境 pH 变化可能会抑制离子交换系统，导致细胞内 H^+ 的积累并使蛋白质变性，引起细胞凋亡或坏死。相关研究表明[7]，在浸提物浓度为 5mg/mL 时，45S5 和 S70C30 对 MC3T3-E1 细胞具有显著的细胞毒性，而 PSC 样品没有细胞毒性；与 45S5 和 S70C30 样品相比，PSC 样品也具有更好的细胞增殖促进作用。

MC3T3-E1 细胞在 PSC 上的黏附形态如图 11-12 所示，从图中可以看出，培养 1 天后，MC3T3-E1 细胞在 PSC 样品表面上很好地黏附；培养 3 天后，MC3T3-E1 细胞显示出丝状伪足并在材料表面铺展良好，表明细胞能够在 PSC 样品表面生长和增殖，无须预处理，而 45S5 和 S70C30 表面不经过预处理，没有发现细胞黏附现象，这说明 PSC 具有更好的细胞相容性。类似地，与 45S5 相比，PSC 能够更好地促进牙髓细胞增殖（图 11-13），并促进成牙方向分化和矿化等[25]。因此，PSC 中性生物活性玻璃在骨修复和牙科领域具有潜在的应用价值。

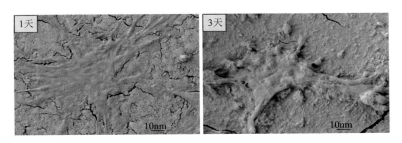

图 11-12　在 PSC 上培养 1d 和 3d 的 MC3T3-E1 细胞的 SEM 图像[7]

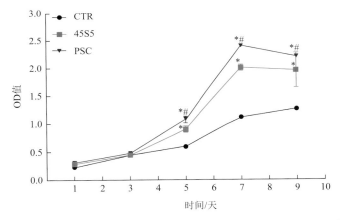

图 11-13　PSC 和 45S5 对 hDPCs 增殖的影响；*与 CTR 相比，$p < 0.05$；# 与 45S5 相比，$p < 0.05$[25]

11.4.6　烧结性能

BG 通过烧结可以形成一个相互连接的整体，有利于开发 BG 成型产品，如通过烧结制备 BG 支架等[37-40]。通过对 PSC 的烧结行为的研究，将有可能开发 PSC 产品，并应用于临床。通过热台显微镜可以研究 PSC 样品的烧结行为。将样品压入模具制备成小圆柱体（Φ2mm×3mm），放入样品室的支架上，以 10℃/min 的速率分别升温至 1530℃和 1450℃（2h），记录样品在升温过程中的外观变化，并使用 SEM（Hitachi TM3030）观察样品烧结前后的表面形貌。

从图 11-14 可以看到，在 600℃之前，PSC 样品几乎没有变化；在 $T_1 \sim T_2$（600～880℃）区间，样品收缩了约 2.7%；在 $T_3 \sim T_4$（880～1260℃）区间，样品出现第

二段收缩，大约为 10.6%；在 $T_4 \sim T_5$（1260～1390℃）区间，出现一个平台，表明在该温度内材料出现结晶；在 $T_5 \sim T_6$（1390～1530℃）区间，样品出现第三段烧结收缩，约 9%；全程没有发现熔融点。

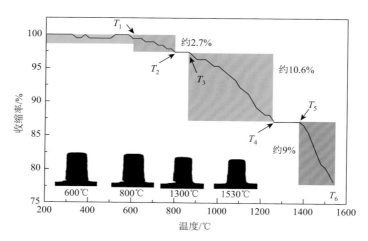

图 11-14   PSC 在烧结过程中的收缩曲线及不同温度下的 HSM 图像

　　基于以上结果，对样品在烧结前和第三段烧结收缩（1450℃，2h）后形貌进行了 SEM 观测，如图 11-15 所示。在烧结前，PSC 粉堆积在一起，颗粒棱角分明，颗粒之间没有任何连接。而烧结后，颗粒棱角变得圆润，大颗粒表面出现部分熔化的小颗粒，不同颗粒之间通过"烧结颈"结合在一起，形成一个整体。一般而言，BG 烧结在一起后能够有效提高材料的强度，再结合其他成型技术，如 3D 打印等，就能制造出具有特定形状的 BG 支架。PSC 表现出的烧结行为表明其在这方面有着良好的应用潜力。

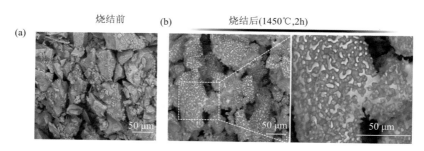

图 11-15   PSC 在烧结前（a）和 1450℃烧结 2h 后（b）的表面形貌

　　总之，PSC 中性玻璃中含有较高的磷，其组分和化学结构与 45S5 和 S70C30 存在着明显不同，和 SBF 接触后也表现出不同的离子交换行为。不同于 45S5 和

S70C30 与 SBF 反应后引起 pH 升高，PSC 与 SBF 反应后能够维持 pH 的相对稳定。PSC 中较高的磷含量使磷以适当的速率降解，并且它可以与溶解的钙结合形成 Ca-P 层。这不仅有利于中性 pH 的维持，而且有利于 HA 的快速形成，使 PSC 表现出优良的生物活性。当直接接种细胞时，PSC 也具有更好的细胞相容性，能促进细胞的黏附，而在相同的细胞培养条件下，45S5 和 S70C30 未发现细胞黏附。相较于 45S5，PSC 还能够更好地促进牙髓细胞增殖，并促进其向成牙方向分化和矿化等。此外，PSC 表现出良好的烧结行为，有利于和 3D 打印技术相结合制备特定形状的 BG 支架等。PSC 具有优异的体外生物活性和良好的加工性能，使其在生物医学应用方面具有潜在的价值。

11.5　PSC 玻璃在生物医学应用方面的研究

中性生物活性玻璃 PSC 特殊的离子交换行为，与 SBF 反应后能够维持 pH 中性以及良好的生物活性、生物相容性和可降解性，使其在骨损伤及牙科疾病的治疗和修复等领域有很大的应用潜力。

11.5.1　可注射生物活性玻璃复合骨水泥

椎体压缩性骨折（vertebral compression fracture，VCF）是骨质疏松患者最常见的并发症之一，我国每年的新发病例约有 180 万例[41, 42]。经皮椎体后凸成形术（percutaneous kyphoplasty，PKP）和经皮椎体成形术（percutaneous vertebroplasty，PVP）是治疗 VCF 的主要手段。在 PKP 和 PVP 中，因经皮注射的需要，可注射骨水泥是必不可少的。目前，临床上可用的可注射骨水泥主要包括聚甲基丙烯酸甲酯（PMMA）骨水泥、硫酸钙骨水泥（CSC）和磷酸钙骨水泥（CPC）[43]。

PMMA 是 PVP 和 PKP 中使用最广泛的骨水泥。但是该材料存在明显缺陷，如 PMMA 不可降解，无法被新生骨组织替代；无骨传导、生物活性，材料和骨组织之间的长期界面稳定性不能得到保证；单体有毒，聚合放热，可导致组织、神经热坏死；此外，PMMA 强度与模量过高，长期以异物形式存在体内，可能导致相邻椎体骨折[44-46]。

硫酸钙具有自固化能力，长期以来，在临床上被用作可注射骨增强材料[47, 48]。在体内，它可被完全降解吸收，不存在固化放热问题，生物相容性良好。这些性能使硫酸钙和其他材料复合时，可作为可溶性添加剂来调节复合材料的孔隙率和降解速率，或者作为载体来运送药物、生长因子[47, 49]；然而，硫酸钙易溃散，无生物活性，且降解速率过快，在体内不能提供足够长时间的支撑[44, 47, 50]。

磷酸钙的降解速率比硫酸钙慢，且具有优异的生物相容性和骨传导性。当与硫酸钙复合时，可以配制出可注射性骨水泥。这种骨水泥降解速率较慢，能够刺激骨生长，因此有望在治疗 VCF 中提供长期的机械支撑[49]。基于此策略，市场上已经出现相关临床产品并取得了一定的成功，如 Genex®（一种广泛用于骨缺损填充的骨水泥）。然而，治疗 VCF 时，磷酸钙/硫酸钙体系的降解吸收速率仍然过快，进而出现塌陷问题，在 PKP 或 PVP 中该组合的成功案例非常有限[51, 52]。因此，开发新型骨水泥，进一步降低骨水泥的降解速率并改善成骨性质，以便维持足够的机械支撑直至椎体恢复，已经成为临床上迫切要解决的问题。

如前所述，BG 具有良好的生物相容性、生物活性和骨诱导性，在骨修复领域拥有广泛的应用。研究表明，BG 的降解速率通常比磷酸钙更慢。鉴于此，复合 BG 和硫酸钙，很可能研发出具有良好生物活性、骨诱导性和可控吸收速率的可注射骨水泥。一些研究已经证明[53-55]，含有 BG 的硫酸钙骨水泥在骨诱导、刺激骨生长方面表现更加优异。然而，传统的 BG（即 45S5）在接触体液时会增加 pH，干扰硫酸钙的水合反应，所以 BG 的含量通常很低（≤30wt%）。因此，此类复合骨水泥仅稍微改善了其生物学性能，而在提供长期支撑问题上几乎没有改善，甚至变得更差[48, 50, 56]。鉴于 PSC 优异的性能，中性 PSC 生物活性玻璃为制备中高 BG 含量的新型 BG/硫酸钙（如 PSC/CS）复合骨水泥提供了可能[57]。

如图 11-16 所示，这种新型 PSC/CS 复合骨水泥的制备方法简单，按照一定的固液比将固相和液相进行混合，充分搅拌调制成骨水泥浆体，注入模具后固化即得到骨水泥块体。其具有良好的可注射性，适用于微创手术（如 PKP）。如图 11-17（a）所示，当 PSC/CS 浆体注入 PBS 时，没有明显的溃散现象，浸泡 24 h 后仍能保持完整的初始形状，表现出良好的抗溃散性。体外研究表明，PSC/CS 骨水泥具有与松质骨相匹配的力学性能，良好的生物活性、细胞相容性和一定的降解性。图 11-17（b）给出了 CSC、硫酸钙/磷酸钙骨水泥（CSPC）和 PSC/CS 骨水泥的体外降解曲线。CSC 在 SBF 中浸泡 4 周后，质量损失约为 85.5%，体积明显变小。CSPC 的降解速率比 CSC 更快，这可能是因为磷酸钙对体系的固化产生了部分阻碍。通常认为，当骨水泥的降解速率比骨生长速度更快时，如 CSC，它不能提供足够长时间的机械支撑，且降解后留下的空间将限制新生骨组织的形成[47, 58]。然而，PSC/CS 骨水泥的质量损失在前 3 周内快速上升，然后趋于缓慢，最终平稳在 52% 附近。有趣的是，在 SBF 条件下，PSC/CS 骨水泥的直径几乎没有变化，而 CSC 骨水泥的直径显著减小[图 11-17（d）]，这可能是由于浸泡过程中 PSC 骨水泥降解的同时促进 HA 的生成，而且生成的 HA 相互连接形成一个整体，而 CSC 骨水泥降解吸收太快，导致其体积收缩严重。这意味着，在生理条件下，PSC/CS 骨水泥可以长期保持其初始形状，维持一定的力学强度，从而在骨组织愈合过程中提供足够的力学支撑，为骨细胞提供一个长期的"桥梁"。

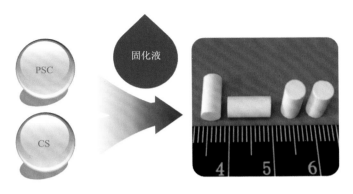

图 11-16　制备 PSC/CS 骨水泥示意图

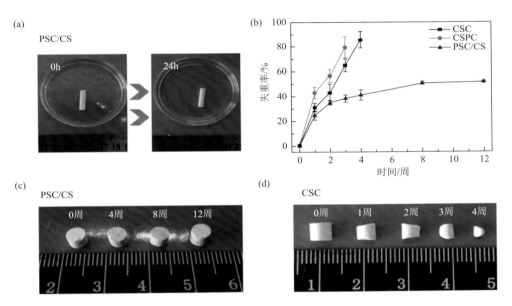

图 11-17　（ a ）PSC/CS 骨水泥在 PBS 中外观变化；（ b ）CSC、CSPC 和 PSC/CS 骨水泥在 SBF 中的质量损失曲线；PSC/CS（ c ）和 CSC（ d ）骨水泥在 SBF 浸泡不同时间后的外观照片

　　将此新型 PSC/CS 骨水泥及 PMMA 和 CSPC（CSC∶CPC = 1∶1）骨水泥植入兔股骨髁缺损部位进行体内实验。图 11-18 是植入骨水泥 12 周后，骨水泥周围区域的 micro-CT 横截面图像和 3D 重建图像。可以看出，A 组中 PSC/CS 骨水泥部分降解，剩余的骨水泥被新生骨组织包围。B 组中，CSPC 几乎完全降解，剩余空间仅存在部分新生骨组织。C 组中，PMMA 几乎没有观察到变化，仅在界面处出现少量的新生骨组织。通过对缺损区域内新生骨和残余骨水泥的体积百分比定量分析发现，在第 12 周，PSC/CS 骨水泥组新生骨的体积百分比

（BV/TV ＝ 7.7%±1.6%）显著高于 PMMA 组（BV/TV ＝ 0.9%±0.2%）和 CSPC 组（BV/TV ＝ 5.6%±1.6%）。此外，植入 12 周后，PSC/CS 骨水泥组残余骨水泥（79.4%±5.2%）低于 PMMA 组（96.9%±1.3%），而 CSPC 组中几乎没有残余骨水泥。这些结果说明，相较于 PMMA 和 CSPC，PSC/CS 骨水泥刺激骨再生的能力更加优异。此外，相较于 PMMA，PSC/CS 骨水泥具有一定的降解能力，同时降解速率远低于 CSPC，具有提供长期力学支撑的潜力。相关组织学分析也证实，相比传统骨水泥 PMMA 和 CSPC，PSC/CS 骨水泥能够更好地刺激骨再生并具有一定的降解能力。

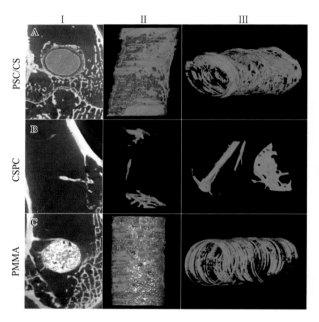

图 11-18 植入骨水泥 12 周后，骨水泥周围区域的 **micro-CT** 横截面图像（Ⅰ列）和 **3D** 重建图像（Ⅱ列和Ⅲ列）；绿色部分代表新形成的骨，灰色部分代表残留的骨水泥

总之，PSC/CS 骨水泥由于具有适当的力学性能、良好的生物活性、骨诱导性及适宜的降解速率，对长期维持椎体高度有积极作用，同时可以促进骨折愈合，减少相邻椎体新骨折等术后并发症。所以，以中性 PSC 玻璃为基础的新型 PSC/SC 骨水泥在 PKP 和 PVP 手术方面具有良好的应用前景。

11.5.2　PSC 诱导牙髓牙本质复合体再生

牙髓和牙本质共同起源于胚胎的外胚间充质，由牙乳头发育而来，牙齿发育完成后牙髓和牙本质在生理功能上关系密切，因此两者被合称为牙髓牙本质复合体[59]。牙齿失去牙髓组织后，牙体硬组织得不到牙髓组织的营养，牙齿无法通过感知外界刺激形成反应性和修复性牙本质从而丧失自我修复能力，尤其是年轻恒牙牙根无法继续发育。因此，保存健康的牙髓组织对牙齿行使功能和长期生存具有重要意义。探寻用于诱导牙髓牙本质复合体再生的生物活性材料修复因龋、外伤等原因造成的牙髓牙本质复合体结构和生理功能的损伤具有重要研究意义。

　　BG 具有良好的生物活性，植入体内后能迅速矿化生成 HA 并与周围组织形成组织结合，同时材料降解释放具有基因激活作用的硅、钙、磷等离子对细胞成骨、成血管等相关的多种基因表达具有促进作用，已被广泛用于再生骨、牙周等组织的再生领域。由于骨组织和牙本质无机成分均为 HA，成骨和成牙的调控机制有相似性，因此 BG 应用于牙髓牙本质复合体再生领域也有一定的可行性。研究表明[60]，45S5 浸提液体外能促进牙髓细胞增殖、碱性磷酸酶活性、矿化结节形成以及成牙本质方向分化相关基因蛋白高表达；然而，45S5 从体内消失还需要 1～2 年，其中硅的长期作用和 BG 的缓慢降解会引起其他一些问题。如前所述，相较于 45S5，中性 PSC 玻璃诱导生成 HA 的速度更快或者相当，与 SBF 反应后能够维持相对稳定的 pH，并且其能够促进 hDPCS 增殖，显著增强成牙本质分化基因 *DSPP*、*DMP-1* 的表达。因此，中性 PSC 在诱导牙髓牙本质复合体再生方面有很大潜力。

　　如图 11-19 所示，北京大学口腔医院崔彩云等进一步构建了 PSC 及 45S5 与大鼠磨牙牙冠复合物，将其埋入裸鼠皮下，对 PSC 诱导牙髓组织形成牙髓牙本质复合体进行了研究[25]。实验 2 周及 6 周后分别取出移植的样品，进行组织学染色观察、评价。根据牙髓组织与生物活性玻璃接触的断面处牙髓有无炎症坏死和硬组织形成情况对组织学结果进行分类。如表 11-3 所示，实验 2 周，对照组 5 个样本全部在断面处没有硬组织沉积、没有牙髓组织坏死，平均得分 3 分；PSC 组 7 个样本中 5 个样本断面处有硬组织沉积、没有牙髓组织坏死，2 个样本断面处没有硬组织沉积、有牙髓组织坏死，平均得分 1.86 分；45S5 组 7 个样本中 3 个样本断面处有硬组织沉积、没有牙髓组织坏死，4 个样本断面处没有硬组织沉积、有牙髓组织坏死，平均得分 2.71 分；实验 6 周，对照组 5 个样本全部在断面处没有硬组织沉积、没有牙髓组织坏死，平均得分 3 分；PSC 组 7 个样本中 6 个样本断面处有硬组织沉积、没有牙髓组织坏死，1 个样本断面处没有硬组织沉积、有牙髓组织坏死，平均得分 1.43 分；45S5 组 7 个样本中 5 个样本断面处有硬组织沉积、没有牙髓组织坏死，2 个样本断面处没有硬组织沉积、有牙髓组织坏死，平均得分 1.86 分。研究结果表明：PSC 诱导牙髓组织形成硬组织、避免牙髓组织发生炎症坏死的样本数（11/14）多于 45S5（8/14）。

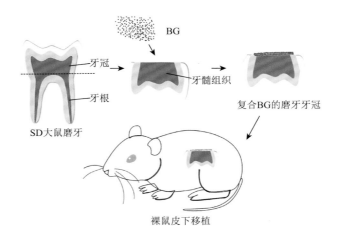

图 11-19　PSC 及 45S5 与牙冠复合物皮下埋植示意图

表 11-3　PSC 及 45S5 裸鼠皮下埋植后按照组织学结构评价表[25]

时间	组别	样本量/个	按照组织学结果评价每个分值组样本量/个 a				得分均值/分
			1 分	2 分	3 分	4 分	
2 周	对照组	5	0	0	5	0	3
	PSC 组	7	5	0	0	2	1.86
	45S5 组	7	3	0	0	4	2.71
6 周	对照组	5	0	0	5	0	3
	PSC 组	7	6	0	0	1	1.43
	45S5 组	7	5	0	0	2	1.86

a 在每个纵列里显示的是获得该等级得分的样本量。

注：1 分表示样本断面处有硬组织沉积、没有牙髓组织坏死；2 分表示样本断面处有硬组织沉积、有牙髓组织坏死；3 分表示样本断面处没有硬组织沉积、没有牙髓组织坏死；4 分表示样本断面处没有硬组织沉积、有牙髓组织坏死。其中 1 分表示的是最佳结果，4 分表示的是最差结果。

　　通过 H&E 染色观察样本组织结构，如图 11-20 所示。体内移植 2 周后，H&E 染色结果显示对照组牙冠断面处可见红染纤维样基质，未见到明显矿化硬组织形成。PSC 组可见 PSC 所在区域呈空缺无染色区，PSC 被均匀生成的细胞外基质包绕，贴近牙髓组织一侧 PSC 表面有牙本质小管样的一层均质矿化基质形成，该矿化基质表面有整齐排列的一层高柱状、呈极性排列的成牙本质样细胞。45S5 组观察到了与 PSC 组基本一致的现象，但无染色区域直径明显大于 PSC 组，表面的成牙本质样细胞没有 PSC 组细胞排列整齐规律。这表明，与 45S 相比，中性 PSC 玻璃早期能够更好地诱导牙髓组织形成典型的牙髓牙本质复合体样结构。

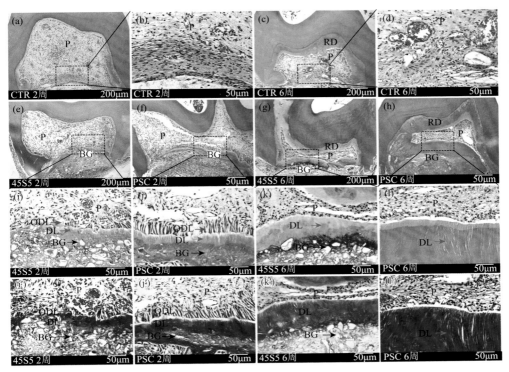

图 11-20　对照组、45S5 和 PSC 在体内培养 2 周和 6 周组织学 H&E 和 Masson 染色图；红色箭头指向新生成的牙本质组织，绿色箭头指向成牙本质细胞，黑色箭头指向 BG 颗粒；**BG**：生物活性玻璃；**P**：牙髓组织；**ODL**：成牙本质细胞样细胞；**DL**：牙本质样组织；**RD**：修复性牙本质

　　体内移植 6 周后，对照组牙冠断面处仍为红染纤维样基质，未见到明显矿化硬组织形成；在原有成牙本质细胞与牙本质界面处贴近牙髓组织一侧，可见一层均质的类修复性牙本质的矿化基质形成。PSC 组可见 PSC 所在区域为空缺无染色区，PSC 被均匀生成的细胞外基质包绕。贴近牙髓组织一侧 PSC 表面形成了一层较厚的类似牙本质小管的均质化矿化基质，可见细胞胞质凸陷进入类牙本质基的牙本质小管内，且牙本质样组织与牙髓组织间可见一层类前期牙本质样的矿化基质层；在原有成牙本质细胞与牙本质界面处贴近牙髓组织一侧，可见一层均质的类修复性牙本质的矿化基质形成。45S5 组观察到了同 PSC 组基本一致的现象，但无染色区域直径明显大于 PSC 组，贴近牙髓组织一侧有一层均质矿化基质层，厚度明显小于 PSC 组，且牙本质小管样形态没有 PSC 组规整。研究结果表明：与 45S5 相比，PSC 与牙髓组织接触并诱导其形成牙髓牙本质复合体样结构的作用更强。Masson 染色也表现出同样的结果。

这些研究表明，与传统生物活性玻璃 45S5 相比，中性 PSC 生物活性玻璃诱导牙髓细胞向成牙本质方向分化的能力更强，这可能是由于 PSC 更快的矿化能力和更高的溶解性。这也说明中性 PSC 玻璃在诱导牙髓牙本质复合体形成和再生作用方面具有良好应用前景。

总之，中性 PSC 生物活性玻璃具有特殊的离子交换行为，与 SBF 反应后能够维持 pH 中性以及良好的生物活性和可降解性，使其在与其他材料复合、治疗骨损伤及牙科疾病等一些特殊情形下的生物活性优于传统的 45S5 玻璃，并且有很大的发展空间。但也应该认识到其性能还远未达到理想骨移植材料的要求，仍需要进一步优化其组分和结构，提高性能，拓展用途；另外，PSC 对在体内生物活性的影响机理及长期作用仍需要进一步探索。

参 考 文 献

[1] Jones J R. Review of bioactive glass: from hench to hybrids. Acta Biomaterialia, 2013, 9 (1): 4457-4486.

[2] 任辉辉, 李爱玲, 邱东. 生物活性玻璃简介. 化学教育, 2017, 38 (20): 1-5.

[3] Liu X, Rahaman M N, Fu Q, et al. Porous and strong bioactive glass (13-93) scaffolds prepared by unidirectional freezing of camphene-based suspensions. Acta Biomaterialia, 2012, 8 (1): 415-423.

[4] Hoppe A, Guldal N S, Boccaccini A R. A review of the biological response to ionic dissolution products from bioactive glasses and glass-ceramics. Biomaterials, 2011, 32 (11): 2757-2774.

[5] Jones J R, Brauer D S, Hupa L, et al. Bioglass and bioactive glasses and their impact on healthcare. International Journal of Applied Glass Science, 2016, 7 (4): 423-434.

[6] Hench L L. The story of Bioglass®. Journal of Materials Science: Materials in Medicine, 2006, 17 (11): 967-978.

[7] Li A, Lv Y, Ren H, et al. *In vitro* evaluation of a novel pH neutral calcium phosphosilicate bioactive glass that does not require preconditioning prior to use. International Journal of Applied Glass Science, 2017, 8 (4): 403-411.

[8] Li R, Clark A E, Hench L L. An investigation of bioactive glass powders by sol-gel processing. Journal of Applied Biomaterials, 1991, 2 (4): 231-239.

[9] Vallet-Regí M, Salinas A J, Arcos D. Tailoring the structure of bioactive glasses: from the nanoscale to macroporous scaffolds. International Journal of Applied Glass Science, 2016, 7 (2): 195-205.

[10] Valappil S P, Higham S M. Antibacterial effect of gallium and silver on *Pseudomonas aeruginosa* treated with gallium-silver-phosphate-based glasses. Bio-Medical Materials and Engineering, 2014, 24 (3): 1589-1594.

[11] Yu L, Zhang Y, Zhang B, et al. Enhanced antibacterial activity of silver nanoparticles/halloysite nanotubes/graphene nanocomposites with sandwich-like structure. Scientific Reports, 2014, 4: 1-5.

[12] Zhang Y, Cui X, Zhao S, et al. Evaluation of injectable strontium-containing borate bioactive glass cement with enhanced osteogenic capacity in a critical-sized rabbit femoral condyle defect model. ACS Applied Materials & Interfaces, 2015, 7 (4): 2393-2403.

[13] Vichery C, Nedelec J M. Bioactive glass nanoparticles: from synthesis to materials design for biomedical applications. Materials, 2016, 9 (4): 1-17.

[14] Rahaman M N, Day D E, Bal B S, et al. Bioactive glass in tissue engineering. Acta Biomaterialia, 2011, 7 (6): 2355-2373.

[15] Arcos D, Vallet-Regi M. Sol-gel silica-based biomaterials and bone tissue regeneration. Acta Biomaterialia, 2010,

6（8）：2874-2888.

[16] Midha S，Van d B W，Kim T B，et al. Bioactive glass foam scaffolds are remodelled by osteoclasts and support the formation of mineralized matrix and vascular networks *in vitro*. Advanced Healthcare Materials，2013，2（3）：490-499.

[17] García A J，Ducheyne P，Boettiger D. Effect of surface reaction stage on fibronectin-mediated adhesion of osteoblast-like cells to bioactive glass. Journal of Biomedical Materials Research Part B Applied Biomaterials，2015，40（1）：48-56.

[18] Elgayar I，Aliev A E，Boccaccini A R，et al. Structural analysis of bioactive glasses. Journal of Non-Crystalline Solids，2005，351（2）：173-183.

[19] Pickup D M，Guerry P，Moss R M，et al. New sol-gel synthesis of a$(CaO)_{0.3}(Na_2O)_{0.2}(P_2O_5)_{0.5}$ bioresorbable glass and its structural characterisation. Journal of Materials Chemistry，2007，17（45）：4777-4784.

[20] Li A L，Qiu D. Phytic acid derived bioactive CaO-P_2O_5-SiO_2 gel-glasses. Journal of Materials Science：Materials in Medicine，2011，22（12）：2685-2691.

[21] Ren H，Tian Y，Li A，et al. The influence of phosphorus precursor on the structure and properties of SiO_2-P_2O_5-CaO bioactive glass. Biomedical Physics & Engineering Express，2017，3（4）：045017.

[22] Qiu D，Guerry P，Knowles J C，et al. Formation of functional phosphosilicate gels from phytic acid and tetraethyl orthosilicate. Journal of Sol-Gel Science and Technology，2008，48（3）：378-383.

[23] Li A，Wang D，Xiang J，et al. Insights into new calcium phosphosilicate xerogels using an advanced characterization methodology. Journal of Non-Crystalline Solids，2011，357（19-20）：3548-3555.

[24] 任辉辉. 硅酸盐基生物活性玻璃/聚合物复合人工骨材料. 北京：中国科学院大学，2018.

[25] Cui C Y，Wang S N，Ren H H，et al. Regeneration of dental-pulp complex-like tissue using phytic acid derived bioactive glasses. RSC Advances，2017，7（36）：22063-22070.

[26] Ren H H，Zhao H Y，Cui Y，et al. Poly（1，8-octanediol citrate）/bioactive glass composite with improved mechanical performance and bioactivity for bone regeneration. Chinese Chemical Letters，2017，28（11）：2116-2120.

[27] Vecchio Ciprioti S，Catauro M. Synthesis，structural and thermal behavior study of four Ca-containing silicate gel-glasses. Journal of Thermal Analysis and Calorimetry，2015，123（3）：2091-2101.

[28] Ma J，Chen C Z，Wang D G，et al. Influence of the sintering temperature on the structural feature and bioactivity of sol-gel derived SiO_2-CaO-P_2O_5 bioglass. Ceramics International，2010，36（6）：1911-1916.

[29] Döhler F，Mandlule A，van Wüllen L，et al. ^{31}P NMR characterisation of phosphate fragments during dissolution of calcium sodium phosphate glasses. Journal of Materials Chemistry B，2015，3（6）：1125-1134.

[30] Neel E A A，Pickup D M，Valappil S P，et al. Bioactive functional materials：a perspective on phosphate-based glasses. Journal of Materials Chemistry，2009，19（6）：690-701.

[31] Tadjoedin E S，de Lange G L，Holzmann P J，et al. Histological observations on biopsies harvested following sinus floor elevation using a bioactive glass material of narrow size range. Clinical Oral Implants Research，2000，11（4）：334-344.

[32] Tadjoedin E S，de Lange G L，Lyaruu D，et al. High concentrations of bioactive glass material（BioGran®）*vs.* autogenous bone for sinus floor elevation：histomorphometrical observations on three split mouth clinical cases. Clinical Oral Implants Research，2002，13（4）：428-436.

[33] Saravanapavan P，Jones J R，Verrier S，et al. Binary CaO-SiO_2 gel-glasses for biomedical applications. Bio-Medical Materials and Engineering，2004，14（4）：467-486.

[34] Gough J E, Jones J R, Hench L L. Nodule formation and mineralisation of human primary osteoblasts cultured on a porous bioactive glass scaffold. Biomaterials, 2004, 25 (11): 2039-2046.

[35] Catauro M, Bollino F, Renella R A, et al. Sol-gel synthesis of SiO_2-CaO-P_2O_5 glasses: influence of the heat treatment on their bioactivity and biocompatibility. Ceramics International, 2015, 41 (10): 12578-12588.

[36] Siqueira R L, Zanotto E D. The influence of phosphorus precursors on the synthesis and bioactivity of SiO_2-CaO-P_2O_5 sol-gel glasses and glass-ceramics. Journal of Materials Science: Materials in Medicine, 2013, 24 (2): 365-379.

[37] Mancuso E, Alharbi N, Bretcanu O A, et al. Three-dimensional printing of porous load-bearing bioceramic scaffolds. Journal of Engineering in Medicine, 2017, 231 (6): 575-585.

[38] Mancuso E, Bretcanu O A, Marshall M, et al. Novel bioglasses for bone tissue repair and regeneration: effect of glass design on sintering ability, ion release and biocompatibility. Materials & Design, 2017, 129: 239-248.

[39] Bretcanu O, Baino F, Verne E, et al. Novel resorbable glass-ceramic scaffolds for hard tissue engineering: from the parent phosphate glass to its bone-like macroporous derivatives. Journal of Biomaterials Applications, 2014, 28 (9): 1287-1303.

[40] Baino F, Ferraris M, Bretcanu O, et al. Optimization of composition, structure and mechanical strength of bioactive 3-D glass-ceramic scaffolds for bone substitution. Journal of Biomaterials Applications, 2013, 27 (7): 872-890.

[41] Johnell O, Kanis J. An estimate of the worldwide prevalence and disability associated with osteoporotic fractures. Osteoporosis International, 2006, 17 (12): 1726-1733.

[42] 中国健康促进基金会骨质疏松防治中国白皮书编委会. 骨质疏松症中国白皮书. 中华健康管理学杂志, 2009, 3 (3): 148-154.

[43] Lewis G. Injectable bone cements for use in vertebroplasty and kyphoplasty: state-of-the-art review. Journal of Biomedical Materials Research, Part B: Applied Biomaterials, 2006, 76 (2): 456-468.

[44] No Y J, Roohani-Esfahani S I, Zreiqat H. Nanomaterials: the next step in injectable bone cements. Nanomedicine (Lond), 2014, 9 (11): 1745-1764.

[45] Lv Y, Li A, Zhou F, et al. A novel composite PMMA-based bone cement with reduced potential for thermal necrosis. ACS Applied Materials & Interfaces, 2015, 7 (21): 11280-11285.

[46] Masala S, Nano G, Marcia S, et al. Osteoporotic vertebral compression fractures augmentation by injectable partly resorbable ceramic bone substitute (Cerament™| SPINE SUPPORT): a prospective nonrandomized study. Neuroradiology, 2012, 54 (6): 589-596.

[47] Thomas M V, Puleo D A. Calcium sulfate: properties and clinical applications. Journal of Biomedical Materials Research, Part B: Applied Biomaterials, 2009, 88 (2): 597-610.

[48] Beuerlein M J, Mckee M D. Calcium sulfates: what is the evidence?. Journal of Orthopaedic Trauma, 2010, 24 suppl 1 (3): S46-51.

[49] Hu G, Xiao L, Fu H, et al. Study on injectable and degradable cement of calcium sulphate and calcium phosphate for bone repair. Journal of Materials Science: Materials in Medicine, 2010, 21 (2): 627-634.

[50] Lin M, Zhang L, Wang J, et al. Novel highly bioactive and biodegradable gypsum/calcium silicate composite bone cements: from physicochemical characteristics to *in vivo* aspects. Journal of Materials Chemistry B, 2014, 2 (14): 2030-2038.

[51] Piazzolla A, de Giorgi G, Solarino G. Vertebral body recollapse without trauma after kyphoplasty with calcium phosphate cement. Musculoskeletal Surgery, 2011, 95 (2): 141-145.

[52]　Ryu K S，Shim J H，Heo H Y，et al. Therapeutic efficacy of injectable calcium phosphate cement in osteoporotic vertebral compression fractures：prospective nonrandomized controlled study at 6-month follow-up. World Neurosurgery，2010，73（4）：408-411.

[53]　Goh Y F，Akram M，Alshemary A Z，et al. Synthesis，characterization and *in vitro* study of magnetic biphasic calcium sulfate-bioactive glass. Materials Science & Engineering，C：Materials for Biological Applications，2015，53：29-35.

[54]　Chang M P，Tsung Y C，Hsu H C，et al. Addition of a small amount of glass to improve the degradation behavior of calcium sulfate bioceramic. Ceramics International，2015，41（1）：1155-1162.

[55]　Furlaneto F A，Nagata M J，Fucini S E，et al. Bone healing in critical-size defects treated with bioactive glass/calcium sulfate：a histologic and histometric study in rat calvaria. Clinical Oral Implants Research，2007，18（3）：311-318.

[56]　Ding Y T，Tang S C，Yu B Q，et al. *In vitro* degradability，bioactivity and primary cell responses to bone cements containing mesoporous magnesium-calcium silicate and calcium sulfate for bone regeneration. Journal of the Royal Society Interface，2015，12（111）：10.

[57]　Zhu T，Ren H，Li A，et al. Novel bioactive glass based injectable bone cement with improved osteoinductivity and its *in vivo* evaluation. Scientific Reports，2017，7：1-10.

[58]　Kumar C Y，Nalini K B，Menon J，et al. Calcium sulfate as bone graft substitute in the treatment of osseous bone defects，a prospective study. International Journal of Clinical and Diagnostic Research，2013，7（12）：2926-2928.

[59]　Ruch J，Lesot H，Begue-Kirn C. Odontoblast differentiation. The International Journal of Developmental Biology，1995，39（1）：51-68.

[60]　Gong W，Huang Z，Dong Y，et al. Ionic extraction of a novel nano-sized bioactive glass enhances differentiation and mineralization of human dental pulp cells. Journal of Endodontics，2014，40（1）：83-88.

第12章

>>

生物活性玻璃在口腔医学中的研究与应用

牙颌疾病的诊治是口腔医学的主要内容。牙齿作为高度矿化的硬组织，由于龋病、外伤等原因损伤后很难自行修复，常常需要人工材料替代。由牙周病、拔牙等原因造成的颌骨吸收，也有其独特性，修复时由于自体骨来源有限，也常常需要植入异体或人工骨粉引导骨组织再生。

1969 年，Larry L. Hench 教授通过熔融法制备了生物活性玻璃 45S5，并证实其植入体内后能迅速矿化生成羟基磷灰石层，与骨和软组织均能形成活性键合，其释放的离子可促进多种基因表达，促进骨组织再生。生物活性玻璃较早就被应用于口腔医学，最早应用于骨缺损的生物活性玻璃是 ERMI®，其是一种锥形 45S5，用于植入新鲜的拔牙窝，以维持牙槽骨在拔牙后不吸收。1993 年商品化的 45S5 颗粒材料 PerioGlas® 应用于口腔临床，先用于牙周病骨丧失的修复，后来也用于植入拔牙窝及牙槽嵴增高术，取得了较好的临床效果。又如 Novamin®，用于牙本质敏感症的治疗，目前已经由 GSK 公司（Glaxo Smith Kline）成功商业化并以舒适达的牙膏品牌在市场上销售。

随着对生物活性玻璃作用机理的深入研究，发现生物活性玻璃能在分子水平刺激细胞增殖、激活基因、诱导细胞分化和组织生成，其降解性能也可调控，是具有良好应用前景的第三代生物医用材料。但传统的通过熔融法制备的 45S5 生物活性玻璃，其化学组成和形貌难以精确控制，材料颗粒带有无规则棱角，不利于细胞黏附和增殖。近二三十年国内外材料学家不断改进生物活性玻璃的制备方法，例如，华南理工大学陈晓峰教授课题组利用溶胶凝胶技术结合有机模板法制备的系列微纳米生物活性玻璃，具备更好的生物活性和组织诱导性；北京大学口腔医学院董艳梅课题组将这一系列微纳米玻璃应用于牙髓组织损伤的修复再生研究，证实了生物活性玻璃在这个领域具有可观的临床应用前景。种植技术的发展也是口腔医学近二十年的一大进步，利用生物活性玻璃修饰、改性种植体也是近年研究者关注的研究课题之一。相信随着材料制备水平的提高，生物活性玻璃在口腔医学中的应用领域将会进一步拓展。

12.1　生物活性玻璃牙本质脱敏剂的研究与应用

　　牙本质敏感症是指牙齿上暴露的牙本质受到机械、化学或温度刺激时，产生的一种特殊的酸、"软"、疼痛的症状。正常情况下，牙本质被釉质层或牙骨质层所覆盖，但磨损、机械摩擦、饮食的酸蚀、牙龈退缩等原因都可造成牙本质小管的暴露，继而引发牙本质敏感。目前临床应用的脱敏剂主要分为两类。一类通过降低牙髓神经感受器敏感性来脱敏，主要药物为硝酸钾、氯化钾、草酸钾、柠檬酸钾。钾离子可透过牙本质，增加牙髓感觉神经感受器周围的细胞外钾离子浓度，导致其产生去极化现象而降低其兴奋性。另一类脱敏剂是通过堵塞暴露的牙本质小管来达到脱敏效果，常用药物有氟化物、氯化锶、牙本质黏结剂等。激光也可通过瞬间产生的热效应使牙本质表面的有机物变性、无机物熔融，封闭暴露的牙本质小管。但这些方法主要是通过与牙本质的机械结合而不是化学结合来实现脱敏，当暴露于酸性条件或刷牙时，容易从牙本质表面去除，疗效并不持久。

　　近年来一些新兴的生物材料，如诺华敏（Novamin®）、精氨酸（arginine）、酪蛋白磷酸多肽-非结晶型磷酸钙（CPP-ACP）及纳米羟基磷灰石（n-HAP）等，可生成类似羟基磷灰石的磷酸钙盐，促进牙本质发生再矿化，生理性封闭开放的牙本质小管，是目前牙本质敏感症治疗的研究热点。

12.1.1　生物活性玻璃脱敏剂的作用机理

　　20 世纪 90 年代中期，生物活性玻璃开始用于牙本质敏感症的治疗[1]。研究发现生物活性玻璃可促进牙本质表面的矿物形成。关于其机制，目前比较一致的看法认为，生物活性玻璃在口腔内接触唾液后可释放硅离子并聚集在牙本质表面，通过凝缩作用形成硅醇基，作为磷灰石的成核中心，硅醇基分裂形成带负电的Si—O 单位，同时，生物活性玻璃中的钙离子迅速与唾液中的氢离子交换，pH 可瞬间升高，使钙离子和磷酸根离子从生物活性玻璃中释放出来，带负电的 Si—O单位可吸收唾液中的钙离子，形成硅酸钙，带正电荷，与唾液中的磷酸根结合，形成无定形的磷酸钙结构，进而结晶形成磷灰石，并不断吸附周围的钙和磷酸根离子聚集形成晶体。这种新形成晶体的化学成分和结构与生物学磷灰石类似，进一步的研究证实为透钙磷石晶体（$CaHPO_4 \cdot 2H_2O$）[2]。因此，用生物活性玻璃处理暴露的牙本质后，在牙本质表面形成的针状或片状结构的磷灰石沉淀可与牙本质小管形成机械嵌合，封闭开放的牙本质小管，从而使牙本质渗透性明显降低，达到治疗牙本质敏感症的目的。

口腔中的唾液能溶解附着在牙本质表面的物质，日常饮食中的酸可清除牙本质表面的沾污层，开放牙本质小管，这些因素都使得牙本质敏感症治疗后容易复发。因此，理想的脱敏剂不仅能够即刻封闭牙本质小管，降低牙本质的渗透性，还应该能够耐受酸和唾液的长期侵蚀。

对生物活性玻璃封闭牙本质小管的稳定性的研究表明，矿物沉淀进入牙本质小管的深度可达 $55.8\sim62.6\mu m$[3]，最多可以达到 $270\mu m$[4]，且形成的磷灰石棒状结构与牙本质小管的结构相适应，固位力较强；在经酸处理后，牙本质表面的矿物质仍存在[5]。这可能与生物活性玻璃可以持续在口内环境中释放离子以及唾液含有饱和的钙磷离子有关[6]。因此，生物活性玻璃用于治疗牙本质敏感症有良好的稳定性。

12.1.2 生物活性玻璃脱敏剂的应用现状

2004 年，研究者首次将直径约 $18\mu m$ 的生物活性玻璃 45S5 添加到牙膏中用于治疗牙本质敏感，其商品名为诺华敏（Novamin®）。含诺华敏的牙膏最早应用于美国，为不含氟的脱敏牙膏。2010 年，GSK 公司收购诺华敏后，将诺华敏添加到含氟牙膏中，其商品名为舒适达®专业修复牙膏和全方位防护牙膏，并在世界100 个以上国家销售，是家庭脱敏疗法的主要产品之一。

用含有诺华敏的牙膏刷牙后，牙膏中的生物活性玻璃与唾液发生反应后提高唾液的 pH，形成磷酸钙并使其沉淀，继而结晶形成类羟基磷灰石，堵塞暴露的牙本质小管。临床研究表明，含有诺华敏的牙膏用于治疗牙本质敏感症具有良好的短期及长期疗效。Orsini 等将临床上牙本质敏感症患者随机分组，分别用含生物活性玻璃的牙膏或含有氟化钠/硝酸钾的普通脱敏牙膏处理敏感部位，在 8 周后通过冷水测试、探诊等主观反应来比较两种牙膏的脱敏效果，结果表明含生物活性玻璃的脱敏牙膏的效果更好[7]。Tirapelli 等[8]对临床牙本质敏感症患者进行为期六个月的研究，统计患者对吹气、冷水和探诊的反应分级，也证实生物活性玻璃有良好的脱敏效果。Bakri 等[5]在研究中将制成的牙本质盘分别在酸性环境中暴露0.5min、1min、2min 和 5min 四个不等的时间，通过电镜观察使用含诺华敏、精氨酸及对照牙膏后牙本质小管的堵塞效果，结果表明诺华敏对牙本质小管的堵塞效果是最好的，表明了其良好的耐酸性。

诺华敏还替代传统牙膏中的氧化铝作为摩擦剂，可降低牙龈出血的发生率，减少牙面菌斑生长[9]。除了在牙膏中应用，诺华敏作为抛光膏可以用于临床牙本质敏感的治疗和牙齿漂白治疗后脱矿牙釉质的再矿化[10]。

近年来，国产牙膏品牌（商品名奥敏清、8018）也在产品中加入生物活性玻璃以达到牙本质脱敏的作用。体外研究发现，奥敏清可迅速降低牙本质的渗透性，且沉积在牙本质小管内的材料能在 1 个月内有效抵抗酸性溶液和人工唾液的浸泡[11]。但这两种牙膏中含有的生物活性玻璃具体成分不详，也未见临床研究报道。

12.1.3　生物活性玻璃脱敏剂的研究与改进

近年来，随着生物活性玻璃制备工艺的改进和研究的深入，研究者发现生物活性玻璃的大小、形貌及成分影响其促进牙本质矿化的效果。

生物活性玻璃粒径的大小影响其比表面积和表面能。粒径越小，材料的比表面积越大，可加快离子的释放，促进矿化。因此，研究者希望通过减小生物活性玻璃的粒径来改善脱敏效果。与传统熔融法制备的生物活性玻璃相比，利用溶胶凝胶法获得的生物活性玻璃直径可小至几十纳米。纳米生物活性玻璃中离子的释放速度快，3h 即可形成磷灰石晶体[12]；Na^+和 H^+的置换使溶液中 pH 升高，有利于 Si 的释放和 Ca、P 的沉积，促进再矿化过程，所形成的矿物连续沉积在牙本质小管内，与牙本质小管的外形相适应[13]。牙本质脱矿后胶原结构不被破坏，胶原支架脱矿后的间隙在 20～25nm，在中性条件下，胶原的静电荷为 0，而酸性条件时，静电荷为正值。当材料的粒径大于支架间隙时，就不能深入到胶原支架中。因此，当粒径小于 20nm 时，能够有效进入胶原间隙，进一步证明了粒径大小的重要性[14]。

研究还发现生物活性玻璃的形貌也对其性能有影响。利用介孔二氧化硅生物材料（nano CaO @mesoporous silica，NCMS）处理脱矿的牙本质，能够明显降低牙本质的导电率，牙本质表面会形成 20～30μm 的磷灰石层，其主要成分为 $CaHPO_4 \cdot 2H_2O$，并可深入牙本质小管 100μm[4]。NCMS 以介孔纳米级硅材料作为 CaO 的载体，由于介孔硅有较高的比表面能，CaO 颗粒能够快速溶解在磷酸溶液中。将 NCMS 与磷酸混合，能够快速释放钙离子，所获得的悬浮液中含有饱和的 Ca^{2+}和 PHO_4^{2-}，而且随着 NCMS 中碱性 CaO 的溶解，pH 升高，深入到牙本质小管后，Ca^{2+}和 HPO_4^{2-}就慢慢形成 $CaHPO_4 \cdot 2H_2O$。离子浓度越高，进入到小管的就越多，沉淀就形成得越深，当 pH 到达 4.0 时，小管壁上的羟基磷灰石就会成核。在这个过程中，介孔材料只作为载体，不参与反应。介孔越小，比表面积越大，越有利于离子的释放，磷灰石形成加快，加快了再矿化的速率[15]。球形的生物活性玻璃颗粒因能够与牙本质小管的外形相适应，减少材料与小管之间的缝隙，也可以更好地封闭牙本质小管[13]。

另有一些研究通过在生物活性玻璃中加入氟或其他一些金属成分来提高脱敏效果。早在 1941 年就有学者提出氟有脱敏的效果，由于羟基碳酸盐磷灰石晶体在酸性环境中化学性能不稳定，容易分解，研究者希望通过在生物活性玻璃中添加氟以形成羟基氟磷灰石晶体来增强其耐酸性和化学稳定性。在生物活性玻璃中加入氟后，F^-能够置换周围环境中的 OH^-，缓冲 pH，避免 pH 升高对周围软组织和口腔黏膜的损伤。但是，F^- 释放后与环境中的 Ca^{2+} 相互作用形成 CaF_2，影响磷灰石的形成[16]，有研究通过增加生物活性玻璃中磷酸盐的含量，来改变溶液中 Ca^{2+}、F^-、PO_4^{3-} 的比例，促进羟基氟磷灰石的形成[17]。另外，锶（Sr）和银（Ag）对生物活性玻璃封闭牙本质小管有一定的协同作用[18, 19]，在生物活性玻璃中加入 MgO 可调控材料的溶解速度[20]。

鉴于生物活性玻璃的形貌对牙本质矿化的影响，进而将会对治疗牙本质敏感症的效果产生影响，北京大学口腔医院董艳梅教授课题组观察了不同粒径、孔隙和分散性的微纳米生物活性玻璃（华南理工大学陈晓峰教授课题组制备，见表 12-1）在牙本质表面形成矿物层的速度、质量及其稳定性，分析生物活性玻璃的形貌对牙本质表面形成矿物层的影响。研究发现：具有粒径小、比表面积大的纳米生物活性玻璃（n-BG）在处理人牙本质后，在牙本质上形成矿物质的速度快、对牙本质小管的封闭率高，具体为 n-BG 组（68.02%±4.22%）＞sm-BG 组（48.01%±6.85%）＞m-BG 组（38.63%±7.5%）＞未处理组（25.38%±8.53%）；且在可口可乐中浸泡后，n-BG 组牙本质表面仍保留大量矿物质，表面粗糙度较低且三维形貌规整，说明 n-BG 处理牙本质后，增加了牙本质的耐酸性。这项研究证实了粒径小、比表面积大的纳米生物活性玻璃在矿物形成上速度快、稳定、耐酸性强，有可能成为更为理想的脱敏材料。

表 12-1　三种 58S 生物活性玻璃的化学组成及形貌特征

	SiO₂	P₂O₅	CaO	粒径	孔径	形状
n-BG	58%	9%	33%	20～30nm	23nm	球形，有团聚现象
sm-BG	58%	9%	33%	500nm	3nm	球形，分布均匀
m-BG	58%	9%	33%	平均 17.4μm	9nm	团块状，有团聚现象

牙本质的矿化分为纤维内矿化和纤维间矿化，前者指矿化晶体沉积在胶原分子结构内间隙且沿微纤维间隙生长；后者指矿化晶体沉积在微纤维表面以分隔胶原纤维。天然的矿化牙本质是通过纤维内和纤维间的磷灰石晶体保护其不被基质金属蛋白酶（matrix metalloproteinase，MMP）和半胱氨酸组织蛋白酶（cysteine cathepsins）降解的，其中纤维内晶体起着关键作用，并决定着牙本质的机械性能。

研究表明，尽管生物活性玻璃可促进牙本质表面的矿物形成，但仅能增加牙本质表面的微硬度，牙本质的机械性能没有明显改善，可见牙本质的矿化过程只发生在表面，而胶原纤维内并没有矿物形成。为实现脱矿牙本质胶原纤维内和纤维间矿化，恢复牙本质的机械性能，董艳梅课题组还探索了使用牙本质非胶原蛋白的多肽片段 RGDS 与 n-BG 共同处理脱矿牙本质，发现其较单独使用 n-BG，增加了牙本质的机械强度，推测在 RGDS 介导下，进入牙本质小管的 n-BG 形成的矿物质可进入牙本质胶原纤维内，实现牙本质胶原纤维内再矿化。这将为进一步研究制备具有增强牙本质机械性能的脱敏剂提供新途径。

12.2　生物活性玻璃盖髓剂的研究与应用

　　盖髓剂的性能是影响活髓保存治疗成功与否的重要因素之一。理想的盖髓剂应具良好的生物活性，能够促进牙髓组织的修复再生，具有抗菌性，药效稳定、持久，便于操作。盖髓剂不但要能隔离外界刺激，而且能够诱导牙髓组织中未分化细胞向成牙本质分化，进而分泌矿化基质，最终形成牙本质桥，使损伤的牙髓得以修复。

　　1930 年，Hermann 首先使用氢氧化钙成功进行了盖髓治疗，其后氢氧化钙长期作为盖髓剂广泛应用于临床治疗。氢氧化钙可以通过释放钙离子（Ca^{2+}）和氢氧根离子（OH^-）抑制细菌生长，促进局部环境中生物活性小分子表达，诱导牙髓牙本质复合体形成。另外，氢氧化钙可促进矿化，能在露髓孔处形成牙本质桥继而保护牙髓，防止细菌侵入。然而，一方面，氢氧化钙具有强碱性，与材料直接接触的牙髓组织会发生较重的炎症反应，甚至坏死；另一方面，氢氧化钙诱导形成的牙本质桥不完全，有髓孔样结构和细胞包涵体，会成为细菌微渗漏的通道，引起牙髓的再次感染，导致治疗失败。因此，氢氧化钙并不是理想的盖髓剂。

12.2.1　以硅酸盐为主要成分的盖髓剂的临床应用现状

　　1993 年，Lee 首次报道将无机三氧化物聚合物（mineral trioxide aggregate，MTA）应用于牙髓治疗，5 年后经美国 FDA 批准用于临床。MTA 的主要成分为硅酸三钙、硅酸二钙、铝酸三钙、铝酸四钙以及少量的氧化物如三氧化二铋等，具有良好的尺寸稳定性和封闭性。作为第一代牙科生物活性材料，MTA 直接盖髓后，可诱导牙髓细胞发生增殖、迁移、分化，并分泌矿化基质，形成修复性牙本质。与氢氧化钙相比，MTA 引起的牙髓炎症反应更轻，诱导生成的牙本质桥更完整、致密，且结构更规则，下方可见成牙本质样细胞极性排列。有学者采用 Meta 分析发现，MTA 直接盖髓的成功率为 90.5%，高于氢氧化钙的成功率（70.6%）。由于其良好的直接盖髓效果和稳定的临床疗效，MTA 是目前检验新型盖髓剂的"金标准"。但 MTA 存在问题，包括固化时间长、临床操作性能差、需要二次就诊、可引起牙冠变色等[21]。

近年来在 MTA 的基础上，研发者瞄准于提高硅酸盐类生物活性材料的操作性能，推出了一些新的成品材料。2006 年，加拿大创新生物陶瓷公司（Innovative Bioceramix，Vancouver，Canada）研发出的新一代齿科系列产品 iRoot，包括 iRoot SP、iRoot BP、iRoot BP Plus 和 iRoot FS 等，其主要成分均为硅酸钙、二氧化锆、氧化钽、磷酸二氢钙、氢氧化钙、增固剂、填料。iRoot BP Plus 为预混合、可注射的生物陶瓷，吸收组织液或牙本质中少量的水分即可引发固化反应，一次即可完成就诊，使用时不需要进行粉液调拌，临床操作性能较 MTA 得到很大改善。Biodentine^{TM}（Septodont，Saint Maur des Fossés，France）是 2010 年出现的一种新型硅酸三钙水泥材料，粉剂主要为 $3CaO \cdot SiO_2$、$2CaO \cdot SiO_2$、碳酸钙，液剂含有氯化钙和水溶性聚合物，使用时需将粉液两组分调拌。Biodentine^{TM} 的黏稠度和磷酸盐水门汀相似，较 MTA 可操作性强。研究证实，iRoot BP Plus 及 Biodentine^{TM} 均具有与 MTA 相似的成牙本质作用，可促进牙髓细胞的增殖、分化和矿化，动物体内直接盖髓后可诱导具有小管样结构的修复性牙本质形成，封闭性好且不会引起牙冠变色[22, 23]。有学者对年轻恒牙的龋源性患者进行直接盖髓，结果显示 iRoot BP Plus、Biodentine^{TM} 成功率与 MTA 相当[21, 24]。

12.2.2 生物活性玻璃盖髓剂的研究

生物活性玻璃具有非晶相结构，其在模拟体液内的离子释放速度要快于具有晶体结构的生物活性陶瓷材料，因此其生物活性更高，可能能更好地诱导活髓保存治疗过程中的牙髓修复，具有可观的应用前景，探索生物活性玻璃盖髓剂的构建具有重大的临床意义。

20 世纪 90 年代，曾有学者尝试用熔融法制备的生物活性玻璃进行盖髓治疗。Oguntebi 等使用 45S5 Bioglass 进行直接盖髓，90 天后所有样本均有连续的牙本质桥产生，但其中不含牙本质小管结构[25]。Salako 等将 S53P4（Abmin Technologies Ltd，Turku，Finland）生物活性玻璃粉末与生理盐水调拌成糊剂后置于大鼠磨牙牙髓断面上，2 周时牙髓组织炎症重，甚至部分发生坏死，而 4 周时部分牙髓有逐渐恢复的倾向[26]。早期的研究中生物活性玻璃粉末直接盖髓效果欠佳，可能是因为生物活性玻璃粉末接触牙髓组织后，发生离子交换，大量氢氧根离子溶出，导致环境 pH 上升，对牙髓细胞的生长不利；另外，熔融法制备的生物活性玻璃结构较为致密，材料组成不够均匀，比表面积小，生物活性较低。

近年来，随着生物活性玻璃制备工艺和生物活性的提高，生物活性玻璃盖髓剂的研究也取得了一些进展。华南理工大学陈晓峰教授课题组于 2015 年构建了以微纳米生物活性玻璃为主要活性成分的双组分自固化盖髓剂[27]。该盖髓剂由粉、液二相构成，调拌后发生固化。粉是溶胶-凝胶法结合有机模板法制备的微纳米生物活性玻璃，是盖髓剂的主要活性成分。最初，通过调节硅、钙、磷配比，设计了一系列组分不同的生物活性玻璃。实验发现，生物活性玻璃的非桥氧个数越多，硅氧四面体的聚合反应受到抑制，则生物活性越高。因此最终选择了其中含非桥氧键最多的一种玻璃粉末进行后续实验，其化学组成为 82.36% SiO_2、15.36% CaO 和 2.28% P_2O_5（摩尔分数）。液剂有两种，一种为磷酸盐缓冲液（phosphate buffer solution，PBS），调拌而成的盖髓剂称为 BG-PB；另一种是在磷酸盐缓冲液中添加有机物海藻酸钠（sodium alginate，SA）。海藻酸钠可调节盖髓剂的理化性能，实验发现，海藻酸钠的加入不会影响盖髓剂的固化时间，但能影响其抗压强度：当海藻酸钠的质量分数小于 1%时，盖髓剂的抗压强度随海藻酸钠的增加而增大，但继续增加海藻酸钠的质量分数，盖髓剂抗压强度反而下降。这是因为当海藻酸钠含量较低时，海藻酸钠短链起增强增韧作用，并在晶体间形成离子键连接，使样品的抗压强度增大；当海藻酸钠含量超过 1%时，溶液黏度增大，离子运动受限，晶体生长受到抑制，无法起到提高抗压强度的作用。因此选用液剂中海藻酸钠含量为 1%的盖髓剂进行后续试验，此盖髓剂称为 BG-PB-SA。北京大学口腔医学院董艳梅教授课题组对 BG-PB 和 BG-PB-SA 盖髓剂的理化性质及体内盖髓效果进行了系列临床前评价。BG-PB、BG-PB-SA 调和后的性状及手感类似于玻璃离子水门汀，可操作性良好，终凝时间均为 12～14min，较 MTA（160min）明显缩短，有利于临床使用。BG-PB 抗压强度为 14～17MPa，BG-PB-SA 的抗压强度为 21～27MPa，均低于 MTA，但由于盖髓剂上方仍有充填材料，因此，对盖髓剂的抗压强度并无严格的标准。BG-PB、BG-PB-SA 在 SBF 中可使 pH 升高至 8.07，但显著低于 MTA 的最高 pH（8.47）；亚甲基蓝染色实验显示 BG-PB 与 BG-PB-SA 封闭性能与 MTA 无显著差异。生物学性能方面，BG-PB-SA 及 BG-PB 对人牙髓细胞均无毒性。在大鼠第一磨牙制备机械露髓孔，并进行直接盖髓实验，1 周时 BG-PB、BG-PB-SA 与 MTA 均只造成牙髓的轻度炎症，且有薄层硬组织形成。4 周时，未加盖髓剂的对照组形成的牙本质桥不完整，牙髓发生坏死，而三个盖髓剂组 BG-PB、BG-PB-SA 与 MTA 均能诱导形成完整的牙本质桥，部分具有小管样结构，且下方可见成牙本质细胞样细胞极性排列。三个盖髓剂组在各时间点的细胞炎症反应和硬组织形成情况差异均无显著性。因此，动物实验表明 BG-PB、BG-PB-SA 具有与 MTA 相似的良好的直接盖髓效果。目前的研究显示具有自主知识产权的新型生物活性玻璃盖髓剂具有良好的理化性质和直接盖髓效果，需要提高其机械性能和改善剂型，进一步为临床转化和应用奠定基础。

日本九州齿科大学的 Hanada 等[28]将一种生物活性玻璃糊剂的成品材料

Nishika Canal Sealer BG（Nippon Shika Yakuhin，Yamaguchi，Japan）进行改性，缩短其固化时间，制备了双糊剂剂型、自固化的生物活性玻璃盖髓剂，称为 NSY-222-S。糊剂 A 的主要成分是脂肪酸、次碳酸铋和二氧化硅，糊剂 B 的主要成分是氧化钙、纯净水、硅酸钙玻璃（二氧化硅、氧化钙、五氧化二磷、氧化钠、氧化镧）等。该材料固化时间是 12min，在纯净水中浸泡后 pH 可上升至 10.6。细胞学实验可见 NSY-222-S 对成牙本质样细胞 KN-3 无明显的细胞毒性，并可诱导细胞的矿化作用。大鼠直接盖髓实验可见 NSY-222-S 引起的牙髓炎症轻微，并可诱导具有小管样结构的修复性牙本质形成，形成的牙本质量与 MTA 组无显著性差异。2 周时免疫组化染色可见成牙本质相关蛋白的表达：成牙本质细胞突内有巢蛋白表达、前期牙本质内有 DMP-1 表达。此生物活性玻璃盖髓剂也显示了较好的生物活性和成牙本质效果，较粉液类调拌材料而言，两组分经由两管内以一定比例推压而出，通过混合头充分混合均匀后经注射头流出，避免了调拌过程中粉液比的差异造成的材料理化性质差异，从而进一步提高了材料的可操作性。

12.3 生物活性玻璃诱导牙髓再生的研究

人类牙齿常常受到龋病和外伤的侵袭，引发牙本质的缺损以及牙髓组织的损伤坏死，一旦发生很难恢复，直接影响牙齿的健康和功能。目前临床上对牙体牙髓疾病的治疗方法仍然以物理性替代充填治疗为主，如根管治疗、树脂充填，这些治疗方法虽然能在一定程度上延长牙齿的使用寿命，但无法保证牙齿的正常生理结构与功能。由于牙髓的丧失加上治疗过程带来的创伤，经过根管治疗的牙齿长期保存率大大低于正常牙齿。此外，年轻恒牙牙髓活性过早丧失还将终止牙根进一步的发育成熟。理想的疾病治疗方法是促使创伤愈合，最大程度上恢复组织器官原有的生理结构和功能。因此，在牙体牙髓病的治疗过程中，如果能够诱导丧失的牙髓及牙本质的再生，将是一项有意义的工作，这一直是牙髓病学研究的重要领域和发展方向。

牙髓中含有成牙本质细胞，主要功能是产生牙本质，该细胞形成突起伸入到周围致密的牙本质中，构成牙髓牙本质复合体结构。牙髓牙本质复合体是牙齿的主体以及功能结构，也是牙本质区别于骨组织的结构特征，赋予牙齿独特的感知及防御能力，能够对外界刺激做出反应，在一些情况下能够重新启动分化程序新生牙本质，从而在一定程度上保护牙髓组织。因此，牙髓牙本质复合体的形成是实现牙髓再生的重要标志。理想的牙髓再生甚至全牙再生的最终目的之一是牙髓牙本质复合体组织结构的再生，即成牙本质细胞呈高柱状沿牙本质的矿化前沿极性排列，同时成牙本质细胞的细胞质形成成牙本质细胞凸起嵌入钙化成牙本质基质，牙本质基质含有相应的牙本质小管结构，恢复牙髓牙本质复合体的感觉、营养、形成和保护功能。

牙髓再生可以分为原位组织再生和组织工程再生两种。原位组织再生是使用生长因子或生物活性材料植入患处，诱导机体自身组织再生修复牙髓。组织工程再生是指使用前体细胞或干细胞体外培养扩增后，接种于合适的可吸收支架材料上，经过体外培养后植入患处，随着支架材料的降解，以及宿主血管和神经的长入，实现牙髓再生。不管是原位组织再生，还是组织工程再生，都离不开合适的生物活性材料的使用。目前用于牙髓牙本质再生的材料主要有天然高分子材料（如胶原、明胶、藻酸盐、壳聚糖、纤维素、丝蛋白等）、人工合成高分子聚合材料{如聚乳酸[poly（lactic acid），PLA]、聚乙交酯[poly（glycolic acid），PGA]、聚丙交酯乙交酯[poly（lactide-*co*-glycolide），PLGA]、聚己内酯（polyepsiloncaprolactone，PCL）等}、无机材料[如羟基磷灰石（hydroxyapatite，HA）、磷酸三钙（tricalcium phosphate，TCP）、生物活性玻璃（bioactive glass，BG）]等。天然和人工合成的高分子生物材料只能为牙髓再生提供支持作用，不具备诱导再生的牙髓组织分化形成功能性牙本质的生物诱导能力，且在免疫源性和降解性等方面存在不足。一些生物陶瓷材料兼具生物活性和生物可降解性，对探索适于牙髓牙本质复合体再生的第三代生物材料具有重要意义。

12.3.1　生物活性玻璃对牙髓细胞的生物学作用

随着牙髓再生理念不断被重视，北京大学口腔医学院董艳梅教授课题组率先进行了系列研究，探索了生物活性玻璃应用于牙髓牙本质再生领域的可行性。该课题组使用的生物活性玻璃由华南理工大学陈晓峰教授课题组提供，选取组分（摩尔分数）为 60% SiO_2、36% CaO、4% P_2O_5 的微米级及纳米级溶胶-凝胶生物活性玻璃为研究对象，观察了微纳米生物活性玻璃对人牙髓细胞的生物学作用。该课题组研究发现：将人牙髓细胞直接接种于附着有微纳米生物活性玻璃颗粒的培养板上，牙髓细胞会向生物活性玻璃的方向迁移，在其周围及表面贴附生长。不同浓度的微纳米生物活性玻璃会影响细胞的增殖活性，在较低浓度（0.1mg/mL）时能够促进牙髓细胞的增殖。进一步对成牙本质分化重要的基因和蛋白 DMP-1、DSPP 等进行检测发现，生物活性玻璃，尤其是纳米生物活性玻璃能够显著促进这些成牙标志物的表达，且具有体外促矿化能力[29, 30]。研究发现纳米级较微米级生物活性玻璃具有更高的生物活性，对牙髓的成牙诱导活性更强，这可能与纳米生物活性玻璃具备更高的比表面积和总孔体积、离子释放速度更快有关。此外，生物活性玻璃的纳米表面形貌提高了材料的表面粗糙度，丰富了材料的表面空间构象，为牙髓细胞提供了更多的活性位点和生物信号，有利于蛋白质和细胞的黏附和相互作用。

生物活性玻璃具备优良的诱导活性，将其与其他高分子材料复合可以优化支架的理化性能，在应用上实现更加多元化。纳米生物活性玻璃（70% SiO_2、25% CaO，5% P_2O_5）与胶原复合支架（生物活性玻璃含量约 30wt%）能够为牙髓细胞的黏附提供良好支持，并能提高细胞的增殖能力、ALP 活性和成牙相关基因 *ALP*、*OCN*、*DSPP*、*DMP-1*、*COL I* 的表达。此外，该胶原复合支架能够促进牙髓细胞整合素 α2 及 β1 高表达，而 α2β1 是细胞特异性黏附的整合素受体复合体[31]。将溶胶-凝胶法制备的生物活性玻璃（分子物质的量比：Si/Ca = 85/15）与聚己内酯-明胶支架材料复合（生物活性玻璃含量约 20wt%）制备的支架材料能够通过激活整合素、BMP 及 MAPK 信号通路，从而促进牙髓细胞的成牙方向分化[32]。含生物活性玻璃的纳米纤维明胶支架材料（生物活性玻璃含量 5wt%或 10wt%）能够有效促进牙髓细胞的增殖、成牙方向分化以及矿化物的形成[33]。将直径约500nm 的球形亚微米生物活性玻璃与聚己内酯复合制备的复合支架比单纯 45S5生物活性玻璃支架具有更高的体外矿化能力，牙髓细胞在复合支架表面增殖及成牙本质方向分化能力更强[34]。

以上研究表明，不管是微纳米生物活性玻璃，还是含有生物活性玻璃的复合支架，均对牙髓细胞具有较好的生物相容性，能够促进牙髓细胞增殖、迁移、成牙本质方向分化和矿化的能力，在牙髓再生领域具备应用的潜力。

12.3.2　生物活性玻璃诱导牙髓牙本质再生的作用

目前生物活性玻璃诱导再生牙髓牙本质复合体的研究主要集中在实验室动物学研究方面，主要包括牙切片或牙根的异位再生模型、牙髓牙本质的原位再生实验模型。

1. 生物活性玻璃诱导牙髓牙本质异位再生的体内研究

将微纳米生物活性玻璃置于大鼠磨牙牙冠的牙髓断面上，行裸鼠皮下异位埋植，成功证明了生物活性玻璃对牙髓牙本质功能复合体再生的诱导作用。在牙髓断面上新生成了厚度一致的牙本质样矿化基质，基质中可见高度有序的牙本质小管样结构以及前期牙本质样结构，矿化前沿能够观察到有序排列的高柱状类成牙本质细胞，这些结构和天然牙齿的功能结构——牙髓牙本质复合体极为相似[29]。另外，采用类似的裸鼠皮下异位移植研究发现，以植酸为前驱体制备的生物活性玻璃同样能够诱导形成具有牙本质小管结构的牙髓牙本质复合体组织，较传统45S5 组更规整、牙本质层更厚[35]。这就表明生物活性玻璃能够诱导牙髓牙本质复合体的形成，且不同的组分和结构对牙本质形成的速度和结构有影响。

2. 生物活性玻璃诱导牙髓牙本质原位再生的体内研究

利用犬、小型猪等大型动物模拟构建临床牙髓损伤模型，能够更有效真实地反映生物活性玻璃对牙髓牙本质再生的作用。牙髓再血管化治疗是目前应用于临床治疗并取得一定临床效果的牙髓牙本质复合体再生策略。董艳梅教授课题组利用比格犬牙髓再血管化临床治疗模型发现生物活性玻璃处理牙根根管壁后，牙根长度增加明显更接近正常发育牙齿。植酸为前驱体的生物活性玻璃处理后牙根在根三分之一处硬组织厚度增加明显，高于单独血凝块组和 45S5 组，且观察到牙髓牙本质复合体的形成。以上研究证实生物活性具有诱导牙髓牙本质复合体原位再生及促进牙根发育的潜能。

基于体内外的系列研究，生物活性玻璃诱导牙髓牙本质复合体形成的机制可能是：生物活性玻璃可诱导牙髓中或根尖来源的一些干细胞或者前体细胞由成纤维状分化形成高柱状的类成牙本质细胞，在生物活性玻璃表面极性整齐排列。随着细胞的极性分布，会在生物活性玻璃的表面分泌基质并矿化。在基质的分泌过程中，生物活性玻璃表面形成的类成牙本质细胞向着一个方向移动，在移动的过程中留有成牙本质细胞突起包埋在新生的基质中，生成的矿化组织与天然的牙髓牙本质复合体结构类似。

3. 生物活性玻璃应用于牙髓再生中的研究展望

随着生物活性玻璃制备工艺的发展和改进，科研工作者致力于研发具有更高生物活性的生物活性玻璃。材料的元素组成、制备方法的不同决定了材料在表征和性能上的差别。在生物活性玻璃里添加锶的成分能促进牙髓细胞的成牙本质向分化，低浓度的锶（0.1～2.5mmol/L）能够促进牙髓细胞的增殖和 ALP 活性，但对克隆形成率和细胞迁移没有影响。特定浓度的锶能够通过钙敏受体及下游 MAPK 信号通路促进成牙相关基因 *DSPP*、*DMP* 的表达，以及胶原的分泌和基质的矿化[36]。采用植酸为前驱体合成的 pH 中性生物活性玻璃（10.8% P_2O_5-54.2% SiO_2-35%CaO，摩尔分数，PSC）是用溶胶-凝胶法制备而得，植酸（$C_6H_{18}O_{24}P_6$）作为磷的前驱体，是从植物种子中提取的一种有机磷酸类化合物，与传统磷前驱体相比毒性小，显著提高了 PSC 的生物相容性。同时 PSC 是在低温、低毒及低成本下制备的磷硅酸基生物活性玻璃，在原子水平具有均匀的结构，同时在更大组分范围实现其生物活性。PSC 浸提液相较于传统 45S5 浸提体液，促进牙髓细胞增殖作用更显著，能够更早和更强地促进牙髓细胞表达 DSPP 和 DMP-1 以及矿化结节的形成，PSC 分泌离子的速率和浓度以及表面羟基磷灰石的形成速度是影响牙髓细胞成牙本质方向分化基因表达的重要因素[35]。

添加银成分的生物活性玻璃-壳聚糖复合支架在具备成牙诱导活性的情况下，

具备抗炎和抗菌效果，能够下调脂多糖刺激的牙髓细胞中炎症相关因子的表达，通过失活 NF-κB 信号通路抑制炎症过程[37]。

生物活性玻璃及其复合支架也能够作为良好的载药或载生长因子体系，赋予材料特定的功能。生物活性玻璃带负电，而大多数生物分子和药物也带负电，通过在纳米生物活性玻璃颗粒上添加氨基能够将其从负电荷变成正电荷，有利于其对生物大分子或药物的吸附。此外，氨基化的纳米生物活性玻璃颗粒被牙髓细胞内吞后显著提高胞内钙磷离子浓度，促进成牙本质分化相关指标 *DMP1*、*DSPP* 和 *OCN* 的表达[38]。Lim 等[39]将装载有地塞米松的纳米生物活性玻璃颗粒与聚己内酯/明胶复合，利用静电纺丝技术制备支架材料，实现药物缓释，能够显著增强牙髓细胞的增殖、成牙本质向分化及矿化能力；对信号通路的研究发现，整合素、BMP 及 mTOR 介导的信号通路激活在该复合支架成牙诱导中发挥作用。利用微纳米介孔生物活性玻璃装载根管消毒药物米诺环素能够在抑菌的同时诱导牙髓形成硬组织[40]。

综上所述，已有研究表明生物活性玻璃及其复合支架材料具有较好的成牙诱导活性，在牙髓损伤修复及牙髓牙本质再生方面具有良好的应用潜质。此外，随着对生物活性玻璃材料的改性，有望实现在诱导牙髓再生的同时，赋予材料抗炎杀菌等新的疗效。目前生物活性玻璃对牙髓再生的影响研究中，生物活性玻璃及其支架的制备方法、组分构成、理化特征等各不相同，尚不清楚何种生物活性玻璃的成牙诱导能力最好。此外，由于牙齿的独特结构特点，需要进一步探索基于生物活性玻璃的支架或可注射材料顺应根管形态，在理化性能上满足临床应用需求，推动生物活性玻璃诱导牙髓再生的临床转化。

12.4 生物活性玻璃对牙种植体的修饰与改性

20 世纪 60 年代，瑞典科学家 Brånemark 及其领导的研究小组发现金属钛能与骨组织发生紧密的结合，并开始将其应用于牙齿缺失的修复。口腔种植学作为一个新兴的口腔分支学科也因此而建立并受到了多方的关注与研究。奠定种植学基础的理论是正常改建的骨组织与种植体材料的直接接触、长入并传导负荷，即骨结合（osseointegration）。生物活性玻璃作为一种具有良好生物相容性和骨诱导性的生物材料，也在口腔种植领域得到广泛应用与研究。目前研究的热点主要包括对种植体表面的修饰与改性和种植外科中用于牙槽骨骨量的重建与保持。

12.4.1 生物活性玻璃用于种植体的表面涂层

微观上看，种植体表面与骨组织直接接触，因此其理化特性和生物学性质对骨结合有显著的影响。目前国际上采用喷砂酸蚀技术或其他改良生物修饰方式对种植体表面进行处理，从而使种植体表面粗糙度增加，生物活性增强，进而获得更好的成骨诱导性，大大增加了种植体的初期稳定性和骨结合过程。被用于种植体表面喷涂的材料主要有羟基磷灰石（HA）、钛（Ti）、硅（Si）、铝（Al）、可吸收生物陶瓷等。

早在 1998 年就有学者将 BG 采用等离子喷涂技术用于钛植入物的表面涂层处理，并将其植入绵羊股骨干进行实验，以 HA 涂层作为对照组[41]。但是 BG 组的实验结果并不令人满意，与 BG 相比，HA 组骨结合的时间更早，作用更强。实验中使用的 BG 的主要成分为：Na_2O：7%～24%，K_2O：2%～8%，CaO：9%～20%，MgO：0.1%～2%，Al_2O_3：0.1%～2%，SiO_2：46%～63%，P_2O_5：4%～8%，与 Hench 的 45S5 BG 的成分相似但略有不同。不过可以预料的是早期的生物活性玻璃由于制备方法和条件所限，植入后会迅速升高周围组织液的 pH，引起组织坏死或机体炎症反应，降低材料的生物活性。

随着对于 BG 研究的深入，近年来又开始不断有研究将 BG 用于多种类型种植体的表面涂层处理。

1. 钛种植体

Mistry 等比较了 HA 涂层和 BG 涂层（成分为：SiO_2：43%～44%，$Na_2B_4O_7 \cdot 10H_2O$: 6%～7%，Na_2CO_3: 11%～12%，$CaCO_3$: 29%～30%，$(NH_4)_2HPO_4$: 8%～9%，TiO_2: 1%～2%）的钛种植体的临床疗效。在植入的 62 例种植体中显示 HA 和 BG 涂层材料均具有良好的生物安全性和生物相容性，二者在诱导骨整合和后期维持修复体稳定方面没有显著差异[42]。他们在 2016 年再次发表一篇临床研究，比较两种涂层材料与机械加工的纯钛种植体在人切牙区的修复效果。在共计 126 例种植体中，1 年内共有 9 例失败。其中纯钛组、HA 组和 BG 组的失败率分别为：上颌切牙 10%、9.09%、5%；下颌切牙 5%、8.69%、4.76%。失败的主要原因是种植体周围炎的发生，同时与 HA 相比，BG 在感染环境下表现出更强的抗吸收性，更利于维持涂层的早期稳定[43]。Su 等将 BG 添加入 HA 中作为改性涂层材料，进一步研究了 BG 对于增强涂层耐腐蚀性的作用。研究结果表明，含 SiO_2 和 CaO 的 HA 涂层具有更高的耐腐蚀电位[44]。

2. 氧化锆种植体

氧化锆材料具有较好的生物相容性和美观性。近年来"无金属修复"理念的提出，使氧化锆材料的生物和机械相容性成为研究的热点。随着材料工艺的发展，经过特殊的表面处理，氧化锆等全瓷材料种植体的骨结合性能也得到优化。Zhu 等在实验室条件下制备一种中空结构，下部为多孔形态的氧化锆种植体，并使用

BG 进行表面喷涂。材料学实验以及狗颌骨内植入实验都表明，新型的种植体具有更强的强度和骨整合效果[45]。Kirsten 等将与 45S5 主要组分相近的 BG 用于氧化锆种植体的表面涂层。结果显示，BG 涂层具有较小的细胞毒性，并能显著减少氧化锆种植体植入后的骨结合时间[46]。

3. 其他类型植入物

Comesaňa 等[47]制备了含有磷酸钙核心的三维生物陶瓷植入物，使用 45S5 和成分为 52.0% SiO₂、18.0% CaO、20.9% Na₂O、2.0% P₂O₅、7.1% K₂O 的两种 BG 作为涂层材料，用于颅颌面骨缺损的修复。体外实验显示材料表面能够诱导骨细胞的黏附生长。Rau 等[48]用含有以硅钙为主的玻璃陶瓷作为钙镁合金的表面涂层，电化学腐蚀等体外实验发现涂层材料能够降低生物降解速率，提高合金的耐腐蚀性。

综上可见，BG 作为一种相对新型的种植体涂层材料，是目前对于种植体表面改性的研究热点。从大部分研究的实验结果不难看出，具有 BG 涂层的牙种植体或植入物具有良好的生物相容性和一定的骨诱导性。一些研究还显示，BG 可以增强种植体的耐腐蚀性，提高植入物的骨结合强度。BG 是一种有较好应用前景的种植体表面修饰材料，未来还需更大样本量的临床研究以及更深入的体外研究结果验证。

12.4.2 生物活性玻璃用于种植体的改性

大量的组织学研究表明金属钛有着良好的生物相容性。因此，种植体发展至今，纯钛（99.75%）或钛合金种植体依然占据主流地位。随着材料学的发展，玻璃陶瓷以及一些高分子复合材料也开始被用作种植体植入物，其中不乏含有 BG 的陶瓷或复合物的研究。

Saadaldin 等合成了一种含有 BG 的陶瓷，其成分为 57.8% SiO₂、0.5% Al₂O₃、18.4% CaO、12.6% CaF₂、6.8% K₂O、1.0% B₂O₃ 和 2.9% La₂O₃。体外显示其具有良好的力学性能，模拟体液中能够在表面形成羟基磷灰石。细胞学实验显示 MC3T3-E1 细胞能够在其表面黏附、增殖，具有良好的生物相容性。结果显示了这种新型陶瓷材料作为非金属牙科植入替代物的可能性[49]。近年来又出现了一种纤维增强复合材料（fiber-reinforced composites，FRC）作为牙种植体的潜在替代物。Ballo[50]用含有 BG 的 FRC 作为植入物用于新西兰兔的动物实验，发现这种新型的植入物与钛种植体在扫描电镜下有相似的骨结合特征，提示含有 BG 的 FRC 种植体具有骨整合性能，可能是潜在的牙种植体材料。Kulkova 等[51]将 BG 掺入 FRC 的聚合物基质中，制备的种植体能够在一定程度上改善骨整合特性，同时促进 MG63 细胞的增殖。尽管 FRC 这种聚合物复合材料具有一定的作为种植体的应用前景，材料的安全性[52]以及临床的长期疗效仍需更多的研究结果支持。

12.5　生物活性玻璃在口腔医学中用于引导骨再生

12.5.1　生物活性玻璃用于诱导牙周骨再生

牙周炎是由牙菌斑中的微生物所引起的牙周支持组织的慢性感染性疾病，导致牙周支持组织的炎症和破坏，如牙周袋形成、附着丧失和牙槽骨吸收，最终可导致牙齿松动和脱落。牙周炎是我国成年人丧失牙齿的首位原因[53]。对牙周病的治疗，首先要清除菌斑，控制感染，在此基础上可采用牙周植骨术，即采用骨或骨的替代品等移植材料以促进新骨形成，恢复牙槽骨的解剖形态，甚至有新附着形成，实现引导性骨再生（guided bone regeneration，GBR）。大多数植骨材料只起到支架材料的作用，而某些含有骨形成蛋白、具有骨诱导能力的材料植入后，因这些成分具有促进细胞生长或分化的作用，所以获得的新附着性结合较多。因此植骨材料对植骨手术的结果至关重要。骨移植和骨替代材料包括自体骨、同种异体骨、异种骨及合成材料等。自体骨移植仍是骨再生的金标准，自体骨内部含有成骨细胞，在骨缺损处就位后，会随着血管的长入释放生长和分化相关的因子，促进骨再生。但自体骨的来源往往需要额外的供骨区手术，增加了患者的创伤和手术风险。虽然在口腔内的手术中可以在术区附近的颊侧骨密质处获得少量自体骨，但可供取骨的位点和数量有限，当所需自体骨量较多时则无法满足治疗的需要。同种异体骨和异种骨则存在感染和疾病传播的风险。

与其他替代性植骨材料不同的是，生物活性玻璃与软组织和骨组织都能够形成良好的结合，表现出良好的骨引导性和骨诱导性，因而大量应用于牙周的临床治疗。在牙周治疗中采用的商品化生物活性玻璃主要是 PerioGlas®（颗粒大小为 90~170μm），此外还有应用于口腔和颌面部手术的 NovaBone®和 Biogran®（颗粒大小为 300~350μm）。手术中生物活性玻璃可单独使用，也可以作为自体骨量不足时的补充材料与自体骨混合使用。

1. 生物活性玻璃应用于牙周骨再生的临床疗效

生物活性玻璃应用于牙周骨再生的临床疗效评价指标主要是牙周袋探诊深度和附着水平的变化，以及 X 线片上牙槽骨高度的增加。生物活性玻璃在牙周治疗的应用中表现出良好的生物学相容性，未见过敏或其他免疫反应、脓肿形成和植入材料排斥的现象报道。与单纯翻瓣清创不植入生物活性玻璃的手术效果相比，在牙周袋深度超过 6mm，有垂直骨吸收的 II 壁和III壁骨下袋的牙周翻瓣手术中，清创后在袋内植入 PerioGlas® 的病例在术后 6 个月和 9 个月的复查中，牙周袋深度的减小、临床附着水平的恢复以及 X 线片上牙槽嵴顶高度的变化都表现出更好的疗效[54, 55]。

与自体骨移植相比，在牙周袋深度超过 6mm，有垂直骨吸收的 II 壁和III壁骨下袋的牙周翻瓣手术中，植入 PerioGlas® 术后 6 个月、9 个月复查，牙周探诊深度减少，临床附着水平提高，X 线片牙槽骨高度增加，与自体骨移植组无统计学差异[56]。

多数研究和多篇对生物活性玻璃引导骨再生疗效的 Meta 分析均证实生物活性玻璃在减少牙周探诊深度、提高附着水平和增加牙槽骨高度上有显著作用。此外生物活性玻璃比引导性组织再生术中使用的生物屏障膜和生长因子的价格更低，因此能够为患者提供一个同样有效同时花费更少的治疗。

生物活性玻璃在临床应用中的不足在于目前市场上的生物活性玻璃制品都是粉末状的生物活性玻璃颗粒，无法起到可靠的空间支撑作用，随着材料的发展，生物活性玻璃如果能够具备空间支撑特性，将会具有更广阔的应用前景。

2. 生物活性玻璃诱导牙周病骨再生的研究

生物活性玻璃能够诱导牙周骨再生，在于其组成成分的两个关键特点：高 CaO/P_2O_5 比和成分中约 60mol%的硅。与体液接触后，经过一系列表面反应，生物活性玻璃颗粒表面短时间内能够形成与骨组织内矿物质硬度非常接近的羟基磷灰石层[1]，并且周围骨组织中的黏多糖、糖蛋白和 I 型胶原会被纳入新形成的碳羟基磷灰石层中，使得这些组织和生物活性玻璃之间形成强结合界面。生物活性玻璃溶解释放的硅离子和钙离子能够激活周围骨细胞内多个家族的基因并促进新的骨细胞的形成。这些细胞不仅在数量上增加，而且还会分泌胶原和其他细胞外基质蛋白，最终矿化形成新骨。因此生物活性玻璃颗粒被新生骨组织紧密接触和包埋，不会被纤维结缔组织包绕或引起炎症反应或中毒反应[57]。

生物活性玻璃还具备抗菌特性，其溶解时形成的局部碱性环境不利于细菌生长，并且材料本身也能够阻止细菌的黏附和菌斑生物膜的形成[58]。研究表明，生物活性玻璃能够明显减少牙周致病菌牙龈卟啉单胞菌的数量，还能够抑制变形链球菌和种植体感染相关细菌，如金黄色葡萄球菌和表皮葡萄球菌的生长。

3. 生物活性玻璃诱导牙周病骨再生的体内体外研究

生物活性玻璃对成骨细胞、成纤维细胞等多种牙周组织内的细胞具有增殖和矿化促进作用。45S5 生物活性玻璃浸提液能够促进牙周膜成纤维细胞的 I 型胶原、骨钙素和碱性磷酸酶的基因表达，以及骨钙素的蛋白表达[59]。

在猴子的牙周炎病损模型中植入 Biogran®生物活性玻璃颗粒，可以观察到在远离骨壁的位置出现新骨形成，提示生物活性玻璃除了具备骨引导性和骨诱导性之外，还能够在表面活跃沉积类骨质，成为新骨形成的核心[60]。

生物活性玻璃（Novabone®）与富血小板纤维蛋白联合应用于 II 壁和III壁骨袋内，牙槽骨高度在术后 12 个月明显高于单纯应用 Novabone®的位点，表明生物活性玻璃能够作为一些蛋白和生长因子的载体，在牙周病的骨再生治疗中获得更好的治疗效果。

生物活性玻璃应用于人体的牙周治疗，在临床检查和放射学检查中表现出良好的效果。但组织学观察对生物活性玻璃植入后牙周组织的愈合方式仍存在分歧[61, 62]。研究发现，应用生物活性玻璃后牙周组织的愈合出现了上皮向根方的生长及长结合上皮性愈合，骨再生很少，并且未观察到新的牙骨质和牙周纤维的形成。对于牙龈上皮的免疫组化染色观察发现，与单纯使用生物可吸收膜相比，生物活性玻璃会促进上皮细胞的增殖。然而另一部分研究表明，生物活性玻璃能够显著促进牙骨质和纤维附着的形成，并能够阻止结合上皮向根方的生长。目前生物活性玻璃植入后，能够观察到牙周病变发生再生性愈合的研究还是少数，报道长结合上皮性愈合的研究占多数。

对于生物活性玻璃植入后机体的融合和降解吸收情况，研究表明生物活性玻璃颗粒在植入后 4 个月开始被骨组织包埋和浸润，在人牙周袋内植入后 6 个月，生物活性玻璃组出现了新骨形成[63]，动物实验中也观察到了生物活性玻璃植入 6 个月后的骨传导作用。而生物活性玻璃颗粒被机体完全降解吸收则平均需要 16 个月左右[64]。

12.5.2　生物活性玻璃用于保持牙槽嵴高度

牙齿拔除后，牙槽骨会发生不同程度的改建与吸收。牙齿缺失后如果未能及时进行干预，在种植治疗时往往会发现牙槽嵴较为明显的萎缩，影响治疗效果。位点保存（site preservation）指的是在拔牙过程中采取的减缓牙槽骨吸收的一系列措施。牙拔除术后，拔牙窝内移植骨或骨替代材料就是一种常见的位点保存方法。常见的材料有自体骨、异体骨以及人工合成的骨替代材料。临床常用的人工骨移植材料主要有硫酸钙类、磷酸钙类以及硅酸盐类（主要包括生物活性玻璃、硅酸钙等）。BG 因其良好的生物活性和促成骨作用而被广泛用于骨缺损的研究当中，而将其用于位点保存的研究相对较少。一方面，位点保存这一概念的提出时间可能相对较晚；另一方面，目前各类人工骨替代材料仍存在生物学或力学缺陷，尚不能完全满足临床需求。因此目前应用于位点保存的材料仍以自体骨或异体骨为主。

现阶段 BG 用于位点保存的研究较少，且仍以病例报告或基础研究多见。

Stvrtecky 等报道了一例应用 BG 充填骨缺损后进行种植手术的病例。结果显示 BG 较好地维持了牙槽骨的骨量，术后 3 年的随访也显示出 BG 与种植体良好的骨结合与稳定性[65]。Calixto 等发现无机牛骨和 BG 充填大鼠切牙的拔牙窝后，虽然两种材料都具有较好的生物相容性，也都能诱导骨整合，但从时间上看材料会延迟新骨的形成，且牛骨诱导形成新骨的时间要比 BG 更长[66]。Margonar 等报道了 7 例应用 45S5 进行拔牙后位点保存的病例。结果显示材料能够较好地维持牙槽骨的高度，样本染色后的组织学观察结果表明 BG 能够增强周围骨组织的结构，提高种植体的骨结合[67]。

尽管 BG 这一类人工骨替代材料用于位点保存的临床研究相对较少，但使用该类材料进行拔牙窝充填维持牙槽嵴高度的方法仍然具有操作简单、材料来源丰富、无交叉感染风险等优势，因此 BG 仍是有理想应用前景的位点保存材料。未来的研究还应进一步评价其临床作用的安全性与有效性。

参 考 文 献

[1] Hench L L. The story of Bioglass®. Journal of Materials Science: Materials in Medicine, 2006, 17(11): 967-978.

[2] Bakry A S, Takahashi H, Otsuki M, et al. The durability of phosphoric acid promoted bioglass-dentin interaction layer. Dental Materials, 2013, 29(4): 357-364.

[3] Lee B S, Kang S H, Wang Y L, et al. In vitro study of dentinal tubule occlusion with sol-gel DP-bioglass for treatment of dentin hypersensitivity. Dental Materials Journal, 2007, 26(1): 52-61.

[4] Chiang Y C, Chen H J, Liu H C, et al. A novel mesoporous biomaterial for treating dentin hypersensitivity. Journal of Dental Research, 2010, 89(3): 236-240.

[5] Bakri M M, Hossain M Z, Razak F A, et al.Dentinal tubules occluded by bioactive glass-containing toothpaste exhibit high resistance toward acidic soft drink challenge. Australian Dental Journal, 2017, 62(2): 186-191.

[6] Burwell A K, Musde D. Sustained calcium ion and pH release from calcium phosphate-containing dentifrices. Journal of Dental Research, 2009, (88): 1936.

[7] Orsini G, Procaccini M, Manzoli L, et al. A double-blind randomized-controlled trial comparing the desensitizing efficacy of a new dentifrice containing carbonate/hydroxyapatite nanocrystals and a sodium fluoride/potassium nitrate dentifrice. Journal of Clinical Periodontology, 2010, 37(6): 510-517.

[8] Tirapelli C, Panzeri H, Lara E H, et al. The effect of a novel crystallised bioactive glass-ceramic powder on dentine hypersensitivity: a long-term clinical study. Journal of Oral Rehabilitation, 2011, 38(4): 253-262.

[9] Tai B J, Bian Z, Jiang H, et al. Anti-gingivitis effect of a dentifrice containing bioactive glass (NovaMin) particulate. Journal of Clinical Periodontology, 2006, 33(2): 86-91.

[10] Banerjee A, Hajatdoost-Sani M, Farrell S, et al. A clinical evaluation and comparison of bioactive glass and sodium bicarbonate air-polishing powders. Journal of Dentistry, 2010, 38(6): 475-479.

[11] 史舒雅, 武琼, 许玉婷, 等. 生物活性玻璃治疗牙本质过敏症的长效性体外研究. 现代口腔医学杂志, 2018, 32(2): 83-88.

[12] Brauer D S, Karpukhina N, O'Donnell M D, et al. Fluoride-containing bioactive glasses: effect of glass design and structure on degradation, pH and apatite formation in simulated body fluid. Acta Biomaterialia, 2010, 6(8):

3275-3282.

[13] Curtis A R，West N X，Su B. Synthesis of nanobioglass and formation of apatite rods to occlude exposed dentine tubules and eliminate hypersensitivity. Acta Biomaterialia，2010，6（9）：3740-3746.

[14] Besinis A，van Noort R，Martin N. Infiltration of demineralized dentin with silica and hydroxyapatite nanoparticles. Dental Materials，2012，28（9）：1012-1023.

[15] Jung J H，Park S B，Yoo K H，et al. Effect of different sizes of bioactive glass-coated mesoporous silica nanoparticles on dentinal tubule occlusion and mineralization. Clinical Oral Investigations，2019，23（2）：1-13.

[16] Prabhakar A R，Paul M J，Basappa N. Comparative evaluation of the remineralizing effects and surface microhardness of glass ionomer cements containing bioactive glass(S53P4)：an in vitro study. International Journal of Clinical Pediatric Dentistry，2010，3（2）：69-77.

[17] Burwell A K，Litkowski L J，Greenspan D C. Calcium sodium phosphosilicate（NovaMin®）：remineralization potential. Advances in Dental Research，2009，21（1）：35-39.

[18] Zhong Y，Liu J，Li X，et al. Effect of a novel bioactive glass-ceramic on dentinal tubule occlusion：an in vitro study. Australian Dental Journal，2015，60（1）：96-103.

[19] Jung J H，Kim D H，Yoo K H，et al. Dentin sealing and antibacterial effects of silver-doped bioactive glass/mesoporous silica nanocomposite：an in vitro study. Clinical Oral Investigations，2019，23（1）：253-266.

[20] Ma J，Chen C Z，Wang D G，et al. Effect of MgO addition on the crystallization and in vitro bioactivity of glass ceramics in the CaO-MgO-SiO$_2$-P$_2$O$_5$ system. Ceramics International，2012，38（8）：6677-6684.

[21] Parinyaprom N，Nivunsittirat A，Chuveera P，et al. Outcomes of direct pulp capping by using either proroot mineral trioxide aggregate or biodentine in permanent teeth with carious pulp exposure in 6-to 18-year-old patients：a randomized controlled trial. Journal of Endodontics，2018，44（3）：341-348.

[22] Liu S Y，Wang S N，Dong Y M，et al. Evaluation of a bioceramic as a pulp capping agent in vitro and in vivo. Journal of Endodontics，2015，41：652-657.

[23] Tran X V，Gorin C，Willig C，et al. Effect of a calcium-silicate-based restorative cement on pulp repair. Journal of Dental Research，2012，91：1166-1171.

[24] 黄伟曼，张栋杰，胡旭初，等. iRoot BP Plus 和 MTA 用于年轻恒牙直接盖髓的临床疗效观察. 中华口腔医学研究杂志（电子版），2018，5：366-370.

[25] Oguntebi B，Clark A，Wilson J. Pulp capping with Bioglass and autologous demineralized dentin in miniature swine. Journal of Dental Research，1993，72：484-489.

[26] Salako N，Joseph B，Ritwik P，et al. Comparison of bioactive glass，mineral trioxide aggregate，ferric sulfate，and formocresol as pulpotomy agents in rat molar. Dental Traumatology，2003，19：314-320.

[27] 梁绮明. 新型生物玻璃牙髓修复材料的制备与性能研究. 广州：华南理工大学，2015.

[28] Hanada K，Morotomi T，Wash io A，et al. In vitro and in vivo effects of a novel bioactive glass-based cement used as a direct pulp capping agent. Journal of Bimeolical Materials Research Part B，2019，107B：106-168.

[29] Wang S，Guo X J，Gong W Y. et al. Odontogenic differentiation and dentin formation of dental pulp cells under nanobioactive glass induction. Acta Biomaterialia，2014，10：2792-2803.

[30] Gong W，Huang Z W，Dong Y M，et al. Ionic extraction of a novel nano-sized bioactive glass enhances differentiation and mineralization of human dental pulp cells. Journal of Endodontics，2014，40：83-88.

[31] Bae W J，Min K S，kin J J，et al. Odontogenic responses of human dental pulp cells to collagen/nanobioactive glass nanocomposites. Dental Materials：Official Publication of the Academy of Dental Materials，2012，28：1271-1279.

[32] Kim G H，Park Y D，Lee S Y，et al. Odontogenic stimulation of human dental pulp cells with bioactive

nanocomposite fiber. Journal of Biomaterials Applications，2015，29：854-866.

[33]　Qu T，Liu X. Nano-structured gelatin/bioactive glass hybrid scaffolds for the enhancement of odontogenic differentiation of human dental pulp stem cells. Journal of Materials Chemistry B，Materials for Biology and Medicine，2013，1：4764-4772.

[34]　Wang S，Hu Q，Gao X，et al. Characteristics and effects on dental pulp cells of a polycaprolactone/submicron bioactive glass composite scaffold. Journal of Endodontics，2016，42：1070-1075.

[35]　Cui C Y，Wang S N，Ren H H，et al. Regeneration of dental-pulp complex-like tissue using phytic acid derived bioactive glasses. RSC Advances，2017，7：22063-22070.

[36]　Huang M，Hill R G，Rawlinson S C. Strontium（Sr）elicits odontogenic differentiation of human dental pulp stem cells（hDPSCs）：a therapeutic role for Sr in dentine repair？. Acta Biomaterialia，2016，38：201-211.

[37]　Zhu N X，Chatzistavrou X，Ge L H，et al. Biological properties of modified bioactive glass on dental pulp cells. Journal of Dentistry，2019，83：18-26.

[38]　Lee J H，Kang M S，Mahapatra C，et al. Effect of aminated mesoporous bioactive glass nanoparticles on the differentiation of dental pulp stem cells. PLoS One，2016，11：e0150727.

[39]　Lim H C，Nam O H，Kim M J，et al. Delivery of dexamethasone from bioactive nanofiber matrices stimulates odontogenesis of human dental pulp cells through integrin/BMP/mTOR signaling pathways. International Journal of Nanomedicine，2016，11：2557-2567.

[40]　朱林，王聿栋，董艳梅，等.缓释米诺环素的介孔纳米生物玻璃载药系统.北京大学学报（医学版），2018，50（2）：249-255.

[41]　Lopez-Sastre S，Gonzalo-Orden J M，Altónaga J A，et al. Coating titanium implants with bioglass and with hydroxyapatite. A comparative study in sheep. International Orthopaedics，1998，22（6）：380-383.

[42]　Mistry S，Kundu D，Datta S，et al. Comparison of bioactive glass coated and hydroxyapatite coated titanium dental implants in the human jaw bone. Australian Dental Journal，2015，56（1）：68-75.

[43]　Mistry S，Roy R，Kundu B，et al. Clinical outcome of hydroxyapatite coated，bioactive glass coated，and machined Ti6Al4V threaded dental implant in human jaws：a short-term comparative study. Implant Dentistry，2016，25（2）：252-260.

[44]　Su T R，Chu Y H，Yang H W，et al. Component effects of bioactive glass on corrosion resistance and *in vitro* biological properties of apatite-matrix coatings.Biomedical Materials and Engineering，2019，30（20）：207-218.

[45]　Zhu J，Yang D W，Ma F. Feasibility study of a partially hollow configuration for zirconia dental implants. Journal of Oral & Maxillofacial Surgery，2010，68（2）：399-406.

[46]　Kirsten A，Hausmann A，Weber M，et al. Bioactive and thermally compatible glass coating on zirconia dental implants. Journal of Dental Research，2015，94（2）：297-303.

[47]　Comesaña R，Lusquiños F，del Val J，et al. Toward smart implant synthesis：bonding bioceramics of different resorbability to match bone growth rates. Scientific Reports，2015，5：10677.

[48]　Rau J V，Antoniac I，Fosca M，et al. Glass-ceramic coated Mg-Ca alloys for biomedical implant applications. Materials Science and Engineering：C，2016，64：362-369.

[49]　Saadaldin S A，Dixon S J，Costa D O，et al. Synthesis of bioactive and machinable miserite glass-ceramics for dental implant applications. Dental Materials，2013，29（6）：645-655.

[50]　Ballo A M，Cekic-Nagas I，Ergun G，et al. Osseointegration of fiber-reinforced composite implants：histological and ultrastructural observations. Dental Materials Official Publication of the Academy of Dental Materials，2014，30（12）：e384-e395.

[51] Kulkova J, Moritz N, Huhtinen H, et al. Bioactive glass surface for fiber reinforced composite implants via surface etching by excimer laser. Medical Engineering & Physics，2016，38（7）：664-670.

[52] Kang Y G，Kim J Y，Kin J，et al. Release of bisphenol A from resin composite used to bond orthodontic lingual retainers. American Journal Orthodontics and Dentofacial Orthopedics，2011，140：779-789.

[53] 孟焕新. 临床牙周病学. 2 版. 北京：北京大学医学出版社，2014.

[54] Chacko N L，Abraham S，Rao H N，et al. a clinical and radiographic evaluation of periodontal regenerative potential of PerioGlas®：A synthetic，resorbable material in treating periodontal infrabony defects. Journal of International Oral Health，2014，6（3）：20-26.

[55] Sohrabi K，Saraiya V，Laage T A，et al. An evaluation of bioactive glass in the treatment of periodontal defects：a meta-analysis of randomized controlled clinical trials. Journal of Periodontology，2012，83（4）：453-464.

[56] Sumer M，Keles G C，Cetinkaya B O，et al. Autogenous cortical bone and bioactive glass grafting for treatment of intraosseous periodontal defects. European Journal of Dental，2013，7（1）：6-14.

[57] Kaur G，Pandey O P，Singh K，et al. A review of bioactive glasses：Their structure，properties，fabrication，and apatite formation. Journal of Biomedical Materials Research Part A，2014，102：254-274.

[58] Stoor P，Soderling E，Salonen J I. Antibacterial effects of a bioactive glass paste on oral microorganisms. Acta Odontol Scandinavica，1998，56：161-165.

[59] Varanasi V G，Owyoung J B，Saiz E，et al. The ionic products of bioactive glass particle dissolution enhance periodontal ligament fibroblast osteocalcin expression and enhance early mineralized tissue development. Journal of Biomedical Materials Research Part A，2011，98：177-184.

[60] Villaça J H，Novaes A B，Jr Souza S L，et al. Bioactive glass efficacy in the periodontal healing of intrabony defects in monkeys. Brazilian Dental Journal，2005，16：67-74.

[61] Nevins M L，Camelo M，Nevins M，et al. Human histologic evaluation of bioactive ceramic in the treatment of periodontal osseous defects. International Journal Periodontics Restorative Dentistry，2000，20：458-467.

[62] Knapp C I，Feuille F，Cochran D L，et al. Clinical and histologic evaluation of bone-replacement grafts in the treatment of localized alveolar ridge defects. Part 2：bioactive glass particulate. International Journal Periodontics Restorative Dentistry，2003，23：129-137.

[63] Merkx M A，Maltha J C，Stoelinga P J. Assessment of the value of anorganic bone additives in sinus floor augmentation：a review of clinical reports. International Journal of Oral and Maxillofacial Surgery，2003，32：1-6.

[64] Tadjoedin E S，de Lange G L，Holzmann P J，et al. Histological observations on biopsies harvested following sinus floor elevation using a bioactive glass material of narrow size range. Clinical Oral Implants Research，2000，11：334-344.

[65] Stvrtecky R，Gorustovich A，María B G. A histologic study of bone response to bioactive glass particles used before implant placement：A clinical report. Journal of Prosthetic Dentistry，2003，90（5）：424-428.

[66] Calixto R F，Teófilo J M，Brentegani L G，et al. Grafting of tooth extraction socket with inorganic bovine bone or bioactive glass particles：comparative histometric study in rats. Implant Dentistry，2007，16（3）：260-269.

[67] Margonar R，Queiroz T P，Luvizuto E R，et al. Bioactive glass for alveolar ridge augmentation. Journal of Craniofacial Surgery，2012，23（3）：220-222.

第13章

生物活性玻璃在骨组织再生修复中的研究与应用

13.1 概述

生物活性玻璃用于骨组织的再生修复是其目前最主要的临床应用。第一代生物活性玻璃（45S5）已临床应用多年，并取得良好的骨修复效果。例如，目前临床应用的倍骼生（PerioGlas®），作为牙周缺损及囊肿切除后的骨修复填充体，在临床应用已达近20年；固骼生（NovaBone®）用于各种骨缺损修复及促进骨折修复愈合等，临床应用也超过15年，均取得良好的临床治疗效果。一般认为生物活性玻璃植入机体后与体液、软组织、骨组织接触时，材料瞬间与组织间发生复杂的离子交换，在玻璃的表面发生析碱反应，与体液中的氢离子发生离子交换，Si—O—Si键被溶解断键，在界面上形成碳酸羟基磷灰石层[1]。羟基磷灰石随即成核、析晶，形成羟基磷灰石晶体的网架，继而其表面形成的羟基磷灰石层进一步激活骨祖细胞的自分泌反应，使其产生各种细胞因子，引起未分化间充质细胞、骨生长蛋白、纤维蛋白、胶原纤维在局部的沉积，促进细胞黏附和成骨细胞表型的表达，并最终导致颗粒周围骨的迅速增殖，从而起到成骨作用[2, 3]。

随着生物活性玻璃用于骨缺损修复研究的深入，近年来越来越多的研究聚焦于新型生物活性玻璃的研发和性能优化，以及生物活性玻璃促进成骨的机制研究。基于分子生物学层面的新型生物活性玻璃的研究成为一种新的材料设计方向。特别是微纳米生物活性玻璃的成功研制，极大地增加了其比表面积，同时可用于负载促进成骨的各种药物及生物因子。此外，具有三维多孔结构的生物活性玻璃支架材料的出现使生物活性玻璃可用于修复需要一定承重部位的骨缺损，临床应用范围更为广泛。本章分别从生物活性玻璃的细胞学响应、改性研究和临床应用方面介绍生物活性玻璃在骨组织再生修复中的研究进展。

13.2　生物活性玻璃促进骨再生修复的细胞学响应

13.2.1　生物活性玻璃促进骨再生修复的基因激活机理

　　生物活性玻璃区别于其他骨修复材料的特有属性是生物活性玻璃独特的基因激活作用。当与体液接触后，生物活性玻璃可迅速释放出硅、钙、磷等元素，而这些元素在生物活性玻璃的促成骨性能中起到非常重要的作用并直接影响细胞中基因的表达。其中硅元素是成骨发育中一种重要的元素，缺乏硅元素会导致骨代谢异常。钙是骨和牙齿的主要组成元素，同时也是细胞内的第二信使，广泛存在于各种细胞中，参与和调节细胞的多种功能。随着 RT-PCR、RNA 杂交、原位杂交、实时 RT-PCR、基因芯片等先进研究技术的应用，近年来生物活性玻璃的基因激活作用开始得到越来越深入的研究。表 13-1 为以往报道的 45S5 玻璃上调和下调的成骨相关的基因。

表 13-1　45S5 上调和下调的成骨相关的基因[4]

基因	功能	细胞类型	表达
碱性磷酸酶（ALP）	钙的磷酸化	FOB[5]，HOB[6, 7]，HOB 细胞系[8]，Rat OB[9]	+[5]，++[7]，+[6]，+[6, 8]，+[9]，
骨涎蛋白（BP）	结缔组织矿化的特异性蛋白，可调控 HA 成核	Rat OB[9]，HOB[7]	+[9]，+[7]
Ⅰ型胶原	由骨细胞生产的骨基质中的主要有机成分	FOB[5]，HOB[6, 7]，HOB cell line[8]	+[5]，++[7]，++[6]，+[8]
骨桥蛋白（OP）	骨细胞通过 $\alpha_v\beta_3$ 整合素锚钉到矿化的骨表面	FOB[5]，HOB[7]，Rat OB[9]	+[5]，+[7]，+[9]
骨钙蛋白（OC）	在骨形成早期激活成骨细胞和破骨细胞	FOB[5]，HOB[7]，Rat OB[9]	+[5]，++[7]，+[9]
骨粘连蛋白（ON）	一种在骨里面以很高浓度存在的糖蛋白	FOB[5]，HOB[7]，Rat OB[9]	+[5]，+[7]，+[9]
成骨特异性转录因子（Cbfal/RUNX2）	骨生成的"主导基因"，敲除 Cbfal 的老鼠不能成骨	FOB[5]，ES[10]，preOB cell line[11]	+[5]，+[10]，+[11]
骨形态发生蛋白（BMP）-2	引导骨形成的蛋白	HOB cell line[8]	++[8]

　　+基因表达；++基因表达上调。

　　注：OB 为成骨细胞；FOB 为胎儿成骨细胞；HOB 为人类成骨细胞。

　　基于近几年的研究，Jell 等[4]提出生物活性玻璃的基因激活作用机理。细胞主要是通过其表面能够识别细胞因子、趋化因子、机械应力、气体和生理性离子的受体与周围环境发生相互作用。细胞外基质可与细胞表面的整合素等受体发生相互作用，从而导致胞内信号分子的级联放大效应，并通过作用于特定的转录因子来激活或者关闭基因表达。被生物活性玻璃激活的基因通过转录和翻译过程合成相应的蛋白质，细胞的表型就是由这些蛋白质所决定的。而通过这一过程，细胞的增殖、存活、分化或基质形成也发生相应的变化，使细胞实现了对生物活性玻璃刺激的响应。生物活性玻璃所溶出离子的类型、离子的释放速率、玻璃的表面化学结构和拓扑结构、材料界面的剪切应力这四个方面是生物活性玻璃决定细胞基因表达的主要调控机制。

　　目前国内外关于第一代生物活性玻璃（45S5）的基因激活机理研究较为透彻，而对微纳米生物活性玻璃（MNBG）介导干细胞成骨分化的研究相对较少且不够深入，特别是不同形貌、大小、组成与成骨相关干细胞的相互作用过程和影响规律，微纳米结构在不存在诱导因子作用下介导干细胞成骨分化的能力和作用机理等，仍有许多未知领域，有待深入研究。Jones课题组研究了亚微米级的溶胶-凝胶BG对骨髓干细胞和脂肪干细胞的影响[12]，研究发现亚微米级颗粒可以通过内吞作用进入细胞，不影响细胞的代谢活性，并随时间逐渐降解，低浓度下几乎没有细胞毒性；Boccaccini课题组报道了45S5熔融BG纳米颗粒可以有效促进骨髓干细胞的黏附、增殖、成骨分化，一定浓度下可以显著上调骨钙素、Ⅰ型胶原蛋白等成骨基因表达，促进血管内皮生长因子产生[13, 14]。笔者课题组研究发现微纳米生物活性玻璃可通过激活ERK和p38信号通路促进成骨相关基因的表达（图13-1）。

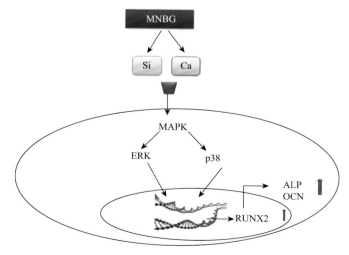

图 13-1　通过释放硅、钙离子激活 MAPK 信号通路促进成骨相关基因的表达

13.2.2　生物活性玻璃促进骨再生修复的骨免疫调节

目前生物材料体外成骨性能主要是通过研究生物材料对成骨相关细胞的成骨分化能力来评价。然而许多在体外研究中表现出较好成骨性能的材料被植入到体内后却不能促进骨修复[15]。因此，这种缺乏体内实际环境考量的体外成骨性能评价系统具有一定的局限性。近年来的研究表明，生物材料植入到骨缺损部位后可以引起机体对异物的固有免疫反应以及适应性免疫反应，这些免疫反应能够发挥双向调节作用，既可以起到正性的促进骨修复作用，也可以阻碍生物材料的促成骨作用[16-18]。而固有免疫系统中的一分子——巨噬细胞，由于在组织损伤后能够具有有利的调节疾病和组织再生作用而受到了广泛的关注。巨噬细胞既可以通过经典激活途径（classical activation pathway，M1）促进炎症反应，清除病原体；也可以通过旁路激活途径（alternative activation pathway，M2）抑制炎症反应，促进组织修复[19]。M1 和 M2 是巨噬细胞的两种极化类型，巨噬细胞受细胞外微环境影响向 M1 和 M2 极化，且这种极化具有可逆性。巨噬细胞这种显著的功能可塑性，使其在疾病和组织再生中起到关键的作用。巨噬细胞在骨修复材料的作用下可向 M1 和 M2 不同方向极化，进而影响骨缺损部位炎症的持续时间，最终影响骨缺损部位的修复进程，而这也是导致不同生物材料骨修复能力呈现差异性的关键因素[16]。系统考察巨噬细胞在 BG 作用下的极化状态，以及极化的巨噬细胞对骨再生过程的影响，将有助于进一步解释 BG 对骨再生影响的免疫学机制，为 BG 在骨修复中的应用找到新的治疗思路。调控生物活性玻璃对巨噬细胞的效应机制也可以作为一种有效手段来促进合适的、积极的骨组织重构，并且避免有害的持续炎症反应和瘢痕组织的形成。由于生物活性玻璃植入体内后会经历不同程度的降解[20]，目前免疫调节在生物活性玻璃骨再生修复的研究中主要集中于玻璃溶出离子对骨修复的影响。

钙（Ca）是磷酸钙骨生物材料的一种主要成分，在某些炎症信号通路中是重要的参与者。非经典的 Wnt5A 与 FZ5 结合可以激活 Wnt/Ca^{2+} 信号通路，通过钙调蛋白（CaM）依赖的蛋白激酶 II（CAMK II）、蛋白激酶 C 等下游炎症因子，激活转录因子 NF-κB 来上调炎症细胞因子的基因表达[21, 22]。高浓度的细胞外钙也被发现能激活钙敏感受体（CaSR）信号级联导致 Wnt5A 的产生，从而通过抑制 NF-κB 来降低 TNF-α 的表达，或通过 Wnt5A/Ror2 信号通路下调 TNFR1 的表达，从而起到抑制炎症反应的作用[22]。

硅（Si）是骨发育的必需微量元素，在骨再生的早期矿化阶段活跃的钙化部位可以发现硅元素[23]。膳食中硅摄入不足会导致骨骼畸形，而在膳食中补充硅元素可以抑制去卵巢动物的骨吸收。液体硅已被报道能促进成骨细胞的增殖、分化和胶原产生[24]。生物活性玻璃中释放的含硅离子的产物对成骨细胞的增殖分化也有类似的刺激效应[25, 26]。硅离子还可能引发免疫反应，例如，二氧化硅粒子的吸入是矽肺的主要原因。与微米级的二氧化硅相比，纳米二氧化硅粒子具有轻微的纤维化作用，可能是由于其扩散和转移比微米级粒子更容易[27]。此外，研究认为硅凝胶乳房植入物的产物长期暴露可能与自身免疫性疾病或炎症性疾病有关，因为在病变与该组患者血液中发现高浓度的硅[28]。

镁（Mg）是一种可生物降解和具有良好生物相容性的金属，机械性能类似于骨，因此，它能消除应力屏蔽的影响，并能改善其体内降解性[29]。镁被提出可作为可降解金属骨生物材料应用于整形外科手术中[29, 30]。镁离子可通过抑制 Toll 样受体（TLR）信号通路来抑制炎性细胞因子的产生[31]。巨噬细胞通过 TLR 信号通路识别异物，诱导先天免疫反应以降解或拒绝植入物。大多数激活的 TLR 通过接头蛋白 MyD88 的结合，进而激活下游的信号分子[32]。然而，其中 TLR3 信号通路主要通过 MyD88 非依赖性途径激活，而 TLR4 信号通路则可以通过 MyD88 依赖性和非依赖性两种路径激活[33, 34]。虽然它们通过不同的接头蛋白来激活，但是最终都是通过 NF-κB 来促进炎性细胞因子的表达[35]。

钴（Co）可以稳定缺氧诱导因子（HIF）并随后激活 HIF 靶基因如 VEGF 促进血管的生成[36, 37]。因此，大量的研究在骨替代材料中加入了 Co，如 Co 掺杂的磷酸钙、45S5 生物玻璃和介孔生物活性玻璃[36, 38-40]。这些 Co 掺杂的骨生物材料在体外实验的结果中显示出显著增强血管生成的作用；然而，除了对血管生成的影响，HIF 也被发现对促进炎症反应有一定的影响。HIF-1α 除了能促进血管生成外，还能通过不依赖血管内皮生长因子（VEGF）的途径激活，并与髓系细胞的激活密切相关。HIF-1α 的稳定也被发现是通过不依赖于 VEGF 的机制完成，并且其不仅是激活髓系细胞所必需的[41]，还是巨噬细胞功能成熟所必需的[42]，而促炎因子如 TNF-α、IL-1 的分泌能稳定 HIF-1α，从而放大炎症反应[43, 44]。钴离子被公认是有毒的，且有报道它能导致关节假体失败，因此其在生物材料中的使用是有争议的[44-46]。

锌（Zn）已被研究发现可以刺激骨形成和矿化[47, 48]。而膳食中缺乏锌可导致骨的生长发育迟缓[49]。因此，一些研究中将锌掺入 CaP 生物材料，以提高其成骨能力。然而，除了对成骨的积极作用，它也具有调节免疫反应的作用[50]。锌掺入陶瓷材料可增加抗炎细胞因子 IL-10 的释放，同时降低 TNF-α 和 IL-1β 的表达，这可能是通过 TLR4 通路来起作用[51-54]。炎症性疾病如类风湿性关节炎患者体内血清中锌元素水平较低，且其 TNF-α 水平增加[55]，而该病理过程可以通过锌的补充来逆转[56]。锌对免疫细胞的反应呈现浓度依赖性的方式[57]。

铜（Cu）已被证明具有促进血管生成的作用。然而近期也有研究发现铜同样具有通过免疫调节促进成血管的作用。例如，Zhou 等[58]研究发现 Cu^{2+} 掺杂介孔生物活性玻璃可以通过制造一个低氧微环境调节免疫应答，并促进巨噬细胞向 M2 极化，进而促进血管和组织再生。

生物活性离子根据成分和浓度的不同，能对免疫系统产生一系列的影响。因此，通过控制释放的生物活性元素的组合来操纵免疫反应是一个值得仔细考虑的策略。对于生物活性元素如何影响免疫反应的机制已经有了一些初步的研究，但仍然需要进一步理解其分子机制，这将为生物骨替代材料的发展提供基本的生物学知识。

13.3　改性生物活性玻璃用于骨组织再生修复的研究

随着研究的不断深入及生物活性玻璃制备工艺的发展，目前已成功制备出适用于不同应用要求的各种生物活性玻璃材料。对生物活性玻璃的研究也已经从探讨组成、结构与生物矿化性能等理化性质逐渐发展到材料对细胞的生物学作用、药物及生长因子输送和基因治疗等领域。其中将生物活性玻璃作为药物、生长因子及基因等输送载体的相关研究大大拓宽了生物活性玻璃的研究领域，使生物活性玻璃的研究更符合第三代生物医学材料的特征，即材料具有刺激、响应及介导组织自我修复的能力。本节简要介绍微量元素掺杂、药物和生物因子装载对生物活性玻璃改性后骨组织再生修复的影响。

13.3.1　微量元素掺杂对生物活性玻璃成骨性能的影响

生物活性玻璃中的 Si、Ca、P 等离子溶出产物能够刺激成骨细胞或骨祖细胞的增殖与分化，且成骨细胞分化密切相关的基因被激活。然而除了 Si、Ca、P 等传统生物活性玻璃的主要组成元素外，一些微量元素同样有着积极的生物学效应，而且溶胶-凝胶工艺对材料的组分具有可设计性。因此根据应用需求，一些微量元素如 Mg、Zn、Sr 等可通过溶胶-凝胶引入到生物活性玻璃硅氧网络中，从而进一步提高生物活性玻璃的性能。目前生物活性玻璃中掺杂的离子主要集中在 Li、Sr、Co、Cu、B 等，研究发现这些离子的掺杂对于成骨、成血管有一定的促进作用[59]。

锂（Li）临床主要用于治疗抑郁症，通常认为 Li 可加强周围神经的再髓鞘化。然而近期有研究也发现 Li 可以通过抑制糖原合酶 GSK-3β 进而激活 Wnt 通路。由于 Wnt 信号通路在控制骨发育中起到核心作用，因此将 Li 掺杂到生物活性玻璃中具有促进骨修复的潜能。例如，Han 等[60]制备 Li 掺杂生物活性玻璃支架，研究发现 5% Li 可激活 Wnt/β-联蛋白信号通路并进一步促进成骨分化。

镁（Mg）元素是骨代谢过程中的重要元素，影响成骨和破骨细胞的活性，促进骨细胞的增殖和稳定性，刺激新骨形成[61]。研究表明，Mg 掺杂的生物活性玻璃（Mg-BG），由于 Mg 的引入破坏了玻璃的网络结构，因而具有更快的离子释放速率[62]。例如，Varanasi 等[63]发现 Mg-BG 的浸提液与细胞共培养，与成骨分化相关的基因如 COL-I、ALP、RUNX2 表达量上调。

锌（Zn）元素是人体重要的微量元素，对人体的免疫系统、细胞分裂、生育能力以及身体的生长和维持具有多种功能。此外，锌也是骨骼健康的形成、矿化、发育和维持所必需的元素。在成骨方面它参与 DNA 及蛋白质的合成，并通过蛋白质合成刺激骨形成，且能够增加 ATP 酶活性，调节成骨分化相关基因如 COL-I、ALP、OCN 的表达。锌还通过激活成骨细胞中的氨酰基-tRNA 合成酶，刺激骨形成和矿化，并刺激细胞的蛋白合成。此外研究表明合适浓度的锌离子还具有显著的抗菌作用。然而也有报道发现 ZnO 取代 CaO 而引入到生物活性玻璃（Zn-BG）中，由于 Zn—O 键能达到 180kJ/mol，大于 Ca—O 的键能 110kJ/mol，因而锌离子很难从玻璃中溶出，进一步减缓了硅、钙等离子的释放，也抑制了其磷灰石形成能力[64]。

锶（Sr）元素同样是一种人体内重要的微量元素，且与骨组织间有良好的亲和性。由于 Sr 与 Ca 的价态相同，离子半径相似，骨组织中 Sr 可取代羟基磷灰石中 Ca 的位置。低剂量的 Sr 能够有效地治疗骨质疏松症，目前药物雷尼酸锶（strontium ranelate）在治疗骨质疏松症上起到良好的效果。研究发现，一定量的 Sr 能够促进成骨细胞增殖、分化，同时通过抑制破骨细胞形成防止骨组织再吸收，从而促进新骨的长成[65]。Zhao 等[66]采用 3D 打印技术制备含 Sr 的介孔 BG 支架（Sr-MBG），并将该支架用于修复鼠颅骨缺陷，研究发现该支架有较好的成骨能力并能刺激 MC3T3-E1 细胞增殖和分化，能刺激新生血管的形成。

铜（Cu）在人体内含量较少，然而研究发现在 MBG 支架中掺入 Cu^{2+} 可增加缺氧组织反应，促进血管和成骨的生成。例如，Wu 等[67]制备 Cu-MBG 支架，该支架能够刺激骨髓间充质细胞分泌 HIF-1α、VEGF 和成骨相关基因的表达，并且能够通过持续释放布洛芬起到抗菌作用，使得该支架同时具有血管生成能力、成骨能力和抗菌能力。Wang 等[68]采用模板法制备 CuO 掺杂的硼酸盐生物活性玻璃支架，在掺杂 3wt% CuO 时对 hBMSCs 无毒性，且显著提高 ALP 的活性，并且 Cu 的掺杂显著提高血管生成和成骨活性。

显然，载入一定量的微量元素可进一步提高生物活性玻璃的理化性能以及生物学性能，因此在制备过程中载入某种或几种元素至生物活性玻璃网络结构中，更好地应用于组织缺损修复也是生物活性玻璃研究的重要方向。

13.3.2　生物活性玻璃负载药物促进骨再生修复的研究

生物活性玻璃作为药物载体可通过药物的装载提高其成骨性能和抗感染性能等。目前生物活性玻璃药物装载的最常用方法是利用其本身的介孔结构负载药物。例如，常江教授课题组最早将介孔生物活性玻璃用于装载抗生素类药物庆大霉素，介孔生物活性玻璃可实现庆大霉素的缓释作用，从而延长给药时间[69]。El-Fiqi 等[70]以纳米介孔生物活性玻璃为载体吸附抗生素氨苄西林钠，研究发现药物吸附量随着药物初始浓度的增大而增大，释放实验表明氨苄西林钠可持续缓慢释放。Zhu 等[71]将具有成骨作用的双膦酸盐类药物阿仑膦酸钠装载进介孔生物活性玻璃微球中，药物分子的释放速率与玻璃组分中钙含量有关，钙含量越多，释放速率越慢。Wu 等[72]合成出一种硼掺杂的介孔生物活性玻璃支架，将地塞米松（dexamethasone，Dex）吸附进介孔孔内，药物持续释放达 350h，并且载有 Dex 的掺硼介孔生物活性玻璃支架能够显著提高成骨细胞 ALP 活性表达及上调成骨相关基因（*Col I*、*Runx-2*、*ALP* 和 *BSP*）的表达。笔者课题组研究发现高分子支架通过控释卵磷脂、阿仑膦酸钠等生物分子可以促进细胞成骨分化和新骨形成[73, 74]。

此外一些具有促进成血管作用的小分子药物也成功载入介孔生物活性玻璃中。其中小分子药物二甲氧乙二酰甘氨酸（dimethyloxallyl glycine，DMOG）可穿透细胞抑制 HIF-PHD 进而稳定低氧诱导因子-1α（hypoxia inducible factor-1α，HIF-1α）的表达，这成为近年来研究的热点。Zhu 等[75]在制备 DMOG 负载介孔生物活性玻璃粉体后，以 3-羟基丁酸和 3-羟基己酸聚合物[poly（3-hydroxybutyrate-*co*-3-hydroxyhexanoate）polymers]为黏结剂，采用 3D 打印的方法制备 DMOG 负载的 MBG/PHBHHx 复合支架。该支架可实现 DMOG 的缓释，体内实验证实具有促进血管再生和骨修复的作用。Wu 等[76]以 P123（EO_{20}-PO_{70}-EO_{20}）为模板剂、聚氨酯海绵为造孔剂制备 80Si-15Ca-5P 介孔生物活性玻璃（MBG）支架，将支架浸泡入 DMOG-PBS 溶液，体外研究发现 DMOG 的掺杂显著增强 HIF-1α 的稳定性、VEGF 的分泌和成骨相关基因的表达，但是体外释放曲线表明大部分负载的 DMOG 在 24h 内释放。

除了常见的物理吸附的方法外，采用化学接枝的方法可达到药物更加牢固的装载效果。它通过生物活性玻璃表面化学基团的可接枝性与药物发生化学键的结合从而更好地促进其装载和缓释。最常用的方法是利用 MNBG 中钙离子与药物螯合在一起，提高药物的装载效率。例如，利用 MNBG 表面的钙离子与 miRNA 中的磷酸根离子发生化学结合，从而提高了 miRNA 的转染效率[77]。此外也有同时利用物理吸附和化学接枝对药物负载的报道,例如,笔者课题组采用有序薄层结构的松果状介孔 MNBG,在其表面接枝氨基后利用氨基本身所带的正电荷和 MNBG 本身介孔结构的共同作用实现了对 miRNA 和地塞米松的高效负载和可控释放[78]。

13.3.3 生物活性玻璃负载生物因子促进骨再生修复的研究

为了加速骨修复过程,通常在骨组织工程支架中加入某种生长因子(如骨形态发生蛋白-2(BMP-2)、成骨生长肽 OGP、碱性成纤维细胞生长因子 bFGF 等)促进骨细胞的增殖与分化,达到加快骨修复与再生目的。然而由于生物因子在材料加工过程中的损失及体内的释放速度较快,目前尚无较好的装载方法。Rahaman 课题组发现负载 BMP-2 的 BG 多孔支架材料用于大鼠颅骨缺损模型修复[79],其修复效果明显高于纯支架材料和未负载 BMP-2 支架。Perez 等[80]制备了粒径在 $200\sim 300\mu m$ 之间、介孔孔径为 $2.5\sim 6.3nm$ 的 BG 微载体,所制备的微球具有大量的介孔结构和较高的比表面积,可实现对 bFGF 的持续释放,同时载有 bFGF 的 BG 微载体更有利于促进 MSC 的黏附与增殖。Wu 等[81]采用介孔生物活性玻璃支架吸附血管内皮生长因子(vascular endothelial growth factor,VEGF),研究发现,介孔生物活性玻璃支架的 VEGF 装载效率明显高于普通溶胶-凝胶生物活性玻璃支架,并且前者的突释现象减弱,缓释效果更为明显。El-Fiqi 等[70]将干扰小 RNA(samll interfering RNA,siRNA)装载进纳米介孔生物活性玻璃内,siRNA 可在体外持续释放 3d,纳米生物活性玻璃和 siRNA 复合物能被细胞吞噬,吞噬效率达 80%,siRNA 的沉默效果明显高于对照组,比对照组下调 15%左右,说明纳米生物活性玻璃是一种新型纳米基因载体。除了直接负载生物因子外,将具有免疫调控成骨性能的生物因子负载到 MNBG 的介孔结构,通过调控免疫炎症细胞的炎症反应可起到促进成骨的作用。目前常用的参与新骨形成的生物因子有 IL-4、IL-10、IFN-γ 等。例如,Li 等[82]通过在 $CaSiO_3$ 中负载 IFN-γ,并在急性炎症期和炎症修复期顺序释放 IFN-γ 和硅离子有序调控 M1/M2 巨噬细胞的极化,进而起到促进 VEGF、CXCL12 和 PDGF-BB 的分泌并加速血管生成的作用。

13.4 锶掺杂生物活性玻璃对成骨的影响

BG 发挥其特有的生物活性主要依赖于 BG 中缓慢释放的 Si、Ca、P 等的离子,从而促进成骨分化,起到基因激活的作用。而在玻璃网络中掺杂具有治疗作用的离子将起到促进成骨成血管的作用,在所有 BG 掺杂离子的研究中,有关掺 Sr 的报道相对较多，并且引起学者的广泛关注。Sr^{2+} 与 Ca^{2+} 的核外电子排布类似，都为二价阳离子，因此较易引入 BG 的网络中且维持稳定。除了材料制备方面的优势，近年来研究发现 Sr 是人体重要的微量元素，参与骨的代谢（图 13-2）[83-86]。体外研究发现 Sr 具有促进成骨、抑制破骨的作用。本节进一步就 Sr 对成骨、破骨以及成血管的影响做以总结，同时介绍与 Sr 相关的免疫调节。

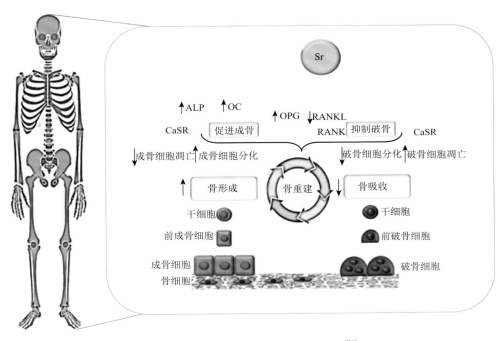

图 13-2　锶元素对机体的作用示意图[86]

13.4.1　锶掺杂对生物活性玻璃生物活性的影响

大量研究表明 Sr 掺入 BG 的硅氧网络中可有效提高其体外活性，加快玻璃表面的羟基磷灰石沉积速度。这可能是由于 Sr 以 $1\sim5$ppm 的临界浓度释放到溶解介质中可以显著促进矿化[87]。O'Donnell 等[88]认为 Sr 掺杂 BG 的生物活性增强是由于锶的离子半径大于钙的，导致硅氧网络膨胀，进而使离子溶出速率加快。然而也有研究表明过量的 Sr 加入生物活性玻璃会抑制羟基磷灰石的形成，并加速磷酸八钙[$Ca_8(PO_4)_6H_2\cdot5H_2O$]的形成，进而转变成碳酸羟基磷灰石[89]。因此，由于锶离子较大的离子半径（1.13Å），锶离子倾向于占据生物活性玻璃网络更多的空间，从而抑制玻璃网络中其他离子的溶出和释放[90]。

13.4.2 锶促进成骨

Sr 存在于正常的骨组织中，其最重要的发现是 Sr 的促成骨作用。例如，Zhao 等[66]采用 3D 打印技术制备含 Sr 的介孔 BG 支架（Sr-MBG），将该支架用于修复鼠颅骨缺陷，研究发现该支架具有较好的成骨能力并能刺激 MC3T3-E1 细胞增殖和分化，同时刺激新生血管的形成。除了促进成骨过程外，也有报道关注 Sr 促进早期骨整合的效果。例如，Zhang 等[91]在钛种植体表面制备掺 Sr 多孔涂层，体外研究证实该涂层可促进 BMSCs 成骨分化，并能促进成血管，进而有利于种植体植入后的早期骨整合。Offermanns 等[92]在钛种植体表面制备 Sr 缓释涂层，发现 Sr 的缓慢释放可以促进种植体周围的早期骨整合。也有报道制备 Sr 掺杂生物活性玻璃，植入家兔长骨骨缺损处，同样观察到 Sr 的掺杂可以促进早期骨整合[93]。另外，研究表明除促进正常成骨外，Sr 掺杂 BG 支架还可促进骨质疏松性部位骨缺损的成骨[83]。

从分子生物学的角度分析，Sr 促进成骨主要归因于 Sr 可以激活成骨相关的信号通路（图 13-3）。Peng 等[94]的研究表明 Sr 可以通过激活 Ras/MAPK 信号通路和下游转录因子 RUNX2 来促进 MSCs 的成骨分化。由于 Sr 与钙的结构相似，价态相同，Sr 可以通过钙离子敏感受体（CaSR）对 MAPK 信号通路产生影响，此外 Sr 还可以通过 CaSR 激活 ERK1/2 信号通路促进成骨细胞分化[95]。Rybchyn 等[96]发现 Sr 可以抑制骨硬化蛋白（sclerostin）的表达，从而激活 Wnt 信号通路。该报道还指出 Sr 可以促进 β-联蛋白易位进入细胞核，进而促进成骨。Caverzasio 等[97]发现 Sr 可以激活 FGF/FGFR（成纤维细胞生长因子受体）进而促进成骨分化。

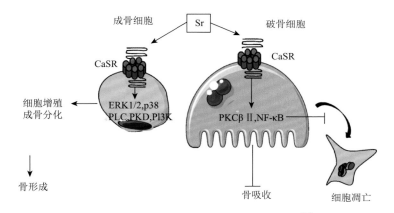

图 13-3　锶元素促进成骨的相关信号通路[98]

值得一提的是低剂量的 Sr 具有促进成骨的作用，而高剂量的 Sr 则会通过降低 Ca 的吸收而抑制钙盐沉积[99]。当钙的摄入量减少时，这种趋势变化尤为明显。这可能是由 Sr 在新形成的骨骼中的比例所决定的，研究表明，在新形成的皮质骨中 Sr 的含量是正常皮质骨的 3～4 倍，而新形成的松质骨是正常松质骨的 2～3 倍[100]。当 Ca 的摄入量恒定时，Sr 的摄入浓度为 87.5μmol/天将显著增加骨中 Ca 含量，而当 Sr 的摄入浓度增加到 875μmol/天时，则会降低骨中 Ca 含量并会导致低钙血症[65]。体外研究也证实细胞培养基中 Sr 的浓度为 2～5μg/mL 时可观察到矿化结节的出现，而其他浓度无效，甚至当超过该浓度时会抑制 HAP 的形成[101]。也有研究表明低剂量的 Sr（25～500μmol/L）将促进 hASCs 的成骨分化，而高剂量的 Sr（1000～3000μmol/L）将引起细胞凋亡[102]。一般认为促进人细胞增殖的 $SrCl_2$ 浓度为 10^4～10^5mol/L[103]。也有研究发现 Sr 的浓度为 0.1～3.0mmol/L 时，将促进 ALP 活性，且在这个浓度区间内随浓度增加 ALP 活性逐渐增大[104]。因此为使 Sr 起到促进成骨的作用，其摄入量应维持在一个合适的浓度。

13.4.3　锶抑制破骨

除了促进成骨外，一定量的 Sr 掺杂还可起到抑制破骨细胞形成、防止骨组织再吸收的作用[65, 101]。利用抑制破骨这一特征，目前其已经成功应用于骨质疏松患者。例如，药物雷尼酸锶（strontium ranelate）在治疗骨质疏松症上起到良好的效果[105]。临床试验表明，雷尼酸锶可显著降低骨吸收，并增加骨密度[106]。此外，Sr 还可显著降低脊柱或髋部骨折的发生风险。已经证实 Sr 抑制破骨主要通过 OPG/RANK/RANKL 信号轴起作用[107]。RANK 主要由成骨细胞产生，是破骨细胞分化和骨吸收的重要因素。它可以与破骨细胞表面的 RANKL 特异性结合，启动破骨反应。而 OPG 也可以与细胞膜表面 RANKL 结合，并且竞争性抢占 RANK 的结合位点，从而阻止破骨的进行。OPG/RANK 的比值增大时，将会显著抑制破骨的进行。研究表明 Sr 可以显著提高 OPG 在蛋白和基因水平的表达[108]。同时 Sr 尽管对细胞内的 RANK 无影响，但可显著减少细胞膜表面的 RANKL[109]。此外，Bakker 等[110]研究发现 Sr 也可以作用于成熟的破骨细胞，通过钙敏感受体促进破骨细胞的凋亡。由此可见，Sr 可以通过双向的调节（升高 OPG，降低 RANK）起到抑制骨吸收的作用。

13.4.4　锶促进血管生成

近年来研究发现 Sr 除了具有促进成骨抑制破骨的作用外，还可以促进内皮细胞的迁移和增殖。例如，Wang 等[111]制备了 Sr 掺杂硅酸钙基生物陶瓷（Sr-HT-Gahnite）并发现该生物陶瓷可促进 HUVEC 的增殖、迁移和成血管分化。Gong 等[112]制备蜂窝状 SrTiO$_3$ 纳米级网格，并用该网格结构分别培养 MC3T3-E1 和 HUVEC，研究发现 Sr 掺杂和网格结构的协同作用可有效促进成骨和成血管。Chen 等[113]研究发现 Sr 掺杂磷酸钙骨水泥可显著促进血管内皮细胞的迁移和增殖，并具有促进血管生成的作用。此外，从 Sr 促进早期骨整合也可间接说明 Sr 具有促进成血管的作用。材料植入部位，早期大量血管的形成将促进局部营养供应，增加物质交换，促进材料降解，并且从血循环带来成骨细胞，启动成骨过程。由此可见 Sr 促进早期骨整合很大程度上依赖 Sr 促进早期成血管。

13.4.5　锶相关免疫调节

　　Sr 除了可直接作用于成骨细胞和破骨细胞外，近年来研究发现 Sr 还对免疫细胞有一定作用，并且通过免疫调节参与组织修复。Sr 掺入到 Ca/P 材料中后，在高浓度（500μmol/L）和低浓度（10μmol/L）情况下，均能抑制人原发性单核细胞中的促炎症反应细胞因子 TNF-α 的释放[114, 115]。也有研究表明 Sr 可以显著降低 TNF-α 和 IL-1β 在炎症部位的表达[116]。Sr 也被证实能促进牙周膜细胞增殖和抑制牙周膜细胞炎性细胞因子 IL-6 的表达[114, 117]。类似的研究也发现 Sr 可以抑制牙周膜细胞 IL-6 的释放，从而抑制炎症反应[118]。同时 Sr 也可以抑制 IL-1β、MMP2 和 MMP9 的释放，抑制炎症性关节炎的软骨退化[119]。笔者课题组研究发现，Sr 掺杂生物活性玻璃可促进巨噬细胞向 M2 方向极化，并且可以进一步促进巨噬细胞分泌成骨相关细胞因子（如 BMP-2），进而促进新骨形成[120]；同时 Sr 掺杂生物活性玻璃还可促进巨噬细胞分泌血管相关生物因子，从而促进植入早期的血管化（图 13-4）[121]。Sr 的这些作用机制可能与拮抗 NF-κB 炎症作用有关，这表明 Sr 是一种抗炎剂[122]。

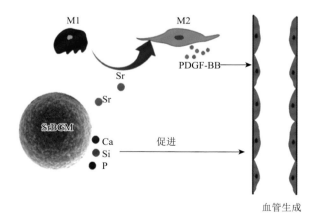

图 13-4　Sr 掺杂生物活性玻璃促进植入早期成血管的机理示意图；Sr 促进巨噬细胞由 M1 极化为 M2，M2 型巨噬细胞进一步分泌大量 PDGF-BB

13.5　生物活性玻璃用于骨组织再生的临床应用现状

生物活性玻璃修复骨缺损临床应用多年取得良好的骨修复效果，目前主要应用于填充非承重部位的骨缺损。随着生物活性玻璃骨组织工程支架研究的深入，其在节段性骨缺损和骨增加领域也有部分应用。

13.5.1　生物活性玻璃应用于修复腔隙性骨缺损

将生物活性玻璃粉体或块体材料填充在腔隙性的骨缺损部位，通过生物活性玻璃逐渐形成新骨来修复骨组织缺损是其最主要的应用。Hench 教授首先将 45S5 生物活性玻璃植入犬股骨缺损，发现了 45S5 生物活性玻璃能与骨组织发生牢固结合，并可形成新骨，开启了生物活性玻璃在骨修复领域的应用。随后 NovaBone®、PerioGlas® 等产品相继问世，这些产品为粒径 90~710μm 的颗粒，临床广泛应用于填充各种类型的非承重部位的骨缺损，如填充囊肿或肿瘤切除后的骨腔隙。此外，此类生物活性玻璃也可用于填充人体生理性的腔隙（如上颌窦），从而达到提升牙槽嵴的目的。例如，Turunen 等[123]采用 BonAlive 对 17 例患者行双侧窦底增高术，研究表明生物活性玻璃颗粒可与自体骨良好接触并逐渐形成新骨。

13.5.2　生物活性玻璃应用于修复节段性骨缺损

大尺寸节段性骨缺损修复是目前的医学难题，不同类型的骨修复材料已经尝试用于该类型骨缺损的修复。然而目前大部分骨修复材料仅具有骨传导性，对于超过临界骨缺损范围的修复效果欠佳。因此，节段性骨缺损修复的研究集中于利用干细胞、组织工程技术，通过三维仿生构建，制备出具有多孔多级非均质结构的新型三维仿生生物活性材料。由于生物活性玻璃具有优良的骨诱导性，近年来有少量关于其用于大段骨缺损修复的报道。例如，Jia 等[124]采用 3D 打印的方法以普朗尼克 F-127 为黏结剂制备 13-93 生物活性玻璃和 2B6Sr 生物活性玻璃支架，烧除有机物后将支架植入新西兰白兔股骨 1cm 骨缺损处，9 个月后在材料内部和支架周围都出现新骨和新生血管。Tang 等[125]将 rhBMP-2 负载入多级孔结构生物活性玻璃支架，并用于修复家兔桡骨节段骨缺损，12 周后在骨缺损处产生大量新骨。可见生物活性玻璃虽可用于修复节段性骨缺损，但治疗周期较长，还有诸多问题需要解决。

13.5.3　生物活性玻璃应用于骨量增加

生物活性玻璃除了用于骨缺损的修复，近年来在骨量增加领域也有部分应用。与修复骨缺损不同，骨量增加是在正常的皮质骨外生成新骨。应用最多的是在发生缓慢骨萎缩的部位形成新骨，使骨恢复原有的形态、结构和功能，如使萎缩的牙槽嵴升高[126]。天然牙由于受到龋齿、牙周炎、外伤等因素的影响将会导致牙列缺损或牙列缺失。随着年龄的增长，牙缺失数逐渐增加，特别是我国口腔保健意识普遍较差，牙缺失率远高于发达国家。天然牙缺失后口腔咀嚼效率下降，加重胃肠道负担，产生一系列不良影响。此外天然牙的缺失还可导致美观、发音以及颞下颌关节紊乱等相关问题。因此研究生物活性玻璃的骨量增加具有重要意义。

Wang 等[127]在犬牙槽嵴萎缩动物模型牙槽嵴顶制备隧道，将颗粒型 BG 注入隧道内，塑形后升高牙槽嵴，发现 BG 颗粒与骨组织结合紧密，软组织长入多孔的生物活性玻璃中。然而该方法 BG 为颗粒状，骨膜下塑性困难，升高牙槽嵴的高度有限，临床效果不理想。Knapp 等[128]将 BG 与钛增强膨胀聚四氟乙烯（titanium-reinforced expanded polytetrafluoroethylene，TR e-PTFE）屏障膜配合使用，研究对于种植患者骨量不足的增骨效果，发现 BG 对于增加牙槽嵴骨量效果不理想，平均牙槽嵴宽度增加 1.1mm。Margonar 等[129]报道了 7 例采用生物活性玻璃扩增牙槽嵴的报道，表明生物活性玻璃能够维持牙槽嵴的结构并且达到满意的修复效果，组织学表现为新形成的骨与 BG 颗粒连接紧密。Correia 等[130]将壳聚糖与纳米生物活性玻璃颗粒结合制备 CHT/BG-NPs 纳米复合支架，该支架同时具备形状记忆功能和生物矿化成骨功能，并且发现了其组成最佳配比，在骨再生方面有较大的潜在应用价值。Peter 等[131]采用溶胶-凝胶法制备纳米生物活性玻璃陶瓷-壳聚糖-明胶复合支架，其孔径在 150～300μm 之间，该支架有利于蛋白的吸附，有望成为一种牙槽嵴再生材料。笔者课题组直接将 3D 打印生物活性玻璃支架植入大鼠颅骨的皮质骨外，在不制备骨缺损的情况下，植入 6 周后，可见支架内部活跃的成骨现象。而将支架植入背部皮下则无成骨，由此证实生物活性玻璃支架可以在皮质骨外直接成骨，具有良好的骨量增加效果（图 13-5）[132]。由以上研究可以看出生物活性玻璃在骨量增加领域具有巨大应用前景，有望解决临床种植牙骨量不足的问题。

13.5.4　生物活性玻璃的异位成骨性能

基于生物活性玻璃优良的基因激活作用和骨诱导性，其在异位成骨领域也有部分应用。Yuan 等首先证明生物活性玻璃具有异位成骨功能，他们将 45S5

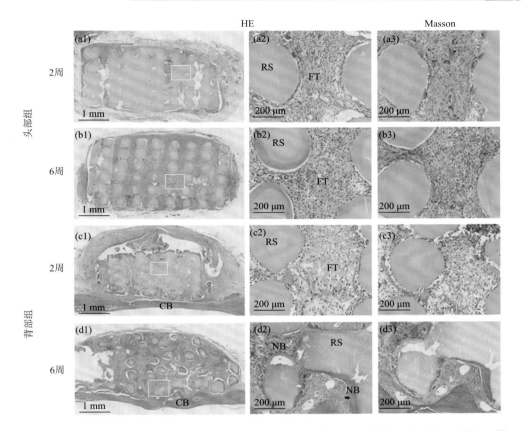

图 13-5　生物活性玻璃植入皮下和颅骨表面的成骨差异：（a1～d1）植入两组支架 2 周和 6 周后 H&E 染色整体观；（a2～d2）黄色部位的放大图；（a3～d3）第二列类似区域的 Masson 染色；RS 为剩余支架；CB 为皮质骨；NB 为新骨；FT 为纤维组织；黄色箭头为成骨细胞；黑色箭头为骨细胞

生物玻璃制成多孔圆柱体植入犬大腿肌肉，3 个月后取出所有植入物并行硬组织切片组织学分析，结果显示所有植入物均有骨组织形成，反向扫描电镜证实新生骨与正常骨组织相同，从而证实生物玻璃材料在软组织内具有骨诱导活性[133]。然而并非所有将生物活性玻璃植入软组织内的研究均能观察到成骨。例如，Miri 等[134]将可注射胶原（injectable dense collagen，IDC）-生物活性玻璃（BG）-Bioglass®注射到成年大鼠皮下，但是仅能观察到生物活性玻璃的矿化，未见明显成骨迹象。也有一些关于生物活性玻璃不能异位成骨的报道，例如，Cardoso 等[135]将生物活性玻璃成品（Biogran®和 Perioglas®）分别植入大鼠颅顶骨缺损部位，分别在 15 天、30 天和 60 天观察成骨性能，发现缺损部位的骨修复仅在骨缺损边缘，缺损内部的裂隙有纤维组织包裹，未见成骨行为。Metzler 等[136]将复合有自体富血小板血浆（PRP）的生物活性玻璃（Biogran®）植入小型猪椎旁皮下，发现无论是否复合 PRP，均未发现 BG 明显的异位成骨性能。而在生物活性玻璃中负载具有成骨性能的生物因子则可观察到明显的异位成骨现象，例如，利用生物活性玻璃的介孔结构负载 rhBMP-2，并将其植入大鼠的腿部肌肉内可观察到明显的成骨[137]。可见生物活性玻璃的异位成骨性能有待进一步深入研究，其异位成骨性可能与生物活性玻璃的种类、动物的种属、材料在软组织内的植入部位等多种因素有关[138]。

随着对生物活性玻璃促进成骨机理研究的深入，在骨修复领域生物活性玻璃逐渐被临床医生接受，其临床应用量逐年增加，应用范围也不断扩展。然而对生物活性玻璃的改性研究，如微量元素的掺杂、药物的负载等方面尚处于理论研究阶段，尚有较多的机理未探明，距离临床应用还有较大距离。特别是近年来对于免疫系统对生物活性玻璃骨修复效果的影响的研究尚处于起步阶段，还有大量未知的机理有待研究。此外，目前临床对骨修复产品的要求逐渐增加，特别是对于大段骨缺损的修复，生物活性玻璃尚不能完全满足机械性能的要求。总之，关于生物活性玻璃在临床的应用还有诸多问题需进一步深入研究。

参 考 文 献

[1] Oki A，Parveen B，Hossain S，et al. Preparation and *in vitro* bioactivity of zinc containing sol-gel-derived bioglass materials. Journal of Biomedical Materials Research Part A，2004，69（2）：216-221.

[2] Xynos I D，Edgar A J，Buttery L D，et al. Ionic products of bioactive glass dissolution increase proliferation of human osteoblasts and induce insulin-like growth factor Ⅱ mRNA expression and protein synthesis. Biochemical and Biophysical Research Communications，2000，276（2）：461-465.

[3] Xynos I D，Edgar A J，Buttery L D，et al. Gene-expression profiling of human osteoblasts following treatment with the ionic products of Bioglass® 45S5 dissolution. Journal of Biomedical Materials Research，2001，55（2）：151-157.

[4] Jell G，Stevens M M. Gene activation by bioactive glasses. Journal of Materials Science：Materials in Medicine，2006，17（11）：997-1002.

[5] Christodoulou I，Buttery L D K，Saravanapavan P，et al. Dose-and time-dependent effect of bioactive gel-glass ionic-dissolution products on human fetal osteoblast-specific gene expression. Journal of Biomedical Materials Research Part B-Applied Biomaterials，2005，74B（1）：529-537.

[6] Phan P V，Grzanna M，Chu J，et al. The effect of silica-containing calcium-phosphate particles on human osteoblasts *in vitro*. Journal of Biomedical Materials Research，Part A，2003，67（3）：1001-1008.

[7] Knabe C，Stiller M，Berger G，et al. The effect of bioactive glass ceramics on the expression of bone-related genes and proteins *in vitro*. Clinical Oral Implants Research，2005，16（1）：119-127.

[8] Gao T，Aro H T，Ylanen H，et al. Silica-based bioactive glasses modulate expression of bone morphogenetic protein-2 mRNA in Saos-2 osteoblasts *in vitro*. Biomaterials，2001，22（12）：1475-1483.

[9] Effah Kaufmann E A，Ducheyne P，Shapiro I M. Evaluation of osteoblast response to porous bioactive glass （45S5）substrates by RT-PCR analysis. Tissue Engineering，2000，6（1）：19-28.

[10] Bielby R C，Pryce R S，Hench L L，et al. Enhanced derivation of osteogenic cells from murine embryonic stem cells after treatment with ionic dissolution products of 58S bioactive sol-gel glass. Tissue Engineering，2005，

11 (3-4): 479-488.

[11] Hattar S, Berdal A, Asselin A, et al. Behaviour of moderately differentiated osteoblast-like cells cultured in contact with bioactive glasses. European Cells& Materials, 2002, 4: 61-69.

[12] Tsigkou O, Jones J R, Polak J M, et al. Differentiation of fetal osteoblasts and formation of mineralized bone nodules by 45S5 Bioglass® conditioned medium in the absence of osteogenic supplements. Biomaterials, 2009, 30 (21): 3542-3550.

[13] Vargas G E, Haro Durand L A, Cadena V, et al. Effect of nano-sized bioactive glass particles on the angiogenic properties of collagen based composites. Journal of Materials Science-Materials in Medicine, 2013, 24 (5): 1261-1269.

[14] Mackovic M, Hoppe A, Detsch R, et al. Bioactive glass (type 45S5) nanoparticles: *in vitro* reactivity on nanoscale and biocompatibility. Journal of Nanoparticle Research, 2012, 14 (7): 966.

[15] Rao A J, Gibon E, Ma T, et al. Revision joint replacement, wear particles, and macrophage polarization. Acta Biomaterialia, 2012, 8 (7): 2815-2823.

[16] Brown B N, Ratner B D, Goodman S B, et al. Macrophage polarization: an opportunity for improved outcomes in biomaterials and regenerative medicine. Biomaterials, 2012, 33 (15): 3792-3802.

[17] Franz S, Rammelt S, Scharnweber D, et al. Immune responses to implants - a review of the implications for the design of immunomodulatory biomaterials. Biomaterials, 2011, 32 (28): 6692-6709.

[18] Zhidao X, James T T. A review on macrophage responses to biomaterials. Biomed Mater, 2006, 1 (1): R1.

[19] Gordon S, Martinez F O. Alternative activation of macrophages: mechanism and functions. Immunity, 2010, 32 (5): 593-604.

[20] Bohner M, Galea L, Doebelin N. Calcium phosphate bone graft substitutes: failures and hopes. Journal of the European Ceramic Society, 2012, 32 (11): 2663-2671.

[21] De A. Wnt/Ca^{2+} signaling pathway: a brief overview. Acta Biochimica et Biophysica Sinina (Shanghai), 2011, 43 (10): 745-756.

[22] MacLeod R J, Hayes M, Pacheco I. Wnt5a secretion stimulated by the extracellular calcium-sensing receptor inhibits defective Wnt signaling in colon cancer cells. American Journal of Physiology-Gastrointestinal and Liver Physiology, 2007, 293 (1): G403.

[23] Carlisle E M. Silicon as an essential trace element in animal nutrition//Silicon Biochemistry CIBA Foundation Symposium 121. Chichester: John Wiley & Sons Ltd, 2007: 123-139.

[24] Pietak A M, Reid J W, Stott M J, et al. Silicon substitution in the calcium phosphate bioceramics. Biomaterials, 2007, 28 (28): 4023-4032.

[25] Gaharwar A K, Mihaila S M, Swami A, et al. Bioactive silicate nanoplatelets for osteogenic differentiation of human mesenchymal stem cells. Advanced Materials, 2013, 25 (24): 3329-3336.

[26] Wu C, Han P, Xu M, et al. Nagelschmidtite bioceramics with osteostimulation properties: material chemistry activating osteogenic genes and WNT signalling pathway of human bone marrow stromal cells. Journal of Materials Chemistry B, 2013, 1 (6): 876-885.

[27] Chen Y, Chen J, Dong J, et al. Comparing study of the effect of nanosized silicon dioxide and microsized silicon dioxide on fibrogenesis in rats. Toxicology and Industrial Health, 2004, 20 (1-5): 21-27.

[28] Teuber S S, Saunders R L, Halpern G M, et al. Elevated serum silicon levels in women with silicone gel breast implants. Biological Trace Element Research, 1995, 48 (2): 121-130.

[29] Staiger M P, Pietak A M, Huadmai J, et al. Magnesium and its alloys as orthopedic biomaterials: a review.

Biomaterials, 2006, 27 (9): 1728-1734.

[30] Wang J, Tang J, Zhang P, et al. Surface modification of magnesium alloys developed for bioabsorbable orthopedic implants: a general review. Journal of Biomedical Materials Research Part B: Applied Biomaterials, 2012, 100B (6): 1691-1701.

[31] Sugimoto J, Romani A M, Valentin-Torres A M, et al. Magnesium decreases inflammatory cytokine production: a novel innate immunomodulatory mechanism. The Journal of Immunology, 2012, 188 (12): 6338.

[32] Pearl J I, Ma T, Irani A R, et al. Role of the Toll-like receptor pathway in the recognition of orthopedic implant wear-debris particles. Biomaterials, 2011, 32 (24): 5535-5542.

[33] Wu C, Chen Z, Yi D, et al. Multidirectional effects of Sr-Mg-and Si-Containing bioceramic coatings with high bonding strength on inflammation, osteoclastogenesis, and osteogenesis. ACS Applied Materials & Interfaces, 2014, 6 (6): 4264-4276.

[34] Kawai T, Akira S. The role of pattern-recognition receptors in innate immunity: update on Toll-like receptors. Nature Immunology, 2010, 11 (5): 373-384.

[35] Zhou H, Zhao K, Li W, et al. The interactions between pristine graphene and macrophages and the production of cytokines/chemokines via TLR-and NF-κB-related signaling pathways. Biomaterials, 2012, 33 (29): 6933-6942.

[36] Li T S, Hamano K, Suzuki K, et al. Improved angiogenic potency by implantation of *ex vivo* hypoxia prestimulated bone marrow cells in rats. American Journal of Physiology-Heart and Circulatory Physiology, 2002, 283 (2): H468.

[37] Shweiki D, Itin A, Soffer D, et al. Vascular endothelial growth factor induced by hypoxia may mediate hypoxia-initiated angiogenesis. Nature, 1992, 359 (6398): 843-845.

[38] Azevedo M M, Jell G, O'Donnell M D, et al. Synthesis and characterization of hypoxia-mimicking bioactive glasses for skeletal regeneration. Journal of Materials Chemistry, 2010, 20 (40): 8854-8864.

[39] Smith J M, Martin R A, Cuello G J, et al. Structural characterisation of hypoxia-mimicking bioactive glasses. Journal of Materials Chemistry B, 2013, 1 (9): 1296-1303.

[40] Wu C, Zhou Y, Fan W, et al. Hypoxia-mimicking mesoporous bioactive glass scaffolds with controllable cobalt ion release for bone tissue engineering. Biomaterials, 2012, 33 (7): 2076-2085.

[41] Cramer T, Yamanishi Y, Clausen B E, et al. HIF-1α; is essential for myeloid cell-mediated inflammation. Cell, 2003, 112 (5): 645-657.

[42] Oda T, Hirota K, Nishi K, et al. Activation of hypoxia-inducible factor 1 during macrophage differentiation. American Journal of Physiology-Cell Physiology, 2006, 291 (1): C104.

[43] Hellwig-Burgel T, Rutkowski K, Metzen E, et al. Interleukin-1beta and tumor necrosis factor-alpha stimulate DNA binding of hypoxia-inducible factor-1. Blood, 1999, 94 (5): 1561-1567.

[44] Blouin C C, Page E L, Soucy G M, et al. Hypoxic gene activation by lipopolysaccharide in macrophages: implication of hypoxia-inducible factor 1α. Blood, 2004, 103 (3): 1124-1130.

[45] Langton D J, Jameson S S, Joyce T J, et al. Early failure of metal-on-metal bearings in hip resurfacing and large-diameter total hip replacement.The Journal of Bone and Joint Surgery, British Volume, 2009, 92-B (1): 38.

[46] Evans E M, Freeman M A R, Miller A J, et al. Metal sensitivity as a cause of bone necrosis and loosening of the prosthesis in total joint replacement.The Journal of Bone and Joint Surgery, British Volume, 1974, 56-B (4): 626.

[47] Park J K, Kim Y J, Yeom J, et al. The topographic effect of zinc oxide nanoflowers on osteoblast growth and osseointegration. Advanced Materials, 2010, 22 (43): 4857-4861.

[48] Yamaguchi M. Role of zinc in bone formation and bone resorption. The Journal of Trace Elements in Experimental

Medicine，1998，11（2-3）：119-135.

[49]　Hsieh H S，Navia J M. Zinc deficiency and bone formation in guinea pig alveolar implants.The Journal of Nutrition，1980，110（8）：1581-1588.

[50]　Chen Z，Yi D，Zheng X，et al. Nutrient element-based bioceramic coatings on titanium alloy stimulating osteogenesis by inducing beneficial osteoimmunomodulation. Journal of Materials Chemistry B，2014，2（36）：6030-6043.

[51]　Velard F，Braux J，Amedee J，et al. Inflammatory cell response to calcium phosphate biomaterial particles：an overview. Acta Biomaterialia，2013，9（2）：4956-4963.

[52]　Haase H，Rink L. Signal transduction in monocytes：the role of zinc ions. BioMetals，2007，20（3）：579.

[53]　Day R M，Boccaccini A R. Effect of particulate bioactive glasses on human macrophages and monocytes *in vitro*. Journal of Biomedical Materials Research Part A，2005，73A（1）：73-79.

[54]　Grandjean-Laquerriere A，Laquerriere P，Jallot E，et al. Influence of the zinc concentration of sol-gel derived zinc substituted hydroxyapatite on cytokine production by human monocytes *in vitro*. Biomaterials，2006，27（17）：3195-3200.

[55]　Connell P，Young V M，Toborek M，et al. Zinc attenuates tumor necrosis factor-mediated activation of transcription factors in endothelial cells. Journal of the American College of Nutrition，1997，16（5）：411-417.

[56]　Zoli A，Altomonte L，Caricchio R，et al. Serum zinc and copper in active rheumatoid arthritis：correlation with interleukin 1β and tumour necrosis factor A. Clinical Rheumatology，1998，17（5）：378-382.

[57]　Scuderi P. Differential effects of copper and zinc on human peripheral blood monocyte cytokine secretion. Cellular Immunology，1990，126（2）：391-405.

[58]　Zhou Y，Han S，Xiao L，et al. Accelerated host angiogenesis and immune responses by ion release from mesoporous bioactive glass. Journal of Materials Chemistry B，2018，6（20）：3274-3284.

[59]　Wu C，Chang J. Multifunctional mesoporous bioactive glasses for effective delivery of therapeutic ions and drug/growth factors. Journal of Controlled Release，2014，193：282-295.

[60]　Han P，Wu C，Chang J，et al. The cementogenic differentiation of periodontal ligament cells via the activation of Wnt/β-catenin signalling pathway by Li^+ ions released from bioactive scaffolds. Biomaterials，2012，33（27）：6370-6379.

[61]　Zreiqat H，Howlett C，Zannettino A，et al. Mechanisms of magnesium-stimulated adhesion of osteoblastic cells to commonly used orthopaedic implants. Journal of biomedical materials research，2002，62（2）：175-184.

[62]　Dietrich E，Oudadesse H，Lucas-Girot A，et al. *In vitro* bioactivity of melt-derived glass 46S6 doped with magnesium. Journal of Biomedical Materials Research Part A，2009，88（4）：1087-1096.

[63]　Varanasi V，Saiz E，Loomer P，et al. Enhanced osteocalcin expression by osteoblast-like cells（MC3T3-E1）exposed to bioactive coating glass（SiO_2-CaO-P_2O_5-MgO-K_2O-Na_2O system）ions. Acta biomaterialia，2009，5（9）：3536-3547.

[64]　Aina V，Malavasi G，Pla A F，et al. Zinc-containing bioactive glasses：surface reactivity and behaviour towards endothelial cells. Acta biomaterialia，2009，5（4）：1211-1222.

[65]　Nielsen S P. The biological role of strontium. Bone，2004，35（3）：583-588.

[66]　Zhao S，Zhang J，Zhu M，et al. Three-dimensional printed strontium-containing mesoporous bioactive glass scaffolds for repairing rat critical-sized calvarial defects. Acta Biomaterialia，2015，12（15）：270-280.

[67]　Wu C，Zhou Y，Xu M，et al. Copper-containing mesoporous bioactive glass scaffolds with multifunctional properties of angiogenesis capacity，osteostimulation and antibacterial activity. Biomaterials，2013，34（2）：

422-433.

[68] Wang H，Zhao S，Zhou J，et al. Evaluation of borate bioactive glass scaffolds as a controlled delivery system for copper ions in stimulating osteogenesis and angiogenesis in bone healing. Journal of Materials Chemistry B，2014，2（48）：8547-8557.

[69] Xia W，Chang J. Well-ordered mesoporous bioactive glasses（MBG）：a promising bioactive drug delivery system. Journal of Controlled Release，2006，110（3）：522-530.

[70] El-Fiqi A，Kim T H，Kim M，et al. Capacity of mesoporous bioactive glass nanoparticles to deliver therapeutic molecules. Nanoscale，2012，4（23）：7475-7488.

[71] Zhu M，Shi J，He Q，et al. An emulsification-solvent evaporation route to mesoporous bioactive glass microspheres for bisphosphonate drug delivery. Journal of Materials Science，2012，47（5）：2256-2263.

[72] Wu C，Miron R，Sculean A，et al. Proliferation，differentiation and gene expression of osteoblasts in boron-containing associated with dexamethasone deliver from mesoporous bioactive glass scaffolds. Biomaterials，2011，32（29）：7068-7078.

[73] Shi X，Ren L，Tian M，et al. *In vivo* and *in vitro* osteogenesis of stem cells induced by controlled release of drugs from microspherical scaffolds. Journal of Materials Chemistry，2010，20（41）：9140-9148.

[74] Miao G，Chen X，Dong H，et al. Investigation of emulsified，acid and acid-alkali catalyzed mesoporous bioactive glass microspheres for bone regeneration and drug delivery. Materials Science and Engineering：C，2013，33（7）：4236-4243.

[75] Zhu M，Zhao S，Xin C，et al. 3D-printed dimethyloxallyl glycine delivery scaffolds to improve angiogenesis and osteogenesis. Biomaterials Science，2015，3（8）：1236-1244.

[76] Wu C，Zhou Y，Chang J，et al. Delivery of dimethyloxallyl glycine in mesoporous bioactive glass scaffolds to improve angiogenesis and osteogenesis of human bone marrow stromal cells. Acta Biomaterialia，2013，9（11）：9159-9168.

[77] Yu M，Xue Y，Ma P X，et al. Intrinsic ultrahigh drug/miRNA loading capacity of biodegradable bioactive glass nanoparticles toward highly efficient pharmaceutical delivery. Acs Applied Materials & Interfaces，2017，9（10）：8460-8470.

[78] Li X，Liang Q，Zhang W，et al. Bio-inspired bioactive glasses for efficient microRNA and drug delivery. Journal of Materials Chemistry B，2017，5（31）：6376-6384.

[79] Liu X，Rahaman M N，Liu Y，et al. Enhanced bone regeneration in rat calvarial defects implanted with surface-modified and BMP-loaded bioactive glass（13-93）scaffolds. Acta Biomaterialia，2013，9（7）：7506-7517.

[80] Perez R，El-Fiqi A，Park J H，et al. Therapeutic bioactive microcarriers：co-delivery of growth factors and stem cells for bone tissue engineering. Acta Biomaterialia，2014，10（1）：520-530.

[81] Wu C，Fan W，Chang J，et al. Mesoporous bioactive glass scaffolds for efficient delivery of vascular endothelial growth factor. Journal of Biomaterials Applications，2013，28（3）：367-374.

[82] Li T，Peng M，Yang Z，et al. 3D-printed IFN-γ-loading calcium silicate-β-tricalcium phosphate scaffold sequentially activates M1 and M2 polarization of macrophages to promote vascularization of tissue engineering bone. Acta Biomaterialia，2018，71：96-107.

[83] Zhang Y，Wei L，Chang J，et al. Strontium-incorporated mesoporous bioactive glass scaffolds stimulating *in vitro* proliferation and differentiation of bone marrow stromal cells and *in vivo* regeneration of osteoporotic bone defects. Journal of Materials Chemistry B，2013，1（41）：5711-5722.

[84] Wu C，Zhou Y，Lin C，et al. Strontium-containing mesoporous bioactive glass scaffolds with improved

osteogenic/cementogenic differentiation of periodontal ligament cells for periodontal tissue engineering. Acta Biomaterialia, 2012, 8 (10): 3805-3815.

[85] Shorr E, Carter A C. The usefulness of strontium as an adjuvant to calcium in the remineralization of the skeleton in man. Bulletin of the Hospital for Joint Diseases, 1952, 13 (1): 59-66.

[86] Pilmane M, Salma-Ancane K, Loca D, et al. Strontium and strontium ranelate: Historical review of some of their functions. Materials Science and Engineering: C, 2017, 78: 1222-1230.

[87] Lao J, Nedelec J M, Jallot E. New strontium-based bioactive glasses: physicochemical reactivity and delivering capability of biologically active dissolution products. Journal of Materials Chemistry, 2009, 19 (19): 2940-2949.

[88] O'Donnell M D, Hill R G. Influence of strontium and the importance of glass chemistry and structure when designing bioactive glasses for bone regeneration. Acta Biomaterialia, 2010, 6 (7): 2382-2385.

[89] Sriranganathan D, Kanwal N, Hing K A, et al. Strontium substituted bioactive glasses for tissue engineered scaffolds: the importance of octacalcium phosphate. Journal of Materials Science-Materials in Medicine, 2016, 27 (2): 1-10.

[90] Pan H B, Zhao X L, Zhang X, et al. Strontium borate glass: potential biomaterial for bone regeneration. Journal of the Royal Society Interface, 2010, 7 (48): 1025-1031.

[91] Zhang W, Cao H, Zhang X, et al. A strontium-incorporated nanoporous titanium implant surface for rapid osseointegration. Nanoscale, 2016, 8 (9): 5291-5301.

[92] Offermanns V, Andersen O Z, Riede G, et al. Effect of strontium surface-functionalized implants on early and late osseointegration: a histological, spectrometric and tomographic evaluation. Acta Biomaterialia, 2018, 69: 385-394.

[93] Sabareeswaran A, Basu B, Shenoy S J, et al. Early osseointegration of a strontium containing glass ceramic in a rabbit model. Biomaterials, 2013, 34 (37): 9278-9286.

[94] Peng S, Zhou G, Luk K D K, et al. Strontium promotes osteogenic differentiation of mesenchymal stem cells through the Ras/MAPK signaling pathway. Cellular Physiology and Biochemistry, 2009, 23 (1-3): 165-174.

[95] Peng S, Liu X S, Huang S, et al. The cross-talk between osteoclasts and osteoblasts in response to strontium treatment: involvement of osteoprotegerin. Bone, 2011, 49 (6): 1290-1298.

[96] Rybchyn M S, Slater M, Conigrave A D, et al. An Akt-dependent increase in canonical wnt signaling and a decrease in sclerostin protein levels are involved in strontium ranelate-induced osteogenic effects in human osteoblasts. Journal of Biological Chemistry, 2011, 286 (27): 23771-23779.

[97] Caverzasio J, Thouverey C. Activation of FGF receptors is a new mechanism by which strontium ranelate induces osteoblastic cell growth. Cellular Physiology and Biochemistry, 2011, 27 (3-4): 243-250.

[98] Saidak Z, Marie P J. Strontium signaling: molecular mechanisms and therapeutic implications in osteoporosis. Pharmacology & Therapeutics, 2012, 136 (2): 216-226.

[99] Grynpas M D, Hamilton E, Cheung R, et al. Strontium increases vertebral bone volume in rats at a low dose that does not induce detectable mineralization defect. Bone, 1996, 18 (3): 253-259.

[100] Marie P J. Strontium ranelate: a novel mode of action optimizing bone formation and resorption. Osteoporosis International, 2005, 16: S7-S10.

[101] Verberckmoes S C, de Broe M E, D'Haese P C. Dose-dependent effects of strontium on osteoblast function and mineralization. Kidney International, 2003, 64 (2): 534-543.

[102] Aimaiti A, Maimaitiyiming A, Xu B, et al. Low-dose strontium stimulates osteogenesis but high-dose doses cause apoptosis in human adipose-derived stem cells via regulation of the ERK1/2 signaling pathway. Stem Cell Research & Therapy, 2017, 8: 282.

[103] Braux J, Velard F, Guillaume C, et al. A new insight into the dissociating effect of strontium on bone resorption and formation. Acta Biomaterialia, 2011, 7 (6): 2593-2603.

[104] Li Z, Wang Y, Wang X N, et al. Strontium ranelate promotes osteogenic differentiation of rat bone marrow mesenchymal stem cells by increasing bone morphogenetic protein-7 expression. Journal of Southern Medical University, 2011, 31 (11): 1949-1953.

[105] Reginster J Y, Seeman E, de Vernejoul M, et al. Strontium ranelate reduces the risk of nonvertebral fractures in postmenopausal women with osteoporosis: treatment of peripheral osteoporosis (TROPOS) study. The Journal of Clinical Endocrinology & Metabolism, 2005, 90 (5): 2816-2822.

[106] Marie P J, Felsenberg D, Brandi M L. How strontium ranelate, via opposite effects on bone resorption and formation, prevents osteoporosis. Osteoporosis International, 2011, 22 (6): 1659-1667.

[107] Khosla S. Minireview: The OPG/RANKL/RANK system. Endocrinology, 2001, 142 (12): 5050-5055.

[108] Atkins G J, Welldon K J, Halbout P, et al. Strontium ranelate treatment of human primary osteoblasts promotes an osteocyte-like phenotype while eliciting an osteoprotegerin response. Osteoporosis International, 2009, 20 (4): 653-664.

[109] Tat S K, Pelletier J P, Mineau F, et al. Strontium ranelate inhibits key factors affecting bone remodeling in human osteoarthritic subchondral bone osteoblasts. Bone, 2011, 49 (3): 559-567.

[110] Bakker A D, Zandieh-Doulabi B, Klein-Nulend J. Strontium ranelate affects signaling from mechanically-stimulated osteocytes towards osteoclasts and osteoblasts. Bone, 2013, 53 (1): 112-119.

[111] Wang G, Roohani-Esfahani S I, Zhang W, et al. Effects of Sr-HT-Gahnite on osteogenesis and angiogenesis by adipose derived stem cells for critical-sized calvarial defect repair. Scientific Reports, 2017, 7: 41135.

[112] Gong Z, Cheng H, Zhang M, et al. Osteogenic activity and angiogenesis of a SrTiO$_3$ nano-gridding structure on titanium surface. Journal of Materials Chemistry B, 2017, 5 (3): 537-552.

[113] Chen Y W, Shi G Q, Ding Y L, et al. In vitro study on the influence of strontium-doped calcium polyphosphate on the angiogenesis-related behaviors of HUVECs. Journal of Materials Science-Materials in Medicine, 2008, 19(7): 2655-2662.

[114] Buache E, Velard F, Bauden E, et al. Effect of strontium-substituted biphasic calcium phosphate on inflammatory mediators production by human monocytes. Acta Biomaterialia, 2012, 8 (8): 3113-3119.

[115] Cardemil C, Elgali I, Xia W, et al. Strontium-doped calcium phosphate and hydroxyapatite granules promote different inflammatory and bone remodelling responses in normal and ovariectomised rats. PLoS One, 2013, 8 (12): e84932.

[116] Liu X, Zhu S, Cui J, et al. Strontium ranelate inhibits titanium-particle-induced osteolysis by restraining inflammatory osteoclastogenesis in vivo. Acta Biomaterialia, 2014, 10 (11): 4912-4918.

[117] Römer P, Desaga B, Proff P, et al. Strontium promotes cell proliferation and suppresses IL-6 expression in human PDL cells. Annals of Anatomy-Anatomischer Anzeiger, 2012, 194 (2): 208-211.

[118] Carolina B S, Helen P, Abildtrup L A, et al. Strontium enhances proliferation and osteogenic behavior of periodontal ligament cells in vitro. Journal of Periodontal Research, 2018, 53 (6): 1020-1028.

[119] Pelletier J P, Kapoor M, Fahmi H, et al. Strontium ranelate reduces the progression of experimental dog osteoarthritis by inhibiting the expression of key proteases in cartilage and of IL-1 beta in the synovium. Annals of the Rheumatic Diseases, 2013, 72 (2): 250-257.

[120] Zhang W, Zhao F, Huang D, et al. Strontium-substituted submicrometer bioactive glasses modulate macrophage responses for improved bone regeneration. ACS Applied Materials & Interfaces, 2016, 8 (45): 30747-30758.

[121] Zhao F，Lei B，Li X，et al. Promoting *in vivo* early angiogenesis with sub-micrometer strontium-contained bioactive microspheres through modulating macrophage phenotypes. Biomaterials，2018，178：36-47.

[122] Yamaguchi M，Neale Weitzmann M. The intact strontium ranelate complex stimulates osteoblastogenesis and suppresses osteoclastogenesis by antagonizing NF-κB activation. Molecular and Cellular Biochemistry，2012，359（1）：399-407.

[123] Turunen T，Peltola J，Yli-Urpo A，et al. Bioactive glass granules as a bone adjunctive material in maxillary sinus floor augmentation. Clinical Oral Implants Research，2004，15（2）：135-141.

[124] Jia W，Lau G Y，Huang W，et al. Bioactive glass for large bone repair. Advanced Healthcare Materials，2015，4（18）：2842-2848.

[125] Tang W，Lin D，Yu Y，et al. Bioinspired trimodal macro/micro/nano-porous scaffolds loading rhBMP-2 for complete regeneration of critical size bone defect. Acta Biomaterialia，2016，32：309-323.

[126] Asa'ad F，Pagni G，Pilipchuk S P，et al. 3D-printed scaffolds and biomaterials：review of alveolar bone augmentation and periodontal regeneration applications. International Journal of Dentistry，2016，2016：1239842.

[127] Wang S，Chen A，Yu Z，et al. Alveolar ridge augmentation with bioactive glass ceramics：a histological study. Journal of Oral Rehabilitation，1989，16（3）：229-239.

[128] Knapp C I，Feuille F，Cochran D L，et al. Clinical and histologic evaluation of bone-replacement grafts in the treatment of localized alveolar ridge defects. Part 2：Bioactive glass particulate. The International Journal of Periodontics & Restorative Dentistry，2003，23（2）：129-137.

[129] Margonar R，Queiroz T P，Luvizuto E R，et al. Bioactive glass for alveolar ridge augmentation. Journal of Craniofacial Surgery，2012，23（3）：220-222.

[130] Correia C O，Leite Á J，Mano J F. Chitosan/bioactive glass nanoparticles scaffolds with shape memory properties. Carbohydrate Polymers，2015，123（5）：39-45.

[131] Peter M，Binulal N S，Nair S V，et al. Novel biodegradable chitosan-gelatin/nano-bioactive glass ceramic composite scaffolds for alveolar bone tissue engineering. Chemical Engineering Journal，2010，158（2）：353-361.

[132] Zhao F，Xie W，Zhang W，et al. 3D Printing nanoscale bioactive glass scaffolds enhance osteoblast migration and extramembranous osteogenesis through stimulating immunomodulation. Advanced Healthcare Materials，2018，7：1800361.

[133] Yuan H，de Bruijn J D，Zhang X，et al. Bone induction by porous glass ceramic made from Bioglass®（45S5）. Journal of Biomedical Materials Research，2001，58（3）：270-276.

[134] Miri A K，Muja N，Kamranpour N O，et al. Ectopic bone formation in rapidly fabricated acellular injectable dense collagen-Bioglass hybrid scaffolds via gel aspiration-ejection. Biomaterials，2016，85：128-141.

[135] Cardoso A K M，Miguel F B，Marcantonio E Jr，et al. Histomorphometric analysis of tissue responses to bioactive glass implants in critical defects in rat calvaria. Cells Tissues Organs，2006，184（3-4）：128-137.

[136] Metzler P，von Wilmowsky C，Zimmermann R，et al. The effect of current used bone substitution materials and platelet-rich plasma on periosteal cells by ectopic site implantation：an *in-vivo* pilot study. Journal of Cranio-Maxillofacial Surgery，2012，40（5）：409-415.

[137] Dai C，Guo H，Lu J，et al. Osteogenic evaluation of calcium/magnesium-doped mesoporous silica scaffold with incorporation of rhBMP-2 by synchrotron radiation-based μCT. Biomaterials，2011，32（33）：8506-8517.

[138] Barradas A M C，Yuan H，van Blitterswijk C A，et al. Osteoinductive biomaterials：current knowledge of properties，experimental models and biological mechanisms. European Cells & Materials，2011，21：407-429.

第 14 章

生物活性玻璃在皮肤创面修复中的研究与应用

　　生物活性玻璃（BG）是一类重要的生物医用材料，实验和临床研究表明 BG 具有良好的生物相容性、高生物活性、可生物降解及骨修复性能，在组织再生和修复领域受到广泛关注[1, 2]。近年来研究发现，生物活性玻璃不仅能和骨组织形成稳定的键合并促进骨组织再生，还能激活创伤修复相关基因的表达[2, 3]，从而促进皮肤等软组织的快速修复。此外，生物活性玻璃类材料还可以促进参与创面修复的关键细胞成纤维细胞和内皮细胞的增殖，且释放的活性离子可调控成血管相关基因[4]，并能激活对创面修复起关键作用的蛋白的表达[5]。随着相关研究不断推进，生物活性玻璃类材料在创面修复领域的研究受到广泛关注。因此，本章概括并总结了生物活性玻璃类材料在皮肤创面修复方面所取得的研究进展，以期为后续研究提供参考。

14.1　生物活性玻璃促进创面修复的细胞学研究

　　创伤修复是一个由多种细胞、细胞因子及细胞外基质共同参与的生物学过程，过程复杂但高度有序，总的来说，可以分为三个阶段，即炎症反应期、增殖期和基质重塑期，主要包括细胞的迁移、增殖和分化，以及细胞因子的分泌、细胞外基质的沉积和重塑等生理学过程。其中，细胞对推动创面修复进程起到了关键作用。因此，研究生物活性玻璃对参与创面修复的细胞的调控作用具有重要研究意义。参与创面修复的细胞主要包括各种炎症细胞（如中性粒细胞、肥大细胞、巨噬细胞）和组织修复细胞（如表皮细胞、成纤维细胞、血管内皮细胞等）。近年来，相关研究取得了一些重要的进展。本节将分别就生物活性玻璃对参与免疫反应的巨噬细胞、成纤维细胞及血管内皮细胞的调控作用进行重点叙述。

14.1.1　生物活性玻璃调控巨噬细胞的研究

巨噬细胞是一种重要的免疫细胞，在创面修复中能发挥重要的免疫功能，包括吞噬作用和抗原呈递。另外，巨噬细胞能产生很多的细胞因子和化学趋化因子，从而激发新生血管的形成、胶原的合成及纤维化等过程。在正常创面愈合过程中，组织受损后，炎症细胞如中性粒细胞和巨噬细胞在趋化因子的作用下被募集到创面部位，并通过吞噬作用和炎症因子释放等方式来清除坏死组织和病原体，为后续的创面修复做好准备[6-8]。研究发现巨噬细胞缺陷的小鼠表现出创面修复迟缓的症状，包括上皮化过程延迟、血管再生延迟及肉芽组织形成异常等情况。在免疫反应中，巨噬细胞在不同微环境的信号调节下可表现出不同的表型和功能，这一过程称为巨噬细胞的极化，其活化状态以经典活化型巨噬细胞（M1 型巨噬细胞）和选择活化型巨噬细胞（M2 型巨噬细胞）为主[9]。M1 和 M2 型巨噬细胞可分泌不同种类的细胞因子，并发挥不同的功能。具体来说，M1 型巨噬细胞能分泌多种促炎因子，如 TNF-α、IL-6、IL-12、MMP-2 和 MMP-9 等，具有清除抗原、抗菌、促进炎症发生同时抑制炎症细胞增殖的作用；M2 型巨噬细胞可分泌抗炎因子如 IL-10、TGF-β、MMP-12 等，表现出抗炎作用，促进细胞增殖和组织再生[10]。这两种巨噬细胞对于创面修复来说都很重要，因此，两者之间平衡对于创面修复的不同阶段来说非常重要。例如，创伤修复初期，需要更多的 M1 型巨噬细胞来清除坏死碎片和杀死可能侵入的抗原，而在创面修复的后续阶段，如肉芽组织快速增殖期，M2 型巨噬细胞将发挥更大的作用；而在病理性修复过程中，这两者之间的平衡被打破，创面长期处于炎症反应状态，进一步导致创面的迁延难愈。

近年来的研究发现，生物活性玻璃可影响巨噬细胞的行为及活化状态。2002 年，Bosetti 等[11]便发现生物活性玻璃颗粒可被巨噬细胞吞噬，与 58S 溶胶-凝胶生物玻璃相比，45S5 生物玻璃可促进巨噬细胞的黏附、伸展，并可上调细胞因子如 TNF-α 的表达。Day 等[12]也发现 45S5 及磷酸锌生物活性玻璃可调控人巨噬细胞及单核细胞因子 TNF-α、IL-10 和 IL-6 的分泌。当巨噬细胞被脂多糖激活成 M1 型巨噬细胞时，45S5 可显著降低其分泌的细胞因子 TNF-α 及 IL-6 的表达，磷酸锌生物活性玻璃也可下调巨噬细胞 IL-6 的表达量；同时，IL-10 的表达水平在两种生物活性玻璃的刺激下均得到有效的提升。这一研究表明生物活性玻璃可抑制促炎性因子的表达，并能升高抗炎性因子的水平，提示生物活性玻璃可调控巨噬细胞分泌炎症相关细胞因子来抑制炎症反应的发生。Varmette 等[13]研究了溶胶-凝胶生物活性玻璃即 58S、含锌生物活性玻璃、含铜生物活性玻璃对脂多糖激活的巨噬细胞的作用，结果表明，巨噬细胞先与生物活性玻璃共培养再加入脂多糖被其激活后，TNF-α 的表达量比先加脂多糖后加生物活性玻璃（或生物活性玻璃释放离子产物）要显著降低；同时，与 58S 生物活性玻璃相比，含锌生物活性玻璃及含铜生物活性玻璃对巨噬细胞 TNF-α 的表达有更好的下调效果，提示这三类生物活性玻璃可应用于预防创面出现过度的炎症反应，具有良好的前景。

Dong 等[14]研究了生物活性玻璃的离子产物对巨噬细胞 M1 型向 M2 型转变的调控作用及巨噬细胞表型转变与修复细胞之间的作用关系，结果显示生物活性玻璃离子产物可激活巨噬细胞向 M2 型转变，使其分泌更多抗炎性因子（IL-10 和 TNF-β）及促血管生长因子（VEGF 和 bFGF），并表达更少的促炎症因子（TNF-α 和 IL-1β）。此外，在使用巨噬细胞及生物活性玻璃共培养后的条件培养基培养内皮细胞和成纤维细胞后，内皮细胞的成血管及成纤维细胞分泌细胞外基质蛋白的能力均得到提升。体内实验表明，生物活性玻璃降低了创面的炎症反应周期，且创面中可见更少的中性粒细胞及巨噬细胞，并加快了创面修复。因此，生物活性玻璃通过调控巨噬细胞表型转变来抑制炎症反应可能是其促进创面修复的一个重要的原因。

总的来说，目前关于生物活性玻璃对巨噬细胞的调控作用及机制的报道相对较少。因此，后续关于生物活性玻璃对巨噬细胞的行为、表型变化及相关机制方面尚需深入研究，以期更好地阐明其促进创面修复的相关机理。

14.1.2 生物活性玻璃对成纤维细胞的作用研究

成纤维细胞是皮肤真皮层的主要细胞，在创面修复的多个阶段都发挥了重要的作用。创面发生初期，创面周边本处于静息状态（quiescent）的成纤维细胞被激活并开始增殖，之后在创面处多种细胞因子的吸引下向创面迁移。一旦成纤维细胞迁移到创面部位，它们就开始合成新的富含胶原的细胞外基质，以替代创伤发生初期形成的临时基质-纤维蛋白凝块。随着新的细胞外基质逐渐增多，创面处的细胞外基质的应力增加。在细胞外基质高应力及转化生长因子-β（transforming growth factor-β，TGF-β）的共同刺激下，一部分成纤维细胞分化为肌成纤维细胞。肌成纤维细胞同样可以合成胶原。同时，它们还具有收缩能力，从而促进创面收缩，有利于创面尽快闭合。但是，在创面修复后期，肌成纤维的凋亡不足或过度分化均与病理性疤痕的形成密切相关。此外，成纤维细胞能通过分泌多种生长因子，如碱性成纤维细胞生长因子（basic fibroblast growth factor，bFGF）、TGF-β、血小板衍生生长因子（platelet derived growth factor，PDGF）等，促进创面的再生修复。

研究表明，生物活性玻璃可调控成纤维细胞的生长、分泌、迁移及分化等行为。2004 年，Day[15]就已经发现低浓度（0.01wt%～0.2wt%）的 45S5 生物活性玻璃（<5μm）涂层与成纤维细胞共培养 24h 后，能促进成纤维细胞的增殖，并检测到显著升高的 VEGF 表达水平。将人成纤维细胞和包裹有 45S5 生物活性玻璃（0wt%～1wt%，平均粒径 4μm）的海藻酸盐微球共培养，在生物玻璃的浓度为 0.01wt%和 0.1wt%时，成纤维细胞能分泌大量的 VEGF，但浓度为 1wt%的微球无法刺激成纤维细胞分泌 VEGF，表明成纤维细胞对生物玻璃的应答具有浓度依赖性[16]。此外，将人成纤维细胞培养在含有 45S5BG 的涂层上，细胞能分泌大量的 VEGF 和 bFGF，且收集到的成纤维细胞条件培养基也能加快内皮细胞的增殖和血管的形成[17]。Yu 等[4]发现生物活性玻璃可诱导成纤维细胞高表达 VEGF、bFGF、表皮生长因子、Ⅰ型胶原和纤连蛋白等对创面修复有力的蛋白；动物实验表明，经生物活性玻璃激活后，成纤维细胞膜片可显著加快创面的修复。Li 等[5]也发现，生物活性玻璃可激活成纤维细胞和内皮细胞共培养体系中的成纤维细胞高表达 VEGF，从而提高内皮细胞的成血管能力，共同加快创面的修复。Wang 等[18]研究了掺铜生物活性玻璃复合支架对成纤维细胞的作用，发现其具有良好的生物相容性，并可提高成纤维细胞表达成血管相关生长因子如 VEGF、PDGF 和 bFGF 的水平，提高支架的成血管能力，促进创面修复。另外，陈晓峰课题组[19]发现生物活性玻璃微球可促进成纤维细胞的迁移，并调控其细胞外基质的分泌和向肌成纤维细胞的分化，进一步研究明确了该生物活性玻璃微球可激活 TGF-β/Smad 信号通路，从而实现对成纤维细胞分化的调控作用。

综上所述，生物活性玻璃可促进成纤维细胞的增殖、迁移，并上调相关生长因子的表达，促进创面的修复；此外，生物活性玻璃还可通过调节成纤维细胞的分化介导创面修复进程及瘢痕形成，在创面修复领域具有良好的应用前景。

14.1.3　生物活性玻璃对内皮细胞的作用研究

在创面修复过程中，血管内皮细胞会参与血管再生等过程。血管再生是一个复杂的动态的生理过程，在细胞和生长因子、黏附物质等调节下，机体内的血管会以出芽或者微血管融合的方式生成新血管，创面附近的血管内皮细胞也会进行分裂、增殖并最终演变成毛细血管，最终成熟为血管[20]。新生血管对创面修复尤其重要，不仅能为创面输送氧气和营养物质，还能为新生的肉芽组织起支架的支撑作用。正常情况下，内皮细胞一般是静止的，机体受损后，受到各种生长因子和细胞因子等的调控，如 bFGF 和 VEGF 等，创面边缘的内皮细胞开始迁移至创面部位，并形成新生毛细血管[6, 21]。因此，通过增殖、分化、迁移及参与血管再生等生理过程，血管内皮细胞可对创伤修复产生重要作用。

早期研究已发现生物活性玻璃可促进内皮细胞的增殖及血管形成[22]。45S5 生物玻璃能促进内皮细胞的增殖、增加内皮细胞血管化因子的表达,不管是细胞直接还是间接和 45S5 生物玻璃颗粒或是和其浸提液离子产物接触[1, 17, 23-26],且含 45S5 生物玻璃颗粒涂层的高分子支架材料移植到大鼠皮下后能增加新血管生成速度[24]。后续研究发现 45S5 生物活性玻璃能显著增加成纤维细胞表达和分泌血管化相关生长因子 VEGF 和 bFGF 的量,将这些被激活的成纤维细胞的培养基用于培养人真皮微血管内皮细胞,发现其增殖明显加快,血管网形成明显增多[15, 26]。此外,45S5 生物玻璃和胶原的复合支架可促进内皮细胞的增殖,并在体外和体内均表现出良好的成血管性能[16, 27]。

近年来,由于血管再生在创面修复中的重要作用,生物活性玻璃与内皮细胞的相互作用研究越见深入。同济大学张长青课题组[28]制备了硼酸盐生物活性玻璃微纤维和掺铜生物活性玻璃纤维,体外培养时发现它们对成纤维细胞和内皮细胞无毒性,且能促进内皮细胞的迁移、血管形成速度和成血管相关生长因子的分泌,将其应用于全层皮肤缺损创面,发现创面胶原沉积速度、成熟程度加快,且排列更为规则。陈晓峰课题组[29, 30]研究了内皮细胞在纳米生物活性玻璃影响下的增殖、迁移及体外成血管性能,发现其能促进细胞的迁移、增殖,并能上调血管再生相关基因(VEGF、bFGF 等)及其主要受体和它们的下游调节基因内皮型一氧化氮合成酶的表达,从而提高其体外成血管的性能。动物实验也证实纳米生物活性玻璃能加快创面中血管的形成,促进难愈创面的修复。同时,生物活性玻璃的复合纳米纤维支架可促进内皮细胞的增殖及成血管蛋白的表达,在体内可促进创面血管化,并加快创面愈合[31]。此外,掺铜生物活性玻璃复合支架也可促进内皮细胞的增殖及成血管,有利于创面修复[18]。Li 等[32]制备了生物活性玻璃/鸡蛋壳膜材料,发现其可提高内皮细胞表达 VEGF 及其受体(VEGF receptor 2,KDR)、低氧诱导因子(hypoxia-inducible factor-1α,HIF-1α)、内皮型-氧化氮合酶(endothelial nitric oxide synthase,eNOS)的水平,并可在体内促进血管的形成及诱导创面快速愈合。

总的来说,生物活性玻璃可诱导创面中巨噬细胞、成纤维细胞及内皮细胞等修复相关细胞积极参与创面修复,从而促进创面快速愈合。

14.2 　生物活性玻璃促进创面修复的组织学研究

上述体外研究表明生物活性玻璃对多种参与创面修复的关键细胞如巨噬细胞、成纤维细胞及内皮细胞等具有重要的调控作用,但考虑到体外细胞培养环境与体内生理/病理环境存在巨大差异,通过动物创面模型研究机体内生物活性玻璃对创面修复的作用并探讨相关的机理具有重要意义。

14.2.1　生物活性玻璃抗炎抗菌性能对创面修复的影响

在创面修复进程中，炎症反应是创面受损后修复的开始阶段，它以中性粒细胞和吞噬细胞的浸润为特征[33]。中性粒细胞能清除创面的外来颗粒物及细菌，并通过结痂或巨噬细胞的吞噬等生理过程将其排出创面。随着炎症反应的发生，单核细胞进入创面并激活变成巨噬细胞。巨噬细胞的出现对创面修复非常关键，由于巨噬细胞能分泌多种有利于创伤修复的因子如 PDGF、VEGF 等，在它们和其他化学趋化因子的作用下，肉芽组织开始形成，创面的修复阶段开始从炎症期过渡到组织修复期，预示着增生阶段将要开始[34]。对于正常创面来说，炎症反应可以为创面修复做好前期准备，如清除坏死组织、抵抗细菌侵袭、募集和激活成纤维细胞等，它是一个自我限制的过程。与之不同的是，慢性难愈创面的炎症反应只能引起更为严重的炎症和进一步的损伤。在急性创面中，中性粒细胞在创面受损约 72h 后即会消失，而慢性创面中，它们会出现在整个愈合过程中，这可能是由外伤、组织受到压迫、细菌过度繁殖、白细胞捕捉或缺血再灌注引起的[35-38]。因此，修复材料的抗炎抗菌性能对于创面修复，尤其是慢性难愈创面的修复，是非常关键的。

20 世纪 80 年代，Wilson 等[39]报道了生物活性玻璃与软组织接触时的生物相容性，实验结果表明其不会引起动物的炎症反应，且在植入的生物活性玻璃材料上发现有组织黏附和长入，甚至将它们植入在剪切应力会引起颗粒微移动的部位，这一结果也不受影响，说明胶原组织和生物活性玻璃已在体内牢牢结合。这些早期研究是将生物活性玻璃引入软组织修复的重要尝试。事实上，45S5 生物活性玻璃界面和软组织稳定的结合是生物活性玻璃临床应用于中耳修复的理论基础[40]。Rectenwald 等[41]将生物活性玻璃植入腹腔，发现其可减轻内毒素引起的炎症反应，并可能跟生物活性玻璃引起的 IL-6 水平变化相关。

前期研究表明，生物活性玻璃可通过调控巨噬细胞分泌炎症因子来抑制炎症反应的发生[11-13]。Dong 等[14]通过大鼠全层皮肤缺损模型创面修复实验表明，生物活性玻璃通过调控巨噬细胞行为降低了创面的炎症反应周期，创面中可见更少的中性粒细胞及巨噬细胞，并加快了创面修复。基于糖尿病等难愈创面长期处于炎症反应状态的情况[42]，这些结果提示生物活性玻璃可能会对糖尿病创面等慢性难愈创面的长期炎症反应具有很好的抑制效果。陈晓峰课题组[30]等将 45S5 生物活性玻璃、传统溶胶-凝胶生物活性玻璃 58S 和微纳米生物活性玻璃应用于糖尿病大鼠全层皮肤缺损创面，发现三种生物活性玻璃在创面愈合初期能在创面表层形成一层由生物活性玻璃、炎症细胞和创面渗出液组成的黄色膜状物，它们均能加快创面的愈合速度，和对照组相比，其炎症反应程度减轻、巨噬细胞数量出现和消失得更快，最终诱导了糖尿病难愈创面的快速愈合。同时，他们还发现生物活性玻璃复合制剂可减轻糖尿病创面的炎症反应，加快结束创面修复过程中的炎症反应阶段，使创面修复提早进入后续的组织增殖期，加快了糖尿病创面的愈合进程[43]。此外，将静电纺丝法制备的含胶原/聚己内酯/生物活性玻璃敷料应用于糖尿病难愈创面，发现其可加快糖尿病创面炎症反应的结束，并促进创面的修复[31]。研究表明，生物活性玻璃释放的活性离子可能在这些抗炎的过程中起到关键的作用，加快了创面的愈合[2, 44]。

此外，生物活性玻璃还具有抗菌功能。Zhang 等[45]发现生物活性玻璃的抗菌效果可随着 pH 和碱性离子含量的升高而增强。不过生物活性玻璃的抗菌作用也和细菌的种类相关，它们对需氧细菌有较好的抑制效果。Mortazavi 等[46]评价了溶胶-凝胶法制备的 58S、63S 和 72S 纳米生物活性玻璃颗粒的抗菌性能，发现 58S 和 63S 对大肠杆菌、假单胞杆菌、伤寒杆菌、金黄色葡萄球菌有很好的抑菌效果，这与 Zhang 等的发现一致，说明生物活性玻璃的抗菌性能跟其成分及溶出离子密切相关。Hu 等[47]在家兔皮肤创口模型上研究对比了含银纳米生物活性玻璃和普通含银生物活性玻璃的抗菌效果，发现含银纳米生物活性玻璃对大肠杆菌具有更强的抑菌性能。

综上所述，生物活性玻璃具有抗炎抗菌性能，这种性能可能跟生物活性玻璃的组成及其释放的活性离子密切相关，应用于创面修复后，能加快创面中炎症反应的结束，使创面快速进入增殖阶段，从而促进创面修复。由于过度的炎症反应是导致糖尿病等慢性创面难愈的重要原因之一，生物玻璃的抗炎抗菌性能将有希望在修复慢性难愈创面方面展现出优异的疗效。

14.2.2　生物活性玻璃对创面生长因子分泌及血管化的影响

创面修复过程中，新血管的快速形成保证了新生的肉芽组织的氧气和营养需求，是创面修复的重要步骤。血管再生受多种因素的影响，主要依赖于创面周边组织的细胞外基质、内皮细胞等[48]。血管再生过程受多种生长因子的调控，一开始 FGF 家族起主导作用，随后，其他生长因子如 VEGF、TGFβ、血管生成素、血管生成素 1 和血小板反应素等也参与其中[49, 50]。此外，含氧量低和乳酸含量过高也可能会刺激血管再生[51]。这些细胞因子可通过刺激巨噬细胞或内皮细胞产生碱性成纤维细胞和血管内皮生长因子，从而诱导血管的形成。创面中被激活的表皮细胞也能产生大量的 VEGF、bFGF 等，它们为修复初期的血管化提供了有力的基础，而血管内皮细胞生长因子则对创面修复 4～7 天即内芽组织形成时期的血管化过程很关键[52-54]。

快速诱导血管化的能力对于生物材料促进组织再生和修复过程是至关重要的。但是，将生长因子载入生物材料中仍存在一定的技术难题，并且花费昂贵，因此，急需一种新的有效的方法来更好地促进血管化进程，利用生物材料本身来促进血管化不失为一个明智的选择。体外研究表明 45S5 生物玻璃能增加细胞血管化因子的表达，不管是细胞直接还是间接和 45S5 生物玻璃颗粒或是和其浸提液离子产物接触[1, 17, 23-26]。近几年，关于生物活性玻璃在促进创面组织血管化方面的体内研究得到了快速发展。Gerhardt 等[55]发现微纳米生物活性玻璃复合聚乳酸支架可刺激 VEGF 的高表达，大鼠皮下移植实验表明，复合支架材料的血管化程度更高。值得注意的是，生物活性玻璃促进血管化的能力是浓度依赖性的，过高浓度的生物活性玻璃可抑制组织血管化[56]。陈晓峰课题组[29, 30]也发现，合适的浓度条件下，纳米生物活性玻璃能上调血管再生相关基因 *VEGF*、*bFGF*、这两者的主要受体及它们的下游调节基因内皮型一氧化氮合成酶的表达，并能刺激内皮细胞中 VEGF、bFGF 蛋白的表达，由于这些基因和蛋白的调节作用，内皮细胞增殖、迁移速率提高，加速了血管再生的进程，应用到糖尿病创面发现，生物活性玻璃组激发了创面修复相关的生长因子 VEGF 和 bFGF 的分泌，创面组织的血管化速度加快，为糖尿病创面的快速愈合打下了良好的基础。同时，通过对生物活性玻璃/胶原复合膜的研究发现，它们可能通过激活 HIF-1α/VEGF 信号通路刺激相关生长因子的分泌，加快糖尿病难愈创面的血管化进程，创面中的血管数量更多也更为成熟，从而加快了创面的愈合速率[31]。掺铜硼酸盐生物活性玻璃也可提高创面中生长因子 VEGF 和 bFGF 的分泌，显著加快全层皮肤缺损创面的血管化程度，并促进了胶原的形成和重塑，加快了创面修复[28, 32]。此外，已有研究报道了将硼酸盐生物活性玻璃纳米纤维应用于临床糖尿病创面，发现它可促进创面的愈合，并能减少瘢痕组织的产生，这些效果可能也跟生物活性玻璃能加快创面的血管化密切相关[57]。

综上所述，生物活性玻璃可调控参与创面修复细胞如巨噬细胞、成纤维细胞及内皮细胞等的生物学行为，促进其增殖、分化或分泌生长因子，加快创面的上皮化或血管化，同时，生物活性玻璃可减轻创面的炎症反应，共同促进创面的快速愈合。

14.3　生物活性玻璃促进创面修复的临床研究

14.3.1　生物活性玻璃在慢性难愈性创面中的应用

慢性难愈性创面俗称溃疡，也称慢性伤口或慢性创面，目前国际伤口愈合学会对于慢性创面的定义和描述尚无统一界定，通常理解为：在各种内外因素的作用下，无法通过正常有序而及时的修复过程达到解剖和功能上完整状态的，进入一种病理性炎症反应状态的创面[58]。宏观上来说，慢性难愈性创面的形成主要是由血管生成不足、神经支配受损以及细胞迁移障碍等造成，包括静脉性溃疡、缺血性溃疡、压力性溃疡、代谢性溃疡、感染性溃疡、恶性溃疡、放射性溃疡、创伤性溃疡等[59]；微观上，慢性难愈性创面的修复是炎性细胞、修复细胞、细胞外基质及细胞因子等多因素共同参与并高度协调、相互调控的复杂过程。一方面，免疫细胞异常激活后，大量的炎性因子、蛋白水解酶和活性氧簇等释放，过度炎症反应使表皮及肉芽无法形成；另一方面，创面因缺血缺氧，胶原蛋白合成减少，成纤维细胞、表皮细胞等的增殖和迁移受限，导致创面迁延不愈[60]。

我国慢性创面患者占外科住院患者的 1.5%～3.0%，其中静脉性溃疡、压力性溃疡、糖尿病性溃疡以及创伤感染性溃疡是最为常见的，占慢性创面的 88% 左右[61]。如何尽快促进慢性创面修复，是近年来困扰外科医师的一个难题。目前，针对慢性难愈性创面的治疗措施主要有外科清创换药、创面负压封闭引流、应用外源性生长因子等。近十年来，在传统外科清创换药的基础上加用生物活性玻璃被广泛应用于慢性难愈性创面，并取得较好的临床效果。周来生等[62]通过细胞、动物及临床试验，发现生物活性玻璃能明显促进皮肤创面愈合，其作用机制为主动诱导上皮细胞增殖，并持续性地诱导细胞自身的Ⅳ型胶原与 EGF 的合成，这一创面局部的生物增效作用对创面的快速愈合起了重要作用，且研究过程中，治疗组创面均未发生细菌感染，显示生物活性玻璃具有明显的抑菌作用；同时，采用的生物活性玻璃化学成分类似于人体内天然存在的无机元素，具有安全性和稳定性。因此，生物活性玻璃因其独特的优势成为慢性难愈性创面修复的一个新的方向。

14.3.2　生物活性玻璃在压力性溃疡创面中的应用

压力性溃疡创面（简称压疮）是皮肤或皮下组织的局限性损伤，通常位于骨隆突处，一般由压力或压力联合剪切力引起[63]。国内根据临床表现和发展过程将压疮分为淤血红润期、炎性浸润期、浅度溃疡期及坏死溃疡期。Ⅰ期（淤血红润期）为压疮初期，局部软组织受压后，出现红、肿、热、麻木或触痛。此期为可逆性改变，只要及时去除诱因，就可恢复。Ⅱ期（炎性浸润期）红肿部位如继续受压，局部的血液循环得不到及时改善，局部红肿向外浸润、变硬，受压皮肤呈紫红色，有小水泡形成，极易破溃。Ⅲ期（浅度溃疡期）水泡继续扩大，表皮破溃，露出创面，有黄色渗出液，感染后创面有脓性分泌物覆盖，致使浅层组织坏死，疼痛加剧。Ⅳ期（坏死溃疡期）坏死组织侵入真皮下层和肌肉层，感染严重者，可向深部和周围组织扩展，脓性分泌物增多，有臭味，坏死组织呈黑色。如不及时控制感染，可引起脓毒败血症，危及患者生命，此期需要手术干预治疗。

王芳[64]将德莫林用于治疗 8 例Ⅱ期压疮患者，发现 2d 后创面渗出减少，红肿消退，3～6d 全部愈合，创部无疤痕形成。赵建华等[65]用德莫林治疗 4 例Ⅱ～Ⅲ期压疮患者，发现 2～3d 后创面渗出减少，红肿消退，4～7d 创面干燥结痂，全部临床愈合，创部无疤痕形成。白玉洁等[66]将德莫林用于 6 例Ⅱ期压疮患者，发现连续治疗 5～7d 痊愈。邵红艳等[67]将位置不同、大小不等（1.2～3cm）的 70 例浅度溃疡期压疮老年患者随机分为两组，分别使用德莫林喷剂和红外线照射治疗，发现德莫林治疗组创面治愈率为 93%、平均治愈时间为 7.00d，红外线对照组创面治愈率为 70%，平均治愈时间为 10.86d，治疗组治愈率和平均治愈时间明显优于对照组。刘芳等[68]将 62 例浅度溃疡期压疮患者随机分为两组，分别使用德莫林和莫匹罗星软膏治疗，发现使用德莫林治疗组患者总有效率是 96.77%，平均痊愈时间为（10.34±0.97）d，而使用莫匹罗星软膏对照组患者总有效率是 87.10%，平均痊愈时间为（14.27±1.26）d，两组比较差异有统计学意义。余幼芬等[69]将压疮面积约为（8±2）cm^2 的 52 例Ⅱ～Ⅲ期压疮患者随机分为两组，分别使用德莫林软膏联合康惠尔溃疡贴和湿润烧伤膏治疗，发现使用德莫林软膏联合康惠尔溃疡贴的患者有效率为 90.3%，平均愈合时间为（14.86±1.60）d，而使用湿润烧伤膏的患者有效率为 70.0%，平均愈合时间为（21.84±3.60）d，两组比较有统计学差异。

上述研究表明生物活性玻璃可显著提高压疮患者创面愈合率，缩短创面愈合时间，是一种治疗Ⅱ～Ⅲ期压疮的有效方法。Ⅱ～Ⅲ期压疮由于炎症浸润，局部皮肤破溃，创面有渗液渗出，局部应用生物活性玻璃后能有效中和创面的酸性产物，减少渗出，保持创面干燥；同时生物活性玻璃能主动诱导上皮细胞增殖，提高压疮患者创面愈合率，缩短愈合时间；该药在应用过程中，未出现过敏症状，而且愈合后皮肤无明显疤痕，在临床上值得推广。

14.3.3　生物活性玻璃在糖尿病性溃疡创面中的临床应用

糖尿病足指的是糖尿病患者因下肢远端神经异常和不同程度的血管病变导致的足部感染、溃疡和（或）深层组织破坏[70]。糖尿病足的表现为感染、溃疡和坏疽。糖尿病足感染依据感染范围和症状分为轻度、中度、重度感染；溃疡依据病因可分为神经性、缺血性和混合性溃疡；坏疽的性质可分为湿性坏疽、干性坏疽和混合性坏疽 3 种类型。依据不同的病变程度对糖尿病足进行分级，目前临床上主要采用 Wagner 分级[71]：0 级指有发生足溃疡危险因素，但目前无溃疡；1 级指足部表浅溃疡，无感染征象，突出表现为神经性溃疡；2 级指较深溃疡，常合并软组织感染，无骨髓炎或深部脓肿；3 级指深部溃疡，有脓肿或骨髓炎；4 级指局限性坏疽（趾、足跟或前足背），其特征为缺血性坏疽，通常合并神经病变；5 级指全足坏疽。治疗前对糖尿病足患者进行正确的分类和分级，有助于选择合理的治疗方案和判断预后。在糖尿病足的治疗中，要重视综合治疗，包括良好的代谢管理、下肢运动康复治疗、药物治疗、手术干预治疗、糖尿病足创面处理等。国外资料显示在所有的非外伤性低位截肢手术中，糖尿病患者占 40%～60%，在糖尿病相关的低位远端截肢中，有 85% 是发生在足部溃疡后。糖尿病患者中足部溃疡的患病率为 4%～10%。我国糖尿病患者 1 年内新发溃疡发生率为 8.1%，糖尿病足溃疡患者 1 年内新发溃疡发生率为 31.6%[72]。对于 Wagner 分级为 4～5 级的糖尿病足坏疽患者，一般采取手术干预；而对于 Wagner 分级为 1～3 的糖尿病足溃疡患者，可采取保守换药治疗，因此，加快糖尿病足溃疡创面愈合，促进创面修复，减少手术截趾（肢）率，具有重要临床价值和意义。

罗自通[73]将德莫林用于治疗糖尿病足部溃疡创面，发现德莫林治疗组总有效率为 78.5%，而对照组（碘伏）总有效率只有 40%，两组对比差异有统计学意义。董克习[74]将肌肤生用于糖尿病足患者，发现治疗组治愈 9 例，好转 9 例，总有效率 90.0%，而对照组治愈 3 例，好转 11 例，总有效率 66.7%，两组总有效率有统计学差异。上述研究表明生物活性玻璃可以使糖尿病足溃疡创面缩小变浅，分泌物减少，新鲜肉芽组织生长，创面结痂愈合。

吕志敏等[75]将德莫林应用于糖尿病足患者，发现德莫林治疗组有效率 40%（4/10），有效平均时间（3±2）d，显效率 50%（5/10），显效平均时间（15±7）d，总有效率 90%；而对照组有效率 36.4%（4/11），有效平均时间（10±3）d，显效率 9%（1/11），显效平均时间（30±7）d，总有效率 45.5%。鲍云霞等[76]将德莫林用于糖尿病足溃疡创面，发现德莫林治疗组好转率 52.08%（25/48），好转平均时间（4±2）d，显效率 39.59%（19/48），显效平均时间（10±6）d，总有效率 91.67%，而对照组好转率 46.88%（15/32），好转平均时间（9±4）d，显效率 25%（8/32），显效平均时间（20±7）d，总有效率 71.88%。上述结果表明德莫林治疗组疗效明显优于对照组，并且治疗组显效及有效或好转平均时间均较对照组明显缩短，说明德莫林可以提高糖尿病足溃疡患者愈合率，显著缩短糖尿病足愈合时间。

生物活性玻璃联合新型敷料应用于糖尿病足溃疡创面在临床上亦取得较好的效果，不仅能促进糖尿病足创面的修复，还能营造相对湿润的愈合环境，减少感染机会。琚枫[77]将 88 例糖尿病足患者随机分为两组，分别使用德莫林联合纳米银医用抗菌敷料和碘伏纱布治疗，使用德莫林联合纳米银医用抗菌敷料的患者有效率为 84.1%，其中 2 级、3 级病变治疗有效率分别为 85.2%、82.4%，平均愈合时间为（31.2±14.2）d，而使用碘伏纱布的患者有效率为 63.6%，其中 2 级、3 级病变治疗有效率分别为 68%、57.9%，平均愈合时间为（75.3±45.3）d。使用德莫林联合纳米银医用抗菌敷料的患者入院 14d、28d 细菌培养阳性率分别为 22.98%、14.17%，而使用碘伏纱布的患者入院 14d、28d 细菌培养阳性率分别为 59.47%、39.92%。杜新艳等[78]将 60 例 2 级、3 级糖尿病足溃疡患者分为生物活性敷料组、新型敷料组和传统敷料组。生物活性敷料组采用联合清创，银离子敷料控制感染、藻酸盐敷料和泡沫敷料管理渗液的换药方法，另外加用德莫林；新型敷料组前期处理同生物活性敷料组，未加用德莫林；传统敷料组选用碘仿纱条和凡士林纱布换药。生物活性敷料组伤口愈合总有效率（95%）明显优于新型敷料组（60%）和传统敷料组（40%）。生物活性敷料组愈合时间为 12～40d[（22.46±7.32）d]，新型敷料组愈合时间为 15～62d[（38.71±12.32）d]，而传统敷料组愈合时间为 21～73d[（50.57±10.29）d]。上述研究结果表明生物活性玻璃联合新型敷料治疗糖尿病足溃疡总有效率明显高于传统敷料组，溃疡愈合速率较传统敷料组明显加快，原因在于：传统敷料的主要缺点是容易使伤口脱水、结痂，不利于上皮细胞爬行，愈合速度缓慢，且碘伏属于皮肤表面消毒剂，虽有抗菌作用，但已被证实具有细胞毒作用，抑制肉芽组织生长，愈合速率减慢；新型敷料能营造湿润性的愈合环境，有利于坏死组织的溶解，降低感染机会，同时不会形成干痂，避免伤口疼痛，促进伤口细胞增殖分化和移行，有利于加速伤口愈合；在应用新型敷料的基础上加用生物活性玻璃，其能主动诱导上皮细胞增生，促进伤口快速愈合，同时有效地中和创面的酸性渗出物，保持创面不受感染。

　　总的来说，生物活性玻璃能够提高糖尿病足溃疡愈合率，显著缩短愈合时间；同时，可与新型敷料一起使用，使创面在相对湿性环境中愈合，减少感染。因此，生物活性玻璃在糖尿病足溃疡创面修复中具有很好的临床价值和意义。

14.3.4　生物活性玻璃在烧伤性溃疡创面中的临床应用

　　烧伤残余创面是指短时间内不能愈合的深度烧伤创面或者由于感染需要对其进行清创、抗感染及植皮等治疗措施的创面。烧伤残余创面形成的常见原因有：①大面积烧伤，多次手术修复创面，手术打击以及创面营养成分丢失，能量消耗，血红蛋白以及血浆白蛋白不足，创面愈合迟缓；②创面反复感染，尤其耐药菌感染；③自体移植皮源不够等原因，造成植皮不及时和植皮密度不够；④植皮后新生长皮耐磨性差，创面换药揭除敷料动作过大及愈合后患者功能锻炼时导致上皮破溃；⑤深Ⅱ度创面和取皮较深的供皮区创面在愈合过程中，残留在真皮内的皮脂腺、汗腺分泌物阻塞形成潴留性小囊泡，继而感染破溃形成残余创面；⑥早期破溃的创面未进行及时有效的处理，形成慢性溃疡[79]。由于烧伤残余创面的特点常常是散在分布，反复破溃，迁延不愈[80]，因此综合治疗是治疗残余创面的关键[81]，包括全身营养支持治疗、浸浴治疗、全身或局部抗感染治疗，创面应用药物治疗以及手术植皮治疗等。临床上对于面积较大的残余创面（＞5cm），可以通过植皮方法修复创面，效果较好[82, 83]，但多个部位反复出现的小的残余创面，可采用浸浴结合创面局部用药治疗。浸浴治疗能够保证烧伤患者残余创面处湿润无菌的环境，有利于创面的愈合[84]，而生物活性玻璃作为一种新型的材料，由于其特殊的生物活性，能够促进烧伤患者烧伤残余创面的愈合[85, 86]。因此，采用生物活性玻璃并结合浸浴疗法对烧伤患者的烧伤残余创面进行治疗，取得了令人满意的结果。

彭云[87]将生物活性玻璃结合浸浴治疗用于烧伤残余创面，发现可以缩短创面愈合时间，提高愈合率和细菌清除率。治疗组创面愈合时间为（10.00±3.80）d，用药7d、15d后创面愈合率分别为76%、97%；对照组创面愈合时间为（16.00±5.7）d，用药7d、15d后创面愈合率分别为54%、89%。治疗组创面细菌清除率达90.00%，对照组创面细菌清除率达68.00%，治疗组显著高于对照组，两组比较有统计学差异（$p<0.05$）。胡亮等[88]将60例烧伤残余创面患者随机分为试验组和对照组，试验组采用浸浴治疗结合创面外用生物活性玻璃（肌肤生），对照组采用浸浴治疗结合外用碘伏纱布覆盖，发现试验组创面用药14d愈合7例，21d愈合8例，对照组14d愈合1例，21d愈合3例，试验组总有效率为93.3%，显著高于对照组的56.7%。试验组有2例患者在用药后出现局部刺痛，皮肤发热感，未做特殊处理，症状均在30min内自行缓解。

王钰等[89]将生物活性玻璃（特肤生）用于治疗小面积深Ⅱ度创面、深Ⅲ度烧伤后残余肉芽创面、植皮后皮间隙，发现治疗组创面愈合时间为（9±3）d，比对照组[（11±4）d]提前2d左右愈合；用药后1~6d治疗组渗出评分低于对照组，用药后7~12d两组渗出差异无统计学意义；受试者中有2例出现不适，表现为接触药物之初轻微疼痛，数分钟后可适应。该研究结果表明生物活性玻璃用于烧伤后期创面，可缩短创面愈合时间，并且用药早期减轻创面渗出的作用较为明显。胡晓燕等[90]将生物活性玻璃（康倍）用于治疗深Ⅱ度创面、深Ⅲ度烧伤后残余肉芽创面、植皮后皮间隙，发现试验组显效18例，有效1例，可疑有效1例，总有效率为95%；对照组显效1例，有效9例，可疑有效10例，总有效率为50%，试验组疗效明显优于对照组。本研究结果表明，烧伤创面在生物活性玻璃的作用下，愈合加快，修复改善，值得临床推广和应用。

14.3.5　生物活性玻璃在放射性溃疡创面中的临床应用

根据美国放射肿瘤学研究中心的分级标准,将皮肤急性放射损伤分为 5 级。0 级:皮肤无变化;1 级:滤泡样暗色红斑或脱发、干性脱皮、出汗减少;2 级:触痛性或鲜色红斑,片状湿性脱皮或中度水肿;3 级:皮肤皱褶以外部位融合的湿性脱皮,凹陷性水肿;4 级:溃疡、出血、坏死。

薛建芬等[91]将德莫林糊剂用于预防头颈部放射性皮肤损伤,发现德莫林试验组和对照组急性放射性皮肤损伤发生率均为 100%,但是德莫林组严重程度显著低于对照组,中重度放射反应(Ⅲ + Ⅳ级)德莫林组为 15%,对照组为 47%。该研究表明德莫林虽然不能降低急性放射性皮肤损伤发生率,但能显著降低急性放射性皮肤损伤严重程度,大多出现Ⅰ级、Ⅱ级放射性皮肤损伤,并且损伤反应出现时间晚。万坤等[92]将 60 例 3 级、4 级放射性皮肤损伤患者随机分为两组,试验组使用湿润烧伤膏联合德莫林喷剂,对照组使用湿润烧伤膏,发现放疗停止后 20d,试验组治愈率(13.3%)明显高于对照组(3.3%),且试验组治疗效果更好。

14.3.6　生物活性玻璃在慢性创面中的临床应用（典型病例介绍）

典型病例:患者,女性,53 岁,既往体健,此次因全身多处火焰烧伤 2h 入院,查体见头面部、颈部、双前臂、双手、双小腿、双足烧伤,面积约 28%,可见大小不一水疱,表皮剥脱后基底红白相间,部分苍白,触痛明显,肢端血运尚可,诊断全身多处烧伤 28% Ⅱ～Ⅲ度。入院后积极完善相关检查,予抗感染等对症支持治疗。手术当日于左大腿取自体刃厚皮,厚度 0.25mm,大小 5.0cm×10.0cm,干纱布压迫止血,均匀喷洒德莫林($2g/100cm^2$),凡士林覆盖后干纱布加压包扎。术后隔日换药,进行视觉模拟评分法(VAS)评分,并观察创面局部渗出、红肿情况,记录最终愈合时间。发现术后第 2 天,VAS 评分 6 分,创面渗液 3 分,创面红肿 0 分;术后第 4 天,VAS 评分 6 分,创面渗液 2 分,创面红肿 0 分;术后第 6 天,VAS 评分 5 分,创面渗液 2 分,创面红肿 0 分;术后第 8 天,VAS 评分 8 分,创面渗液 1 分,创面红肿 0 分;术后第 10 天,创面完全上皮化愈合(图 14-1)。

综上所述,生物活性玻璃可调控参与创面修复细胞,促进其增殖、分化或分泌生长因子,加快创面的上皮化或血管化;在临床上,生物活性玻璃产品能够提高各类慢性创面的愈合,显著缩短愈合时间,改善修复效果。因此,生物活性玻璃在创面修复尤其是对各类慢性难愈性创面具有很好的临床价值和广阔的市场应用前景。

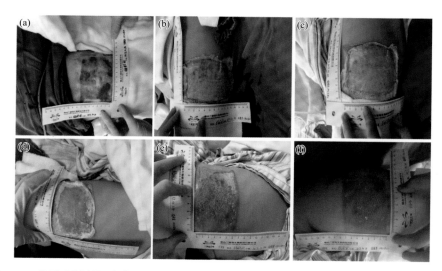

图 14-1　典型病例创面愈合进程图：（a）手术当天；（b）术后第 2 天；（c）术后第 4 天；
（d）术后第 6 天；（e）术后第 8 天；（f）术后第 10 天

参 考 文 献

[1]　Hench L L. Polak J M. Third-generation biomedical materials. Science，2002，295（5557）：1014-1017.

[2]　Miguez-Pacheco V，Hench L L，Boccaccini A R. Bioactive glasses beyond bone and teeth：emerging applications in contact with soft tissues. Acta Biomaterialia，2015，13：1-14.

[3]　Jones J R. Review of bioactive glass：from Hench to hybrids. Acta Biomaterialia，2013，9（1）：4457-4486.

[4]　Yu H，Peng J，Xu Y，et al. Bioglass activated skin tissue engineering constructs for wound healing. ACS Applied Materials & Interfaces，2016，8（1）：703-714.

[5]　Li H，Chang J. Bioactive silicate materials stimulate angiogenesis in fibroblast and endothelial cell co-culture system through paracrine effect. Acta Biomaterialia. 2013，9（6）：6981-6991.

[6]　Epstein F H，Singer A J，Clark R A F. Cutaneous wound healing. The New England Journal of Medicine，1999，341（10）：738-746.

[7]　Gurtner G C，Werner S，Barrandon Y，et al. Wound repair and regeneration. Nature，2008，453（7193）：314-321.

[8]　Delavary B M，van der Veer W M，van Egmond M，et al. Macrophages in skin injury and repair. Immunobiology，2011，216（7）：753-762.

[9]　Roszer T. Understanding the mysterious M2 macrophage through activation markers and effector mechanisms. Mediators of Inflammation，2015，2015：816460.

[10]　Martinez F O，Gordon S. The M1 and M2 paradigm of macrophage activation：time for reassessment. F1000prime Reports，2014，6：13.

[11]　Bosetti M，Hench L，Cannas M. Interaction of bioactive glasses with peritoneal macrophages and monocytes *in vitro*. Journal of Biomedical Materials Research，2002，60（1）：79-85.

[12]　Day R M，Boccaccini A R. Effect of particulate bioactive glasses on human macrophages and monocytes *in vitro*. Journal of Biomedical Materials Research Part A，2005，73（1）：73-79.

[13] Varmette E A, Nowalk J R, Flick L M, et al. Abrogation of the inflammatory response in LPS-stimulated RAW 264.7 murine macrophages by Zn- and Cu-doped bioactive sol-gel glasses. Journal of Biomedical Materials Research, 2009, 90 (2): 317-325.

[14] Dong X, Chang J, Li H. Bioglass promotes wound healing through modulating the paracrine effects between macrophages and repairing cells. Journal of Materials Chemistry B, 2017, 5 (26): 5240-5250.

[15] Day R M, Boccaccini A R, Shurey S, et al. Assessment of polyglycolic acid mesh and bioactive glass for soft-tissue engineering scaffolds. Biomaterials, 2004, 25 (27): 5857-5866.

[16] Keshaw H, Forbes A, Day R M. Release of angiogenic growth factors from cells encapsulated in alginate beads with bioactive glass. Biomaterials, 2005, 26 (19): 4171-4179.

[17] Day R M. Bioactive glass stimulates the secretion of angiogenic growth factors and angiogenesis *in vitro*. Tissue Engineering, 2005, 11 (5-6): 768-777.

[18] Wang X, Cheng F, Liu J, et al. Biocomposites of copper-containing mesoporous bioactive glass and nanofibrillated cellulose: biocompatibility and angiogenic promotion in chronic wound healing application. Acta Biomaterialia, 2016, 46: 286-298.

[19] Xie W, Chen X, Miao G, et al. Regulation of cellular behaviors of fibroblasts related to wound healing by sol-gel derived bioactive glass particles. Journal of Biomedical Materials Research Part A, 2016, 104 (10): 2420-2429.

[20] Martin P. Wound healing-aiming for perfect skin regeneration. Science, 1997, 276 (5309): 75-81.

[21] Lamalice L, Le Boeuf F, Huot J. Endothelial cell migration during angiogenesis. Circulation Research, 2007, 100 (6): 782-794.

[22] Gorustovich A A, Roether J A, Boccaccini A R. Effect of bioactive glasses on angiogenesis: a review of *in vitro* and *in vivo* evidences. Tissue Engineering Part B: Reviews 2009, 16 (2): 199-207.

[23] Hench L L. Bioactive materials: the potential for tissue regeneration. Journal of Biomedical Materials Research Part A, 1998, 41 (4), 511-518.

[24] Hoppe A, Güldal N S, Boccaccini A R. A review of the biological response to ionic dissolution products from bioactive glasses and glass-ceramics. Biomaterials, 2011, 32 (11): 2757-2774.

[25] Kenny S M, Buggy M. Bone cements and fillers: a review. Journal of Materials Science: Materials in Medicine, 2003, 14 (11): 923-938.

[26] Zhong J, Greenspan D C. Processing and properties of sol-gel bioactive glasses. Journal of Biomedical Materials Research, 2000, 53 (6): 694-701.

[27] Leu A, Stieger S M, Dayton P, et al. Angiogenic response to bioactive glass promotes bone healing in an irradiated calvarial defect. Tissue Engineering Part A, 2009, 15 (4), 877-885.

[28] Zhao S, Li L, Wang H, et al. Wound dressings composed of copper-doped borate bioactive glass microfibers stimulate angiogenesis and heal full-thickness skin defects in a rodent model. Biomaterials, 2015, 53: 379-391.

[29] Mao C, Chen X, Miao G, et al. Angiogenesis stimulated by novel nanoscale bioactive glasses. Biomedical Materials, 2015, 10 (2): 025005.

[30] Lin C, Mao C, Zhang J, et al. Healing effect of bioactive glass ointment on full-thickness skin wounds. Biomedical Materials, 2012, 7 (4): 045017.

[31] Gao W, Jin W, Li Y, et al. A highly bioactive bone extracellular matrix-biomimetic nanofibrous system with rapid angiogenesis promotes diabetic wound healing. Journal of Materials Chemistry B, 2017, 5 (35): 7285-7296.

[32] Li J, Zhai D, Lv F, et al. Preparation of copper-containing bioactive glass/eggshell membrane nanocomposites for improving angiogenesis, antibacterial activity and wound healing. Acta Biomaterialia, 2016, 36: 254-266.

[33] Tsirogianni A K，Moutsopoulos N M，Moutsopoulos H M. Wound healing：immunological aspects. Injury，2006，37（1）：S5-S12.

[34] Stipcevic T，Piljac A，Piljac G. Enhanced healing of full-thickness burn wounds using di-rhamnolipid. Burns，2006，32（1）：24-34.

[35] Diegelmann R F. Excessive neutrophils characterize chronic pressure ulcers. Wound Repair Regeneration，2003，11（6）：490-495.

[36] Lauer G，Sollberg S，Cole M，et al. Expression and proteolysis of vascular endothelial growth factor is increased in chronic wounds. Journal of Investigative Dermatology，2000，115（1）：12-18.

[37] Lobmann R，Schultz G，Lehnert H. Molecular fundamentals of wound healing in diabetic foot syndrome. Medizinische Klinik，2003，98（5）：292-301.

[38] Piaggesi A，Viacava P，Rizzo L，et al. Semiquantitative analysis of the histopathological features of the neuropathic foot ulcer effects of pressure relief. Diabetes Care，2003，26（11）：3123-3128.

[39] Wilson J，Pigott G H，Schoen F J，et al. Toxicology and biocompatibility of bioglasses. Journal of Biomedical Materials Research，1981，15（6）：805-817.

[40] Wilson J，Low S B. Bioactive ceramics for periodontal treatment：comparative studies in the Patus monkey. Journal of Applied Biomaterials，1992，3（2）：123-129.

[41] Rectenwald J E，Minter R M，Rosenberg J J，et al. Bioglass® attenuates a proinflammatory response in mouse peritoneal endotoxicosis. Shock，2002，17（2）：135-138.

[42] Menke N B，Ward K R，Witten T M，et al. Impaired wound healing. Clinics in Dermatology，2007，25（1）：19-25.

[43] Mao C，Lin C，Chen X. Enhanced healing of full-thickness diabetic wounds using bioactive glass and Yunnan baiyao ointments. Journal of Wuhan University of Technology-Materials Science Editon，2014，29（5）：1063-1070.

[44] Hench L L，Greenspan D. Interactions between bioactive glass and collagen：a review and new perspectives. Journal of the Australian Ceramic Society，2013，49（2）：1-40.

[45] Zhang D，Leppäranta O，Munukka E，et al. Antibacterial effects and dissolution behavior of six bioactive glasses. Journal of Biomedical Materials Research Part A，2010，93A（2）：475-483.

[46] Mortazavi V，Nahrkhalaji M M，Fathi M H，et al. Antibacterial effects of sol-gel-derived bioactive glass nanoparticle on aerobic bacteria. Journal of Biomedical Materials Research Part A，2010，94A（1）：160-168.

[47] Hu G，Xiao L，Tong P，et al. Antibacterial hemostatic dressings with nanoporous bioglass containing silver. International journal of nanomedicine，2012，7：2613.

[48] Cooke J P，Losordo D W. Nitric oxide and angiogenesis. Circulation，2002，105（18）：2133-2135.

[49] Iruela-Arispe M，Dvorak H. Angiogenesis：a dynamic balance of stimulators and inhibitors. Thrombsis and Haemostasis，1997，78（1）：672-677.

[50] Risau W. Mechanisms of angiogenesis. Nature，1997，386（6626）：671-674.

[51] Detmar M，Brown L F，Berse B，et al. Hypoxia regulates the expression of vascular permeability factor/vascular endothelial growth factor（VPF/VEGF）and its receptors in human skin. Journal of Investigative Dermatology，1997，108（3）：263-268.

[52] Goldman R. Growth factors and chronic wound healing：past，present，and future. Advances in Skin & Wound Care，2004，17（1）：24-35.

[53] Brown L F，Yeo K，Berse B，et al. Expression of vascular permeability factor（vascular endothelial growth factor）by epidermal keratinocytes during wound healing. The Journal of experimental medicine，1992，176（5）：

1375-1379.

[54] Ferrara N，Gerber H P. The role of vascular endothelial growth factor in angiogenesis. Acta Haematologica，2001，106（4）：148-156.

[55] Gerhardt L C，Widdows K L，Erol M M，et al. The pro-angiogenic properties of multi-functional bioactive glass composite scaffolds. Biomaterials，2011，32（17）：4096-4108.

[56] Vargas G E，Mesones R V，Bretcanu O，et al. Biocompatibility and bone mineralization potential of 45S5 Bioglass®-derived glass-ceramic scaffolds in chick embryos. Acta Biomaterialia. 2009，5（1）：374-380.

[57] Wray P . Cotton candy that heals? Borate glass nanofibers look promising. American Ceramic Society Bulletin，2011，90（4）：25-29.

[58] Werdin F，Tenenhaus M，Rennekampff H O. Chronic wound care. The Lancet，2008，372（9653）：1860-1862.

[59] Powers J G，Higham C，Broussard K，et al. Wound healing and treating wounds：chronic wound care and management. Journal of the American Academy of Dermatology，2016，74（4）：607-625.

[60] Werner S，Grose R. Regulation of wound healing by growth factors and cytokines. Physiological Reviews，2003，83（3）：835-870.

[61] 陆树良. 加强创面修复专科的内涵建设. 中华烧伤杂志，2012，28（1）：1-2.

[62] 周来生，廖镇江，张勤，等. 无机活性元素对皮肤创面愈合的生物诱导作用. 中华烧伤杂志，2005，21（5）：363-366.

[63] 崔焱. 护理学基础. 北京：人民卫生出版社，2001.

[64] 王芳. 德莫林喷剂治疗 8 例Ⅱ度褥疮的护理. 中国误诊学杂志，2007，7（29）：7053.

[65] 赵建华，王志英. 德莫林喷剂在Ⅱ-Ⅲ期压疮护理中的应用. 中华保健医学杂志，2008，10（5）：361.

[66] 白玉洁，张玉萍. 德莫林联合鱼肝油软膏用于Ⅱ～Ⅲ期压疮换药. 护理学杂志，2010，10（19）：6.

[67] 邵红艳，李欢利. 远红外线照射与德莫林用于老年浅度溃疡期压疮的治疗效果. 现代中西医结合杂志，2011，20（8）：1012.

[68] 刘芳，顾正艳. 德莫林喷洒治疗Ⅲ期褥疮 62 例的疗效观察及护理探讨. 中外医疗，2013，32（32）：103-105.

[69] 余幼芬，李学群，俞怡. 德莫林软膏联合康惠尔溃疡贴治疗Ⅱ～Ⅲ期压疮的效果观察. 护理与康复，2012，11（5），490-491.

[70] 中国医疗保健国际交流促进会糖尿病足病分会. 中国糖尿病足诊治指南. 中华医学杂志，2017，97（4）：251-258.

[71] Wagner F W Jr. The dysvascular foot：a system for diagnosis and treatment. Foot & Ankle，1981，2（2）：64-122.

[72] Jiang Y，Wang X，Xia L，et al. A cohort study of diabetic patients and diabetic foot ulceration patients in China. Wound Repair and Regeneration，2015，23（2）：222-230.

[73] 罗自通. 德莫林治疗糖尿病足部溃疡创面疗效观察，重庆医学，2006，35（9）：770.

[74] 董克习. 糖尿病足 41 例治疗体会. 山东医药，2007，47（16）：94.

[75] 吕志敏，黄伟光. 德莫林治疗糖尿病足临床初步观察. 重庆医学，2009，38（9）：1090-1092.

[76] 鲍云霞，戴红云. 德莫林在糖尿病足溃疡创面护理中的应用. 安徽卫生职业技术学院学报，2010，9（2）：77-81.

[77] 琚枫. 皮肤创面无机诱导活性敷料联合纳米银医用抗菌敷料治疗老年糖尿病足部慢性溃疡患者的疗效. 中国老年学杂志，2015，35（17）：4987-4988.

[78] 杜新艳，刘俊霞，徐宝林. 不同方法处理糖尿病足溃疡的效果观察. 河北医药，2016，38（24）：3835-3837.

[79] 吕兴兵. 浸浴结合银离子敷料治疗大面积烧伤患者残余创面的疗效. 中华烧伤杂志，2013，29（2）：203-204.

[80] 宋知仁. 外用新鲜冷冻血浆治疗烧伤残余创面自身对比观察. 中国医师杂志，2010，12（7）：952-954.

[81] 王屋金. 68 例烧伤残余创面综合治疗体会. 白求恩军医学院学报, 2012, 10（5）: 385-386.

[82] 承宇. 203 例重度烧伤治疗后期残余创面的处理. 中华烧伤杂志, 2005, 21（1）: 71.

[83] 刘郭. 58 例烧伤后残余创面的综合治疗. 实用医药杂志, 2008, 25（3）: 294-295.

[84] 童亚林, 朱金红, 缪洪城, 等. 康肤霜治疗Ⅱ度烧伤创面临床观察. 中国康复医学杂志, 2004, 19（9）: 41-43.

[85] 邱文超. 生物活性玻璃凝胶在烧伤创面治疗中的临床应用与效果观察. 中国现代药物应用, 2014, 9: 85-86.

[86] 徐西胜, 王广顺. 18 例受压部位烧伤创面应用 MEBO 的临床观察. 中国烧伤创疡杂志, 1992, 2: 32-33.

[87] 彭云. 烧伤残余创面应用生物活性玻璃结合浸浴治疗的临床效果评价. 中国现代医生, 2015, 2: 41-43.

[88] 胡亮, 孙炳伟, 肖贵喜, 等. 生物活性玻璃结合浸浴治疗烧伤残余创面的疗效评价. 实用临床医药杂志, 2014, 18（9）: 72-75.

[89] 王钰, 马兵, 夏照帆, 等. 生物活性玻璃对 30 例烧伤患者治疗后期创面的疗效观察. 中华烧伤杂志, 2006, 22（6）: 474.

[90] 胡晓燕, 王光毅, 程大胜, 等. 生物活性修复材料——康倍治疗烧伤的疗效观察. 中国修复重建外科杂志, 2007, 21（11）: 1216-1218.

[91] 薛建芬, 付小静, 戚秀荣, 等. 皮肤创面无机诱导活性敷料预防头颈部放射性皮肤损伤的临床观察. 中国药物与临床, 2017, 17（3）: 416-417.

[92] 万坤, 张高高, 范茹英, 等. 德莫林喷剂用于放射性皮炎的临床效果观察与分析. 实用医药杂志, 2016, 33（4）: 312-314.

关键词索引